DER KLINIKER

Kitzerow / Kleine Chirurgie

DER KLINIKER

EIN SAMMELWERK FÜR STUDIERENDE UND ÄRZTE

Herausgegeben von Professor Dr. I. Zadek

KLEINE CHIRURGIE

von

Dr. med. Günter Kitzerow

Oberarzt der Chirurgischen Klinik und Poliklinik
des Krankenhauses im Friedrichshain in Berlin

Mit einem Geleitwort von Prof. Dr. Heinrich Klose

95 Abbildungen

WALTER DE GRUYTER & CO.

vormals G. J. Göschen'sche Verlagshandlung · J. Guttentag, Verlagsbuchhandlung
Georg Reimer · Karl J. Trübner · Veit & Comp.

BERLIN 1956

KLEINE CHIRURGIE

von

Dr. med. Günter Kitzerow

Oberarzt der Chirurgischen Klinik und Poliklinik
des Krankenhauses im Friedrichshain in Berlin

Mit einem Geleitwort von Prof. Dr. Heinrich Klose

95 Abbildungen

WALTER DE GRUYTER & CO.

vormals G. J. Göschen'sche Verlagshandlung · J. Guttentag, Verlagsbuchhandlung
Georg Reimer · Karl J. Trübner · Veit & Comp.

BERLIN 1956

Geleitwort

Im Jahre 1869 schrieb der o. Professor der Chirurgie in Greifswald und Reichstagsabgeordnete Karl Hueter (1838—1882):

> „*Die große Chirurgie ist ja nicht selten klein an Erfolgen. Die kleine Chirurgie, welche sich mit den kleinsten und häufigsten Krankheiten des täglichen Lebens befaßt, ist groß in ihren Erfolgen durch die gewaltige Anzahl kleiner Erfolge, welche sie zu erringen vermag.*“
>
> „*Der Arzt wird diesen Kranken zwar nicht allzuhäufig das Leben, aber er wird ihnen brauchbare Finger und Hände erhalten. Er wird die Erwerbsfähigkeit dieser Kranken schützen und für viele hierdurch die Bedingungen für die Beschaffung ihres Lebensunterhaltes retten.*“
>
> „*Der Arzt wird bei Menschen im besten werktätigen Alter unendlich viel Elend, Schmerzen und Armut verhüten.*“

Mein Mitarbeiter Oberarzt Dr. G. Kitzerow, hat lange Jahre die größte Poliklinik Berlins im Krankenhaus Friedrichshain geführt. Sie genießt in hohem Maße das Vertrauen der Patienten.

So wendet sich das vorliegende Buch „Kleine Chirurgie“ an frei praktizierende und in Ambulatorien und Polikliniken tätige Ärzte, die wenigstens ein Jahr ihrer praktischen Ausbildung auf einer chirurgischen Abteilung tätig waren, eine gewisse Vorliebe für die chirurgische Tätigkeit haben und diese Arbeit in ihrem selbständigen Wirkungskreis nicht vermissen wollen.

Dem Medizinstudenten wird das Buch nicht nur für die Zeit seines Studiums, sondern auch für seine spätere praktische Tätigkeit Helfer und Ratgeber sein.

Der praktische Arzt, der Chirurgie treibt, muß die Grenzen seines Tuns kennen. Auch der kleinste Eingriff kann Schwierigkeiten bringen, die nur durch zielbewußtes Vorgehen gemeistert werden können. Eine Abgrenzung des Stoffes der „Kleinen Chirurgie“ ist notwendig. So sind nur die Eingriffe berücksichtigt, die tatsächlich in der ambulanten Chirurgie erfolgreich behandelt werden können. Besonders hervorgehoben werden die sogenannten „Bagatellverletzungen“, die ja wegen ihrer etwaigen Folgezustände eine besondere soziale Bedeutung haben.

Die Gliederung des vorliegenden Buches in einen Allgemeinen und Speziellen Teil mag verwundern, soll aber dem beschäftigten Praktiker schnellste Orientierung ermöglichen.

Im Speziellen Teil ist ausschließlich Diagnostik, Symptomatik und Therapie besprochen. Manches, was in der ambulanten Chirurgie besser nicht durchgeführt werden sollte, ist fortgelassen worden. Die Ansichten darüber mögen auseinandergehen. Viele Wege führen zum Ziel, entscheidend ist der Erfolg! Nicht der persönliche Ehrgeiz des chirurgisch tätigen Praktikers, sondern allein die schnelle und restlose Heilung des Kranken soll Richtschnur für die Begrenzung der ambulanten Chirurgie sein!

In den einzelnen Kapiteln des Speziellen Teiles sind Hinweise gegeben, welche Fälle noch ambulant, welche besser stationär behandelt werden sollen.

Da die „Kleine Chirurgie" im Rahmen eines chirurgischen Gesamtwerkes erscheint, sind kleine Überschneidungen, z. B. bei der Knochenbruchbehandlung, unvermeidlich. Umgekehrt ist manches weggelassen, was nach anderer Ansicht in die „Kleine Chirurgie" hineingehört unter Hinweis auf die entsprechenden Bände des Gesamtwerkes: „Der Kliniker". Ich glaube, daß es dem Verfasser gelungen ist, Wissen und Können einer zielstrebigen chirurgischen Therapie zu vermitteln, um verantwortungsbewußt mitzuhelfen, Arbeitsschutz, soziale Sicherheit und Gesundheitsfürsorge unserer Bevölkerung zu fördern.

Möge die „Kleine Chirurgie", die ihr Gesicht trotz der gewaltigen Fortschritte in der großen Chirurgie nicht wesentlich gewandelt hat, dem in der allgemeinen Praxis, in der Poliklinik und im Ambulatorium stehenden Arzt ein guter und brauchbarer Ratgeber sein.

Berlin, Krankenhaus im Friedrichshain
Frühjahr 1956 *Heinrich Klose*

Vorwort

Die „Kleine Chirurgie“ wendet sich in erster Linie an praktische Ärzte, Assistenzärzte der Polikliniken und Studenten, die sich vorwiegend mit chirurgischen Eingriffen befassen wollen bzw. müssen, Eingriffen, die einer ambulanten Behandlung zugängig sind. Die sog. Bagatellverletzungen des täglichen Lebens sind es, die hier in der Mehrzahl zur Behandlung kommen. Ihre beste Heilung, eine funktionelle „Sanatio ad integrum“, kommt der Bevölkerung im besten Lebensalter zugute. Das „Nil nocere“ sollte gerade in der ambulanten Chirurgie oberstes Gesetz sein. Voraussetzung dafür ist eine ausreichende Grundausbildung im chirurgischen Handeln und Denken. Nur wer sie besitzt, kann erfolgreich in der ambulanten Chirurgie tätig sein. Die Grundsätze der Allgemeinen Chirurgie sind daher im ersten Teil kurz dargestellt, ohne den Anspruch auf Vollständigkeit zu erheben. Die Frakturen und Luxationen sind ebenfalls nur kurz abgehandelt worden. Nur die wichtigsten ambulant zu behandelnden Frakturen wurden etwas ausführlicher berücksichtigt. Es kann hier auf das Buch „Frakturen und Luxationen“ von Herrn Doz. Dr. med. habil. JANIK verwiesen werden, das ebenfalls im Verlag Walter de Gruyter & Co. im Rahmen des „Klinikers“ erschienen ist. Besondere Kapitel befassen sich mit der Physikotherapie und der Ersten Hilfe. Mit beidem muß sich der praktische Arzt und Student nun mal befassen, selbst dann, wenn er nicht chirurgisch tätig sein sollte. Dinge, wie Plastiken, Gelenkeröffnungen, Probeexzisionen aus Tumoren, Bluttransfusionen, die gerade nach den neuesten Kenntnissen (Transfusionszwischenfälle, erhöhte Infektionsgefahr) stets und ausschließlich der Klinik vorbehalten bleiben sollen, sind nicht besonders ausführlich dargestellt, aus Gründen der Diagnostik selbstverständlich erwähnt. Dies gilt in schwierigen Situationen besonders für den auf sich allein gestellten Arzt, auch wenn er chirurgisch versiert ist. In Dubio lieber einmal zu viel als einmal zu wenig die Klinikeinweisung vornehmen. Man erspart sich viel Ärger und möglichen Mißerfolg. Im speziellen Teil des Buches wird auf die zu erwartenden Besonderheiten ambulanter chirurgischer Erkrankungen der einzelnen Organe und Gliedmaßen näher eingegangen. Differentialdiagnostische Hinweise und vor allem die Mahnung zur rechtzeitigen Klinikeinweisung sind in jedem Kapitel zu finden. Das Sachregister soll eine schnellere Orientierung dem in der Berufsarbeit stehenden Arzt ermöglichen. Zum Schluß sei dem Verlag Walter de Gruyter & Co. für die Ausstattung des Buches in Druck und Bildwiedergabe an dieser Stelle bestens gedankt. Für manchen guten Rat und Hinweis danke ich besonders herzlich meinem hochverehrten Lehrer und Chef, Herrn Prof. Dr. med. habil. Heinrich KLOSE.

Berlin, Frühjahr 1956 *Günter Kitzerow*

Inhaltsübersicht

ALLGEMEINER TEIL

Anhang

SPEZIELLER TEIL

ALLGEMEINER TEIL

A. Hilfsmittel

Allgemeines. Während man in der klinischen Chirurgie mit großer Intensität die Weiterentwicklung auf jedem Gebiete der Medizin und Wissenschaft anwandte, ist diese fortschrittliche Einstellung in der kleinen Chirurgie nicht immer gezeigt worden. Diese kleine Chirurgie blieb teilweise ein Reservatgebiet, wo man Fixierung auf gewisse diagnostische Methoden und Behandlungsprinzipien vermied. **Es gibt jedoch zwischen der klinischen und der kleinen Chirurgie nur den Unterschied, daß die eine Chirurgie der klinischen Weiterbehandlung und Beobachtung bedarf, während bei der anderen Chirurgie die ambulante Kontrolle und Behandlung zum Heilerfolg ausreichend sind.**

Es kann also auch nicht so sein, daß man möglichst ein Meister der Improvisation zur Ausführung der kleinen Chirurgie sein muß, sondern es ist mehr und mehr eine Angleichung in Diagnostik und Methodik der Therapie an die klinische Chirurgie zu erstreben. Wenn nicht ausreichende diagnostische Möglichkeiten, beschränkte Operationsraumverhältnisse, mangelnde Sterilisationsverhältnisse und ungenügende Assistenz die Operationsergebnisse nur um minimale Prozentsätze verschlechtern, so muß mit der nötigen Konsequenz an eine Abstellung der Fehlerquellen im Interesse des Patienten herangegangen werden. Im heutigen Zustand kann man natürlich in der kleinen Chirurgie noch keine erstrebenswerten Normierungen des Aufbaus der Behandlungsstätten und ihrer Leitung treffen wie in der klinischen Chirurgie. Es wird in dieser Hinsicht die Aufgabe sein, nur allgemeine Richtlinien aufzustellen, deren Einhaltung operative Fehlerquellen verringern. Da die kleine Chirurgie hier im Rahmen eines Gesamtchirurgiebuches erscheint, werden zur Vermeidung von längeren Wiederholungen nur einzelne Kapitel der allgemeinen Chirurgie angeführt.

1. Die Asepsis und Antisepsis in der „Kleinen Chirurgie"

Geschichtlich gesehen ging die Entwicklung von der Antisepsis zur Asepsis. Durch die Entdeckung der Penicilline und Sulfonamide wird in Zukunft voraussichtlich der Kampf gegen die bakterielle Umwelt sowohl von der Asepsis wie von der Antisepsis getragen werden. Der mühevolle Kampf der Chirurgen, Bakteriologen, Chemiker und auch Physiologen findet jetzt und in Zukunft eine glückliche Synthese bei der Infektionsabwehr, wie sie von der Wissenschaft immer erstrebt wurde.

Keinesfalls darf jedoch das Wieder-in-den-Vordergrund-treten der Antisepsis die Vernachlässigung der Asepsis zur Folge haben. Eine Klärung der Begriffe ist erforderlich: Zur **Asepsis** gehört die **Sterilisation,** zur **Antisepsis** die **Desinfektion!**

Unter *Desinfektion* verstehen wir, einen *Gegenstand in den Zustand zu versetzen, daß er nicht mehr infizieren kann! Sterilisation* bedeutet die *Keimfreimachung der Gegenstände* — die mit der Wunde in Berührung kommen — *von allen pathogenen Mikroorganismen, auch Viren!* Das bedeutet die restlose *Vernichtung* aller Keime!

An der Haut des Patienten und an den Händen des Operateurs läßt sich eine echte Sterilisation nicht durchführen, das ist in praxi auch nicht erforderlich. Es gelingt uns aber immer, eine *Keimarmut* an den Händen des Operateurs und an der Haut des Patienten zu erzielen, die ausreicht, eine Wundinfektion zu verhüten. An der Haut des Patienten wird durch Jodierung eine Fixation der Keime erreicht und dadurch ihr Eindringen in die Wunde weitgehend vermieden. *Asepsis* bedeutet letztlich eine *Fernhaltung möglichst aller pathogenen Keime von einer Wunde!*

Erreicht wird dies durch Sterilisation aller Gegenstände, die mit dem Operationsgebiet in Berührung kommen und durch Erzielung einer Keimarmut an den Händen und Unterarmen des Operateurs und dem Operationsbereich am Patienten. Die **Antisepsis** *erstrebt, durch Anwendung vorwiegend chemischer*, jedoch *auch physikalischer Mittel* im Bereich der Wunde, ihrer Umgebung und der Gegenstände, die damit in Berührung kommen, *eine Keimabtötung zu bewirken.*

Zur Einhaltung der Asepsis ist die **Kenntnis der Infektionsmöglichkeiten** einer Wunde **notwendig.**

a) Die Luftinfektion

Sie ist wohl von untergeordneter Bedeutung. Diese Infektion erfolgt dadurch, daß *Keime an Staub oder Flüssigkeitsteilchen gebunden und durch Bewegung der Luft in die Wunde gelangen.* Dementsprechend muß unsere Sorge folgendem gelten:

1. **Verringerung der Oberflächen im Operationsraum.** Dadurch wird die Auflademöglichkeit mit Bakterien verringert. Nur die notwendigsten Gegenstände sollen sich im Operationsraum befinden. Der Fußboden muß unporös, möglichst fugenfrei und widerstandsfähig gegen chemische und mechanische Einflüsse sein. Geeignet sind vor allen Dingen größere Kunststeinplatten.

2. **Gute Reinigungsmöglichkeiten aller Gegenstände im Operationssaal.** Die Gegenstände im Operationssaal müssen gut zugängig sein (z. B. Heizkörper). Sie müssen eine glatte Oberfläche haben und aus möglichst widerstandsfähigem Material sein (nicht oxydierend).

3. **Verhütung von Bakterienabladung, Staubentwicklung und Staubaufwirbelung.** Infektiöses Material darf nicht auf den Fußboden geworfen werden. Eine trockene Reinigung des Operationsraumes ist zu unterlassen. Abflußmöglichkeiten für Flüssigkeiten sind zu schaffen. Ebenso ist die Anwendung von Rotationsventilatoren nicht unbedenklich. Brennende Flammen, Sterilisationsapparate gehören nicht in den Operationssaal. Das Waschen der Operationsmannschaft soll nicht im Operationsraum vor sich gehen. **Eine Trennung von aseptischen und septischen Operationsräumen ist erstrebenswert.**

Sehr wichtig ist auch die Ausschaltung der **Speicheltröpfcheninfektion.** Sie wird durch das Sprechen der im Operationssaal Tätigen hervorgerufen. Auch aus diesem Grunde sollen Gespräche auf ein Mindestmaß reduziert werden. *Stummes Operieren verringert die Sekundärheilungen.* Hierzu gehört auch die Verwendung eines sterilen Mundtuches; Personen mit Erkältungskrankheiten sollen nicht im Operationssaal beschäftigt werden. Das Bedecken der Haare mit Kopfkappen schaltet die Infektionsmöglichkeit durch auf das Operationsgebiet fallende Haare und Schuppen aus.

b) Die Kontaktinfektion

Sie ist wichtiger als die Luftinfektion und muß daher **dauernd nachgeprüft werden.** Sie kann hervorgerufen werden:

1. **Durch die Hände des Operateurs und der übrigen Operationsmannschaft**
2. **Durch die Haut des Patienten im Operationsbereich**
3. **Durch die Operationsinstrumente**
4. **Durch die Operationswäsche**
5. **Durch das Unterbindungsmaterial**

1. Die Vorbereitung der Operationsmannschaft

Die Hände der Menschen sind von einer Unmenge von Keimen besiedelt. *Ihre Zahl und ihre Virulenz ist abhängig von der Berührung stark infektiöser Gegenstände.* Daher muß auf die **Nichtinfektion** der Hände der Operationsmannschaft besonderer Wert gelegt werden. **„Die Noninfektion ist besser als die Desinfektion".** Schonende Nagelpflege, Verletzungen an den Händen müssen vermieden werden, digitale Untersuchungen in Körperhöhlen dürfen nur mit Gummihandschuhen durchgeführt werden; ebenso sind beim Verbandswechsel Gummihandschuhe zu tragen und Pinzetten zu verwenden. Hautinfektionen bei der Operationsmannschaft erhöhen die Gefahr der Wundinfektion. *Trotz der Einhaltung der Noninfektion sind auf der Haut dauernd massenhaft Mikroorganismen.* Sie finden sich auch in den Buchten der Schweiß- und Talgdrüsen, die bei der Reinigung der Haut nur teilweise erfaßt werden und durch die Schweißentwicklung während der Operation an die Oberfläche kommen. Diese Bakterienflora wird auf ein Minimum reduziert durch die chemische und physikalische Reinigung der Hände und Unterarme. Es stehen uns, vorwiegend allerdings mit vielen Variationen, 3 verschiedene Methoden zur Verfügung: Die FÜRBRINGERsche, AHLFELDsche und VON SPASSO- KUCHOIJ-Methode.

Die Fürbringersche Händedesinfektion. a) 10 Minuten langes mechanisches Reinigen der Hände und Unterarme mit Seife und Bürste in warmem, womöglich fließendem Wasser. Der Unternagelraum und Nagelfalz werden mit einem Nagelreiniger 5 Minuten nach Waschbeginn schonend gereinigt. Danach werden Hände und Unterarme mit einem sterilen, rauhen Handtuch abgetrocknet.

b) 3 Minuten langes Abwaschen der Hände und Unterarme mit 70proz. Alkohol.

c) 3 Minuten langes Abwaschen mit ½proz. Sublimatlösung der Unterarme und Hände. Wegen Ekzemgefahr ist die Sublimatwaschung heute längst aufgegeben worden, und es kann auf sie ohne Nachteil verzichtet werden.

Das Ahlfeldsche Verfahren. Es verzichtet auf die Alkoholabwaschung und führt angeblich ohne Beeinflussung der Ergebnisse nur die Seifen- und Sublimatabwaschungen durch.

Das Verfahren von SPASSOKUCHOIJ. Zweimaliges Waschen von je 3 bis 5 Minuten der Hände und Unterarme in ½proz. Salmiakgeistlösung, wobei beim zweiten Waschen die Lösung erneuert werden muß. Nachteile in der Asepsis bei diesem Verfahren sind nicht bekannt. Das Waschen geschieht am besten mit Kompressen oder mit Gummischwämmen. Danach dürfen nur die Hände und die Unterarme bis zum mittleren Drittel mit sterilem Handtuch abgetrocknet werden.

Trotzdem bleiben die Hände der Operationsmannschaft ein „wunder Punkt" in der Asepsis! „*Fingerloses Operieren*", d. h. Vermeidung jeglicher nicht notwendiger Berührung des Operationsgebietes mit den Händen muß geübt werden! Gummihandschuhe verringern die Gefahr der Wundinfektion durch die Hände des Operateurs noch weiter. Sie sind den Zwirnhandschuhen in dieser Hinsicht überlegen. Wenn Gummihandschuhe häufig entkeimt werden, reißen sie sehr leicht ein und auf diese Weise kann der sehr bedenkliche „Handschuhsaft" in die Wunde gelangen.

2. Die Vorbereitung des Operationsfeldes des Patienten

Durch Anlegen von Gummihandschuhen erreichen wir bei der Operationsmannschaft den Zustand von keimfrei bis keimarm — **das Operationsfeld jedoch wird immer eine Infektionsquelle mit vielen Keimen darstellen.** Eine Verringerung der virulenten und avirulenten Keime, die in die Wunde gelangen können, erreichen wir durch eine Fixation der Keime der Wundumgebung und durch eine Abtötung der Keime, wobei die Keimfixierung wichtiger ist. In bester Weise erfüllt die **Jodlösung** diese Aufgabe. Nachteilig ist, daß die Jodtinktur durch ihre alkoholische Lösung nicht für alle Körperstellen gut verträglich ist (z. B. das Skrotum). Manche Patienten sind überempfindlich gegen Jod und reagieren mit einer Dermatitis. Sie sind bei Bekanntsein ihrer Allergie von der Anwendung des Jods auszuschließen. Aus diesem Grunde wurden Ersatzpräparate für Jod ausprobiert und an vielen Kliniken eingeführt. Es sind dies das **Dijozol** (zeigt ebenfalls leichte Überempfindlichkeitsreaktion), das **Sepsojod** und das **Cephirol** in 2proz. Lösung. **Vorausgehend** wird das Operationsfeld mit Benzin gereinigt und danach mit Äther entfettet. Haare in der Umgebung der Operationswunde werden rasiert.

3. Die Sterilisierung der Instrumente

Zwei Forderungen müssen an die Sterilisierung der Instrumente gestellt werden, sie müssen keimfrei werden und sie dürfen nur geringen Schaden nehmen. Die Instrumente, die entweder vernickelt sind oder aus rostfreiem Stahl bestehen, dürfen nicht oxydieren. Man erreicht dies durch Hinzufügung von 2% reiner Soda. Gegenstände, die mit der Flüssigkeit der lokalen Betäubung in Berührung kommen, dürfen nicht mit Sodazusatz sterilisiert werden. Sterilisiert werden kann durch Wärmeeinwirkung von Wasser, Wasserdampf und Heißluft. **Die Desinfektion mit antiseptischen Lösungen** (Cephirol, Desinfex usw.) **ist nicht ausreichend.** Gewisse Sporen werden dadurch in ihrer Keimfähigkeit nicht vernichtet. Auch die Einwirkung von 100° Wärme genügt nicht, um eine Vernichtung aller Keime zu erwirken. Es bleiben Mikroorganismen lebensfähig, die wohl im allgemeinen keine Infektion hervorrufen. Andererseits sind die betreffenden Keime bei schweren Erkrankungen als Ursache gefunden worden und, um sicher zu gehen, wird man diese evtl. Infektionsquelle ausschalten müssen. Man erreicht dies durch 5 Minuten langes Einwirken von 120° heißer 2proz. Sodalösung oder 120° gesättigtem Wasserdampf (= 1 atü). Zu diesem Zweck hat die Industrie **Hochdrucksterilisatoren** gebaut. Wenn die Beschaffung von Hochdrucksterilisatoren Schwierigkeiten bereitet, so wird man die Wirkung des früheren **Kochverfahrens** (10 bis 15 Minuten) durch Zusätze von chemischen Desinfizientien verstärken. Geeignet dafür ist eine 2- bis 3proz. Cephirollösung oder 5proz. Baktollösung mit nachfolgender 5proz. Sodalösung. Nachteiliger ist, daß die Instrumente Schaden erleiden und daß durch Haftenbleiben der Desinfektionsstoffe eine leichte Schädigung des Gewebes auftreten kann.

Gebrauchte Instrumente werden sofort nach der Operation gereinigt. Bei septischen Operationen werden sie vor der mechanischen Reinigung für ½ Stunde in eine Sagrotanlösung gebracht. Nach Abwaschen mit heißem Wasser werden sie mit einer Bürste gereinigt und mit einem weichen Tuch abgetrocknet. Schrauben, Scharniere und die Stempel der Rekordspritzen werden mit flüssigem Paraffin eingefettet, Kanülen werden zunächst mit Alkohol durchgespritzt und mit gefetteten Drähten versehen. Die Sterilisierung mit trockener Wärme erfordert hohe Temperaturen von 180 bis 200° und eine Einwirkungszeit von mindestens 20 Minuten zur Abtötung resistenter Sporen. Nicht geeignet dafür sind Faserstoffgewebe und Gummigegenstände. Im allgemeinen werden bei Vorhandensein eines Trockensterilisators nur Glasgegenstände, Holzspatel und die chirurgischen Messer trocken sterilisiert (Abb. 1, 2).

4. Die Sterilisierung der Operationswäsche und der Verbandsstoffe

Die Sterilisierung der Operationswäsche, die Abdecktücher, Operationsmäntel, Tupfer und Verbandsstoffe, erfolgt in strömendem Wasserdampf. Diese Gegenstände werden in SCHIMMELBUSCH-Behältern nicht zu fest verpackt und die Öffnungen zur Durchströmung des Wasserdampfes müssen offen sein.

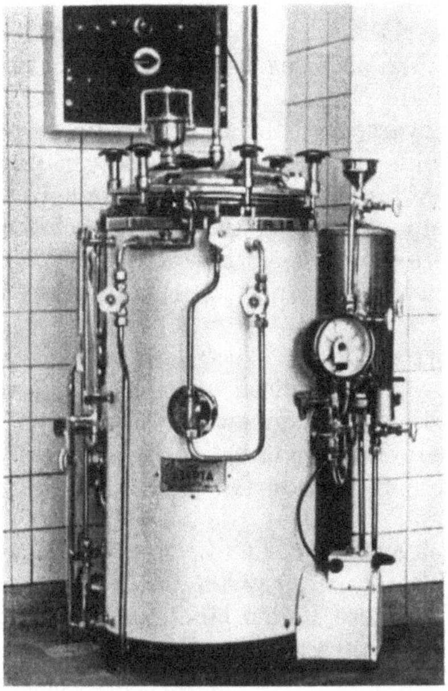

Abb. 1. Hochdrucksterilisator

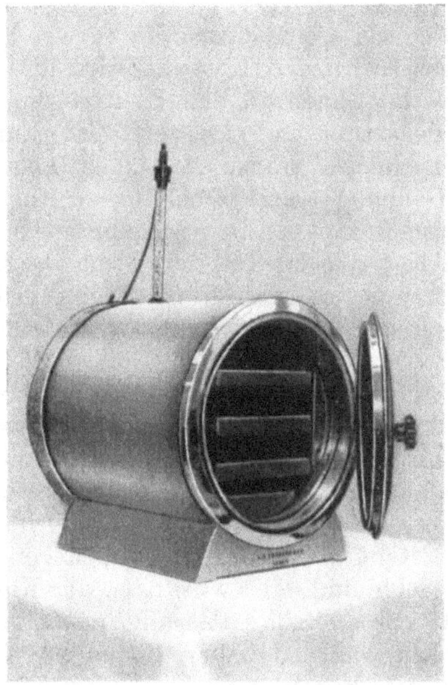

Abb. 2. Heißluftsterilisator

Wenn bei der Instrumentensterilisation die Einwirkung von 100° Wärme nicht ausreichend ist, so gilt es ebenfalls für die Sterilisierung der Operationswäsche und der Verbandsstoffe. Die Durchströmungszeiten von 120° Wasserdampf werden von einzelnen Kliniken etwas verschieden eingehalten; im allgemeinen dürfen 20 Minuten dafür ausreichend sein, jedoch ist von Zeit zu Zeit eine Prüfung der sterilisierten Wäsche erforderlich.

Die **Jodoformgaze** kann wegen Zersetzung des Jodoforms nicht sterilisiert werden. Man entnimmt sie den fertig käuflichen Packungen. Die **Vioformgaze** dagegen kann sterilisiert werden.

Die **Gummihandschuhe** werden ebenfalls bei 120° im Dampf sterilisiert. Sie werden nach Gebrauch für ½ Stunde in 2proz. Sagrotanlösung gebracht und danach in lauwarmem, nicht heißem Wasser mit Seife gewaschen und auf beiden Seiten gut getrocknet. Daraufhin werden sie auf ihre Unversehrtheit geprüft und entstandene Defekte mit kleinen runden Gummiecken geflickt. Nach mehrfachem Gebrauch sollen die Handschuhe nicht mehr für aseptische Operationen verwandt werden. Zur Sterilisierung werden die Handschuhe innen und außen mit Talkum gepudert.

Der **Talkum,** der für die Handschuhe verwandt wird, muß ebenfalls sterilisiert werden. In 120° Dampf wird er in einem besonderen Behälter mit gelochtem Boden einer halbstündigen Sterilisierung unterworfen.

Die **Gummischürzen** der Operationsmannschaft werden mit Sodawasser abgewaschen. Bei starker Verschmutzung nach septischen Operationen werden sie für ½ Stunde in 2proz. Sagrotanlösung gelegt. Die **Gummihandschuhe** werden ebenfalls mit Sagrotan abgewaschen.

5. Die Sterilisierung des Naht- und Unterbindungsmaterials

Für die kleine Chirurgie verwenden wir als Naht- und Unterbindungsmaterial **Seide, Zwirn** und **Katgut.** Zwirn und Seide können sich gegenseitig ersetzen. Beide verwendet man zu den Hautnähten und für tiefe Nähte, bei denen eine stärkere Zugbelastung und eine verzögerte Einheilung erwartet wird. Zwirn wird als Leinenzwirn in der Stärke 70 und 90 angewandt. Seide hat den Vorteil des geringeren Aufsaugungs- und Quellungsvermögens und dadurch eine geringere Fadeninfektionsmöglichkeit. Durch Imprägnation mit Zelluloid, Zelloidin, Guttapercha und Wachs kann das Imbibitionsvermögen des Zwirns herabgesetzt werden. Der Zwirn besitzt gegenüber der Seide eine größere Zugfestigkeit und ist gleichmäßiger beschaffen, ebenso der synthetische Perlonfaden.

Sowohl Zwirn als auch Seide werden in 120° strömendem Wasserdampf sterilisiert. Ohne Einbuße der Reißfestigkeit können sie 3—5mal sterilisiert werden. Zwirn und Seide werden in unsterilisiertem Zustand geschnitten, und zwar Fäden in 42 cm Länge, die in kleinen Bündeln gebunden werden. Für fortlaufende Nähte wird die Seide und der Zwirn auf Rollen gewickelt. Diese Rollen dürfen jedoch nur wenige Lagen haben und nicht fest aufgewickelt werden.

Besteht nicht die Möglichkeit, im Überdruckverfahren zu sterilisieren, so wird die Seide und der Zwirn nach der **Kochmethodik** in antiseptischer Lösung entkeimt (mit 1proz. Sublimatlösung im Emailletopf). Dünnere Fäden läßt man 5 Minuten kochen, während dickere Fäden bis zu 10 Minuten kochen müssen. Durch das Kochen büßt der Faden stark an Zugfestigkeit ein.

Von manchen Firmen wird die Seide keimfrei in zugeschmolzenen Röhrchen in den Handel gebracht. Damit der Faden sich nicht am unsterilen Rand des Röhrchens infiziert, wird die Seide mit steriler Pinzette dem Röhrchen entnommen und in ein Gefäß mit absolutem Alkohol gebracht. Erst in der Flüssigkeit werden die Einzelfäden mit steriler Schere abgeschnitten.

Das **Katgut** wird *im Gegensatz zur Seide und Zwirn vom Körper resorbiert.* Es wurde früher, wie der Name sagt, aus Katzendarm hergestellt, heute aus Dünndärmen von Schafen und Ziegen. Durch Schaben bleibt die Tunica elastica der Darmwand übrig, schmale Streifen dieser Schicht werden nach mehrfachen Reinigungsprozessen zum Rohkatgut gedreht und in 3—5 m langen Ringen aufgerollt. Durch die Verwendung frischer Schlachttiere, Imprägnation des Darmes mit Jod und die möglichst keimfreie Präparation ist das Rohkatgut nun weniger bakterienhaltig. Die weitere Sterilisation des Katgutes kann *nur durch Desinfektion mit Antiseptika* erfolgen. Die physikalische Sterilisation beeinträchtigt entscheidend die Festigkeit und die Resorptionsfähigkeit des Katguts. Bei der chemischen Reinigung steht das **Jod** in verschiedenster Form im Vordergrund. Weitere Möglichkeiten bieten die **Schwermetalle** (Kupfer, Silber und Gold) und die **Anilinfarbstoffe.** Wir behandeln das von den Firmen in sterilen Packungen gelieferte Katgut noch für einige Tage in alkoholischer Jod-Jodkali-Lösung (Jod pur 7,5 Kali jod 10,0, Spiritus 70proz. ad 1000,0) und legen es danach in einem gut verschließbaren sterilen Glasgefäß in absoluten Alkohol, wo es für Wochen und Monate verbleiben kann, ohne an Zugfestigkeit einzubüßen.

Die Resorption von Katgut ist von der Vorbehandlung entscheidend abhängig. Die Resorptionsdauer ist im allgemeinen 2 bis 3 Wochen, soll jedoch nicht weit unterhalb liegen. Die Keimfreiheit des Katguts muß dauernd nachgeprüft werden, wobei die Untersuchung sich sowohl auf Anaerobier wie Aerobier erstrecken soll.

Übriggebliebene Fäden bei aseptischen Operationen werden in Alkohollösung zurückgebracht, werden jedoch nicht mehr für hochaseptische Operationen verwendet. Katgutfäden von septischen Operationen werden vernichtet. Das Katgut quillt auf und lockert dadurch den Knoten. Um ein Aufgehen der Knoten zu verhindern, müssen die **Fadenenden 4—5 mm** lang bleiben.

6. Die Asepsis während der Operation und der Wundverband

Nach Jodierung des Operationsfeldes wird dies dicht von sterilen Tüchern abgedeckt, so daß nur wenig Haut neben der Inzisionsstelle unbedeckt bleibt. Zuvor wird der Abdeckungsrand mit steriler Mastixlösung umstrichen, damit sich die Tücher fest anlegen. Die Ecken, an denen 2 Tücher zusammenstoßen, werden mit Tuchklemmen an der Haut befestigt. Bei lokaler Betäubung darf die unbetäubte Haut nicht mitgefaßt werden.

Erst wenn das Operationsfeld abgedeckt ist, werden die Gummihandschuhe vom Operateur und Assistenten angezogen. Zur Wahrung der Sterilität geschieht dies mit Hilfe der Operationsschwester. Dauert eine Operation länger oder ist in einem Zeitpunkt der Operation erhöhte Infektionsgefahr vorhanden (z. B. bei Eröffnung eines latent infizierten Atheroms), so werden die Handschuhe und auch die Instrumente ausgewechselt. Während der Operation steht der Operateur und der Assistent mit der sterilen Vorderseite zum Operationstisch. Die Operationsschwester muß hinter dem Instrumententisch stehen, sonst stört sie durch notwendige Kehrtwendungen die Sterilität.

Der **Wundverband** muß ebenfalls aseptisch sein. Seine Aufgabe ist es, mechanische Insulte an der Wunde abzufangen und die sekundäre Infektion der Wunde vom Wundrand her oder von den Stichkanälen zu vermeiden. Bei der Besonderheit der ambulanten Chirurgie erfüllt diese Bedingung ein steriler Gazeverband mit einer sterilen Zellstofflage am besten. Der Verband muß gut fixiert sein.

7. Die Beleuchtung im Operationssaal

Die Beleuchtung des Operationsgebietes ist auch für die kleine Chirurgie von großer Bedeutung. Das natürliche Tageslicht ist selbst bei ungünstigen Verhältnissen bei den meisten Eingriffen nicht ausreichend. Das Tageslicht darf keine Blendung verursachen. Dies ist am besten durch ein großes, nach Norden zeigendes Fenster gewährleistet. Wenn die Sonnenstrahlen direkt in den Operationsraum einfallen, sind mattierte Scheiben erforderlich.

Die **künstliche Beleuchtung** ist zweifellos durch die schattenlose Operationslampe am besten gewährleistet. Sie spendet ein schattenfreies Licht, entwickelt nur geringe Wärme und ist in Höhe und Neigungswinkel verstellbar. Die leichter beschaffbaren ebenfalls verstellbaren Zeißschen Kugelspiegellampen auf fahrbarem Gestell erfüllen nicht alle diese Bedingungen.

8. Der Operationstisch

Der Operationstisch kann in der kleinen Chirurgie etwas einfacher sein, da viele Lagerungen bei ihm nicht erforderlich sind. Man kann sich unter Umständen mit einem gynäkologischen Stuhl behelfen, wird aber dann bei Lagerung von Patienten bei Operationen in Vollnarkose dann und wann Schwierigkeiten bekommen. Es ist erstrebenswert, daß an den Operationstisch folgende Anforderungen gestellt werden:

Der Tisch muß in der Höhe verstellbar sein. Er muß auch genügend gesenkt werden können, damit man sich bei manchen Operationen zur Vermeidung körperlicher Ermüdung setzen kann.

Die Tischplatte muß in ein Kopf-, Rumpf- und Beinstück unterteilt sein. Das Kopfstück muß aufrichtbar sein. Es ist günstig, wenn das Beinstück aus zwei Teilen besteht, damit ein Bein mit gebeugtem, das andere mit gestrecktem Knie gelagert werden kann. Die Beinstücke müssen gegen Beinstützen zur Untersuchung der Dammgegend auswechselbar sein.

Der Operationstisch soll womöglich in Längs- und Querachse drehbar sein. Eine leichte Beckenhochlagerung, wie eine Kopftieflagerung kann Erleichterung für eine Operation schaffen. Auch die Kantungsmöglichkeit ist erstrebenswert.

Die Lagerung auf dem Operationstisch darf dem Patienten keine Schmerzen verursachen. Als Unterlagen für die Tischplatte sind mit Gummistoff überzogene Schwammkissen geeignet, die noch durch Leinentücher abgedeckt werden.

Einige gepolsterte Lederkissen werden benötigt, um einzelne Körperteile besonders hervortreten zu lassen. Bei Operationen am Hals oder Kopf in halb sitzender Lage wird dem Patienten eine Knierolle unter die Knie geschoben. Zwei verstellbare Schnallen zur Befestigung der Hände an der Seite des Operationstisches sind erforderlich, auch ein Ledergurt, um die Beine oberhalb der Knie befestigen zu können.

Bei Eingriffen am Unterarm und Hand lagert man den Arm zweckmäßig auf einen kleinen **Nebentisch.** Dieser muß in der Höhe verstellbar sein und wird seitlich vom Operationstisch aufgestellt. Die Hand ruht dabei auf einem flachen Lederkissen, das mit einem sterilen BILLROTH-Batist überdeckt wird, der die Tischplatte nach allen Seiten überragt.

Das **Instrumententischchen** muß ebenfalls in seiner Höhe verstellbar sein und muß auch um die Ständerachse drehbar sein. So kann die Tischplatte jederzeit bei Bedarf auch über den Operationstisch gestellt werden.

9. Die Assistenz bei Operationen

Es gibt nur wenige Eingriffe in der kleinen Chirurgie, die ohne Assistenz durchführbar sind. Die Einhaltung der nötigen Sterilität erfordert die Mitarbeit einer geübten Operationsschwester. Sie ist für die Asepsis während der Operationsvorbereitungen verantwortlich und übernimmt die nicht noch vom Operateur ausführbare Instrumentierung. Ein großer Teil der Operationen können in lokaler Betäubung durchgeführt werden. Bei Kleinkindern und sehr nervösen Patienten ist sie nicht möglich. Hier ist dann die Allgemeinnarkose angebracht. Zu ihrer Ausführung ist eine geschulte Person erforderlich. Bei allen Operationen, bei denen Übersichtlichkeit und anatomische Klarheit verlangt werden muß, braucht man einen Operationsassistenten. Eine gewisse Anzahl von zuverlässigen Mitarbeitern ist also zur Ausführung der kleinen Chirurgie notwendig. Bei Einschränkung des Personals führt es nur dazu, daß die Sterilität an manchen Stellen der Kette durchbrochen, der operative Eingriff über Gebühr verlängert wird und die Übersichtlichkeit beim Operationsakt gestört ist. *Die Ergebnisse an kranken Menschen werden schlechter.*

B. Die Bekämpfung des Schmerzes

Allgemeines. Neben der Antiseptik und Aseptik war es vor allen Dingen die *Entdeckung der Narkose*, die die *entscheidenden Fortschritte der Chirurgie* im letzten Jahrhundert ermöglichte. *Die Bekämpfung des Schmerzes in der klinischen Chirurgie geht von anderen Gesichtspunkten aus als in der kleinen, d. h. ambulanten Chirurgie.* In der Klinik steht eine ausgebildete Mannschaft von Anästhesisten zur Verfügung, die dort die verschiedensten Betäubungsarten anwenden können. In der **ambulanten Chirurgie** müssen **die Methoden** dagegen möglichst **einfach** und **unkompliziert** sein. Sie dürfen **nicht mit Komplikationen** behaftet sein, die wohl in der Klinik beherrscht werden können, sie aber für die **ambulante Praxis ungeeignet** machen.

In der kleinen Chirurgie liegt die **psychische** Behandlung mehr *beim Arzt*. Die *Angst des Patienten vor jeglichem operativen Eingriff* steht *im Vordergrund*, wobei *diese Angst* weitgehend *der Furcht vor dem Schmerz* entspricht. Hier hat die überzeugende und beruhigende Kraft des Arztes ein dankbares Feld. Vor dem operativen Eingriff *muß dem Patienten die Angst genommen werden.* **Liebenswürdigkeit, Sicherheit im Auftreten und die ruhige Art des Arztes werden ihre Wirkung in dieser Hinsicht selten verfehlen.** So sind auch vorherige Morphiumgaben bei Eingriffen der kleinen Chirurgie nur bei besonders aufgeregten Patienten und nur in ganz seltenen Fällen einmal nötig. Bei Notwendigkeit wird dem Patienten nach dem operativen Eingriff ein Analgetikum verordnet. Es ist nun aber z. B. sehr unklug, dem Patienten vor der Lokalanästhesie zu erklären, daß er nichts spüre, *denn tatsächlich spürt er etwas*, und so kann der Arzt bei aufmerksamen Patienten die Glaubwürdigkeit seiner Worte einbüßen. Wir haben uns angewöhnt zu sagen: „Sie spüren wohl etwas bei der Operation, Sie haben aber keine Schmerzen!" Im Operationssaal muß **Stille** herrschen. Der Patient wird durch *lautes Sprechen, Lachen, heitere Unterhaltungen, fallende und klappernde Geräusche* der Instrumente und Eimer beunruhigt. Er soll nur die vertrauensvolle Stimme des Arztes hören.

Spezielles. Nach unserer heutigen Auffassung soll *der Lokalanästhesie der Vorzug* gegeben werden. Besonders hat sich die **Lokalbetäubung mehr und mehr ihren Platz gerade in der kleinen Chirurgie erworben.** Daneben stehen uns der **Rausch** und die **Narkose** zur Verfügung. *Für die Lokalanästhesie* spricht auch die *Raumbeengtheit* in den meisten Behandlungsstätten der kleinen Chirurgie. Zudem wirkt der *verstörte Eindruck* des Patienten nach einer Narkose bzw. eines Rausches auf die *anderen Patienten sehr beunruhigend.*

1. Die örtliche Betäubung

a) Die Vereisung durch Chloräthylspray

Technik: Die Chloräthylflasche wird in die volle Faust genommen, der Verschluß aufgeklappt, daraufhin ergießt sich das Chloräthyl in dünnem, kräftigem Strahl. Man läßt den Strahl aus einer Entfernung von 30—50 cm auf die zu betäubende Stelle einwirken und fördert die Verdunstung durch Fächeln.

Nach kurzer Rötung wird die Haut weiß und ist vereist. Nun muß sofort der Eingriff erfolgen.

Anwendung: Geeignet nur **für Punktion** und **zur Eröffnung** direkt unter der **Haut gelegener Abszesse.** Bei allen Operationen, bei *denen Übersichtlichkeit* und *klare anatomische Verhältnisse* erforderlich sind und damit auch die *Ruhe des Arztes* verlangen, ist die *Chloräthylvereisung absolut ungeeignet.* Sie führt nur zur Hast und

Oberflächlichkeit und ist häufig die Ursache zu völlig unzureichenden und folgenschweren therapeutischen Maßnahmen. Man begeht keinen Fehler, sie völlig aus seinen Betäubungsarten auszuschließen.

b) Die Oberflächenanästhesie der Schleimhäute

Eine **Oberflächenanästhesie** erreicht man im Bereich der **Schleimhaut des Mundes, des Rachens** und **der Tonsillen** mit mehrmaligem Pinseln mit 5proz. Pantocainlösung. Dasselbe wird durch Pinselungen mit 20proz. Larocainlösung und mit 5proz. Tutocainlösung bewirkt. In die **Nase** führt man einen mit 5proz. Pantocainlösung getränkten Gazestreifen ein und läßt ihn für 15 Minuten liegen. Ausgezeichnet bewährt hat sich auch für die erwähnten Anästhesien folgende 4proz. Pantocainsalbe:

Rp. Pantocain. 0,8
Glycerin 2,6
Aqua dest. 2,5
Ol Sesami 2,0
Ol Menthae pip.. . . 1,0
Ol. cacao ad 20,0

Sie wird auf Körpertemperatur erwärmt. Die zu anästhesierende Schleimhautpartie wird mit Alkohol und Äther betupft, danach wird die erwärmte Salbe aufgetragen. Man läßt sie einige Minuten einwirken. Damit erreicht man eine genügende Anästhesie, die sich besonders durch *Tiefenwirkung* auszeichnet und auch anästhesiert, *wo einzelne Trigeminusäste aus den Knochenkanälen an die Schleimhaut heraustreten* (Foramen mentale, Foramen palatinum und Foramen incisivum).

c) Die Anästhesie der männlichen Harnröhre

Die Schleimhaut der Harnröhre läßt sich durch *Oberflächenanästhesie vollkommen unempfindlich machen.* Da die Schleimhaut dieses Organs sehr resorptionsfähig ist und stärkere Lösungen evtl. Vergiftungserscheinungen hervorrufen können, nimmt man schwächere Anästhetikalösungen und läßt sie länger einwirken.

Am meisten angewandt ist das **Alypin** in 1—2proz. Lösung. Außerdem kann 2proz. Novocain und 1proz. Pantocain benutzt werden. Allen diesen Lösungen werden pro 100 ccm 10 Tropfen einer Suprareninlösung 1:1000 zugefügt.

Technik: Man spritzt 10—20 ccm der obengenannten Lösungen mit Hilfe einer **mit Konus** versehenen Spritze langsam in die Urethra ein. Das Ausfließen des Anästhetikums wird zuerst durch Anpressen des Spritzenkonus vermieden. Danach kann das Ausfließen durch Anlegen einer Penisklemme, durch Zusammendrücken mit der Hand des Patienten oder mit Hilfe eines Gummibandes vermieden werden. Die Harnröhrenanästhesie kann auch ohne Konus nur mit der sogenannten Tripperglasspritze durchgeführt werden.

d) Die Infiltrations-, die Umspritzungs- und die Leitungsanästhesie

In der klinischen Chirurgie sind die beiden ersten Betäubungsarten gegenüber der Leitungsanästhesie etwas zurückgetreten. Anders ist es in der kleinen Chirurgie, wo die Infiltrations- und die Umspritzungsanästhesie durch ihre einfache und komplikationslose Anwendung im Vordergrund stehen. Als lokale Kontraindikation gegen die Infiltrationsanästhesie können wir heute nur Gefäßerkrankungen ansehen (Durchblutungsstörungen der verschiedensten Arten). Entzündlich verändertes Gewebe spricht heute nicht mehr gegen die Anwendung der lokalen Infiltrationsanästhesie.

Wenn man auch in der kleinen Chirurgie großzügiger in der Anwendung eines Rausches oder Allgemeinnarkose sein kann, *so wird man bei Bereitschaft des Pa-*

tienten der lokalen Betäubung den Vorzug geben. Auch bei Kindern, nicht jedoch bei Kleinkindern, kann man bei entsprechender Taktik in Lokalanästhesie operieren. *Säuglinge in den ersten sechs Lebensmonaten können ohne Betäubung operiert werden.*

Das erforderliche Instrumentarium. Die Vorbereitungen zur Lokalanästhesie sind größer und umständlicher als bei der Vollnarkose. Es ist günstig, für sie ein **eigenes Tischchen** zu haben. *Die Gegenstände, die wir dazu benutzen, dürfen nur in sterilisiertem Wasser* **ohne Sodazusatz** *entkeimt* werden, da Adrenalin durch Alkali zerstört wird. Auf diesen Tisch kommt:

1. Der Sterilisatoreneinsatz mit einer ausgekochten 2-ccm-Spritze und mindestens zwei 10-ccm-Spritzen mit verschiedenen langen Hohlnadeln und einigen sterilen Pinzetten.
2. Ein oder zwei Glaskolben mit steriler angewärmter Kochsalzlösung.
3. Ein oder zwei Meßgeräte aus Porzellan.
4. Ein Winkelstück zwischen Konus und Kanüle.

Am besten verwendet man **Rekordspritzen,** die aus **Glas und Metall** bestehen. Die BRAUNsche Metallspritze ist **nicht geeignet,** da man etwaige Luftblasen nicht erkennt. Die nur aus Glas bestehende LUERsche Spritze kann dagegen benutzt werden.

Bei den Hohlnadeln sind solche mit scharfer Spitze zu bevorzugen, die üblichen sind ½—1 mm dick und 2,5—12 cm lang. Man nehme am besten **nichtrostende Stahlnadeln. Gewöhnliche Stahlnadeln rosten** bald an **ihrem Ansatzstück** und **brechen** dann leicht bei Injektionen im Gewebe **ab.**

Die anästhesierenden Lösungen. Am **meisten** wird von den Anästhetika das **Novocain** angewandt. Es wird von den Farbwerken Höchst in Form von Tabletten geliefert.

1 Tablette enthält:

0,125 g Novocain-Chlorhydrat,
0,00012 g synthetisches Suprarenin.

Als *Lösungsmittel* kann man eine *physiologische Kochsalzlösung* verwenden *oder eine Lösung,* die aus

7,0 g Kochsalz
4,0 g Kaliumsulfat
1000,0 g Wasser

zusammengesetzt ist. Bei *letzterer Lösung* zeigt das Novocain eine deutliche *Steigerung seiner Wirkung.* Die Tabletten werden in einem kleinen Porzellantiegel (nicht im Glas) in einer kleinen Menge steriler Kochsalzlösung (bzw. kaliumsulfathaltige Kochsalzlösungen) aufgelöst. Diese Stammlösung wird in einer sterilisierten Porzellanmensur bis zur gewünschten Konzentration verdünnt:

1 Tablette auf 25 ccm ½proz. Lösung
2 Tabletten auf 25 ccm 1proz. Lösung
4 Tabletten auf 25 ccm 2proz. Lösung.

Auf dieselbe Weise wird die **Tutocainlösung** hergestellt. Eine Tutocainsuprarenintablette enthält 0,05 Tutocain. Es wirkt bedeutend stärker anästhesierend und wird daher nur in 0,2proz. Lösung angewandt.

Die *allgemein übliche Konzentration* der Novocainlösung ist 0,5%. Jedoch wird gerade in der kleinen Chirurgie *häufiger* 1proz. *Novocain* angewandt. Das gilt vor allen Dingen bei Gesichtsplastiken, bei Operationen im Bereich der Kopfschwarte, bei Fremdkörpern und der später zu erwähnenden OBERSTschen Anästhesie. Die *Vorteile* der 1proz. *Lösung* sind:

1. Wir brauchen weniger Flüssigkeit, so daß keine zu starke Schwellung des Gewebes auftritt (Nachschmerz geringer, Übersichtlichkeit größer).

2. Stärkere Adrenalinwirkung und daher geringere Blutung.
2proz. *Novocain* verwenden wir bei Leitungsanästhesien und zur Anästhesierung bei Zahnextraktionen.

Das **Novocainsuprarenin** zeigt in **größeren Mengen** auch **toxische** Wirkung. Es ist daher nicht unbegrenzt einspritzbar. Die Vergiftungserscheinungen treten vorwiegend am Atem- und Kreislaufzentrum auf. Die *toxische Wirkung ist weniger von der Gesamtdosis, als von der Konzentration abhängig.* Man kann ohne Bedenken 250—300 ccm einer ½proz. Novocainsuprarenin-Lösung einspritzen. Bei der 1proz. Lösung gehe man nicht über 100 ccm, bei der 2proz. nicht über 40. Vor der Einspritzung aspiriere man mit der Spritze, damit keine Injektion in die Gefäße erfolgt. Bei der Infiltrationsanästhesie fließt ein Teil der Lösung während der Operation ab.

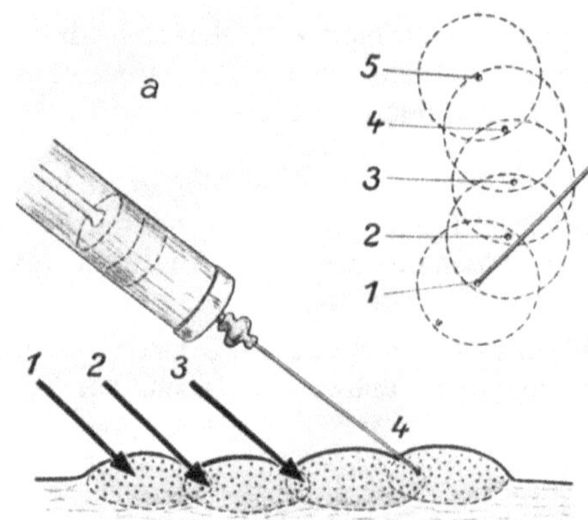

Abb. 3*a* und *b* Durchführung der Infiltrationsanästhesie

Die anästhesierenden Lösungen müssen möglichst frisch sein und sollen nie länger als 1 bis 2 Tage stehen. Sie verlieren bald an Wirksamkeit und zersetzen sich. **Bräunlich verfärbte Lösungen sind nicht mehr verwendbar.**

e) Allgemeine Bemerkungen zur Ausführung der Infiltrations-, der Umspritzungs- und der Leitungsanästhesie

Oberstes Gesetz ist hier, wie überall in der Chirurgie, daß **alle Gegenstände**, die mit **dem Operationsbereich direkt** oder **indirekt in Berührung kommen, entkeimt sein müssen.** Bei aseptischen Operationen wird die örtliche Betäubung aus Gründen der Zeitersparnis vor der Händedesinfektion und der Vorbereitung der Operation in Gummihandschuhen vorgenommen.

Bei der **Infiltrationsanästhesie**, bei der das *Operationsgebiet mit infiltriert wird, wird von einer Hautquaddel aus der Operationsbereich streifenförmig betäubt.* Zur Setzung der Hautquaddel verwenden wir eine feine Kanüle und *injizieren das Anästhetikum subkutan.* Die intrakutane Injektion des Anästhetikums bringt keine Verminderung der Schmerzhaftigkeit. Mit 5—6 ccm erreicht man eine Quaddel von 3—4 cm Durchmesser, die *sofort nach der Injektion analgetisch* ist. Von dieser Quaddel aus infiltriert man mit einer längeren und dickeren Kanüle subkutan das Operationsgebiet. *Bei dem Vordringen der Kanüle injiziert man dauernd weiter,* damit immer ein Flüssigkeitsstrom vor der Kanüle liegt. Dabei werden meist die kleinen Gefäße und Nerven auf die Seite gedrängt. Man kann ebenso an der *Peripherie der ersten Quaddel* nach erneutem, schmerzlosem Einstechen der Kanüle eine zweite Quaddel legen usw. bis man eine *Quaddelkette* erzielt (Abb. 3a und b). Die *Vorteile der Infiltrationsanästhesie* sind:

1. Sichere anästhetische Wirkung.
2. Geringere Blutung, jedoch Ausfließen von Anästhetikum.
3. Leichtere Abhebbarkeit der Gewebsschichten und dadurch bessere anatomische Differenzierungsmöglichkeit.

Bei der **Umspritzungsanästhesie** bleibt das eigentliche *Operationsgebiet ohne Betäubungsflüssigkeit.* Es wird im gesamten *von allen Seiten umspritzt,* wobei auch bei *Operationen in tieferen Schichten* auch *diese umspritzt werden müssen.* Hier wird man möglichst auch *von einer Hautquaddel ausgehen,* um ein mehrmaliges Injizieren im nicht betäubten Gebiet zu vermeiden. Es ist nicht erforderlich, sich an die traditionsgemäße Anästhesie mit dem HACKENBRUCHschen Rhombus zu halten, wie auch

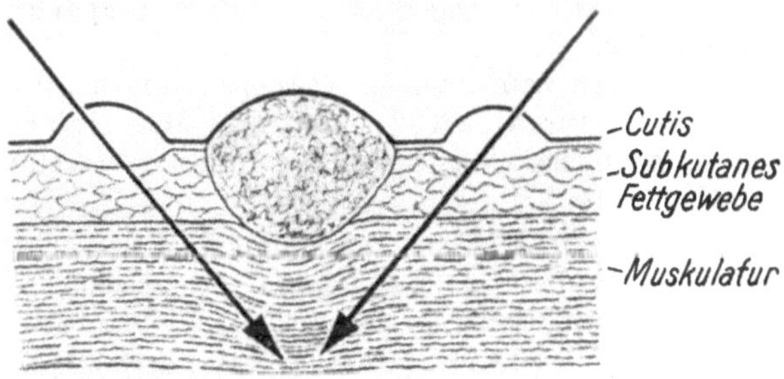

Abb. 4. Umspritzungsanästhesie und tiefe Infiltration bei Exstirpation eines Tumors

die primäre Infiltration der tieferen Schichten die Schmerzhaftigkeit der lokalen Betäubung nicht verringert (Abb. 4).

Der Vorteil der Umspritzungsanästhesie liegt darin, daß das *Operationsgebiet unverändert* und *übersichtlich* bei der Operation vorgefunden wird. Bei exakter Ausführung ist die anästhetische Wirkung ebenfalls zuverlässig. Die Blutstillung ist gut. Sowohl bei der Umspritzung wie bei der Infiltrationsanästhesie besteht *die Gefahr der Nachblutung.* Es ist daher die Blutstillung bei beiden Betäubungsarten besonders sorgfältig vorzunehmen. Es genügen bei beiden Methoden 3 bis 5 Minuten Wartezeit, um völlige Anästhesie zu erreichen.

Bei der **Leitungsanästhesie** wird die *Leitfähigkeit der zum Operationsgebiet führenden Nerven unterbrochen.* In engerem Sinne versteht man darunter die Leitungsunterbrechung eines einzelnen Nervenstammes am Ort der Wahl. Jedoch müssen wir alle Leitungsunterbrechungen an peripheren Nervenpartien mit hinzurechnen. Es gehört sowohl die später zu erwähnende Querschnittsanästhesie wie auch die OBERSTsche Anästhesie hinzu. Abgesehen von den beiden letzten erwähnten Anästhesien setzen die *Leitungsanästhesien* eine *genaue topographische Kenntnis* voraus; sie sind auch *nicht immer zuverlässig.* Sie sind *komplizierter* und *mit evtl. Komplikationen* verbunden und werden daher tunlichst in der kleinen Chirurgie mehr im Hintergrund stehen. Die Wartezeit bei der Leitungsanästhesie beträgt 10 bis 15 Minuten! Der Zusatz von Adrenalin ist nicht erforderlich.

f) Die Lokalanästhesie an verschiedenen Körperteilen

An der **Schädelkalotte** verwenden wir, um eine geringere Blutung während der Operation zu haben, eine 1proz. Novocain-Suprarenin-Lösung. Die Injektion der Anästhesielösung erfolgt als *Quaddelkette* auf *das Periost*, wobei es sich im allgemeinen empfiehlt, eine Umspritzungsanästhesie vorzunehmen. Die Betäubung der **Ohrmuschel** wird am besten durch Umspritzen ihres Ansatzes durchgeführt.

Operationen **im äußeren Gehörgang** führt man im Chloräthylrausch durch. Dieselbe Betäubungsart wende man bei der *Parazentese* an.

Man kann auch die Parazentese in Oberflächenanästhesie durchführen. Ein Mullstreifen mit einigen Tropfen der unten angeführten Lösung wird für 10 Minuten an das Trommelfell gebracht.

Rp. Phenol. liquefact.
Campher
Psicain $\overline{\text{aa}}$ 1,0

Die Nase betäubt man durch subkutane Umspritzung der Nasenwurzel und der Apertura piriformis mit 1proz. Novocain-Suprarenin-Lösung.

Die *Reposition* des *frakturierten eingesunkenen Nasenbeines* führt man am besten im Chloräthylrausch durch.

Operationen **an den Lippen** kann man mit Umspritzungsanästhesie durchführen. Die Oberlippe kann auch durch Leitungsanästhesie der Nervi infraorbitalis am Foramen infraorbitale mit 5 ccm einer 2proz. Novocain-Suprarenin-Lösung betäubt werden.

Die Betäubung bei Zahnextraktionen. Die Zahnextraktionen werden womöglich in örtlicher Betäubung durchgeführt. Bei eitrigen Prozessen wird man wegen der besonderen schmerzhaften Injektionen im Bereich des Kiefers zur Leitungsanästhesie greifen. Jedoch ist auch der Chloräthylrausch bei besonders empfindlichen und aufgeregten Patienten angebracht.

Die **Vorderzähne und Prämolaren am Oberkiefer** werden durch *submuköse Umspritzung* betäubt. Innen legt man den Infiltrationswall (1 ccm 2proz. Novocain-Suprarenin-Lösung) in Höhe der Wurzelspitzen an. An der Außenseite spritzt man in die Umschlagfalte zwischen Lippenschleimhaut und Schleimhaut des betreffenden Alveolarfortsatzes 2 ccm einer 2proz. Novocain-Suprarenin-Lösung.

Die Ausschaltung der Prämolaren des Oberkiefers durch Leitungsanästhesie. Bei der Ausschaltung der Prämolaren müssen die *Nn. alveores sup. post.*, *der Nervus palatinus*, *Nn. alvelares medii* und *anteriores* und *Nn. nasopalatini* betäubt werden.

Betäubung der Nn. alveolares sup. post. Die Unterbrechung geschieht am Tuber maxillae durch die sog. „*Tuberinjektion*". 3 ccm einer 2proz. Novocain-Suprarenin-Lösung werden 1,5 cm oberhalb des Alveolarrandes der beiden letzten Molaren auf die Außenseite des Kiefers injiziert (Abb. 5).

Der Nervus palatinus kann durch *Oberflächenanästhesie* mit Pantocainsalbe betäubt werden. Ebenso ist die *Leitungsanästhesie* möglich. Die Nn. palatini treten aus dem Foramen palatinum ant. und können hier unterbrochen werden. Dieses Foramen liegt medial der hinteren Kante des letzten Molaren. Hier ist ein Grübchen der Schleimhaut zu palpieren.

Die Nn. alveolares medii et anteriores werden am Foramen interorbitale durch Injektion von 1 ccm 2proz. Novocain-Suprarenin-Lösung unterbrochen. Man sticht an der Umschlagsfalte oberhalb des Eckzahnes ein und führt die Kanüle nach oben gegen das Foramen zu.

Die Nn. nasopalatini treten aus dem Foramen incisivum aus. Am *angenehmsten* für den Patienten betäubt man sie durch *Oberflächenanästhesie* mit Pantocainsalbe. Man kann auch eine *Novocain-Suprarenin-Barriere vor das Foramen incisivum* legen, denn die *Injektion ins Foramen ist unerträglich schmerzhaft.* Das Foramen incisivum liegt in der Mitte der Verbindungslinie der beiden Eckzähne.

Die Betäubung der oberen Molaren. Erforderlich ist hier die Betäubung der *Nn. alveolares sup. post.* und *Nn. palatini.* Die Leitungsanästhesie dieser Nerven ist oben angegeben.

Die Betäubung der Zähne des Unterkiefers. *Nur die Vorderzähne können submukös umspritzt* werden. Für die *restlichen Zähne* muß die *Leitungsanästhesie* angewandt werden. Unterbrochen werden müssen hierbei der *Nervus lingualis* und der *Nervus alveolaris inferior.*

Der *Nervus alveolaris inferior versorgt sämtliche Zähne des Unterkiefers.* Seine Betäubung erfolgt an seiner Eintrittsstelle in den Unterkieferknochen, der sog. Lingula. Die *Unterbrechung* kann *von außen* vom Kieferwinkel her erfolgen oder *peroral.*

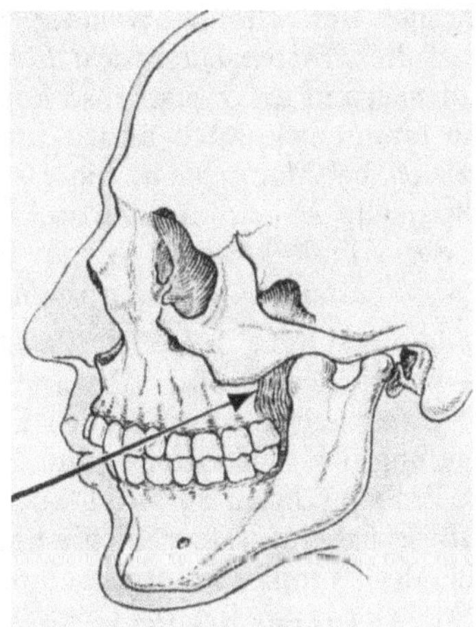

Abb. 5. Betäubung der Nn. alveolaris sub. post. durch die sog. Tuberinjektion

Leitungsunterbrechung des Nervus alveolaris inferior von außen. Der Kopf des Patienten wird nach der gesunden Seite gebeugt. Nach Jodierung und nach Anlegung einer Hautquaddel 1,5 cm vor dem Kieferwinkel wird an der Innenseite des Unterkiefers parallel zu seinem hinteren Ende die Injektionskanüle 3 cm nach oben eingeführt. Man verwendet dazu ein rechtwinklig gebogenes Zwischenstück zwischen Spritze und Kanüle. Die 3-cm-Grenze an der Kanüle muß gekennzeichnet sein (steriles Gummiblättchen, Korkstückchen). Mit 3 cm ist bei Knochenfühlung die Basis der Lingula erreicht. Nun injiziere man unter langsamem Weiterschieben der Kanüle um 1 cm 5 ccm 2proz. Novocain-Suprarenin-Lösung.

Diese Methode kann auch bei *Kiefersperre* angewandt werden.

Die perorale Betäubung. Bei dieser Betäubung *kann* und *wird der Nervus lingualis* mit betäubt. Der *Nervus lingualis* versorgt mit das *Zahnfleisch* und die *Innenseite der Alveolarfortsätze* der *Schneide-* und *Eckzähne.*

Bei der peroralen Methode gleitet man mit dem Zeigefinger an der Außenseite der Zähne entlang nach hinten, tastet die äußere Grenze des aufsteigenden Kieferastes (Linea obliqua externa) ab. 1 cm oberhalb und außerhalb der Zahnreihe wird nun vom anderen Mundwinkel eingestochen. Unter die Schleimhaut spritzt man nun 2 ccm 2proz. Novocain-Suprarenin-Lösung und *anästhesiert auf diese Weise den Nervus lingualis.* Nun führt man unter Knochenfühlung die Kanüle 1,5 cm vor und injiziert in die Gegend der Lingula 3 ccm derselben Lösung.

Die Betäubung einzelner Abschnitte der Zunge wird am besten durch Injektion einiger ccm 1proz. Novocain-Lösung in den Zungenrand durchgeführt. Nach kurzem Abwarten wird nun ein Haltefaden durch die betäubende Stelle gelegt und damit kann die Zunge zur weiteren felderförmigen Umspritzungs- bzw. Infiltrationsanästhesie vorgezogen werden. Ebenso wird eine Ranula durch Umspritzungsanästhesie mit 1% Novocain-Suprarenin-Lösung exstirpiert. **Entzündliche Prozesse der Speicheldrüsen** und am **Bereich des Mundbodens** spaltet man am besten im Chloräthylrausch. Ebenso verhält man sich bei **entzündlichen Prozessen im Bereich des Halses**, während **Tumorexstirpationen** und **Probeexzisionen** in Umspritzungsanästhesie mit ½proz. Novocain-Suprarenin-Lösung ausgeführt werden. Hier ist jedoch bei Weiterführung der Kanüle dauernde Aspiration notwendig, um die intravenöse Injektion von Novocain zu vermeiden.

Die **Eingriffe bei entzündlichen Prozessen an der Brustdrüse** werden in Narkose durchgeführt. Diagnostische Exzisionen bei Karzinomverdacht sind für den Erfahrenen nur selten notwendig. Wenn dies ausnahmsweise mal der Fall sein sollte, so ist die *Probeexzision nicht für die ambulante Chirurgie geeignet.* Durch den großen Blutreichtum der Brustdrüse kommt es häufig zu Blutergüssen, die die Ursache für eine latente wie auch akute Infektion bilden. Wer einmal nach infizierter Probeexzision bei Mamma-Ca. die radikale Exstirpation durchführen mußte, wird diese prinzipielle Ablehnung der ambulanten Probeexzision bei Mammatumor verstehen. In der Klinik kann nach der Probeexzision, durch Schnellschnitt geklärt, sofort evtl. die Radikaloperation angeschlossen werden.

Die Betäubung bei Pleurapunktionen und bei Anlegung einer Bülau-Drainage geschieht durch Infiltrationsanästhesie des Stichkanals bzw. der Inzisionsstelle. Bei der Punktionsbehandlung des Pleuraempyems, die ja zweifelsohne durch die Entwicklung der Sulfonamide und Penicilline viel häufiger angewandt wird, ist wie bei der Probepunktion zu beachten, daß man sich an den oberen *Rand der Rippe* halten muß. Für die sonstigen möglichen operativen Eingriffe der kleinen Chirurgie im Bereich des Rumpfes kommt man mit der Infiltration bzw. Umspritzungsanästhesie aus.

Die Anästhesie des Penis, seines Schaftes und der Eichel erfolgt durch subkutane Umspritzung zentral von der Operationsstelle mit ½proz. Novocain-Suprarenin-Lösung.

Die Betäubung des Afters. In Steinschnittlage wird der Anus zirkulär umspritzt. Nach Legung des Subkutanringes wird nun unter Einführung des Zeigefingers der anderen Hand in den Anus die Pars perinealis recti zylinderförmig mit ½proz. Novocain-Suprarenin umspritzt. *Eine Verletzung der Mastdarmschleimhaut muß unbedingt vermieden werden.* Eine zu große Annäherung an den Mastdarm ist nicht erforderlich, wenn man 8 bis 10 Minuten wartet, denn bis dahin ist durch Diffusion die Anästhesieflüssigkeit an den Darm herangedrungen.

Die Querschnittsanästhesie eignet sich für Operationen an der oberen und der unteren Extremität. Sie kann sowohl am Ober- und Unterarm wie auch Ober- und Unterschenkel gelegt werden. Sie hat den Vorzug, daß sie einfach auszuführen ist. Es wird zuerst eine subkutane Quaddelkette am Querschnitt mit ½proz. Novocain-Suprarenin-Lösung gelegt. Auf diese Weise erreichen wir eine Betäubung des suprafaszialen Raumes. Danach wird zirkulär unter dauerndem Weiterspritzen von Anästhesieflüssigkeit bis zur Knochenfühlung gegangen und dort ein Depot von 2—3 ccm gelegt. Distal der Querschnittsanästhesie tritt im Verlauf von 8 bis 10 Minuten eine Schmerzunempfindlichkeit auf. Nur im Bereich der zu erwartenden Hauptgefäße wird man mit der Spritze aspirieren, um eine Injektion von Novocain-Suprarenin-Lösung in den Blutkreislauf mit Sicherheit zu vermeiden (Abb. 6).

Die Betäubung des Plexus brachialis. Die Plexusanästhesie *doppelseitig anzulegen,* ist *nicht erlaubt.* Sie hat Komplikationen (Plexuslähmung, Pleuraschock) und soll besser bei weniger Übung durch andere Betäubungsarten in der kleinen Chirurgie ersetzt werden.

Man sucht beim sitzenden Patienten, der den Kopf auf die andere Seite neigt und dreht, in der oberen Schlüsselbeingrube die pulsierende Arteria subclavia auf. Knapp außerhalb davon liegt der Plexus. Hier sticht man die 4—5 cm lange feine Kanüle mit aufgesetzter Spritze in Richtung auf den Proc. spinosus von Thoracalis I ein. Beim Auftreffen auf den Plexus hat der Patient ein Gefühl wie ein elektrischer Schlag im Arm bis in die Finger. Stößt man auf knöchernen Widerstand, so ist man schon hinter dem Plexus und muß die Kanüle wieder etwas herausführen, um sie

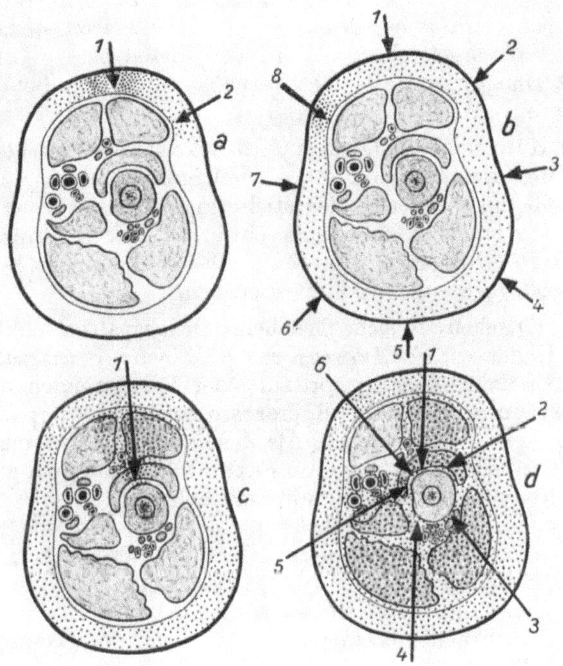

Abb. 6. Durchführung der Querschnittsanästhesie an den Extremitäten

erneut in leicht veränderter Richtung wieder einzuführen, bis das „Symptom" des „elektrischen Schlages" auftritt. Danach spritzt man 20 ccm 2proz. Novocain-Lösung ein. Man muß im allgemeinen bis zur völligen Betäubung 10 bis 15 Minuten warten. Trifft man den Nervus phrenicus mit, so tritt für einige Stunden durch einseitige Zwerchfellähmung Atemnot ein. Das Anstechen der Pleura verursacht Hustenreiz.

Betäubung des Schultergelenkes. Bei der Schulterluxation spritzt man 20 ccm 2proz. Novocainlösung unterhalb des Acromion in die leere Gelenkpfanne ein. Wenn das Gelenk getroffen ist, läßt sich etwas Blut aspirieren. Nach 10 bis 15 Minuten tritt im allgemeinen vollkommene Anästhesie ein. Am besten legt man sie vor Anfertigung der Röntgenbilder.

Die Oberstsche Anästhesie. Sie kann sowohl an den Fingern wie an den Zehen ausgeführt werden. Die Anlegung einer Blutleere bei der Operation ist nicht erforderlich, da die Wirkung des Suprarenins genügt, um die Übersichtlichkeit beim

Operieren nicht zu stören. 5 ccm einer 1proz. Novocain-Suprarenin-Lösung werden *proximal der Schwimmfalten* von einer Subkutanquaddel aus zirkulär um die Basis des Fingers gespritzt, wobei man ein zweites Einführen der Kanüle im betäubten Gebiet vornehmen muß, um den gesamten Querschnitt zu betäuben. Es handelt sich also auch um eine Querschnittsanästhesie. Will man das Metakarpaleköpfchen des betreffenden Fingers mit betäuben, wie z. B. zur Fingerexartikulation oder zur ADELMANNschen Operation, so erreicht man dies am besten durch Umspritzung des Metakarpale von allen Seiten, während der Inzisionsbereich auf der Dorsal- und Volarseite durch Infiltrationsanästhesie betäubt wird. Der Infiltrationsstreifen kann auf dem Metacarpus von der betäubten Stelle der Fingeranästhesie aus volar und dorsal nach proximal vorgetrieben werden. Von diesen beiden Infiltrationsstreifen aus legt man die Umspritzung des Metakarpale. Zur vollen Betäubung muß man ungefähr 10 Minuten warten.

Betäubung des Hüftgelenkes. Je nach Indikationsbreite für die kleine Chirurgie wird auch diese Betäubung angewandt werden müssen. Nach Aufsuchen der Art. femoralis unterhalb des Leistenbandes sticht man 1 bis 2 Querfinger außerhalb davon mit einer 10cm langen Kanüle senkrecht in die Tiefe und injiziert bei Knochenfühlung 20 ccm 2proz. Novocain-Suprarenin. Die vollkommene Schmerzbetäubung des Hüftgelenkes ist nach einigen Minuten erreicht.

Betäubung bei frischen Knochenbrüchen. Bruchspaltenanästhesie. Bei allen frischen Brüchen finden wir *ein Austreten von Blut in den Bruchspalt und das benachbarte Gewebe.* Es ist daher eine Umspritzung der Frakturenden nicht erforderlich. Man spritzt 5 ccm 2proz. Novocain-Suprarenin in den Bluterguß im Bereich der Fraktur und setzt nun die Spritze ab. Als Zeichen dafür, daß man den Bluterguß getroffen hat, tritt nun blutige Novocain-Suprarenin-Lösung tropfend heraus. Nun werden weitere 10—15 ccm Lösung injiziert. Schon nach kurzer Zeit ist durch Diffusion das gesamte Gewebe im Bruchspalt anästhesiert und damit der starke Schmerz und die Ursache des gesteigerten Tonus der Muskulatur genommen. Bei der Resorption von Radiusfrakturen genügt die Hälfte der Menge von Novocain, wobei jedoch bei dem häufigen Vorkommen eines Abrisses des Processus styloideus ulnae auch dieser Bruchspalt mit einigen ccm Novocain-Suprarenin zu betäuben ist.

Bei der *offenen Fraktur darf* man natürlich die Anästhesie *nicht von der verschmutzten Wunde* aus vornehmen. Man injiziert das Novocain von der umliegenden gesunden Haut aus in den Bruchspalt.

2. Der Rausch und die Narkose

Bei Kleinkindern und bei ängstlichen Patienten ist der Rausch und die Narkose durch die Lokalanästhesie nicht zu ersetzen. Es *ist bei der Allgemeinbetäubung mit Zwischenfällen zu rechnen.* Daher muß der Narkosetisch mit den nötigen Dingen ausgestattet sein:

1. Mundsperrer.
2. Kugel- bzw. Schlundzange.
3. Kornzange mit Tupfern zum Auswischen des Rachens.
4. Brechschalen.
5. Injektionsspritze mit den verschiedensten zentralen und peripheren Analeptika- und Kreislaufmittel-Ampullen:
   0,0005 Suprarenin·hydrochloricum.
   0,1 Lobelin hydrochloricum.
   1,7 Coramin.
   0,6 Sympatol.

Auch bei der Durchführung eines Rausches sollen die Blase, der Mastdarm und der Magen womöglich leer sein. In dringenden Fällen muß vor dem Eingriff *zum mindesten die Blase entleert werden. Aus forensischen Gründen* ist jedesmalige exakte *Untersuchung* des *Patienten* unbedingt *erforderlich*. Im Munde *des Patienten* dürfen *keine Fremdkörper* und *falschen Zähne sein*. Man überzeuge sich *durch Inspektion*, das Befragen allein genügt nicht. Beengende Kleidungsstücke müssen gelöst werden. Nach dem Auflegen des Patienten auf den Operationstisch werden die Beine dicht oberhalb der Knie festgeschnürt und die Hände angeschnallt. Kleine Kinder werden mit Binden festgebunden.

Die Augen des Patienten werden mit einem Narkosetuch abgedeckt. Der *Oberarm des Patienten darf nicht auf scharfer Kante liegen*, es kann zu einer Lähmung des Nervus radialis kommen (Narkoselähmung).

a) Der Rausch

Der Unterschied zwischen Rausch und Narkose ist nur ein gradueller. Man kann mit allen Inhalationsnarkotika den Rausch durchführen, jedoch geschieht dies fast ausschließlich in praxi mit Chloräthyl; bei Kindern unter 10 Jahren gefahrloser mit Äther. Man verwendet dazu am besten die SCHIMMELBUSCHsche Narkosemaske, kann jedoch auch mehrfach zusammengelegte Gaze benutzen. Wegen der starken Abkühlung durch die Verdunstungskälte des Chloräthyls sollen Nase und Lippen mit Vaseline eingefettet werden.

Der Zweck des Rausches ist, einen schmerzhaften kurzfristigen Eingriff für den Patienten ohne schmerzhafte Erinnerung durchzuführen. *Der Patient wird in das Stadium analgeticum gebracht*, das mit seiner Desorientiertheit erreicht ist. Am besten knüpft man mit dem Patienten ein Gespräch an oder läßt ihn von 200 ab abwärts zählen. In dem *Moment, wo der Patient sich verspricht und den Zusammenhang mit der Unterhaltung verliert, wird sofort der Eingriff durchgeführt.* Im Stadium analgeticum tropfe der weniger Erfahrene kein weiteres Chloräthyl auf. Dauert der Eingriff länger, so kann, wenn der Patient im Begriff ist, wieder aufzuwachen, ein zweiter Rausch angeschlossen, der Rausch mit Äther fortgesetzt und evtl. dann zur Vollnarkose übergegangen werden.

b) Die Narkose

Eingriffe an Patienten, die länger dauern und die in *Vollnarkose* durchgeführt werden, sind für *die kleine Chirurgie nicht geeignet*. Die Patienten bedürfen dann unbedingt der klinischen Nachkontrolle. Von Inhalationsnarkotika wird in der kleinen Chirurgie fast ausschließlich in Deutschland der **Äther** verwandt, das gasförmige Mittel Stickoxydul hat sich trotz seiner besonders günstigen Voraussetzungen infolge der komplizierten Anwendung noch keinen Eingang in Deutschland verschaffen können. Von Schlafmittelnarkotika steht uns das **Evipan,** das **Eunarcon** und das **Basinarkon** zur Verfügung.

Die Äthernarkose. Bei Anwendung der Äthernarkose in der kleinen Chirurgie ist die *allgemeine Untersuchung des Patienten* zur Vermeidung von Komplikationen *unbedingt erforderlich*. Das Unterlassen von Untersuchungen des Herzens, der Lunge und des Urins kann sich sehr zum Schaden des Patienten auswirken. Die Schädigung am Kreislauf ist bei längerer Dauer der Äthernarkose unverkennbar. Ebenso ist die Reizung der Schleimhäute wegen evtl. Lungenkomplikation mit in Betracht zu ziehen. Die Gefahr, einen im Präkoma befindlichen Patienten mit Äther zu narkotisieren und sein gestörtes Stoffwechselgleichgewicht noch mehr zu irritieren, sei ebenfalls erwähnt. Gerade bei stoffwechselgestörten Patienten ist die klinische Behandlung mehr anzuraten. Bei Kindern darf die *Untersuchung* auf den **Status thymolymphaticus** *nicht unterbleiben*, um *nicht unangenehmste Überraschungen* zu erleben. Die Notwendigkeit, den Magen leer zu haben, ergibt sich aus der Möglichkeit der Aspirationspneumonie (Magenaushebung).

Der Äther muß rein sein. Er wird nur in braunen, fast ganz gefüllten und gut verschlossenen Flaschen abgegeben. Die ungeöffneten Flaschen werden dunkel und kühl aufbewahrt. Angebrochene Flaschen müssen am selben Tage verwandt werden, da der Äther sich zersetzt und dann zu schweren Schädigungen führen kann. *Die Ätherdampfgemische sind explosibel!* Der Ätherdampf ist schwerer als Luft und kriecht daher am Boden entlang.

Die Einleitung der Äthernarkose geschieht mit Chloräthyl, wobei der weniger Erfahrene ebenso wie beim Chloräthylrausch nur bis **zum Stadium analgeticum** gehen darf. Tritt der Patient in das **Exzitationsstadium** ein, so wird die Tropfenfolge beschleunigt, um dieses Stadium möglichst kurz zu gestalten. Es darf jedoch der Äther nicht aufgegossen werden. Wenn *Schluckbewegungen und Würgen* auftreten, wird der Kopf zur Seite gedreht, es wird jedoch *weiter getropft.* Kommt es zum *Erbrechen,* so muß die *Narkose unterbrochen* werden und kann erst nach *Entleerung des Mageninhaltes weitergeführt* werden.

Das **Toleranzstadium,** in dem die Muskulatur erschlafft und die Reflexe aufgehoben sind, soll dann mit möglichst geringem Ätherverbrauch aufrecht gehalten werden. **Der gute, kräftige Puls, die regelmäßige tiefe Atmung und das normale Aussehen des Gesichtes zeigt an, daß die Narkose in Ordnung ist.** Die *Prüfung des Kornealreflexes ist überflüssig und nicht ungefährlich* (Kornealgeschwüre). Ebenso ist die *Betrachtung der Pupille* bei der Äthernarkose *wenig aufschlußreich.*

Für die Zwecke der kleinen Chirurgie ist eine etwas **oberflächliche Betäubung** im allgemeinen **wenig störend.** Jedenfalls soll das Stadium der Überdosierung unbedingt vermieden werden. Zeichen dafür sind Zyanose oder Blässe des Gesichtes, flache und aussetzende Atmung, kleiner Puls und dunkle Verfärbung des Blutes im Operationsgebiet.

Nach *Beendigung der Narkose* muß der Patient von *kundigem Personal überwacht* werden, bis er wach geworden ist. Es muß vermieden werden, daß bei *Erbrechen Mageninhalt in die Luftröhre gelangt.* Womöglich wird der Patient in einen frisch gelüfteten Raum gebracht. *Zugluft darf nicht herrschen,* denn die Möglichkeit einer Lungenkomplikation bei Äthernarkose wird dadurch vergrößert. Nach dem Aufwachen wird der Patient das Bedürfnis haben, seinen Mund auszuspülen. Mit dem Trinken soll man jedoch auch nach den Äthernarkosen der kleinen Chirurgie vorsichtig sein. Man braucht nicht unbedingt 6 bis 10 Stunden damit abzuwarten. Mit dem Moment, wo der Patient wieder aufstehen und gehen kann, kann Flüssigkeit dargereicht werden. Gegen den Narkosekater wirkt Bohnenkaffee besonders gut.

Narkosezwischenfälle. Die Narkosezwischenfälle zeigen sich vorwiegend in Störungen der *Atmung* und der *Herz- und Kreislauftätigkeit.*

Wenn **Rasseln** durch *Schleimansammlung im Rachen auftritt,* so muß das angesammelte *Sekret ausgetupft* werden. Es wird ein Sperrer zwischen die Zahnreihen gebracht, dieser geöffnet und nun der Rachen mit Stieltupfern gereinigt.

Begleitet **lautes Schnarchen** die Atmung, so wird der *Kiefer nach vorn* gebracht und die *Lage des Kopfes verändert.* Kann auf diese Weise die *Atembehinderung* nicht behoben werden, so wird der Mundsperrer eingesetzt, die *Zunge* im Bereich des Foramen caecum mit der *Kugelzange quer gefaßt* und nach *vorn gezogen.* So gelingt es fast *immer, die Zunge nach vorn* zu bringen. *Wenn nicht,* geht man mit *dem Zeigefinger in den Mund des Patienten* bis zum Kehldeckel herab und *drückt nun die Zunge nach vorn.*

Besonders gut bewährt hat sich auch der **Mayotubus,** mit dessen Hilfe man die Zunge ebenfalls schonend nach vorn bringen und halten kann.

Auf das **Stadium der Überdosierung** ist schon hingewiesen worden. Dieser Zustand kann bei Narkosen der kleinen Chirurgie immer vermieden werden. Nicht zu verwechseln ist damit die **Reflexasphyxie,** die zu *Anfang einer Äthernarkose auftreten* kann und die durch Trigeminusreizung hervorgerufen wird. *Das gute Aussehen des Patienten, die Tatsache, daß die Narkose erst begonnen hat, wird der Abgrenzung gegenüber der Atemstörung bei Überdosierung keine Schwierigkeiten bereiten.* Die *Reflexasphyxie* ist nur *kurzdauernd* und wird nach *Abnahme der Maske in wenigen Augenblicken aufhören.* Sie warnt uns jedoch zur Vorsicht bei der weiter durchzuführenden Narkose.

Ist aber nun trotzdem durch Überdosierung mit Äther eine Anlähmung des Atemzentrums — **Respirationslähmung** — aufgetreten, *so muß sofort die Narkose abgebrochen und die Maske abgenommen werden.* Das Atemzentrum wird durch intravenöse Gabe von 1—2 ccm Lobelin angeregt; stärkere Wirkung zeigen noch 10 bis 15 ccm Coramin i. v. Wenn die normale Atmung nicht wieder einsetzt, so muß mit **künstlicher Atmung** und **O_2-Zufuhr** begonnen werden.

Methode nach König: Zusammendrücken der seitlichen Brustwand mit beiden flach aufgelegten Händen in gleichmäßigen Abständen zum Zwecke der Auspressung der Luft aus der Lunge (Exspiration). Die Inspiration erfolgt selbständig durch die Elastizität des Brustkorbes.

Methode nach Sylvester: Zwei Personen fassen je einen Arm des Patienten am Ellenbogen- und Handgelenk und führen ihn unter Beugung im Ellenbogengelenk seitlich bis über den Kopf (Inspiration). Die Exspiration erfolgt durch Senkung der Arme und Anpressen der Arme an den Brustkorb.

Die *künstliche Atmung kann nur dann Erfolg* haben, wenn der *Rachen von Schleim frei* und die *Zunge nicht den Zugang der Atemluft behindert.* Entsprechend dem normalen Atemrhythmus ist die künstliche Atmung ungefähr 16mal in der Minute durchzuführen. Sie muß bis zur völligen Wiederherstellung der normalen Atmung fortgesetzt werden und zeigt evtl. auch dann noch Erfolge, wenn die Herztätigkeit 10 bis 15 Minuten aufgehört hat.

Die Störungen von seiten des Kreislaufes und Herzens spielen in der kleinen Chirurgie infolge der kürzeren Dauer der Äthernarkose keine so große Rolle. Es muß der sog. **Reflextod** zu Anfang der Narkose erwähnt werden. Er wird bei psychisch alterierten Patienten beobachtet. Dieselbe Gefahr droht beim Status thymolymphaticus. Bei diesem furchtbaren Ereignis muß der Versuch der Wiederingangbringung des Herzens gemacht werden. Es muß schnell und zielbewußt gehandelt werden.

1. Intrakardiale Injektion von 0,001 Suprarenin. Dicht neben dem Brustbein im 4. Interkostalraum links wird mit einer längeren dünnen Kanüle senkrecht eingegangen, wobei das Durchstechen des Herzens deutlich als Widerstand gespürt wird. Nach Aspiration von Blut wird das Suprarenin injiziert.
2. Künstliche Atmung muß sofort ausgeführt werden.
3. Herzmassage. Man führt mit dem Daumen- und Kleinfingerballen kurze und kräftige Stöße gegen die Herzgegend im Rhythmus von 80 bis 100 Schlägen je Minute aus.
4. Bei entsprechender Organisation, wie z. B. in Universitätspolikliniken, kann evtl. die operative Freilegung des Herzens mit direkter Herzmassage nach erfolgloser Anwendung der obengenannten Methodiken das unerbittliche Schicksal des Patienten noch abwenden.

Die Schlafmittelnarkosen. Für den Patienten ist diese Betäubungsart die angenehmste. Sie hat auch den Vorteil gegenüber der Äthernarkose, daß *kein Exzitationsstadium* vorhanden ist. Die Schlafmittelnarkotika werden im Gegensatz zu den Inhalationsnarkotika durch die Leber entgiftet. Damit ist ein großer individueller Unsicherheitsfaktor für die Blutkonzentration des Narkotikums gegeben. Zur Ausführung der Schlafmittelnarkose ist ein narkoseerfahrener Arzt erforderlich. Gebräuchlich sind von den intravenösen Schlafmittelnarkotika das **Evipan** und das **Basinarcon.** Bei den Betäubungsmitteln ist viel gemeinsames. Bei Basinarcon tritt kein postoperatives Erbrechen, bei Evipan nur in seltenen Fällen auf. *Gaben von Morphiumderivaten vor der Operation* sind *nicht erlaubt.* Patienten mit Leberschädigung (auch bei Allgemeininfekt), mit Niereninsuffizienz, bei Erkrankungen des Zentralnervensystems, mit schwerer Kachexie und schweren Stoffwechselstörungen sind für die intravenösen Narkosen ungeeignet! Ebenfalls sollen eitrige Prozesse im Mund, Rachen und Kehlkopf damit nicht betäubt werden.

Die Evipan-Narkose. In der kleinen Chirurgie verwende man nicht mehr als 10 ccm (= 1 g Trockensubstanz in 10 ccm Aqua dest. steril. aufgelöst). Anfangs spritzt man die Lösung langsam ein (1 ccm in 15 Sekunden). Wenn der Patient sich verzählt, gähnt und Muskelerschlaffung zeigt, kann etwas schneller injiziert werden (1 ccm in 10 Sekunden). Die Menge, die man zur Erreichung dieses Zustandes braucht, nennt man die **Einschlafdosis.** Dieselbe Menge wie die Einschlafdosis kann man etwas schneller injizieren und erreicht auf diese Weise eine individuelle Dosierung.

Die Narkosedauer beträgt ungefähr 15 bis 20 Minuten. Mit dem operativen Eingriff beginne man erst 1 bis 2 Minuten nach Beendigung der Evipaninjektion (Gefahr des vorzeitigen Erwachens des Patienten). Wenn Zusatznarkose mit Äther erforderlich ist, so beginne man damit frühzeitig.

C. Verletzungen der Weichteile und ihre Behandlung

Wir unterscheiden grundsätzlich geschlossene Verletzungen und Wunden.

1. Geschlossene Verletzungen

Die geschlossenen Verletzungen können wir einteilen in Erschütterung **(Commotio)** und Quetschung **(Kontusio)** und subkutane Zerreißungen **(Dilaceratio).**

Die häufigsten Verletzungen dieser Art werden durch **Quetschungen** hervorgerufen. Meist handelt es sich dabei um Druckeinwirkungen von *kurzer Dauer*, in seltenen Fällen um *langdauernde Kräfteeinwirkungen* (Verschüttung usw.). Hierbei kommt es durch die einwirkende Kraft auch zu Zugwirkungen. Die Polsterung der Haut durch das Fettgewebe und ihre große Elastizität bewirken, daß die *Haut unverletzt* bleiben kann, während **tiefere** Gewebsteile eine **Läsion** erfahren. Wenn durch tangential einwirkende Druckkräfte die Haut von ihrer Unterlage schnell und stark verschoben wird, so reißen die die Haut mit dem Unterhautzellgewebe verbindenden Lymph- und Blutgefäße ab. Es entwickelt sich ein Lymph- bzw. Bluterguß unter der Haut: **Décollement traumatique de la peau.**

Sehr selten sind die reinen **Zugverletzungen,** bei denen das Gewebe zerreißt, ohne daß die Haut mitverletzt wird. Meist handelt es sich jedoch um kombinierte Verletzungen, bei denen die **Blutung im Vordergrund** steht. Die Verletzung von Gewebe hat fast immer eine Zerreißung von Blut- und Lymphgefäßen zur Folge. Es gibt da alle Übergänge vom „blauen Fleck“ bis zum großen abgekapselten Bluterguß. Kleinfleckige intrakutane Blutungen nennen wir **Petechien** oder **Ekchymosen.** Sind es mehr flächenhafte intrakutane oder subkutane Blutungen, so sprechen wir von **Sugillationen** bzw. **Suffusionen.** Von ihnen lassen sich die eigentlichen „Blutbeulen“ **(Hämatome)** abtrennen, da sie scharf abgrenzbar und in den ersten Tagen meist Fluktuation und bei größerer Ausdehnung Undulation zeigen.

Manchmal bilden sich aus solchen Hämatomen **Blutzysten,** die für längere Zeit flüssiges Blut enthalten. Auch können solche Hämatome in der Umgebung von größeren Arterien sich entwickeln, deren Pulsation auf sie übertragen wird. Es kann auf diese Weise ein Aneurysma vorgetäuscht werden (*Pseudoaneurysma*, **pulsierendes Hämatom**).

Die **Lymphergüsse** sind bedeutend seltener. Sie werden bei tangentialer Gewalteinwirkung beobachtet (s. oben). Bei der Kontusion durch Peitschenhiebe usw. beobachten wir sukkulente Erhöhungen der Haut, die als Ödem des Coriums anzusehen sind **(Striemen).**

Überall dort, wo lockeres Bindegewebe wenig zur Tamponade der abgerissenen Gefäße beiträgt (z. B. Augenlider und Skrotum), breiten sich die Blutergüsse rasch und breit aus. Wenn bei geringer traumatischer Einwirkung große Blutergüsse entstehen, so muß an eine pathologische Blutzusammensetzung und besondere Gefäßdurchlässigkeit gedacht werden (Hämophilie, Thrombopenie, Skorbut usw.).

Sowohl der Bluterguß wie der Lympherguß stellen besonders günstige Nährböden für Keime dar, so daß es nicht gerade selten zu einer hämatogenen (endogenen) Infektion kommen kann. Es muß bei allgemeiner und lokaler Temperaturerhöhung und bei der Entwicklung von Schmerzen an diese Möglichkeit gedacht werden.

Die Behandlung großer Hämatome und Lymphergüsse erfolgt durch *Punktion* unter **aseptischen** Kautelen. Ein Kompressionsverband wird zur Vermeidung von Nachsickern von Blut und Lymphe angelegt. Läßt sich der Bluterguß durch Punktion auch mit dicker Kanüle nicht entleeren, so legt man am Rande des Hämatoms eine kleine Inzision an und drückt durch diese Öffnung die Blutkoagula heraus. Hyperämisierende Behandlung durch Heißluft und Diathermie fördern die Resorption. Bei Infektion eines Hämatoms ist die rechtzeitige Inzision erforderlich, um eine Ausbreitung der Infektion zu verhüten. **Strengste Asepsis ist erforderlich!**

2. Die Wunde und ihre Behandlung

Form und Einteilung der Wunden. Unter Wunden verstehen wir eine mehr oder minder anfallende Gewebsdurchtrennung der äußeren Körperdecke und Schleimhautdecke. Bei einfachen Wunden ist das tiefer liegende Gewebe unverletzt, bei zusammengesetzten Wunden (kompliziert) sind außer der Haut und der Subkutis auch Muskeln, Nerven, größere Gefäße, evtl. Knochen, Gelenke und Körperhöhlen mitverletzt.

Je nach Art der die Wunde verursachenden Gewalt unterscheiden wir drei Formen der Wunde:

Die **Schnitt-, Quetsch-** und **Rißwunde.**

Jede dieser Wundarten hat ihre Eigenheiten.

Die **Schnittwunde** zeichnet sich durch scharf durchtrennte und somit glatte Wundränder aus. Die Wundfläche und die Umgebung zeigt keine weitere Schädigung. Die Stärke des Klaffens der Hautwunde hängt von der Verlaufsrichtung der Wunde zu den Spannungslinien der Haut ab. Entspricht z. B. der Wundverlauf dem Verlauf der elastischen Faserzüge, dann klafft die Wunde fast gar nicht, verläuft die Wunde quer zu den Spannungslinien der Haut, so werden die Wundränder stark auseinandergezogen.

Bei **Hiebwunden** sieht man neben der glatten Durchtrennung des Gewebes zusätzlich gequetschte blutunterlaufene Wundränder.

Bei **Lappenwunden** wird die Haut durch die ursächliche Gewalt nicht senkrecht, sondern schräg durchtrennt und bis auf eine verschieden breite Hautbrücke abgelöst **(Basis des Hautlappens).**

Die **Stichwunde** ist in der Regel schmal, aber auch glatt wie eine Schnittwunde, sie ist verschieden breit und klafft bei ihrer Kleinheit wenig.

Die **Quetschwunde** ist gekennzeichnet durch unregelmäßig gestaltete und durch Blutaustritt ins Gewebe bläulich verfärbte Wundränder. Ist das subkutane Gewebe gequetscht und von der Haut abgerissen, so bilden sich in der Regel Wundtaschen, die mit Blutkoagula ausgefüllt sind (erhöhte Infektionsgefahr!).

Bei tangential wirkender stumpfer Gewalt entsteht durch Dehnung und Zerrung der Haut die **Rißwunde.** Diese zeigt unregelmäßig zerfetzte Wundränder. Ähnlich verhalten sich im Aussehen die **Platzwunden** und die **Schußwunden.** Bei den Riß-, Kratz- und Schußwunden wird das Gewebe gleichzeitig gequetscht und zerrissen.

Bei den **Schußwunden** unterscheiden wir die **Streif-** oder **Rinnenschüsse,** wenn das Geschoß **parallel** zur **Hautoberfläche** auftritt, **die Lochschüsse,** wenn nur eine **Einschußöffnung** und die **Durchschüsse,** wenn auch eine **Ausschußöffnung** vorhanden ist.

Die Art der Wunde und ihr Entstehungsmechanismus hat prognostische Bedeutung im Hinblick auf die Wundheilung. Die **günstigste Heilungstendenz** hat die durch ein scharfes Instrument hervorgebrachte **Schnitt-** und auch **Stichwunde,** dagegen zeigen Riß- und Quetschwunden eine schlechte Heilungstendenz.

Ferner wird generell zwischen einer frischen und einer alten Wunde unterschieden. Die frische Wunde erkennt man an der frischen Blutung oder an den unzersetzten

Blutresten, ferner an den mehr oder weniger scharf markierten Wundrändern. Die einzelnen Gewebsschichten lassen sich genau auseinanderhalten, Wundreaktionen an den Wundrändern und an der Wundfläche fehlen. Bei der älteren Wunde sind die Wundränder nicht mehr so scharf, die Wundfläche läßt die einzelnen Gewebsschichten nicht mehr deutlich erkennen. Die Wunde ist oberflächlich bereits zu diesem Zeitpunkt mit Granulationsgewebe bedeckt. Das Granulationsgewebe ist Ausdruck für bereits eingesetzte Wundheilung, bei noch älteren Wunden kann man bereits ein Verwachsen der Epidermis an den Wundrändern als bläulich-weißlichen Saum feststellen.

Bei infizierten Wunden schwillt der Wundrand auf Grund der Entzündungsreaktion der Wundumgebung an. Die Wundfläche sondert jetzt größere Sekretmengen ab. Das Sekret besteht aus Serum und Leukozyten.

3. Die Behandlung frischer Wunden

Folgende allgemeine Regeln sind hierbei zu beachten:

1. Der Verletzte soll zur Untersuchung und zum Verbinden sitzen bzw. liegen.
2. Bagatellverletzungen nicht mißachten.
3. Wunden nie auswaschen!
4. Keine Watte auf frische Wunden!
5. Untersuchung der ganzen Extremität auf Motilität und Sensibilität.
6. Frische Wunden nie baden!
7. Wundnaht ist nur nach gründlichster Ausschneidung erlaubt und auch nur innerhalb der 6—8-Stunden-Grenze.
8. Schußwunden werden nie genäht!
9. Bei Anlegung der Lokalanästhesie niemals von der Wunde her, immer von der normalen Haut einstechen.
10. Wunden sind ebenfalls ruhig zu stellen.
11. Tetanusserum nicht vergessen!
12. Stets anstreben, jegliche Zufallswunden innerhalb von 6 Stunden dorthin zu schaffen, wo eine operative Wundversorgung durchführbar ist. Dies gilt vor allem für offene Frakturen!

Für die **Infektionsgefährdung** von Zufallswunden im Rahmen der Berufsarbeit gilt nach Krämer folgende Einteilung:

1. Saubere Berufe wie Beamte, Angestellte u. ä.
2. Metallarbeiter und Maschinenarbeiter.
3. Alteisen verarbeitende Berufe und Monteure.
4. Kleider- und Stoffverarbeitende Berufe.
5. Holzverarbeitende Berufe.
6. Lederverarbeitende Berufe.
7. Papierverarbeitende Berufe (Buchdrucker, Buchbinder).
8. Bäcker und Brauer.
9. Schmutzige Berufe, Kohlenarbeiter, Schornsteinfeger, Gießereiarbeiter, Metallschleifer.
10. Transportarbeiter, Chauffeure, Bahnarbeiter.
11. Bau-, Brücken- und Straßenarbeiter.
12. Allgemeine Straßenunfälle (unabhängig vom Beruf).
13. Garten- und Landwirtschaftsarbeiter.
14. Fleischverarbeitende Berufe (Küchenarbeiter, Hausgehilfinnen usw.).
15. Tierabfallverarbeitende Berufe (Abdecker).

Gruppe 1—2 sind hierbei kaum gefährdet. Gruppe 3—12 stärker; am meisten gefährdet sind die Gruppen 13—15.

Die einfachste Wunde ist die **Hautabschürfung.** Hautabschürfungen an unbedeckten Körperstellen, Knie, Hand, Gesicht, werden am besten offen gelassen. Es bildet sich bei ihnen in der Regel binnen 12 Stunden ein trockener Schorf, dessen Abfallen man in Ruhe abwarten kann. Kommt es zur Infektion, sammelt sich Eiter unter dem Schorf an, dann wird die Kruste mit einer Pinzette abgehoben und ein Salbenverband (Penicillinsalbe o. ä.) angelegt. Hautabschürfungen an bedeckten Körperstellen werden mit einem dünnen Salbenverband primär bedeckt.

Bagatellverletzungen des täglichen Lebens sollten mehr beachtet werden als dies in der Regel geschieht. Zu solchen Bagatellverletzungen rechnen wir die kleinen Stichwunden, Hautabschürfungen, Kratzer, Quetschungen, Nagelabriß und kleine Riß-Quetschwunden. Häufig werden diese auch vom Patienten nicht beachtet, und die Folge ist dann eine sich anschließende Zellgewebsentzündung, eine Sehnenscheidenphlegmone usw. Bei kleinen Holzsplitterverletzungen oder kleinen Wunden an Zehen und Finger erleben wir bisweilen einen Tetanus. Gerade Stichverletzungen sind deshalb so gefährlich, weil bei ihnen Fremdkörperteile und Schmutz in die Tiefe gebracht werden. Besonders gefährlich werden diese Fremdkörper, wenn sie in eine Sehnenscheide oder in ein Gelenk eingedrungen sind. Schlecht ist bei diesen Fällen immer das Auswaschen! Man soll ein Stück keimfreie Gaze oder Schnellverband auf die verletzte Stelle legen und für einige Tage ruhigstellen. Meist heilt hierbei die Verletzung ab. Die **Ruhigstellung** ist **besonders erforderlich** bei den geringsten Anzeichen einer **beginnenden Entzündung!** Bei Stichwunden an der Fußsohle, oftmals durch rostige Nägel hervorgerufen, nimmt man die harte Haut der Umgebung weg und läßt einige Tage **Bettruhe** einhalten. Tetanusserum nicht vergessen!

Leider kommen die Verletzten bei solchen Bagatellverletzungen oft erst einige Tage nach dem Unfall, wenn schon Rötung und Schwellung am Fußrücken vorhanden ist. In solchen Fällen muß das Bein exakt ruhiggestellt und hochgelagert werden. Rivanolverbände leisten hierbei gute Dienste. Zusätzlich wird man Depotpenicillin verabfolgen.

Bei **frischen Zufallswunden** verhält man sich entweder **konservativ** oder **operativ.** Die Behandlung der frischen Zufallswunde ist in der Regel einfach.

4. Die konservative Wundbehandlung

Hier wird an der Wunde selbst **nichts gemacht.** Die Wund**umgebung** wird bestenfalls **jodiert,** die Wunde exakt ruhiggestellt und mit einem sterilen Mullverband versehen. Evtl. kann man die Wunde selbst mit Penicillin- oder Sulfonamidpuder bedecken und anschließend darüber einen sterilen Verband anlegen. Wichtig ist auf jeden Fall eine exakte Ruhigstellung!

Salbenverbände bei frischen Wunden sind schlecht. Tritt bei der weiteren Beobachtung keine Temperatur auf, gehen die Wundschmerzen zurück, sind keine Lymphdrüsenschwellungen vorhanden, so läßt man den erst angelegten Verband ruhig 6—7 Tage liegen. Jeder Verbandswechsel reizt die Wunde! Die Ruhigstellung läßt man, bis die Wunde abgeheilt ist. Wichtig ist, auf die Erhaltung der Beweglichkeit der nicht ruhiggestellten Gelenke zu achten! Macht sich eine Infektion der so konservativ behandelten Gelegenheitswunde bemerkbar, so ist selbstverständlich ein früherer Verbandswechsel und die Bekämpfung der Infektion angezeigt.

5. Die operative Wundversorgung

Sie ist heute die Methode der Wahl bei jeder Gelegenheitswunde, die rechtzeitig in unsere Behandlung kommt. Die frische Wunde wird in der Regel durch die primäre Naht verschlossen. Aus den Versuchen FRIEDRICHs wissen wir, daß die in die frische Wunde eingedrungenen Keime 6 bis 12 Stunden brauchen, bis sie sich akklimatisiert und die Fähigkeit gewonnen haben, sich zu vermehren. FRIEDRICH hat daher die mechanische Reinigung der Wunde vorgeschlagen, die das Ausschneiden der infektionsverdächtigen Gewebsteile und die Entfernung aller eingedrungenen Fremdkörper auf operativem Wege erreicht! **Grundsatz der operativen Wundversorgung** ist also eine **einwandfreie gründlichste Ausschneidung aller Wundwände!** (Abb. 7).

Erst dann darf die Wunde genäht werden. Eine **Wundnaht ohne Wundausschneidung ist gefährlich und verboten!** Die operative Wundversorgung darf in den ersten 6 bis 8 Stunden nach dem Trauma durchgeführt werden. Anschließend wird die Wunde ruhiggestellt. Die operative Wundversorgung wird in Form der **sackförmigen Exstirpation** der ganzen Wunde (s. Abb. 7) in örtlicher Betäubung oder Leitungsanästhesie durchgeführt. Blutleere wird nicht angelegt. Bei größeren Wunden ist eine Assistenz erforderlich, die mit Wundhaken die Wunde spreizt, damit alle Taschen in der Wundtiefe zu übersehen sind.

Bei der Wundausschneidung darf man sich nicht auf die Anfrischung der Wundränder durch Abschneiden eines schmalen 2—3 mm breiten Hautstreifens beschränken, sondern es müssen alle Gewebsabschnitte der Wundoberfläche, die verschmutzt und ungenügend ernährt aussehen, abgetragen werden.

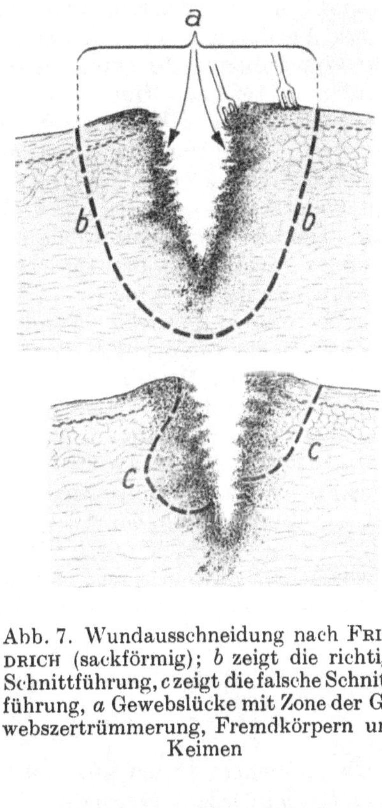

Abb. 7. Wundausschneidung nach FRIEDRICH (sackförmig); *b* zeigt die richtige Schnittführung, *c* zeigt die falsche Schnittführung, *a* Gewebslücke mit Zone der Gewebszertrümmerung, Fremdkörpern und Keimen

Das Subkutangewebe und die Muskeln werden oberflächlich abgetragen. Nerven und Gefäße müssen geschont werden. Sehnenscheiden und Gelenkkapseln dürfen nicht eröffnet werden. Spritzende Gefäße werden abgeklemmt, die Klemmen bleiben bis zur Beendigung der operativen Wundversorgung liegen und werden dann entfernt. Nur wenn die Gefäße noch spritzen, werden sie unterbunden. Oberster Grundsatz bei der primären Wundversorgung ist, keine oder **so wenig wie möglich Ligaturen** anzulegen! Schlecht ist auch, einmal hier und einmal dort in der Wunde herumzuschneiden. Größere Wunden mit Gelenk- und Knochenverletzung gehören in fachärztliche Behandlung. Ihre Behandlung erfordert ein gut Teil Erfahrung.

Bei offenen Knochenbrüchen werden verschmutzte Knochensplitter ebenfalls entfernt, die Fragmente reponiert und die Hautwunde verschlossen. Exakte Hautnaht beendet den operativen Eingriff. Die Reinigung der Wunde wird also lediglich mit dem Skalpell durchgeführt, sie ist eine mechanische und keine chemische oder serologische oder antiseptische Angelegenheit. Während der Wundausschneidung müssen die Instrumente mehrmals gewechselt werden. Man soll keine Faszien- und keine Muskelnähte anlegen. Durchtrennte Nerven sollen primär genäht werden. Sehnennähte haben nur bei glatten Schnittverletzungen Erfolg, man soll sie bei Riß-Quetschwunden, Kreissägenverletzung u. ä. wegen der drohenden Infektion unterlassen. Die genähte Wunde wird steril trocken verbunden und ruhiggestellt. Die Bedeutung der mechanischen Wundreinigung ist auch heute noch im Zeitalter der Sulfonamide und Penicilline hochaktuell und keineswegs überholt!

Der Wundausschneidung sind aber Grenzen gezogen. Einmal durch die seit der Verletzung vergangene Zeit, denn nach 8 Stunden etwa ist eine Infektion trotz sorgfältiger Wundausschneidung nicht sicher zu verhindern, zum anderen auch durch die Beschaffung und Lokalisation der Wunde. So muß z. B. manchmal bei der Wundrandausschneidung besonders an den Fingern sehr sparsam vorgegangen werden, da sonst die Hautnaht mit Sicherheit nur unter Spannung oder überhaupt nicht möglich wäre. Wenn die Wundausschneidung nicht exakt durchgeführt werden kann, so darf die Wunde nicht primär geschlossen werden, sondern muß offen bleiben. Die offene Wunde heilt per granulationem; wir verbinden sie in den ersten Tagen mit Puderverbänden steril und stellen sie ruhig, später werden Salbenverbände, die zum Teil die Granulationsbildung anregen, angelegt. Kleinere primär genähte Wunden im Bereich des Gesichtes kann man nach Versorgung überhaupt ohne Verband lassen. Die Wunde heilt bekanntlich am besten, wenn sie der Luft ausgesetzt ist. Der primär angelegte Wundverband soll bis zum Abschluß der Wundheilung liegen bleiben, wenn keine Schmerzen vorhanden sind. Jeder unnötige Verbandswechsel stört die Wundheilung. Die Fäden werden in der Regel am 7. oder 8. Tag entfernt, bei Gesichtswunden können sie schon am 6. Tag entfernt werden. Wunden, die unter starker Spannung genäht wurden, neigen zum Klaffen; hier sollen die Nähte erst am 10., besser am 12. Tag entfernt werden. Nach Entfernung der Fäden wird die Wunde für einige Tage mit sterilem Verband bedeckt, bis die Narbe sicher fest ist. Bisweilen finden wir unter der primär verheilenden Narbe ein Hämatom oder Serom, das sich durch Vorwölbung und Fluktuation zu erkennen gibt. In solchem Fall eröffnet man mit einer anatomischen Pinzette am unteren Punkt der Narbe die locker verklebten Wundränder, worauf sich das Serom entleert.

6. Einige Besonderheiten bei der operativen Wundversorgung

a) Verhalten bei großem Hautverlust

Die *Hautnähte* dürfen *nicht unter starker Spannung* stehen, sonst kommt es bei dem ohnehin schon geschädigten Gewebe zur Nekrose. Eine Möglichkeit, solche Wunden, die stark unter Spannung stehen, primär zu schließen, besteht in der Anlegung von *Entlastungsinzisionen.* Sie müssen jedoch 7—8 cm vom Wundrand entfernt sein, werden bis auf die Faszie durchgeführt, und dabei dürfen die Hautstreifen nicht von ihrer Unterlage abgelöst werden (Nekrosegefahr!)

Gelingt es nicht, auf diese Weise den Hautdefekt zu schließen, so bleibt die Wunde offen. Hier kann der Defekt noch durch **Reverdinläppchen,** die direkt auf Knochen, Knorpel, Muskel und Sehnen aufgelegt werden können, zur schnelleren Ausheilung gebracht werden. Die Technik der Reverdinläppchen wird unten geschildert. Auch die Defekte der Entlastungsinzisionen können durch Reverdinläppchen gedeckt werden, wenn man sie nicht der Heilung per granulationem überlassen möchte.

b) Verhalten bei Verletzungen von Sehnen

Sehnenverletzungen, die ohne Eröffnung der Haut vor sich gehen, sind ziemlich selten. Es handelt sich dann meist um Kombinationen mit Knochenabsprengungen oder um größere Sehnen, z. B. Achillessehne. Diese Verletzungen sind der klinischen Behandlung vorzubehalten.

Die Verletzungen von Sehnen der Hände und Füße können ohne Nachteile für die Patienten ambulant behandelt werden, sie erfordern natürlich, wie jede Wundbehandlung, **strengste Asepsis.**

Die erste Frage, die bei der offenen Verletzung von Sehnen zu beantworten ist, ist die, ob eine **primäre Sehnennaht** erlaubt ist. Es wird natürlich immer das Bestreben sein, die Sehne primär, d. h. bei der operativen Versorgung der Wunde zu nähen. Sie ist aber in den Fällen, wo die Wunde wegen gesteigerter Infektionsgefahr (Verletzungen des ärztlichen und tierärztlichen Berufes und landwirtschaftliche Verletzungen) offen bleiben muß, wie auch bei Verletzungen, die über 12 Stunden zurückliegen, zu unterlassen. BOEHLER lehnt auch Sehnennähte bei offenen Brüchen von langen Röhrenknochen ab. Wenn die primäre Sehnennaht nicht erlaubt ist oder diese durch vorzeitige Belastung und durch Eiterung insuffizient geworden ist, so wird 3 Monate nach Abschluß der Eiterung und Überdeckung der Haut die **Sekundärnaht** durchgeführt.

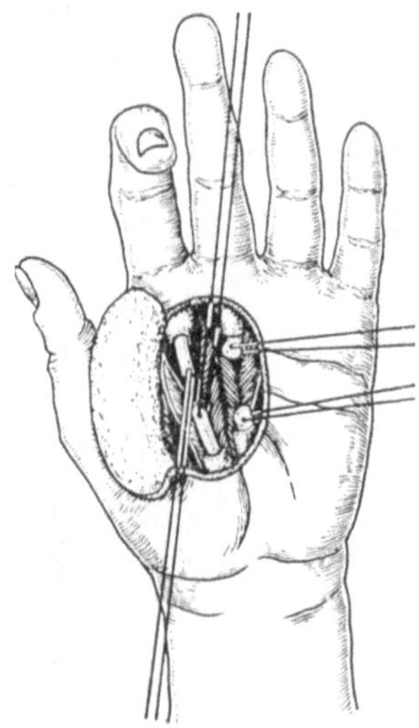

Abb. 8.
Anschlingen der Sehnenenden und Hervorziehen in die Wunde

Die primäre Sehnennaht. An die Sehnennaht müssen wir folgende Forderungen stellen:

1. Die Verankerung an den Sehnen muß fest sein. Die Fäden dürfen nicht entlang den einzelnen Sehnenbündeln herausgleiten.
2. Durch zu feste Umschnürung dürfen einzelne Sehnenbündel nicht nekrotisch werden.
3. Gute Adaption der Sehnenenden, wobei die Gleitfähigkeit der Sehne an der Nahtstelle gewährleistet werden muß. Prinzipiell verwenden wir zur Sehnennaht dünne, aber feste Seide, die mit runder Nadel durchgeführt wird.

Sehr schwierig ist es oft, das *zentrale Sehnenende zu finden.* Es stehen uns zur Auffindung dieser Sehnenpartie *folgende Methoden* zur Verfügung:

1. Die Hyperflexion bei Beugesehnen, in geringerem Maße die Hypertension bei Strecksehnen.
2. Das Abwärtsstreifen des Muskelbauches der verletzten Sehne. Diese Wirkung kann noch verstärkt werden, indem man an dem Glied von proximal nach distal eine Gummibinde straff abwickelt.
9. Daß man an der vermuteten Stelle erneut durch die Haut auf die Sehne einschneidet und sie mit Katgutfäden anschlingt und mittels Öhrsonde durch den Sehnenscheidenkanal in die Wunde bringt. Man kann auch die Wunde durch Hautschnitt nach proximal verlängern und dann das durchschimmernde Sehnenende nach kleiner seitlicher Inzision der Sehnenscheide ebenfalls mit Hilfe eines Katgutfadens und Öhrsonde in die Wunde bringen. Dabei muß Wert darauf gelegt werden, daß der Hautschnitt nicht mit dem Verlauf der Sehnenscheide zusammenfällt (Abb. 8).

Sind nun die beiden Sehnenenden gefunden, so werden ihre gequetschten oder gefaserten Strümpfe sparsam angefrischt. Zur *Nahtführung* stehen uns *zahlreiche Methoden* zur Verfügung (Abb. 9).

Nach Vereinigung der Sehnen wird die Haut genäht. Drain und Streifen sollen womöglich bei Sehnennähten vermieden werden, und wenn sie unvermeidlich erscheinen, so dürfen sie nicht auf die Nahtstelle gebracht werden. Die Ruhigstellung wird unmittelbar nach Operationsabschluß durchgeführt, wobei der Verwendung von Gipsschienen der Anwickelung der KRAMER-Schienen der Vorzug zu geben ist. Die Fixation in Gipsschienen erfolgt in sogenannter Entspannungsstellung, d. h. bei Beugesehnen in Flexionsstellung, bei Strecksehnen in Extensionsstellung. Hierbei ist eine Fixation in Überkorrekturstellung zu vermeiden, da dadurch Durchblutungsstörungen auftreten können.

Die Nachbehandlung von Sehnennähten. Die Nachbehandlung von Sehnennähten ist für das Schicksal des Erfolges der Sehnennaht von entscheidender Bedeutung.

Auf der einen Seite fordert die Sicherheit der Naht möglichst lange Ruhestellung, andererseits verlangt die Vermeidung der das operative Ergebnis zunichte machenden Verwachsungen möglichst frühzeitige Bewegungen. Die Nachuntersuchung von LIER an 450 offenen Sehnenverletzungen ergab bei den Extensoren 39,5%, bei den Flexoren 53% Mißerfolge durch Verwachsungen.

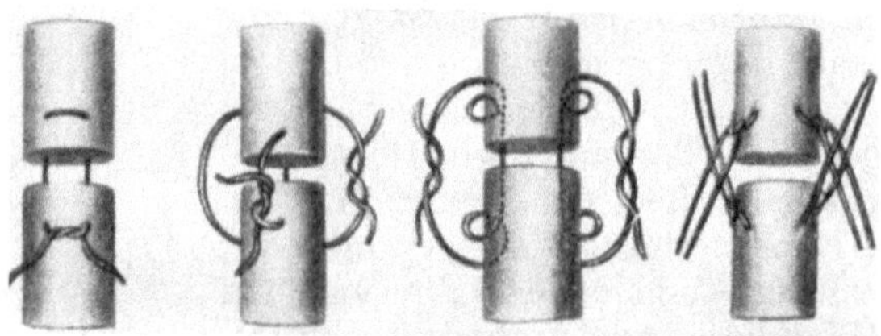

Abb. 9. Verschiedene Methoden der Sehnennaht

Wir stellen im allgemeinen die Sehnennähte **8—10 Tage** ruhig und beginnen dann mit vorsichtigen aktiven Bewegungsübungen, Strecksehnennähte werden **21 Tage ruhiggestellt.**

Die Ergebnisse der primären Sehnennähte werden sehr verschieden angegeben. Die Beugesehnenverletzungen haben durchschnittlich eine bedeutend schlechtere Prognose als die der Strecksehnen. O. MÜLLER gibt gegenüber 68% Heilung der Strecksehnen im Bereich der Beugesehnen innerhalb der Sehnenscheiden nur 35% an. Die schlechte Heilung der Sehnen innerhalb der Beugesehnenscheiden hängt neben dem Mangel an Peritenongewebe mit der geringen Blutzufuhr durch das Mesotenon zusammen.

Die sekundäre Sehnennaht. Die sekundäre Sehnennaht ist technisch schwieriger und hat bedeutend schlechtere Ergebnisse. Es bestehen oft starke Verwachsungen zwischen Sehne und Sehnenscheiden, und die Auffindung macht oft große Schwierigkeiten, wobei größere Hautschnitte angelegt werden müssen. Diese müssen so gelegt werden, daß sie nicht mit der Sehnennaht in Berührung kommen, was mit Hilfe von **Lappen-** und **Winkelschnitten** möglich ist. Die Sehnenstümpfe werden durch die notwendige Anfrischung ihrer *kolbig verdickten Enden* noch kürzer. Auf Grund dessen wird die Spannung nach Vernähung sehr stark, und damit sinken die Erfolge der Sehnennaht stark herab. Für solche Fälle ist es bedeutend günstiger, wenn es sich um eine stärkere Sehne handelt, zu einer *treppenförmigen Verlängerung* des zentralen Sehnenstumpfes zu greifen. Unter Umständen ist eine KIRSCHNERsche Fasziеninterposition notwendig.

c) Verhalten bei Verletzungen von Nerven

Wenn Nerven verletzt sind, so müssen sie **unbedingt** nach vorausgegangener Reinigung und nach Anfrischung der Nervenstümpfe wieder vereinigt werden. Es geschieht dies, indem man mit feinsten Seidennähten das Neurilemm miteinander vernäht **(perineurale Naht).** Bei rissigem Neurilemm empfiehlt es sich, wie bei der Sehnennaht, die Fäden quer durch das Neurilemm anzulegen. Im allgemeinen genügen 6 bis 8 Einzelknopfnähte. Durch Entspannung läßt sich bei frischen Verletzungen die Nervennaht meist ohne jede Spannung durchführen. Sollte jedoch die Vereinigung ohne Spannung nicht möglich sein, so muß der Patient unbedingt stationär aufgenommen werden. Eine größere Operation ist dann unumgänglich (Knochenresektion der Frakturenden bei Brüchen unter Wiedervereinigung durch KÜNTSCHNER-Nagelung oder Interplantationsverfahren).

d) Verhalten bei Knochenbrüchen

Das Verhalten gegenüber den Knochen bei komplizierten Verletzungen ist schon angegeben. Man wird im allgemeinen natürlich versuchen, die Einrichtung der Fraktur bei der Wundversorgung vorzunehmen. Die Methoden der Reposition werden bei den einzelnen Frakturen abgehandelt.

e) Verhalten bei Gelenkverletzungen

Die Auffassungen in der Behandlung offener Gelenkverletzungen sind sehr verschieden. Während FRANZ noch 1938 bei der operativen Wundversorgung der Gelenkkapsel die *exakte Gelenknaht* bei frischen Gelenkwunden forderte und aussprach, daß jedes offene und offenbleibende Gelenk mit seltenen Ausnahmen der Sekundärinfektion verfällt, lehnt BÖHLER *jede Kapsel- wie auch Bandnaht* im Bereich von Gelenken ab. BÖHLER verlangt nach der exakten operativen Wundversorgung nur die primäre Hautnaht. Auf Grund eigener Erfahrungen in unserer Klinik haben wir uns dem Standpunkt von BÖHLER angeschlossen und nähen nur noch die Haut. Größere Gelenkverletzungen verlangen natürlich die stationäre Behandlung; die exakteste Ruhigstellung ist bei Gelenkeröffnung eine besondere Notwendigkeit. Die prophylaktische lokale intraartikuläre Anwendung von Sulfonamiden und Antibiotika ist zweifellos auf Grund der überzeugenden Behandlungsergebnisse von Gelenkempyemen mit Penicillin angebracht und immer notwendig.

f) Verhalten bei Fremdkörpern, die bei der Verletzung eingedrungen sind

Fremdkörper, die in der Wunde liegen, werden entfernt. Schwieriger ist die Entscheidung, wenn der Fremdkörper sich in die Weichteile eingebohrt hat und ohne größere Operation nicht entfernt werden kann. Dann steht man vor der Frage, ob man weitere Gewebsverletzung verursachen oder die oft reizlos einheilenden Fremdkörper belassen möchte. Bei Industrieverletzungen und bei Verletzungen des Handwerks wird man bis auf Ausnahmen nicht unmittelbar auffindbare Metallteile und Fremdkörper belassen. *Entfernt* werden müssen jedoch die Metallteile, die aus *Leichtmetall* bestehen, vor allem, wenn es sich um *Magnesiumlegierungen* handelt. Sie verursachen durch chemische Abspaltungen starke Gewebsreizungen und bedingen in dem so gestörten Gewebe durch ihre Keimaufladung häufig das Angehen von Infektionen. Auch das Eindringen von *Bleiteilen* ist für den Körper nicht unbedenklich. Es tritt eine Resorption von Blei und Erscheinungen einer Bleiintoxikation auf. Bei Stichverletzungen mit *Tinten-* oder *Kopierstiften* bleiben häufig die Spitzen im Gewebe stecken. Sie bestehen aus Anilinfarbstoffen, die durch Diffusion in dem umliegenden Gewebe eine aseptische Nekrose hervorrufen und die Veranlassung zu chronischen Fistelungen geben. Die Tintenstiftspitzen müssen mit Sorgfalt entfernt werden, damit sie nicht in viele Teile zerfallen und Partikel davon in dem Gewebe zurückbleiben. Dabei muß das gesamte verfärbte Gewebe auch von Sehnen und Periost entfernt werden, da die Verfärbung des Gewebes Nekrose bedeutet. Entfernt werden müssen auch Fremdkörper, die mit hochvirulenten Bakterien in Berührung gekommen sind, z. B. abgebrochene Zahnbohrerspitzen des Zahnarztes, abgebrochene Nadeln bei infektiösen Prozessen, verjauchte Holz- und Metallsplitter. Zur Auffindung der Metallsplitter ist die Verwendung des Röntgenapparates unentbehrlich. Eine Anspickung des Fremdkörpers mit Nadeln vor dem Röntgenschirm erleichtert das Aufsuchen der Splitter. Ebenfalls wertvolle Dienste leistet der Siemens-Metallsucher.

g) Technik der Reverdinläppchenplastik

Die Reverdinläppchen werden am besten auf der Streckseite eines Oberschenkels entnommen. Nach Reinigung der Haut mit Alkohol wird die Beinhaut am Oberschenkel mit physiologischer Kochsalzlösung feucht gehalten und der Ort der Entnahme mit 1proz. Novocainlösung umspritzt. Nun faßt man die Haut mit einer Krallenpinzette und hebt sie an. Mit einem Skalpell oder Schere trennt man die Haut durch, so daß in der Pinzette ein im Durchmesser 6—7 mm großes und 2 mm hohes Läppchen ist. Blutet es an der Entnahmestelle an einzelnen Punkten, so ist die Entnahme in der günstigsten Schicht erfolgt. Diese Läppchen werden nun auf den Defekt gebracht und nach Ausbreitung mit anatomischer Pinzette oder Sondenknopf eingedrückt. Die Entnahmestelle wird mit einem Salbenverband versehen.

h) Die Ergebnisse der operativen Wundversorgung

Es liegen viele Statistiken über die Ergebnisse bei der operativen Wundversorgung mit primärer Hautnaht vor. Die Methoden bei der Wundversorgung sind etwas verschieden. Eine von König an der Bonner Klinik vorgenommene Nachuntersuchung von 653 Wunden ergab eine Primärheilung von 92,65%.

Kopfwunden	98,54%
Obere Gliedmaßen	88,44%
Untere Gliedmaßen	87,4 %

Eine Unfallstatistik aus der zweiten chirurgischen Universitätsklinik in Wien ergab bei 6157 Wunden 97,04% primäre Wundheilungen. Wir ersehen daraus, daß die Ergebnisse einer sachgemäßen operativen Wundversorgung mit primärer Naht denen der aseptischen Operationen nahekommen und daß bei den Statistiken der Körperteil mitberücksichtigt werden muß.

Für die Betrachtung des Wertes einer Methode ist vor allen Dingen die Vermeidung von schweren Komplikationen von Bedeutung. Dies ist der Grund, wieso an unserer Klinik bei ausgebreiteten komplizierten Verkehrsunfällen die primäre Naht nach sorgfältiger operativer Wundversorgung unterbleibt. Bei geschlossenen Wunden wird die schwere Anaerobier-Infektion eher auftreten als bei offener Wunde. Eine Beschleunigung der Wundheilung kann auch hier durch Reverdinläppchenplastik erreicht werden.

7. Die Behandlung alter Wunden

Von Gaza hat den Wundheilungsverlauf in drei *Stadien* eingeteilt:

1. **Das Stadium der offenen Gewebsspalten:**
   Innerhalb der ersten 12 Stunden. Ihre Behandlung obliegt der primären Wundversorgung.

2. **Das Stadium der Wundreaktion und Wundinfektion:**
Hier geht das Wachsen und Vermehren der Bakterien vor allem in den nekrotischen Partien vor sich. Der Körper reagiert in der Wundumgebung mit einer Hyperämie, Ausscheidung von bakteriolytischen und bakterioziden Stoffen, Leukozytenauswanderung, Aktivierung des Gefäßbindegewebes und Abdichtung der Gewebsspalten durch Fibrinabscheidung. Dieses Stadium wird entscheidend durch die operative Wundversorgung zugunsten des Körpers beeinflußt.

3. **Das Stadium der Granulationsbildung:**
Die Wundspalten sind geschlossen. Die Wunde ist von abwehrkräftigen Zellen überwachsen, die äußerste Schicht des Granulationsgewebes enthält noch virulente Bakterien.

Die Aufteilung von Gazas ist wohl eine grobe, sie dient uns jedoch als Grundlage der Wundbehandlung. Bei der Behandlung **alter Wunden** handelt es sich also um Wunden, die sich im 2. oder 3. Stadium befinden.

Aus den Ausführungen geht hervor, daß bei der **Wundbehandlung der Kampf gegen die Wundinfektion im Vordergrund** steht. Die Vermeidung der primären und sekundären Wundinfektion ist zuerst die Aufgabe der operativen Wundversorgung. Aber auch nach Abschluß der primären Wundversorgung, bei offengelassenen, durch Sekundärheilung wieder geöffneten und alten nicht operativ versorgten Wunden gilt der Kampf in gleichem Maße der Wundinfektion. *Durch Ausscheidung von Ektotoxinen und Endotoxinen stört* die Anwesenheit der Bakterien durch Nekrotisierung von Zellen entscheidend den Wundverlauf. Die weitere Sekundärinfektion ist daher dauernd zu vermeiden. Als Grundsätze sind dafür folgende unbedingt zu beachten:

1. Weitere Desinfektion und Fixation der Keime der Wundumgebung (Jodierung bei späterem Verbandswechsel).
2. Aseptisches Vorgehen beim Wechsel von Verbänden, sterile Verbandswäsche, Verwendung von sterilen Pinzetten usw.
3. Gut sitzende Verbände, die nicht rutschen und Bakterien der Wundumgebung erneut in die Wunde bringen.
4. Ruhigstellung der Wunden, soweit dies möglich ist und mit keiner Versteifungsgefahr von Gelenken einhergeht.

Einen **großen Fortschritt** brachte die **Entwicklung der Sulfonamide und Penicilline** in der Wundbehandlung, wobei dem Penicillin der Vorzug zu geben ist. Die Applikation des Sulfonamids und Penicillins kann in Salben, Pulver und auch in flüssiger Form vor sich gehen. Unterstützt werden kann dieser Kampf gegen die Erreger durch enterale und parenterale Gaben dieser Mittel. Weil wir es bei der Wundinfektion sehr häufig mit Polyinfektionen verschiedener Erregergruppen und mit den verschiedensten Erregern zu tun haben, ist die Anwendung von Mischungen von Sulfonamiden und Penicillin besonders günstig, da auf diese Weise die Angriffsmöglichkeit gegen möglichst viele Bakterien geschaffen wird.

Demgegenüber stehen die ungeheuer vielen angegebenen Wundheilmittel im Hintergrund. Man kann sie unmöglich alle aufzählen, und der größere Teil von ihnen wird sicherlich, vor allem die sog. antiseptischen Mittel, in wenigen Jahren keine Anwendung mehr haben. Es ist so, daß, wenn wir die Wundinfektion erfolgreich bekämpfen, der Körper mit der Aufgabe der Regeneration des Wunddefektes und dessen Epithelisierung allein fertig werden wird. „Je erfahrener ein Arzt wird, um so weniger Mittel wird er verwenden". Bei größeren Defekten ist natürlich eine Hautüberpflanzung nötig. Aus einer Aufstellung von Gaza nenne ich nun **einen Teil der gebräuchlichsten Wundheilmittel:**

I. Die Gruppe der physikalisch wirksamen Mittel der Wundbehandlung.

1. Wundverbandsstoffe mit vorwiegender Kapillarwirkung, Verbandsgaze, Zellstoff, entfettete Watte, Wundpuder mit grobem Korn (Quarzsand).

2. Wundpulver mit hohem Adsorptionsvermögen: Bolus alba (Boluphen, Bolusal, Carbolusal). Tierkohle (carbo animalis) wird mit 5- oder 10proz. Jodoform, auch mit Trypsin: Carbenzym, verwandt. Bismutum subnitricum: Dermatol, Vioform, Noviform, Anusol.

II. **Die Gruppe der physikalisch-chemisch wirksamen Wundheilmittel.**

3. Die hypertonischen Salz- und Zuckerlösungen: Kochsalz, Glaubersalz usw. in 5—20proz. Lösung. Zucker in Substanz oder in konzentrierten Lösungen: stark reizende Wirkung auf das Granulationsgewebe durch Diffusion, Osmose und Ionenwirkung (hierher gehören auch die Wundbäder).

III. **Die Gruppe der chemisch wirksamen Wundheilmittel (Histiotrope Mittel).**

Äußerlich angewandte histiotrope Wundheilmittel.

4. Mittel, welche die Regeneration des Epithels beeinflussen. Scharlachrot (Amidoazotoluol) 1—8proz. Pellidolsalbe (2—4proz.), Epithelsalbe (Pellidol, Perubalsam, Anästhesin), Lebertransalbe (Vitamin-A-Wirkung: Unguentolan).
5. Mittel, welche die Bildung des jungen Wundkeimgewebes beeinflussen: Granugenol, Mineralöle, Paraffin, weiße und gelbe Vaseline, Perubalsam, Blattsilber.
6. Mittel, welche die phagozytäre Funktion der Leukozyten beeinflussen:
   a) Hemmung der Phagozytose: Alle hypertonischen und hypotonischen Salzlösungen, Chinin (schon bei einer Konzentration von 0,05%).
   b) Förderung der Phagozytose: Jodoform, Perubalsam, Alkohol, Kampfer, Terpentin, Teer, Birkenteer, Fichtenteer, Braunkohlenteer, Steinkohlenteer, Tumenol, Ichthyol.
7. Mittel, welche die Wundnerven beeinflussen: Anästhesien (5—10proz. Salbe), Zykloform (5—10proz. Salbe), Percain u. a.

IV. **Die Gruppe der ätiotropen Wundheilmittel (Wundantiseptika).**

8. Die antiseptische Wundbehandlung:
   a) Jodhaltige Mittel: Tinctura jodi 5%, PREGELsche Lösung, Diozol, Jodoform, Vioform, Yatren.
   b) Chlorhaltige Mittel: Natrium hypochlorat., Chloraminlösung 0,2%.
   c) Chinin und Akridinderivate: Eucupin, Rivanol 1—2‰ige Lösung, Trypaflavin ½—2‰ige Lösung.
   d) Farbstoffmittel: Pyoktanin, Methylviolett, Methylenblau.
   e) Perubalsam (antitoxische Wirkung), Harnstoff, Argent. nitricum-1proz.-Lösung, Kaliumpermanganat.
   f) Borsäurepulver gegen Pyocyaneus, Optochin gegen Pneumokokken, Wasserstoffsuperoxyd und Ozon gegen Anaerobier.

9. Die Ätzmittel: Höllensteinstift (Arg. nitr. 1,0, Vaselini 100,0), Salzsäurepepsin nach UNNA (Pepsin 1 bis 5, Salzsäure, Karbolsäure āā 1,0, Lanolin ad 50,0).

Wenn die Wunden starke *überschießende Granulationsbildung* und Eiterung aus der Tiefe zeigen, muß man an zurückgebliebene Fremdkörper denken. Handelt es sich um infizierte Seiden- oder Katgutfäden, so kann ein Versuch der Entfernung mit dem Fadenfänger unternommen werden, andernfalls muß eine exakte Revision der Wunde durchgeführt werden. Man findet dann *meist infizierte Fremdkörper oder infizierte Nekrosen* (Sehnen, Knochensequester).

Wenn es bekannt ist, daß der Patient **Keloidträger** ist, so wird die Wunde einer besonderen Behandlung unterworfen. Zur Vermeidung der häßlichen hypertrophischen Granulationsnarben leistet die Röntgenbestrahlung mit ⅓ bis ½ Erythem-Dosis ausgezeichnete Dienste.

8. Die Wundinfektion und ihre Behandlung

Bei der Unterteilung der Wundinfektion hat es sich als zweckmäßig erwiesen, sie nach den **Haupteigenschaften ihrer Erreger** aufzuteilen. Es werden unterschieden:

Die pyogene Wundinfektion:

Die Eiterung steht im Vordergrund.

Die putride Wundinfektion:

Der faulige Geruch der Wunde steht im Vordergrund mit Erzeugung von stinkenden Gasen.

Die anaerobe Wundinfektion:

D. h. eine Infektion mit Keimen, die ohne Sauerstoff wachsen können.

Die toxische Wundinfektion:

Hier steht die toxische Fernwirkung im Vordergrund.

Es gibt auch *kombinierte Infektionen*, z. B. pyogen-putrid oder putrid-anaerobe Infektionen. Man nennt sie **komplizierte Mischinfektionen.** Die **anaerobe** und **toxische Wundinfektion** sind ausnahmslos der **klinischen Behandlung** vorzubehalten! Die Wege, die Wundinfektion zu vermeiden bzw. zu verringern, sind bei der operativen Wundbehandlung beschrieben worden. Hier handelt es sich nur darum, daß eine Wundinfektion ausgebrochen ist bei primärer Naht, bei Offenlassen der Wunden oder bei unbehandelten Wunden.

Die pyogene Wundinfektion. Die pyogene Wundinfektion wird vorwiegend von Staphylokokken, Streptokokken, sowie anderen Kokken, Kolibazillen und Pyozyaneus hervorgerufen. Die Inkubationszeit liegt meist ungefähr bei 6 Stunden. Wir können oft bei der pyogenen Infektion an der Farbe, am Geruch und an der Beschaffenheit des Eiters den Erreger erkennen.

Dickrahmiger, gelber Eiter: meist Staphylokken. Mehr grünlicher, dünnflüssiger Eiter: meist Streptokokken. **Lokal** kommt es bei der pyogenen Wundinfektion schnell zu den Zeichen der **Entzündung: Schmerzen, Schwellung, Rötung** der Wundumgebung und zur **eitrigen Einschmelzung.** Die Entzündung schreitet oft schnell in Lymphbahnen fort und führt zur Lymphangitis und Lymphadenitis. Die Ausbreitung der Eitererreger in den Gewebsspalten, d. h. Bildung einer Phlegmone, ist nicht nur Eigenschaft der Streptokokken, sondern auch der übrigen Eitererreger, wie auch die Abszesse nicht allein durch Staphylokokken hervorgerufen werden.

Die putride Wundinfektion. Bei der putriden Wundinfektion herrschen die Fäulniserreger vor. Die Eiweißkörper werden unter Abspaltung von Schwefelwasserstoff und anderen Gasen verändert. Dabei treten auch **Fäulnisalkaloide und giftige Eiweißkörper** auf. Die putride Wundinfektion wird durch Proteus, Koli, Streptokokken, Rauschbrandbazillus, Bacillus emphysematicus und außerdem durch einige Anaerobier hervorgerufen. Die alleinige putride Infektion ist sehr selten, meist handelt es sich dabei um komplizierte Mischinfektion. Im Vordergrund steht bei ihr die Gangrän mit faulig zerfallendem Gewebe. Die Wunde zeigt verhältnismäßig wenig Eiter, sie stinkt und zeigt bei genauer Betrachtung Fäulnisgasbildung, die beim Ausstreichen der unterminierten Ränder sichtbar wird. Zu der putriden Infektion gehört auch der bei Fremdkörperverletzungen und im Kriege nicht selten beobachtete **Gasabszeß.** Bei der Inzision eines solchen entleert sich evtl. unter Zischen Gas, zugleich tritt auch bei der Inzision rahmiger Eiter heraus. Es handelt sich dabei um eine pyogen-putride Mischinfektion, meist mit Kolibakterien. Ihre Abgrenzung gegenüber der gefährlicheren Anaerobierinfektion macht dem Erfahrenen meist nicht so viel Schwierigkeiten. Die Anwesenheit von Eiter, die Entzündungserscheinungen, die feuchtfrische Farbe des erhaltenen Muskels und das wenig gestörte Allgemeinbefinden sprechen gegen die Anaerobierinfektion.

Die Behandlung der pyogenen und putriden Wundinfektion. Sofern es sich um besondere anatomische Situationen handelt, wie z. B. bei den panaritialen Erkrankungen, werden sie bei den einzelnen Organen abgehandelt. Heilt eine **primär genähte** Wunde **sekundär,** so sind *alle Fäden zu entfernen!* Zum freien Eiterabfluß ist die Wunde breit aufzumachen und durch lockere Tamponade offenzuhalten. Trotz der Entwicklung der Sulfonamide und Penicilline gilt auch heute noch der Grundsatz: **„ubi pus, ibi evacua; ubi necrosis, ibi illimine!"** Das unter einer Entzündung stehende

Gewebe birgt ohne chirurgische Maßnahmen die Gefahr in sich, daß die Entzündung sich in der Tiefe ausbreitet. Es ist daher die **Inzision des Eiterherdes** erforderlich.

Die Spaltung und Eröffnung des infizierten Gewebes hat bis in das Gesunde zu erfolgen, Nekrosen sind abzutragen. Handelt es sich um tiefergehende Infektionen, so ist am tiefsten Punkt ein Drain von unten einzuführen. Wegen der Arrosionsgefahr von Gefäßen dürfen Drains jedoch nicht in die Nähe von größeren Gefäßen gebracht werden. Sind mehrere Inzisionen erforderlich, so darf die Hautbrücke zwischen den Inzisionen nicht zu schmal sein, da sie sonst nekrotisch wird.

Die Ruhigstellung wird natürlich weiter aufrecht erhalten. Die Anwendung von Sulfonamid-Penicillin kann die Entzündungserscheinungen im Bereich der inzidierten Wunde schneller zum Abklingen bringen und die Weiterbehandlung der Infektion vermeiden.

9. Die Verbrennungen und ihre Behandlung

Der Krankheitsverlauf bei größeren Verbrennungen läßt sich in die Schock-, Intoxikations- und Infektionsphase aufteilen, die sich ungefähr zeitlich ablösen, wobei die Lebensgefährdung vorwiegend in der Schock- und Intoxikationsphase liegt.

Bei Verbrennungen, die wir ambulant behandeln können, dürfen weder die Schock-, noch Intoxikationserscheinungen merklich auftreten, was wir nur dann sagen können, wenn weniger als 10% der Körperoberfläche betroffen ist.

Für die Abschätzung des verbrannten Bezirkes sind folgende Zahlen von Berkow angegeben:

Die oberen Extremitäten stellen 18% der Körperoberfläche dar.
Die unteren Extremitäten stellen 38% der Körperoberfläche dar.
Die Rückseite des Rumpfes macht 18% der Körperoberfläche aus.
Die Vorderseite des Rumpfes macht 20% der Körperoberfläche aus.
Der Kopf macht 6% der Körperoberfläche aus.

Bei ausgebreiteten Verbrennungen ist die therapeutische Problemstellung eine ganz andere. Bei den **ambulant** zu behandelnden Verbrennungen steht die **Vermeidung der Infektion im Vordergrund.** Eine primäre Infektion können wir fast in allen Fällen verneinen. Es muß also die sekundäre Infektion vermieden werden. Bei Brandwunden, besonders im Bereich der unteren Extremität, müssen wir an die **Infektion mit Tetanus** denken!

Bei der **Verbrennung I. Grades** können die Zellnekrosen makroskopisch nicht erkannt werden. Gleichmäßige Rötung der Haut ist vorhanden. Es bestehen starke Schmerzen, die im Verlauf der ersten Stunden noch zunehmen können. Nach 2 bis 3 Tagen sind die Schmerzen abgeklungen, und unter Abstoßung der oberflächlichen Hornschichten wird nach einem evtl. Stadium der Braunfärbung das normale Aussehen der Haut wieder erreicht. Diesem Wärmeschaden entspricht auch der **Sonnenbrand (Erythema solare).**

Es ist unsere Aufgabe, bei der nicht ausgebreiteten Form der Verbrennungen I. Grades dem Patienten die Schmerzen zu lindern, wobei neben Analgetika auch unter Umständen Morphium gegeben werden muß. Lokal genügt es, um das Spannungsgefühl in der Haut zu lindern, Salbenverbände mit Borvaseline oder Änesthesinsalbe anzulegen, auch die Verwendung von einfachem Puder ist angezeigt. Eine kurze vorübergehende Ruhigstellung des befallenen Gliedes vermag ebenfalls die Schmerzhaftigkeit zu verringern.

Bei der **Verbrennung II. Grades** entwickeln sich im Anschluß an die Verbrennung oder im Verlauf der nächsten Stunden und Tage verschieden große Blasen. Sie enthalten meist eine klare oder gelblich verfärbte Flüssigkeit, manchmal auch eine gallertige Masse zwischen dem Stratum germinativum und dem Stratum corneum. Die Flüssigkeitsansammlung kann auch unter das Stratum germinativum und unter Verletzung dieser Schicht bis ins Corium reichen. Der Inhalt dieser Blasen kann resorbiert werden, wobei sich dann darunter ein zartes neues Stratum corneum entwickelt, so daß bei Abstoßen der Blasendecke neue Epidermis schon vorhanden ist. Im Bereich der Verbrennung II. Grades kommen auch immer Stellen der Verbrennung I. Grades vor. Die Blasen verursachen ein Spannungsgefühl. Die Schmerzen bei der Verbrennung II. Grades sind etwas stärker und länger anhaltend als bei einer solchen I. Grades. Die Anwendung von Analgetika und evtl. Morphium ist daher in verstärktem Maße angezeigt (Abb. 10).

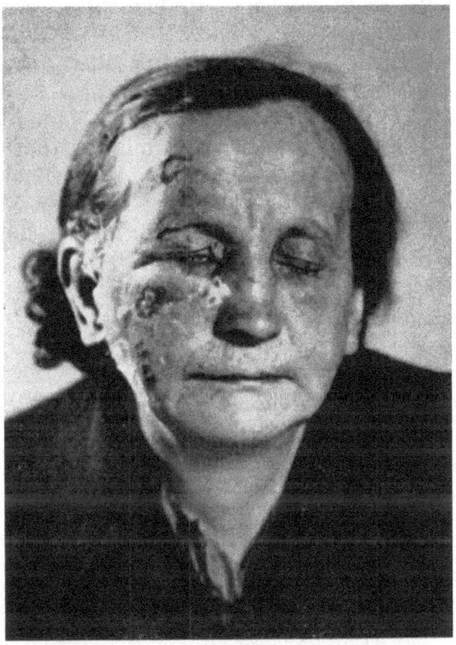

Abb. 10. Gesichtsverbrennung II. Grades

Die Behandlung der ambulant zu behandelnden Verbrennungsschäden II. Grades hat ihr Augenmerk vorwiegend auf **die Vermeidung der sekundären Wundinfektion** zu richten. Es wird daher unter Anwendung aseptischer Kautelen die weitere Umgebung der Verbrennungsstelle jodiert. Blasen, die spontan oder von dem Patienten eröffnet wurden, gelten als infiziert, und es muß die gesamte Deckschicht mit Schere und Pinzette abgetragen werden. Erst durch die Entwicklung der Sekundärinfektion kommt es zu unangenehmen Narbenbildungen. Die geschlossenen Blasen werden nur dann eröffnet, wenn das Spannungsgefühl zu stark ist. Unter seitlicher Eröffnung wird das Exsudat der Blase abgelassen, die Epithelschicht jedoch belassen. Eine Sulfonamid- oder Penicillin- bzw. eine Kombinationssalbe oder besser Puder von beiden Substanzen wird auf die Wundfläche gebracht und ein gut sitzender Verband angelegt. Wundflächen an den Extremitäten werden durch einen Schienenverband ruhiggestellt.

Ein gutes Verfahren zur Behandlung von Brandwunden ist von BORCHERS bekanntgegeben worden, das vorwiegend seine Anwendung für klinisch zu behandelnde Fälle hat, wo die Behandlung der Schock- und Intoxikationsphase im Vordergrund steht. BORCHERS nannte es das Formalinkurzgerbeverfahren. Hier werden in Kurznarkose mit Chloräthyl oder Äther die Wunden mit Mullkompressen, die reichlich mit 10proz. Formalinspiritus (*Rp.* Formalin 35% 10,0, Alkohol 96% ad 100,1) durchtränkt sind, kräftig abgerieben, die Blasen eröffnet, die Epidermisfetzen entfernt, bis das hellrote Corium freiliegt. Durch die Gerbwirkung bleiben Blutungen aus. Außerdem sind die Patienten nach der Kurznarkose weitgehendst beschwerdefrei. Es tritt dabei eine Formalinwirkung an den sensiblen Endorganen auf. Die Formalinkurzgerbung erstreckt sich dabei auch auf die weitere Umgebung der Verbrennungsstelle, um durch die antibakterizide Wirkung des Formalinalkohols die Möglichkeit der sekundären Wundinfektion hintanzuhalten. Die Weiterbehandlung geschieht mit 10proz. Eleudronsalbe.

Die früher weithehend geübte Behandlung mit *Gerbsäure-Präparaten* (2,5—5proz. Tanninlösungen) ist infolge *Nachweises der Resorption der Gerbsäure* und ihrer toxischen Wirkung (herdförmige Nekrose der Leber) zum mindesten zur Behandlung für ausgiebige Verbrennungen nicht mehr anwendbar. Bei der Gerbsäurebehandlung darf eine Salbenbehandlung nicht vorausgehen. Sie kann bei weniger ausgebreiteten Verbrennungen in folgender Salbenform verwandt werden:

Rp. Acid. tannic 10,0
Vaselin
Lanolin ää ad 100,0

Bei der Verbrennung III. Grades kommt es zur Bildung eines lederharten Brandschorfes, in der Umgebung dieser Verbrennungsstelle finden sich dann meist Brandschäden I. und II. Grades. Der Brandschorf wird durch demarkierende Entzündung abgegrenzt und später abgestoßen. An der Grenze des Schorfes finden wir fast immer dann Brandwunden. Im nekrotischen Gewebe gehen meist die Infektionen an. Unsere *erste Aufgabe* gilt auch hier wieder der *Vermeidung der sekundären Infektion.* Andererseits entsteht durch Abstoßung des Brandschorfes eine tiefgreifende Wunde, die durch Granulationsbildung zur Granulationsfläche wird.

Die Heilung solcher Granulationsflächen erfolgt durch **Narbenzug,** durch Epithelisierung von den Wundrändern und durch Regeneration von stehengebliebenen Schweiß- und Talgdrüsenresten. Der Narbenzug bei Verbrennungen ist besonders stark, so daß sehr leicht **Kontrakturbildungen** entstehen können. Dementsprechend müssen wir es als unsere *zweite Aufgabe* ansehen, *Kontrakturstellungen zu vermeiden.* Dies geschieht mit Hilfe von rechtzeitigen Hauttransplantationen, die eine klinische Behandlung erforderlich machen.

Die Behandlung der Verbrennungen III. Grades geht also weitgehend konform mit der Verbrennung II. Grades. Die sekundäre Wundinfektion muß vor allem vermieden werden. Dazu ist erforderlich:

1. Desinfektion der Wundumgebung.
2. Ruhigstellung der Wunden durch Schienenverbände in funktioneller Stellung.
3. Anlegung gut sitzender Verbände.
4. Verwendung von antibakteriziden Salben: Sulfonamid und Penicillin, besser Puder.
5. T.A.T.-Injektion bei Verbrennungen II. und III. Grades.

10. Die Erfrierungen

Die Gewebsschädigungen, die durch Kälteeinwirkung entstehen, werden wie die der Hitzeeinwirkung in drei Grade aufgeteilt. Die allgemeinen Schäden der Kälteeinwirkung sind bedeutend geringer als die der Hitzeeinwirkung.

Kälteeinwirkungen auf den Gesamtorganismus gibt es auch (z. B. Erfrierungstod). Es entsteht dabei eine Herabsetzung der Stoffwechselvorgänge. Die Menschen stürzen unter Verlust des Bewußtseins in sich zusammen und versterben an Herzschwäche oder Hirnanämie. Besonders gefährdet sind Menschen, die unter Alkoholeinwirkung stehen.

Gefährlich ist vor allem der feuchtkalte Wind und die naßkalte Kleidung (Handschuhe, Schuhe), wo neben der Verdunstung besonders günstige Kälteleitfähigkeitsverhältnisse bestehen. Die Temperatur kann dabei über 0^0 sein. Bei geschwächten und nicht abgehärteten Menschen vermag die Kälte leichter Schaden hervorzurufen. Die trockene Winterkälte ist bei unbewegter Luft trotz ihrer niedrigen Temperaturen weniger gefährlich. Bei starkem, schneidendem Wind treten bei höheren Kältegraden ebenfalls gehäuft Erfrierungsschäden auf. Hierbei werden vor allem nicht bedeckte Körperpartien befallen (Ohr, Nase, Wange). Durch unzweckmäßige Kleidung (z. B. schnürende, enge Gamaschen, enge Schuhe) wird die Kälteeinwirkung stärker. Die *Kälteeinwirkung* spielt sich vorwiegend als *Abwehrreaktion des Körpers an den Gefäßen ab.* Es kommt zu einer Gefäßkontraktion an der Gesamtarterie und Vene des befallenen Gebietes, die bei kurzfristiger Einwirkung reversibel ist und von einer reaktiven Hyperämie gefolgt sein kann. Dauert die Kälteeinwirkung jedoch länger an, so entsteht eine Dauerkontraktion der Arterie und Vene mit Prästase und Stase an den Gefäßen, wobei arterielle und venöse Thrombosen auftreten. Es handelt sich nach LERICHE bei der Erfrierung zuerst um eine **„vasomotorische"**, dann um eine **„thrombosierende"** Erkrankung. Aus der funktionellen Störung der Vasokonstriktion entwickelt sich im weiteren Verlauf der Erkrankung eine anatomische. Es tritt im erfrorenen Körpergebiet ein der Endarteriitis und Endophlebitis obliterans ähnliches anatomisch-histologisches Substrat auf. Nur noch geringes Kontraktions- und Dilatationsvermögen besteht. Die Erfrierungsfolgen spielen sich primär vorwiegend an den Gefäßen ab, und dementsprechend muß die Behandlung dort angreifen. Wir sehen an dem befallenen Gebiet anfänglich eine Ischämie (Blutleere), d. h. eine Blässe und Gefühllosigkeit des betroffenen Organes. Bei Erwärmung des blassen Organes kommt es zu einer Hyperämie, die meist als Stauungshyperämie (passive Hyperämie) aufzufassen ist. Wir haben es dann mit dem Erfrierungsschaden I. Grades zu tun. Bei Transsudation von Blutplasma treten Ödem und Blasen auf, die meist blutgefärbte Flüssigkeit in sich haben. Wir haben dann das 2. Stadium. Beim Stadium 3 bildet sich durch die dauernde Kontraktion der Arterien und Venen und der nachfolgenden Thrombosierung eine Anämie und Nekrose des befallenen Gebietes aus. Die Aufteilung in die 3 Grade ist beim ersten Sehen des Patienten wenig bedeutungsvoll, da sich jederzeit aus einer Erfrierung I. Grades noch eine solche III. Grades entwickeln kann. Umgekehrt kann auch der nekrotische Bezirk anfänglich bedeutend größer erscheinen.

Während bei allgemeinen Auskühlungen die schnelle Aufwärmung am zweckmäßigsten ist, muß bei der örtlichen Erfrierung die Aufwärmung solange erfolgen, daß die bessere Durchblutung mit ihr Schritt hält oder ihr vorausgeht. Ohne geregelte Durchblutung kommt es bei Wiedererwärmung des Gewebes zu schweren allgemeinen und örtlichen Schädigungen. Als die beste Form der Wiedererwärmung gilt immer noch das Einreiben mit Schnee. Unter vorsichtigem körperwärts gerichtetem Ausstreichen mit glattem, feinkörnigem Schnee wird zuerst eine bessere Durchblutung des Gewebes erreicht. Die Frühbehandlung der Kälteschäden muß sich eine Behebung der reaktiven Gefäßsperre des Körpers zur Aufgabe machen. Der Zweck ist:

1. Die nicht irreparabel geschädigten Gewebe bei einer besseren Durchblutung zu erhalten.
2. Das Fortschreiten der Thrombosebildung zu unterbinden.

Durch **Einwirkung auf den Sympathikus** haben wir die Möglichkeit, die Unterbrechung des spastischen Gefäßzustandes zu erreichen. Für die ambulante Tätigkeit steht uns für die obere Extremität die **Novocaininfiltration des Ganglion stellatum,** für die untere Extremität die **Infiltration des lumbalen Grenzstranges** mit Novocain zur Verfügung. Wenn das Novocain auch nur in die Nähe gespritzt wird, so erreicht es durch Diffusion den Sympathikus.

a) Die Technik der Ganglion-stellatum-Injektion

Zum besseren Verständnis müssen zuerst einige **anatomische Bemerkungen** gemacht werden.

Am unteren Ende des Halses tritt der Halssympathikus in das skalenovertebrale Dreieck ein, das vom Musc. longus colli und Musc. scalenus anterior begrenzt wird. Etwa an der Spitze des Dreiecks schwillt der Grenzstrang zum Ganglion cervicale medium an, dem alsbald das weit größere Ganglion cervicale caudale folgt. Das Ganglion cervicale medium kann fehlen oder mit dem Ganglion caudale verschmolzen sein. Das Ganglion cervicale caudale ist sehr häufig mit dem I. und II. Thoracalganglion zum Ganglion stellatum verschmolzen. Es liegt gewöhnlich vor dem Köpfchen der I. Rippe oder in seiner unmittelbaren Umgebung.

Durch röntgenologische Kontrolle und autoptische Messung zeigt es sich, daß normalerweise das Köpfchen der I. Rippe bei horizontaler Lagerung und leichter Rückwärtsbewegung des Kopfes in der Mitte zwischen Schildknorpel und oberem Rand der sternalen Partie der Clavicula liegt. Wir gehen dementsprechend bei der Stellatuminjektion folgendermaßen vor:

Der Patient befindet sich in horizontaler Lage bei leicht überstreckter Wirbelsäule durch Unterschieben eines kleinen Rollkissens. Es erfolgt nun in der Mitte zwischen Schildknorpel und sternaler Partie der Clavicula am Vorderrand des Musc. sternocleidomastoideus senkrechtes Einstechen einer 8—10 cm langen dünnen Kanüle. Ungefähr in 6 cm Tiefe trifft die Kanüle auf das Köpfchen der 1. Rippe, d. h. in unmittelbare Nähe des Ganglion stellatum. Nach dem fühlbaren Aufstoßen auf den Knochen wird die Kanüle um 1—2 mm zurückgezogen und mit der Spritze aspiriert. Wird durch die Spritze weder Liquor noch Blut angezogen, so werden nun 10 ccm einer 1 proz. Novocainlösung injiziert. Danach wird die Nadel samt der Spritze herausgenommen. Nach 5 Minuten kommt es regelmäßig zum Horner-Claude-Bernardschen *Symptomenkomplex* (Verengung der Lidspalte, Zurücksinken des Bulbus, Pupillenverengerung, Rötung der Bindehaut und Augentränen) und vasomotorischen Veränderungen der gleichseitigen Kopfhälfte, der Schulter und oberen Brustgegend einschließlich des Armes und der Hand mit deutlicher Zunahme der Hautwärme. Wichtiger als das Auftreten des Hornerschen Symptomenkomplexes ist der Effekt der besseren Durchblutung der oberen Extremität (Abb. 11).

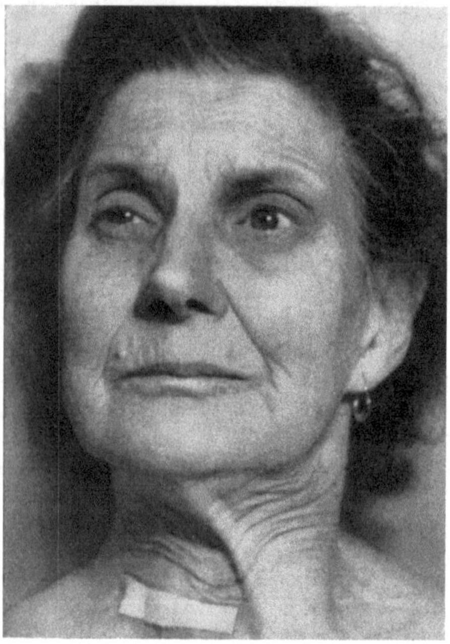

Abb. 11. Hornerscher Symptomen-Komplex nach Stellatum-Injektion

Bei einigen Patienten machen sich nach der Stellatuminjektion *Gleichgewichtsstörungen* bemerkbar, die jedoch rasch vorübergehen. Es ist daher notwendig, die ambulanten Patienten für 15 bis 20 Minuten in Beobachtung zu halten.

b) Die Technik der lumbalen Grenzstranginjektion

Der lumbale Grenzstrang liegt unmittelbar auf den Vorder- und Seitenflächen der Wirbelsäule auf. Er ist rechts von der Vena cava und links teilweise von der Aorta bedeckt. Er verläuft in einem lockeren Gewebe, in dem sich das Anästhetikum leicht ausbreiten kann. Auf jeder Seite bestehen 3 bis 5 Ganglien, welche durch die Rami communicantes mit der Spinalwurzel in Verbindung stehen. Das 2. Lumbalganglion ist das größte. Dieser Bereich ist der günstigste, um die Unterbrechung des Grenzstranges durchzuführen:

Am auf dem Bauche liegenden Patienten wird der 2. Lendenwirbeldornfortsatz aufgesucht. Man geht dann 6 cm seitlich davon in einem Winkel von 60° mit einer 10 cm langen Kanüle nach Legung einer Hautquaddel gegen den Wirbelkörper vor.

Nach 6—10 cm je nach Dicke des Patienten, bekommt man Knochenfühlung. Man zieht nun, wobei man mit der Spitze aspiriert, die Kanüle um 1—2 mm heraus, um aus dem Periost herauszukommen und injiziert 20 ccm 1proz. Novocain ohne Adrenalin. Durch das Anästhetikum wird der Grenzstrang und die Rami communicantes zeitweilig gelähmt.

Um genau festzustellen, wo die Nadel am Wirbelkörper liegt, kann man folgendermaßen vorgehen: Wenn die Nadel den Wirbelkörper erreicht, wird sie zurückgezogen und unter einem größeren Winkel wieder nach vorn eingeschoben. Plötzlich ist keine knöcherne Fühlung mehr zu erreichen und die Nadel dringt weiter nach vorn, da sie am Wirbelkörper vorbeigleitet. Nun nimmt man die Nadel wieder zurück und führt wieder unter einem leicht spitzeren Winkel nochmals ein. Nun weiß man, daß man an dem vorderen Teile der Seitenfläche des Lendenwirbelkörpers sich befindet.

Nach wenigen Minuten verspürt der Patient Wärme in dem entsprechenden Bein. Es ist auffallend, daß, je öfter die Infiltration wiederholt wird, um so länger die Wirkung anhält. Doppelseitige Injektionen zeigen stärkere Wirksamkeit.

Zur Vermeidung des Anstechens eines Gefäßes oder Eindringen in den Duralraum müssen wir vor der Injektion des Anästhetikums mit der Spritze aspirieren. Beim Eindringen in den Duralraum zieht man Liquor an und darf natürlich an dieser Stelle das Anästhetikum nicht injizieren. Dringt die Nadelspitze nach 3—4 cm schon auf knöchernen Widerstand, so sitzt sie an einem Querfortsatz fest, und man muß die Kanüle unter einem größeren Winkel weiter seitlich einführen.

11. Die Behandlung der Erfrierungen

Der ambulanten Behandlung gehören nur die lokalen Erfrierungen an. Im Vordergrund stehen auf Grund der Erkenntnisse des pathologischen Geschehens die Eingriffe am sympathischen Nervensystem, d. h. für die obere Extremität die Stellatuminjektion und für die untere die lumbale Grenzstranginjektion mit Novocain, die mehrmals in Abständen von 2 bis 3 Tagen durchgeführt werden müssen. Bestehen Frostwunden, so darf die Gabe von T.A.T. nicht verabsäumt werden. Zur Vermeidung der sekundären Wundinfektion ist die Verwendung von Sulfonamid-Penicillin-Puder die Methode der Wahl. Die aktive Hyperämiebehandlung mit Höhensonnenbestrahlung, Fönbehandlung leisten ebenfalls zur besseren Durchblutung gute Dienste. Nekrosen und eröffnete Blasen werden unter sterilen Kautelen abgetragen.

Die Frostbeulen und deren Behandlung. Die Frostbeulen werden als Folge häufiger leichter Frostschäden oder bei Arbeiten im kalten Wasser beobachtet. Ihre Entstehung ist auf eine kleine lokale Gefäßlähmung zurückzuführen, bei der es zu einer serösen Transsudation und später zu einer chronisch produktiven Entzündung der Haut und des Unterhautgewebes kommt. Als Folge entstehen blaurote Infiltrate an Händen, Füßen und Waden (bei leichter Bekleidung), die starken Juckreiz entwickeln. Durch Reiben und Druck des Schuhwerkes und durch Kratzen kommt es häufig zur Infektion mit Blasen und Pustelbildung.

Warmes, gut passendes Schuhwerk muß getragen werden und die Ursache der Entstehung (Waschen in kaltem Wasser) als chronischer Reiz vermieden werden. Die örtliche Behandlung besteht in Anwendung lokaler Hyperämie, Heißluftbehandlung, abendliche warme Bäder und das Einreiben mit Chloralhydrat 4,0, Glycerin ad 100,0.

Es handelt sich bei den Perniones meist um eine chronisch verlaufende Erkrankung, die während der Sommerzeit verschwindet, jedoch oft wieder im Winter auftritt, und bei der die Besserung des Allgemeinzustandes und die manchmal bestehende Anämie nicht außer acht gelassen werden sollen (Eisenarsenpräparate).

12. Die chemischen Verletzungen

Sie werden durch **Säuren** und **Basen** und deren Salze verursacht. Durch Verbindung der Säuren und Alkalien mit dem Zelleiweiß entsteht eine Nekrose von Zellverbänden. Man nennt sie Verätzungen. Durch Wasserentzug durch die Säuren und Alkali aus der Umgebung der Einwirkungsstelle kommt es frühzeitig zur reaktiven Entzündung. Wie die Verbrennungen und Erfrierungen können wir auch die Verätzungen je nach ihrer Intensität in *drei Grade* unterteilen. Die Verätzung III. Grades zeichnet sich durch Verschorfung und Nekrose ausgedehnter und tiefer Gewebspartien aus, die bei der Ausheilung zu schweren Narbenkontrakturbildungen führen können. Die Schleimhaut ist bedeutend empfindlicher gegen Verätzungen als die Haut.

Die praktisch häufigste Verätzung ist die der Speiseröhre und die des Schlundes. Nur innerhalb der ersten halben Stunde nach der Verletzung vermag man evtl. die Säurewirkung durch Verabreichung von Alkohol, Kreide und Soda und die Alkaliwirkung durch Essig bzw. Zitronensaft zu neutralisieren. Nach diesem Zeitpunkt gilt es vor allem, die stenosierende Narbenbildung zu verhindern, was am besten durch eine stationäre Behandlung in einer Hals-, Nasen-, Ohrenklinik erreicht wird.

Für die Verätzungen der Haut gilt ähnliches wie oben ausgeführt wurde, wenn der Patient innerhalb der ersten halben Stunde in unsere Behandlung kommt. Danach gelten dieselben Grundsätze wie bei den Verbrennungen, d. h. Bekämpfung des Wundschmerzes, Vermeidung der sekundären Wundinfektion und der funktionsstörenden Kontrakturbildungen.

13. Elektrische Verletzungen

Die elektrische Durchströmung eines menschlichen Körpers führt auf *mehrfache Weise* zur Schädigung der Körperzellen. Durch die elektrische Energie entsteht eine Irritation der Nervenzellen, die sich in einem *Schock* und *einer Lähmung der befallenen Organe* auswirken und damit auch zum plötzlichen Tod führen kann. Andererseits treten Gefäßwirkungen als dauernde *Gefäßspasmen* auf. Durch *elektrolytische Wirkung* kann es zur irreversiblen Schädigung des Protoplasmas kommen. Durch *Umwandlung der elektrischen Energie* in JOULsche *Wärme und Lichtbogen* können auch Verbrennungen, jedoch vorwiegend II. Grades, auftreten. An den Eintrittsstellen treten oft schmerzlose, tiefgreifende Nekrosen auf. Im Verlauf von mehreren Tagen kann es auch zur Nekrose ganzer Gliedmaßen **(Immediatgangrän),** wahrscheinlich als Folge des dauernden Gefäßspasmus, kommen.

Dementsprechend ist auch die erforderliche Therapie durchzuführen (Stellatuminjektion, lumbale Grenzstranginfiltration). Es ist fast immer ratsam, die elektrischen Verbrennungen stationär zu behandeln. Bei den wenigen ambulanten Behandlungen steht neben der Vermeidung der Immediatgangrän durch Lösung der Gefäßspasmen auch hier wieder die Vermeidung der sekundären Wundinfektion im Vordergrund.

14. Die Röntgen- und Radiumverbrennungen

Die Schäden durch Röntgenstrahlen wie durch die Gammastrahlen des Radiums sind durch die Entwicklung der Technik und die Erkenntnisse ihrer Schadhaftigkeit bedeutend seltener geworden.

Die Röntgenstrahlenschädigung trifft sowohl die *Epidermis* wie auch das *Corium*. In der Epidermis wird vorwiegend die Basalzellenschicht als Wachstumsgewebe geschädigt *und* führt hier zur Nekrobiose mit vakuoligen Degenerationen und dadurch zu Wachstumsstörungen der

Haut. In gleicher Weise werden die Schweiß- und Talgdrüsen getroffen. Die Folge davon ist, daß die Haut dünner wird. Im Corium spielt sich die Wirkung der Röntgenbestrahlung vor allem im Bereich des Gefäßendothels ab. Es kommt zu einer Quellung des Gefäßepithels und evtl. Verlegung des Gefäßlumens und dadurch zu ähnlichen Bildern wie bei der Endarteriitis obliterans.

Bei den Röntgenschäden unterscheiden wir die **akute Röntgenverbrennung** und die **chronische Röntgendermatitis.** Die akuten Verbrennungen entstehen durch zu hohe Dosierung und schlechte Abfilterung. Die Röntgenverbrennung I. Grades zeigt keine sichtbare Entzündung, es kommt nur zu einer Hautschuppung und Haarausfall. Das Röntgenerythem als Verbrennung II. Grades ist ebenfalls noch als harmlose Beschädigung anzusehen. Die Röntgenreaktion III. Grades zeichnet sich durch ein schmerzhaftes bullöses Erythem aus, das nach einigen Tagen entsteht und zu einer Nekrose der oberflächlichen Schichten führt. Bei stärkerer Strahleneinwirkung kann es innerhalb weniger Tage zu einem tiefgreifenden Geschwür kommen (Röntgenverbrennung IV. Grades). Bei der Abheilung der Röntgenreaktion III. und IV. Grades bleiben fleckförmige Narben und Kapillarerweiterungen. Die Schweiß- und Kalkdrüsentätigkeit bleibt gestört. Die Heilung solcher Geschwüre geht sehr langsam vor sich.

Auch bei der chronischen Röntgendermatitis entstehen dann und wann Geschwüre. Hier besteht die Neigung zu Paronychien; die Nägel werden brüchig. Eine besondere Gefahr bildet bei der akuten wie bei der chronischen Röntgendermatitis die Tatsache, daß sich im Verlaufe von vielen Jahren **ein Krebs** entwickeln kann.

Ähnliches gilt in gleicher Weise für die Schädigungen durch Radium.

15. Die Behandlung der Röntgengeschwüre

Die konservative Behandlung der Röntgengeschwüre besteht in einer *Bekämpfung der Sekundärinfektion* und der *Hyperämiebehandlung* zur Anregung der Granulationen. Sie hat auf Grund der Gefäßveränderungen meist wenig Erfolg. Daher soll sie nicht über Gebühr ausgedehnt werden. Es ist dann eine ausgiebige Exzision im Gesunden erforderlich und Deckung des Defektes durch Wanderlappen. Es ist dies eine klinische Aufgabe.

Beim **Blitzschlag, Sonnenstich** und **Hitzschlag** handelt es sich immer um lebensbedrohliche Erkrankungen, die der stationären Behandlung bedürfen und daher im klinischen Teil abgehandelt werden.

16. Die Kausalgie

Nach traumatischer Schädigung von Nerven erleben wir nicht selten brennende und stechende Schmerzen an der verletzten Extremität, am stärksten an Handfläche und Fußsohle. Sie werden auch bei leichteren Läsionen beobachtet. Die Erscheinungen, die auftreten, sind auf eine Irritation der sympathischen Fasern der Nerven zurückzuführen. Manchmal lassen sich auch morphologisch nachweisbare degenerative Veränderungen in den höher gelegenen Ganglien des Sympathikus nachweisen. Diese Beschwerden bezeichnen wir als **Kausalgie.** Bei schweren Fällen von Kausalgie kann eine Hyperästhesie des gesamten Körpers für Reize bestehen, die beim gesunden Menschen reaktionslos ablaufen. Schon der Gedanke, daß man einen solchen Patienten berühren könne, vermag bei ihm stechende Schmerzen an der Hand bzw. Fußsohle auszulösen. Unausstehliche Schmerzen entstehen beim Berühren wie auch bei Erschütterungen.

Die kausalgischen Reaktionen versuchen die Patienten durch entsprechende Maßnahmen zu verhindern, sie haben vor allem Angst vor Gegenständen mit rauher Oberfläche, sie fetten daher ihre Hände bzw. ihre Füße ein und versuchen, durch Begießen mit kaltem Wasser die Schmerzen zu lindern. Da sie die verletzte Extremität schonen, kann es auch zur Versteifung von Gliedern kommen. Die Irritation des sympathischen Nervensystems zeigt sich auch in vasomotorischen Störungen meist in Form einer Vasodilation. Als Folge der dauernden Hyperämie erhält die befallene Haut ein ganz typisches Aussehen. Sie wird zart, glatt, faltenlos und von rosaroter Farbe. Ebenso kann es in dem befallenen Gebiet zu einem verstärkten Wachstum der Haare und zu einer Schweißsekretionssteigerung kommen.

Die Behandlung der Kausalgie. Es ist zwecklos, diese Patienten mit Analgetika und Beruhigungsmitteln zu behandeln. Möglichst frühzeitige Wegnahme der Schmerzen ist zur Vermeidung des vollausgebildeten Krankheitsbildes mit Gelenkversteifung und ebenfalls auftretender SUDECKscher Knochenatrophie erforderlich. Die Eingriffe an den sympathischen Ganglien vermögen die Beschwerden, wenn auch manchmal nur vorübergehend, zu nehmen. Zweitägige Injektionen des lumbalen Grenzstranges wie des Ganglion stellatum bringen in vielen Fällen Beschwerdefreiheit. Im Bereich des lumbalen Grenzstranges ist auch die Ausschaltung des Sympathikus mit 3—4 ccm 80proz. Alkohol angebracht, die oft Dauererfolge bringt. Nur wenn die Injektionsbehandlung mit Novocain und Alkohol ohne Erfolg bleibt, werden die Patienten der klinischen Behandlung zugeführt, wo entweder die Verletzungsstelle des Nerven revidiert wird bzw. operative Eingriffe am sympathischen Nervensystem vorgenommen werden.

D. Blutstillung und Blutersatz

Jeder Arzt, der eine Wunde setzt, muß mit der Blutstillung vertraut sein. Bei der Blutstillung unterscheiden wir eine *vorläufige* und eine *endgültige*.

1. Die Blutstillung

a) Vorläufige (provisorische) Blutstillung

Von der provisorischen Blutstillung macht der Arzt, aber auch der Laie im Rahmen der ersten Hilfe ausgiebigen Gebrauch. Stets ist dabei vom Arzt und vom Laien zu beachten, daß die Gelegenheitswunde durch die Maßnahmen der provisorischen Blutstillung nicht infiziert werden darf. Eine Ausnahme machen die massiven Blutungen aus großen Gefäßen, bei denen ausgesprochene Lebensgefahr besteht. Hier ist man verpflichtet, mit der nicht gereinigten Hand zuzugreifen und das spritzende Gefäß in der Wunde selbst oder herzwärts davon zu komprimieren, um die Lebensgefahr für den Patienten zu bannen. Hat man einige sterile Mullagen zur Hand, werden diese in die Wunde gelegt und dann erst mit den Fingern das blutende Gefäß zusammengedrückt. Da die Finger rasch ermüden, muß versucht werden, den Fingerdruck durch einige Bindentouren zu ersetzen und so die aufgelegte Gaze in die Wunde zu pressen. Im Notfall können frisch aus dem Wäscheschrank genommene Tücher die sterile Gaze ersetzen. Fehlt alles am Unfallort, so soll man die Wunde in Ruhe lassen und die Hauptarterie herzwärts von der Wunde manuell komprimieren, bis die Blutung steht. An den Extremitäten wird der Fingerdruck am zweckmäßigsten durch die v. ESMARCHsche Abschnürbinde ersetzt. Im Notfall tut ein derber Hosenträger dieselben Dienste. Bei der Anlegung der Abschnürbinde ist folgendes Sprichwörtlein am besten zu merken: **„So hoch wie möglich und so fest wie nötig!“** d. h. unter senkrechtem Anheben der abzubindenden Extremität wird die erste Tour der ESMARCHschen Abschnürbinde so fest angelegt, daß die Blutung steht, spätestens nach der zweiten Tour, und 2. wird so hoch wie möglich an den Rumpf herangegangen! Die nachfolgenden 2—3 Touren dienen der Fixation der ersten Tour, zum Schluß wird der restliche Bindenkopf unter die letzte Bindentour gesteckt und so die Binde fixiert. Die Gummi- oder elastische Binde liegt richtig, wenn die abgeschnürte Extremität blaß aussieht und der periphere Puls fehlt, resp. bei größerer Blutung diese steht. Die Binde **liegt falsch,** wenn die Extremität **zyanotisch aussieht,** der periphere Puls erhalten bleibt und die vorhandene Blutung **womöglich noch stärker wird! Jetzt liegt eine Stauung vor!** Merke: Mit einer schlecht und fehlerhaft angelegten v. ESMARCHschen Abschnürbinde schadet man mehr als wenn überhaupt keine Binde angelegt wird!! An der unteren Extremität benutzt man besser statt der Binde einen starken Gummischlauch. Niemals darf die Blutleere länger als 2 Stunden liegen bleiben! Ist aus äußeren Gründen eine längere Liegedauer der Abschnürung notwendig, so muß die Abschnürung alle 30 Minuten für kurze Zeit gelüftet werden, notfalls unter gleichzeitiger Digitalkompression (Abb. 12, 13)!

So segensreich im Einzelfall die v. ESMARCHsche Blutleere (1873 von ihm angegeben) ist, so birgt sie doch mancherlei Gefahr in sich; gerade an der oberen Extremität z. B. droht die **ischämische Muskelkontraktur, Nervenlähmung** (daher nie fester als *nötig*, d. h. bis die Blutung steht, anlegen!) und letztlich **Gangrän** bei zu langer und zu starker Abschnürung! Man kann nicht genug vor der indikationslosen Anwendung der Blutleere warnen! Oft wird sie vom Pflegepersonal, aber auch von Ärzten in Fällen angewandt, wo ein einfacher Kompressionsverband und Hochlagern und Ruhigstellung ausgereicht hätten! (Beispiel: die oft gefährlich aussehende schwere Varizenblutung!) Also: **Hände weg von der künstlichen Blutleere, wenn nicht unbedingt erforderlich!** Erforderlich ist sie nur bei Blutungen aus großen und mittleren Arterien, bei jeder anderen venösen, kapillären und auch kleineren arteriellen Blutung (Fingerarterie!) genügt der Druckverband und Hochlagerung! Im Operationssaal soll sie ebenfalls nur angewandt werden, wenn sie im Interesse der Blutsparung und der besseren Übersicht erforderlich ist, im wesentlichen also bei Absetzung von Gliedmaßen, bei Entfernung von Fremdkörpern und bei Spaltung von Sehnenscheidenphlegmonen u. dgl. **Gegenindikation** der ESMARCHschen Blutleere bildet die Thrombophlebitis und Lymphangitis wegen der Emboliegefahr und die hochgradige Arteriosklerose wegen der Schädigung des brüchigen Gefäßrohres mit der Gefahr der Nachblutung. Hierbei wird man oft auf die Blutleere bei Glied-

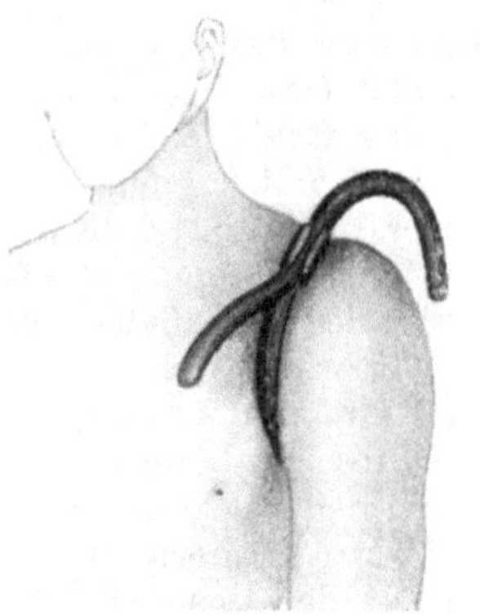

Abb. 12

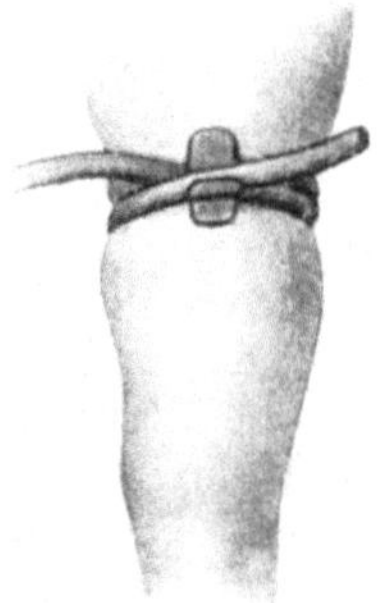

Abb. 13

Abb. 12. Anlegen der künstlichen Blutleere in der Achselhöhle
Abb. 13. Anlegen der künstlichen Blutleere am Oberschenkel

absetzung etwa wegen Altersgangrän verzichten können oder bedient sich der Digitalkompression. Ebenso soll man die Blutleere vermeiden bei Gasbrandgefahr und bei tiefem Frost (erhöhte Infektions- bzw. Gangrängefahr!). Überhaupt ist jeder Patient mit ESMARCHscher Blutleere ständig zu überwachen, damit ja nicht das rechtzeitige Abnehmen der Abschnürung vergessen wird!

An jenen Körperstellen, an denen eine Abschnürbinde nicht angelegt werden kann, erfolgt notgedrungen die Blutstillung durch Kompression der zuführenden Hauptarterie herzwärts von der blutenden Verletzungsstelle mit den Fingern *(Digitalkompression)*, und zwar an den Stellen, an denen die Arterie gegen den darunter liegenden Knochen angedrückt werden kann. Die Technik der Digitalkompression für die einzelnen Arterien ist folgende:

A. carotis comm:
Mit den 4 Fingern einer Hand (besser als Daumen) wird an der Innenseite des Sternocleidomastoideus in Höhe des Kehlkopfes gegen die Halswirbelsäule gedrückt. Man vermeide Druck auf Kehlkopf und Vagus!

A. mandibularis:
Mitte des Unterkiefers zwischen Unterkieferwinkel und Kinn gegen den Unterkiefer.

A. temporalis superficialis:
Vor dem Ohr gegen das Schläfenbein.

A. occipitalis:
Hinter dem Warzenfortsatz gegen die Hinterhauptschuppe.

A. coronaria labii:
An der Oberlippe am Mundwinkel von außen und innen her, so daß die Lippe zwischen Daumen und 2. (evtl. 3.) Finger zusammengepreßt wird.

A. subclavia:
Am oberen Rand der Clavicula, außerhalb des Kopfnickeransatzes, mit beiden Daumen gegen die erste Rippe (Abb. 14).

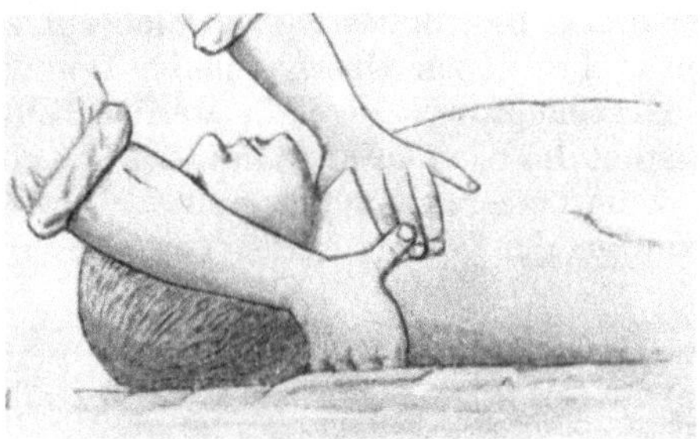

Abb. 14

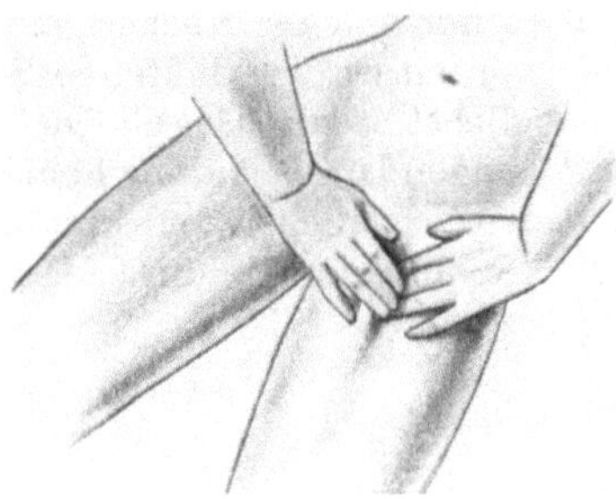

Abb. 15

A. brachialis:
Am inneren Bizepsrand gegen den Humerus etwa Mitte Oberarm mit allen 4 Fingern.

A. femoralis:
Mit von beiden Seiten und von oben her aufgelegten 3 Finger dicht unterhalb des Leistenbandes gegen den Schenkelkopf- bzw. gegen den horizontalen Schambeinast etwas einwärts der Mitte zwischen Schambeinfuge und Spina ilica ventr. (Abb. 15, 16).

Aorta:
Mit der ganzen Faust vom Bauch her unterhalb des Nabels in der Linea alba gegen die Lendenwirbelsäule.

Gelegentlich bei Fehlen einer Abschnürbinde kann man sich bei Blutungen im Bereich der Extremitäten behelfen, indem man nach Adelmann das Glied in extremer Gelenkstellung einbindet, also Hyperflexion von Hüfte (A. ilica ext.), Knie (A. poplitea), (Abb. 17) und Ellenbogen (A. cubitalis); an der Schulter (A. subclavia) durch Hintenüberziehen des Armes mit dem auf den Rücken gelegten anderen Arm, wobei dann das Gefäß zwischen Clavicula und erster Rippe abgeklemmt wird.

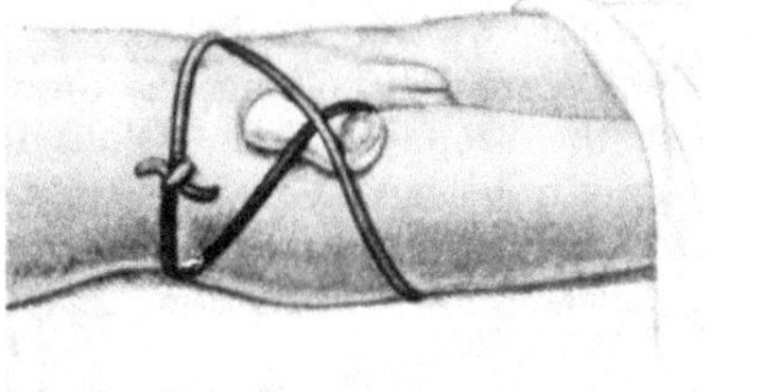

Abb. 16

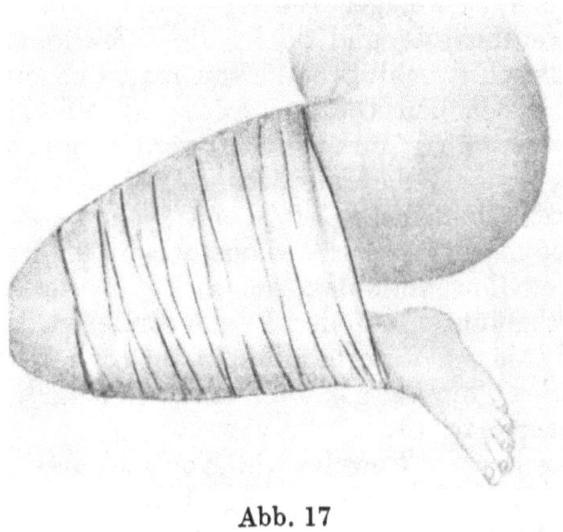

Abb. 17

Abb. 16. Anlegen des v. Esmarchschen Schlauches um die Hüfte mit Kompression der Art. femoralis in der Schenkelbeuge

Abb. 17. Hyperflexionsstellung des Gliedes im Knie bei Blutung der Art. poplitea nach Adelmann

b) Endgültige (definitive) Blutstillung

Die **definitive Blutstillung** ist von Fall zu Fall etwas verschieden. Zerreißungen parenchymatöser Organe (Leber, Milz, Niere) gehören ausnahmslos in die Klinik. Die Exstirpation ist das Mittel der Wahl. Größere Gefäße am Hals, Bein usw. wird man, sofern es sich um frische, nicht infizierte Fälle handelt, zu nähen versuchen, also geben wir solche Fälle tunlichst an die Klinik ab! Sonst ist die einfachste definitive Blutstillung die *Unterbindung* des Gefäßes, vorwiegend mit Katgut, evtl. bei größeren Gefäßen mit Seide oder Perlon (als Doppelunterbindung), nachdem das Gefäß vorher mit der Kocherklemme oder der v. Bergmannschen Schieberpinzette gefaßt worden ist. Die blutende Stelle soll senkrecht zur Oberfläche der Wunde – mit möglichst wenig Gewebe neben der Gefäßlichtung – gefaßt werden. Zu der nachfolgenden Unterbindung hebt der Assistent die Klemme an, damit der Operateur den Faden herumlegen und knoten kann. Zum besseren Knoten muß der Assistent die Spitze der Klemme durch Herausheben aus der Wunde freimachen.

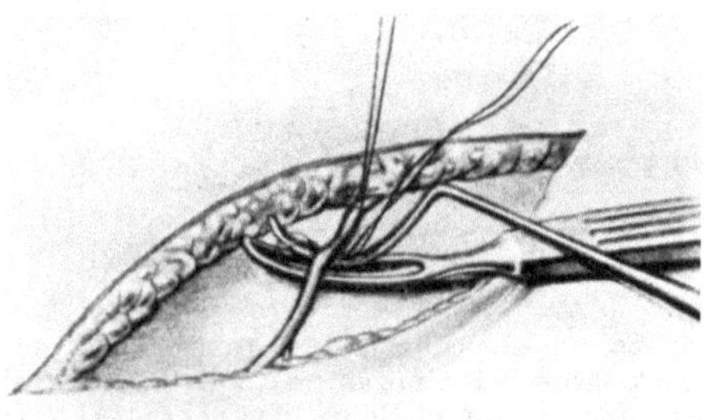

Abb. 18. Prophylaktische Blutstillung (s. Text)

Nunmehr kann der Faden über die Spitze des Instrumentes hinweggleiten und an dem Gefäß zu liegen kommen. Während der erste Knoten vom Operateur angezogen wird, nimmt der Assistent die Klemme ab, und ein zweiter Knoten wird auf den ersten heraufgesetzt. Der Faden soll 3 mm vom Knoten entfernt abgeschnitten werden. Je weniger Gewebe bei der Unterbindung mitgefaßt wird, je geringer ist die Gewebsnekrose und damit die Infektionsgefahr! Ist die Unterbindung mal nicht technisch durchführbar, kann man sich mit der Umstechung des gefaßten Gefäßes immer behelfen. Die Blutstillung soll stets, insbesondere bei der örtlichen Betäubung, sehr sorgfältig durchgeführt werden, um die Infektionsgefahr, die bei jedem postoperativen Hämatom wächst, so gering wie möglich zu halten. Bei der Lokalanästhesie bluten oft kleinste Gefäße erst nach, wenn die Adrenalinwirkung vorbei ist!

Kommen während des operativen Eingriffes Gefäße zur Darstellung, die quer zur Schnittlinie verlaufen, so wird selbstverständlich die **prophylaktische Blutstillung** durchgeführt. Auf der Kochersonde wird dieses so freigelegte Gefäß unterfahren und mit der Unterbindungsnadel nach Deschamps 2 Fäden um das Gefäß herumgeführt, doppelt geknotet, und schließlich wird das Gefäß zwischen den Ligaturen durchtrennt (Abb. 18).

Im derben Gewebe wie Kopfschwarte, Narbengewebe, entzündlichem Gewebe, wird sich die Unterbindung nicht durchführen lassen, hier wird die Blutung durch *Umstechung* gestillt.

Kapilläre Sickerblutungen, die ebenfalls nicht durch Ligaturen gestillt werden können, werden leicht durch Tamponade zum Stehen gebracht. Zur Tamponade benutzt man einfache Mullstreifen, besser Jodoform- oder Stryphnongaze. Man kann die normale Mullgaze auch mit Clauden, Coagulen oder Thrombinlösung tränken. Sehr gut haben sich uns in neuester Zeit die **Fibrinschwämmchen** bei jeder größeren parenchymatösen oder kapillären Blutung bewährt. Wenn man all dies nicht zur Hand hat, helfen sehr gut adrenalingetränkte Tupfer. Wegen der starken Kontraktionswirkung an den Gefäßen darf man diese nicht lange liegen lassen. Auch die Stryphnongaze (Stryphnon ist ein Adrenalinabkömmling!) ist spätestens nach 24 Stunden zu entfernen, da sonst evtl. Gewebsnekrosen auftreten können!

2. Der Blutersatz

Merke: Der beste Blutersatz ist und bleibt die Bluttransfusion!

In der Praxis wird man wohl kaum Transfusionen sachgemäß durchführen können, man soll alle Fälle mit stärkerem Blutverlust und Schock auf schnellstem Wege der Klinik zuführen. An jeder modernen Klinik besteht heute eine Blutbank und ein wohl organisiertes Blutspenderwesen sorgt dafür, daß die Transfusionszwischenfälle entsprechend unseren wesentlich erweiterten Kenntnissen über Blutgruppen, Untergruppen und Rh(rh)-Faktor, Serumhepatitis usw. auf ein Minimum beschränkt bleiben. Es wird auch bei uns keine direkte Blutübertragung mehr vorgenommen, sondern prinzipiell wird Konservenblut verwandt. Kurzum, es sind mannigfache Faktoren bei einer „Lege-artis"-Transfusion zu berücksichtigen und infolgedessen genügend Gründe vorhanden, die eine ambulante Bluttransfusion nicht tragbar erscheinen lassen. Es braucht also im Rahmen der „Kleinen Chirurgie" u. E. nicht auf die Technik der Blutübertragung näher eingegangen zu werden. Wohl soll hier kurz an die für den Notfall ausgezeichnete Dienste leistenden Blutersatzmittel erinnert werden.

Schlecht ist die immer noch häufig verwendete sog. „physiologische" (0,9 proz.) Kochsalzlösung. Sie ist in kurzer Zeit aus dem Kreislauf wieder ausgeschieden, entweder durch die Nieren oder in das interstitielle Gewebe. Die physiologische Kochsalzlösung ist zwar isotonisch, nicht aber iso-onkotisch! Definieren wir den hämorrhagischen Schock als Minusdekompensation des Kreislaufes (nach COHNHEIM), so ist die Therapie die Beseitigung dieses *Minus* im Kreislauf! Dies setzt die Auffüllung mit einer Lösung voraus, die auch wenigstens 24 bis 48 Stunden im Kreislauf bleibt. Bewährt hat sich das von WEICHHART hergestellte Tutofusin, ferner das Periston und neuerdings als fast ideales Blutersatzmittel das Makrodex, auch Dextran genannt, ein hochmolekularer Zucker, der annähernd einen dem Blut entsprechenden kolloidosmotischen Druck aufweist und damit die Gewähr bietet, genügend lange Zeit im Kreislauf zu verbleiben, bis die endgültige physiologische Blutersatztherapie — eben die Transfusion — durchgeführt werden kann. Am besten wird das Dextran, aber ebenso auch das Tutofusin, Isotonal, Periston usw. als intravenöser **Dauertropf** verabfolgt; in dieser Form werden die Ersatzmittel vom Körper am besten toleriert.

Alle diese angeführten Ersatzmittel haben ihren Sinn verloren beim hämorrhagischen Schock, wenn nicht gleichzeitig die provisorische Blutstillung durchgeführt wird! Bei dem nicht durch Blutung bedingten schweren traumatischen Schock, auf deren pathophysiologische Ätiologie hier nicht eingegangen werden kann, sei nach den neuesten Erkenntnissen als Therapie empfohlen die hohe intravenöse Atropingabe! Diese hat sich auch bewährt bei beginnendem operativem Schock (= initialer Spannungskollaps!). Sie bewirkt zumindest eine Beruhigung und damit Wiederaufnahme der normalen Funktion des irritierten vegetativen Nervensystems!

Für den praktischen Arzt, der allein auf sich angewiesen ist, sei bei schweren Blutungen, die zum Schock führen, an die *Autotransfusion* erinnert. Hierbei werden Arme und Beine von der Peripherie her mit elastischen Binden fest eingewickelt, wodurch das in den Extremitäten gespeicherte Blut der lebenswichtigen Mitte, dem ZNS., Herzen, Leber, Milz, Nieren und Lunge zugute kommt! Im **Schock** kommt es reflektorisch zur **Zentralisation des Kreislaufes,** eine Schutzmaßnahme des Körpers, die durch die angeführten Maßnahmen wirksam unterstützt werden kann. Das Herz kann so nicht leer schlagen, und gleichzeitig wird die Medulla oblongata und das Gehirn noch ausreichend mit Sauerstoff versorgt. Zur Unterstützung empfiehlt es sich, den Patienten **mit dem Kopf tief zu lagern,** Beine überhöht! Falsch ist die Gabe jeglicher Exzitantien wie Coffein, Cardiazol, Neospiran, Lobelin, Coramin u. ä., sie führen nur zum Überanstrengen des vegetativen Systems, führen ferner zur vermehrten Blutung und so zum Circulus vitiosus, der unweigerlich infolge Anoxie der Medulla zum Zusammenbruch des Vasomotorenzentrums und damit zum irreversiblen Schock (= Entspannungskollaps) führen muß, aus dem der Patient nur mit größter Mühe eventualiter in der Klinik herauszukriegen ist (intraarterielle, O_2-angereicherte Transfusion, reine Sauerstoffatmung usw.)!! Für die Praxis gilt also bei jeglichem Schock, besonders bei dem hämorrhagischen Schock, neben der provisorischen Blutstillung die angeführten Maßnahmen der Autotransfusion schnellstens durchzuführen, Patienten flach lagern mit dem Kopf am tiefsten Punkt und die schonendste, dabei flotte Überführung in die nächste Klinik!! Nochmals sei vor der unüberlegten Anwendung der Exzitantien, aber auch von Morphin (Atemzentrumslähmung!) gewarnt. Oft wird sich die Gabe von Morphin nicht vermeiden lassen, in diesem Falle soll man die Morphingabe koppeln mit Lobelin, wodurch die Depressionswirkung des Morphins auf die Medulla oblongata kompensiert wird!

E. Akute Infektionen

Allgemeines. Die eitrige Infektion entsteht durch Eindringen von Bakterien in den Körper (Straphylo- und Streptokokken, Kolibazillen und andere), ferner durch Wirkung der toxischen Stoffwechselprodukte der Erreger, der Toxine bzw. der toxisch wirkenden Proteine abgestorbener und zerfallener Bakterien. Bisweilen genügt einer dieser Faktoren für sich, um die Krankheitserscheinungen auszulösen wie z. B. das Tetanustoxin oder die Hämolysine. Der Weg ins Gewebe wird dem Erreger freigemacht, entweder durch eine Verletzung, oder bei entsprechender Virulenz können die Keime auch bei unversehrter Haut und Schleimhaut entlang den Drüsenausführungsgängen in das Gewebe eindringen. Das **Krankheitsgeschehen** und der **Krankheitsverlauf** und die **Art der Schädigung** wird von folgenden **Faktoren** bestimmt:

Art, Anzahl und Virulenz der Keime, Art und Zustand des Gewebes am Eindringungsort, Reaktions- und Abwehrvermögen des Organismus und die rechtzeitige und richtige Behandlung.

Die Fähigkeit, den menschlichen oder tierischen Organismus zu schädigen, ist nicht für jede pathogene Erregerart feststehend, sondern wechselt, je nach ihrer Virulenz; z. B. finden sich auf der Haut fast immer Staphylokokken, sie gelangen auch häufig in kleine Wunden, rufen aber durchaus nicht immer gleich eine Infektion hervor. Wenn aber dieselbe Bakterienart vom Eiterherd eines anderen Menschen stammt, sind die Keime durch den Kampf mit dem menschlichen Organismus besonders vorbereitet, d. h. **hochvirulent,** sie werden immer eine akute Entzündung hervorrufen. Daher sind Infektionen und Verletzungen bei der Sektion oder bei chirurgischen Eingriffen in der septischen Chirurgie so eminent gefährlich! Die Virulenzunterschiede können so weit gehen, daß an sich gutartige Saprophyten in der Mundhöhle zu Krankheitserregern werden, wobei aber Schädigungen der Schleimhäute selbst und Allgemeinerkrankungen mit eine Rolle spielen.

Allgemeinerkrankungen, wie Arteriosklerose, Diabetes, Unterernährung und Erschöpfung, ferner trophische Störungen (Nervenläsionen, Tabes, Syringomyelie) setzen die örtliche und allgemeine Abwehrkraft des Gewebes und des Körpers gegenüber Infektionen wesentlich herab. Keimanwesenheit allein bedeutet noch keine Krankheit. Die Infektionskrankheit entsteht erst im Kampf zwischen Keim und Organismus bei völliger Immunität des Körpers gegen den Erreger; aber auch beim anergischen Menschen bleiben stärkere Krankheitssymptome aus, d. h. der Kampf zwischen Keim und Organismus endigt entweder mit einem Anpassen der Keime an den Organismus oder ihrer Vernichtung oder im ungünstigen Falle mit der Vernichtung des Organismus ohne jede Abwehr desselben. Die **Fähigkeit der Keime, einzudringen** und **sich zu vermehren,** nennen wir **Infektiosität,** die **Fähigkeit,** eine **Infektionskrankheit hervorzurufen, Pathogenität.** Neben der Keimvermehrung spielt eine Rolle die Toxinabgabe der Keime, die entweder als Ektotoxine vom Keim abgesondert werden oder die als Endotoxine bei Keimauflösung entstehen. Die **Summe der Toxizität** der Keime nennen wir **Virulenz.**

In der Chirurgie haben wir es in der Regel mit einem exogenen Infekt zu tun, d.h. die Keime dringen von außen in den Körper ein. Ferner wird sich in der „Kleinen Chirurgie" der entzündliche Prozeß, zunächst wenigstens, immer am Orte des Keimeintritts abspielen; selbstverständlich können hierbei auch Allgemeinsymptome geringeren Grades auftreten, z. B. leichte Temperaturerhöhung, evtl. auch mal ein Schüttelfrost mit septischer Temperatur. Die Allgemeinreaktion des Körpers auf jede Entzündung besteht in der Senkungsbeschleunigung und einer Leukozytose. Wenn die lokale Entzündung zu weitgehender Beteiligung des gesamten Organismus durch Keimabsiedelung oder Toxinämie führt, so liegt ein echter Allgemeininfekt vor. Der Allgemeininfekt kann bakteriell oder toxisch sein, je nachdem die Bakterienausschwemmung oder die Toxinausschwemmung im Vordergrund steht. Für die Entstehung eines allgemeinen Infektes ist neben der Disposition des Körpers vor allem die Virulenz und Massivität der Erreger verantwortlich. Daneben spielt selbstverständlich die Art der Gewebsschädigung am Invasionsort der Keime selbst eine Rolle. Ein glatter Schnitt neigt stets weniger zur Infektion als eine durch chemische oder thermische Einwirkung entstandene Wunde!

1. Entzündungen

In eine Wunde gelangte Bakterien, deren Vernichtung den Abwehrkräften des Körpers primär nicht gelingt, siedeln sich dort an, vermehren sich und führen nach einer gewissen Zeitspanne zur klinisch erkennbaren Reaktion des Körpers. **Der Körper beantwortet jede Keiminvasion mit der Entzündung.**

Die **„Inkubationszeit“**, d. h. also die **Zeit zwischen der Keiminvasion und dem klinischen Manifestwerden der Infektion,** richtet sich einmal nach den Erregerarten und ihrer Virulenz, zum anderen nach der Disposition des Individuums. Die Entzündung ist durch die **Hauptsymptome: Rubor, Calor, Dolor** und **Tumor** (GALEN 200 n. Chr.) gekennzeichnet. Sie ist die Antwort des Körpers auf die Entfaltung der toxischen Bakterienprodukte. Im weiteren Verlauf der Entzündung kommt es zur Degeneration und Zellnekrose. Die an den Entzündungsherd herangeführten und in das Gewebe eingedrungenen Leukozyten und ihre Fermente bringen das abgestorbene Gewebe und die Bakterien zur Auflösung, so daß ein von der gesunden Umgebung losgelöster Gewebssequester entsteht, der bei weiterer Einschmelzung sich in einen mit Eiter gefüllten Hohlraum umwandelt, den wir **Abszeß** nennen. **Wir definieren also einen Abszeß** als eine **Eiteransammlung** irgendwo **im Gewebe,** die von der gesunden Umgebung **durch Abszeßmembran isoliert** wird. Der Abszeß ist der Prototyp einer örtlich begrenzten Infektion und wird meist durch die banalen Staphylokokken hervorgerufen! Hat der Eiter spontan oder durch chirurgischen Eingriff den Weg nach außen gefunden, so ist in der Regel die Kraft der Infektion gebrochen. Es setzen meist schon nach 24 Stunden nach Eröffnung oder spontaner Entleerung eines Abszesses Regenerationsvorgänge ein, die den Infektionsherd abgrenzen, ihn markieren und durch zunehmende Bildung von Granulationsgewebe die Lücke schließen, die durch Einschmelzung resp. Ausstoßen des Gewebssequesters entstand. Als Überbleibsel der Abwehrschlacht des Körpers gegen die Infektion entwickelt sich die Narbe. Kommt es **nicht zur örtlichen Abgrenzung** einer Infektion, sondern schreitet diese in den Gewebsspalten weiter, so haben wir das Krankheitsbild der *Phlegmone* vor uns. Die **Phlegmonen werden in der Regel von den Streptokokken hervorgerufen.** Der Prototyp einer Phlegmone ist das *Erysipel* = **intrakutan verlaufende Streptokokkenphlegmone.** Bei den Phlegmonen selbst ist die seröse Entzündungsform vorherrschend, das Gewebe ist gequollen und enthält selten Eiterherde. Besonders zu fürchten ist die *Gasphlegmone.* Die häufigsten Erreger sind der FRAENKELsche Bazillus und der NOVYsche Bazillus des malignen Ödems, oftmals kombiniert mit Coli-, Staphylo- und Streptokokken. Die **Gasphlegmone** setzt plötzlich mit schmerzhafter und glänzender Schwellung der Haut ein, durch **Hämolyse** bildet sich eine braun-rote Verfärbung, bei Betastung ist ein **Knistern** im Gewebe feststellbar. Bisweilen, vor allem, wenn die Virulenz der eingedrungenen Erreger sehr stark ist, kommt es auch bei geringfügiger Infektion trotz örtlicher Begrenzung des Entzündungsgeschehens relativ schnell zum Eindringen von Keimen und ihrer Toxine in die Lymphbahn. Es entwickelt sich dann das Bild der **Lymphangitis.** Bisweilen kann sich hierbei zusätzlich zum örtlichen Entzündungsgeschehen eine Entzündung der regionären Lymphdrüsen **(Lymphadenitis)** ausbilden. Dort kommen die Infekte in der Regel zum Stillstand. Erst wenn die natürlichen Abwehrkräfte nicht ausreichen, entweder weil die allgemeine Abwehrlage des Organismus schlecht oder die Virulenz der Erreger besonders stark ist, werden immer mehr Blut- und Lymphgefäße von den Erregern überschwemmt, und so kommt es zur echten **bakteriellen Allgemeininfektion. Auch hier besteht ein Staphylokokken-Streptokokken-Gegensatz.** Wenn die Staphylokokken, die zu örtlich begrenzten Entzündungen neigen, in die Blutbahn eindringen, führen sie in den inneren Organen (Milz, Leber, Niere, Lunge) ebenfalls zu örtlich begrenzten Entzündungen, d. h. sie bilden dort Abszesse **(eitrige Metastasen).** Für diese Allgemeininfekte hat LEXER den Beglrff der *Pyämie* geprägt:

Unter **Pyämie** verstehen wir also eine **metastasierende Allgemeininfektion.** Gelangen Streptokokken in die Blutbahn, so führen sie nicht zu eitrigen Metastasen; sie rufen das Bild der **Sepsis** hervor, wobei wir unter **Sepsis** eine **nicht metastasierende Allgemeininfektion** verstehen!

Der **Sepsisherd** bei der **Sepsis lenta,** durch den Streptokokkus viridans hervorgerufen, ist hierbei die bakterielle **ulzeröse Endokarditis.** In der Praxis kommt es vor allem darauf an, die Allgemeininfektion zu verhüten; das kann man aber nur durch richtige und rechtzeitige Maßnahmen. Die beste Hilfe, die wir dem Organismus bei seinem Abwehrkampf mit den Erregern, also bei akuten Eiterprozessen, zuteil werden lassen können, ist die, daß der Eiterherd durch einen genügend großen Schnitt eröffnet wird, so daß Bakterien, Toxine und Eiter abfließen können. Der Schnitt muß immer so groß wie nötig sein und soll rechtzeitig ausgeführt werden, bevor das Gewebe oder die allgemeine Abwehrlage des Körpers großen Schaden erlitten hat! **Dies gilt auch heute noch genau wie zur Zeit LEXERS!** Selbstverständlich werden wir bei den eitrigen Infekten auf die Anwendung von *Antibioticis* und *Sulfonamiden* nicht verzichten; wir müssen uns darüber klar sein, daß diese Antibiotika und Sulfonamide unsere chirurgischen Maßnahmen sehr gut unterstützen, aber niemals ersetzen können! Besonders muß auf die **rechtzeitig** ausgeführte Operation mit Nachdruck hingewiesen werden. Es ist **unchirurgisch,** einen Eiterprozeß so lange konservativ zu behandeln und den chirurgischen Eingriff möglichst hinauszuschieben, in der Hoffnung, daß durch Wärme und Salben der Abszeß von selbst aufbricht! Nur im allerersten Beginn der örtlich begrenzten Entzündung *vor* Ausbildung eines Abszesses mag der Versuch erlaubt sein, durch Umspritzung des Entzündungsgebietes mit Penicillin und Novocain in genügender Dosierung die Entzündung zum Rückgang zu bringen und so dem Körper den Gewebsverlust durch Einschmelzung und die Regeneration desselben zu ersparen. Es ist aber Unsinn, einen bereits eingeschmolzenen Entzündungsherd durch Penicillinumspritzung zur Abheilung zu bringen. Auch heute gilt noch uneingeschränkt der Satz der alten Chirurgen:

„Ubi pus, ibi evacua!",

d. h. bei einer vorhandenen Eitereinschmelzung im Gewebe wird diese nach außen entleert durch eine **genügend große** und **rechtzeitig durchgeführte Inzision!** Wenn man sich an diese allgemeinchirurgischen Grundsätze in der ambulanten Chirurgie hält, wird man meist auch heute ohne Penicillin auskommen! Bei örtlich nicht begrenzter Infektion, bei allen Phlegmonen, vor allem, wenn die Gefahr der Allgemeininfektion droht, wird selbstverständlich **genügend lange** und **genügend hoch** Penicillin und andere Antibiotika verabfolgt. Aber auch hierbei ist der vorhandene Entzündungsherd tunlichst breit zu eröffnen. **Der operative Eingriff erfordert ausreichende Schmerzstillung!** Diese erzielt man bei allen Infektionen nur ausreichend mit einem **Chloräthylrausch,** der zur Not mit Äther fortgesetzt werden kann, wenn der Eingriff länger, als vorgesehen war, andauert. Eine ungenügende Schmerzausschaltung, wie das in der Praxis so gern ausgeführte Vereisen mit Chloräthylspray, führt zur unnötigen Eile, Mangel an Sorgfalt, kleinen ungenügenden Schnitten und damit ungenügender Übersicht und notgedrungen zu einem unvollkommenen und damit schlechten Eingriff!! Einen solchen soll man besser unterlassen! Jeder ungenügende chirurgische Eingriff bei eitrigen Prozessen kann die schwersten Folgen für das Leben des Patienten haben. **Der erste Einschnitt muß so sein, daß er einen zweiten von vornherein unnötig macht!** Wiederholte Inzisionen sind in der Regel das Zeichen eines ungenügenden ersten Eingriffes. Das Bestreben, mit einem kleinen Einschnitt auszukommen, ist gefährlich. Von einem ausreichend langen, bis ins *Gesunde* geführten Einschnitt haben wir noch **nie Schaden** gesehen, dagegen fast immer bei ungenügenden Inzisionen Wundkomplikationen, evtl. sogar mit Verlust von Finger oder Extremitäten erlebt! Die einfache Inzision genügt nicht, denn der Entzündungsherd muß ausgiebig freigelegt werden. Es empfiehlt sich auch bei dem örtlich gut begrenzten Abszeß stets die **Lochinzision nach** Kirschner oder **den Ovalärschnitt nach** Zur Verth anzulegen, d. h. man wird nach Anlegen der genügend großen Inzision vom Hautrand beiderseits des Schnittrandes ein keilförmiges Hautstück wegschneiden! Die Basis des Keils liegt an der Hautoberfläche, nach der Tiefe zu verschmälert er sich (Abb. 19). Danach verbleibt entsprechend der Wunde ein ovales Fenster. Dieses verhütet das vorzeitige Verkleben der Wundränder und somit auch die Sekretverhaltung. Jede größere Abszeßhöhle ist tunlichst nach der ovalären Inzision mit einem Mullstreifen locker auszutamponieren! Man kann diesen Mullstreifen selbstverständlich mit einer Penicillinlösung tränken. Unbedingt erforderlich ist dies jedoch nicht. Vorhandene Gewebsnekrosen in der Abszeßhöhle werden mit der Schere entfernt, evtl. wird die Abszeßwand mit einem scharfen Löffel **locker** und **leicht** ausgekratzt. Der Gebrauch des scharfen Löffels ist aber nur in der Hand des Geübten erlaubt! Nach der Operation genügt in der Regel ein aseptischer Wundverband. Stets muß das Operationsgebiet nach Beendigung des Eingriffes und Anlegen des Verbandes durch Schiene ruhiggestellt werden. Bei der oberen Extremität genügt bisweilen eine Armschiene oder Anlegen der Mitella. An der unteren Extremität ist oft das Hochlagern des erkrankten Beines und Bettruhe angezeigt! Wenn kein zwingender Grund vorliegt (zunehmende Schmerzen, septische Temperatur oder Nachblutung), soll der erste Verbandswechsel am 3. Tag nach der Inzision vorgenommen werden. Ein schonendes Vorgehen bei diesem ersten Verbandswechsel ist zu empfehlen, da dieser oft angeklebt ist. In solchem Falle wird der Verband im warmen Bade oder mit 3proz. H_2O_2-Lösung aufgeweicht. Der grundlose **frühzeitige und häufige Verbandswechsel ist falsch!** Man erreicht damit lediglich, daß die Lymphbahnen wieder eröffnet werden, die Wunde nicht zur Ruhe kommt und der Weiterverbreitung der Entzündung Vorschub geleistet wird! Wenn ein Streifen eingelegt wurde, ist dieser am 3. Tage zu entfernen und je nach Lage des Falles evtl. nochmals zu ersetzen; wenn der Abszeßgrund sauber ist und bereits

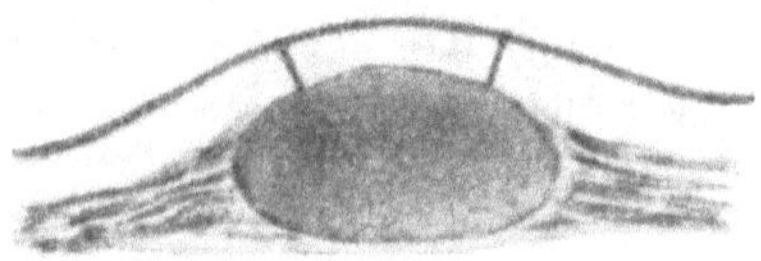

Abb. 19. Lochinzision nach Kirschner

frische Granulationen zeigt, kann man den Streifen fortlassen. Wünscht man unbedingt, weil die Infektion besonders bösartig ist oder die Gefahr der Ausbreitung besteht, eine Penicillintherapie, so läßt sich diese gut durchführen ohne Streifenwechsel, indem mit *stumpfer Kanüle* die Penicillinlösung in die Abszeßhöhle eingebracht wird.

Bei **phlegmonösen Infektionen** verbinden wir sehr gern mit der **1‰igen Rivanollösung,** die sich bei der Bekämpfung der überwiegenden Streptokokkeninfektion, aber auch der Staphylokokkoninfektion, sehr gut bewährt hat. Zur schnelleren Wundgranulation hat sich uns in jüngster Zeit die Chlorophyllsalbe bewährt. Entscheidend aber für eine schnelle und komplikationslose Wundheilung ist nicht

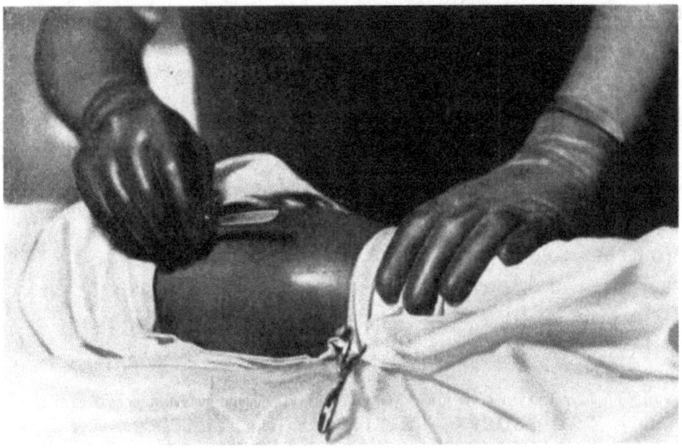

Abb. 20

so sehr die Art der angewandten Salbe, die dem Geschmack des einzelnen Arztes entsprechend geändert werden kann, sondern **allein maßgebend** ist die **exakte Ruhigstellung** und die **schonenden** und **nicht zu häufigen Verbandswechsel!** Bei tiefgelegenen Abszeßhöhlen wird man in der Regel eine Gegeninzision am tiefsten Punkt der Höhle durchführen, um so dem Eiter den günstigsten Abfluß zu schaffen (Abb. 20). In solchen Fällen muß ein Drain, in der Regel ein Gummidrain, eingelegt werden. Zur Steigerung der örtlichen Abwehrkräfte hat sich die aktive und passive **Hyperämie** in der Nachbehandlungsperiode ebenso wie vor einem operativen Eingriff als sehr günstig erwiesen. Durch die künstlich erzeugte Hyperämie wird die lokale Abwehrlage gebessert und das Gewebe im Kampf mit der Infektion auf natürliche Weise unterstützt. Die aktive Hyperämie wird in der Regel durch Heißluft oder durch strahlende Wärme (Solluxlampe) erzeugt, evtl. warme Bäder. Sie beschleunigen das Abklingen der Entzündung in der Nachbehandlung und eine schnellere Granulation. Die passive Hyperämie wird, da sie umständlicher ist und Beaufsichtigung des Kranken erfordert, in der Ambulanz kaum angewandt.

Akute pyogene Entzündungen der Haut, vor allem Schweißdrüsenabszesse, lassen sich bisweilen durch **Röntgenstrahlen** günstig beeinflussen, wobei eine geringe Dosis von 10–20% der HED unter Filter als Hautdosis verabreicht wird. Der Erfolg dieser konservativen Röntgentherapie ist abhängig vom frühzeitigen Einsatz der Behandlung gleich zu Beginn der Entzündung.

Die **Vakzine-Behandlung,** unter der man zunächst die parenterale Einverleibung von in ihrer Virulenz abgeschwächten Keimen zur Erzielung einer gewissen aktiven Immunität versteht, hat sich in der „Kleinen Chirurgie" nur in geringem Umfange behauptet. Für die Praxis kommt eigentlich nur die chronisch-rezidivierende Furunkulose und die rezidivierenden Schweißdrüsenabszesse für die autovakzine Behandlung in Frage.

Zur Anfertigung einer Autovakzine entnimmt man dem Eiterherd des Kranken etwas Sekret und schickt dieses steril im Glasröhrchen einem bakteriologischen Institut zu. Dort wird eine Kultur angelegt, und die Keime selbst werden durch Pasteurisieren abgetötet. Die Antigene bleiben dabei erhalten. Dieses Verfahren ist ohne Zweifel umständlich, man wird in der Praxis auf die fabrikmäßig hergestellten polyvalenten Vakzine zurückgreifen wie z. B. Staphylo-Yatren usw. Die Dosierung bei Vakzinebehandlung ist nicht leicht, außerdem ist die Therapie zeitraubend. Man beginnt mit 5, im Höchstfalle 10 Millionen Keimen (bei akuten Prozessen geringer dosieren!); erstrebt wird eine starke Herdreaktion mit möglichst wenig Kampfstoffen. Stärkere Allgemeinreaktionen sind tunlichst zu vermeiden. Je nach Stärke dieser Reaktionen richtet sich die Zeit, die bis zur nächsten Injektion abgewartet werden muß. Bei schwacher Reaktion etwa nach 3 Tagen, bei stärkerer Reaktion wird man 8 Tage bis zur Reinjektion warten. Abzuraten ist auf jeden Fall in der Praxis von der intravenösen Verabfolgung der Vakzine. Das Anwendungsgebiet der Vakzine ist heute wohl nur noch beschränkt auf die Fälle, die der Antibiotikatherapie **hartnäckig trotzen.**

Dasselbe gilt auch für die **Proteinkörpertherapie.** Hierbei soll durch parenterale Applikation auf gewisse Körper eine Reizwirkung und so eine Leistungssteigerung des Organismus erreicht werden. Auch hierbei beobachtet man Herd- und Allgemeinreaktion. Die Herdreaktion ist erwünscht, sie ist Ausdruck für die vorhandene und erhaltene Abwehrkraft des Organismus. Das Ausbleiben der Herdreaktion beweist, daß der gesetzte Reiz zu klein war oder der abwehrschwache Körper keine Reaktionsbereitschaft mehr besitzt. In der Ambulanz wird von der Eiweißkörperbehandlung kaum mehr Gebrauch gemacht.

2. Besondere Formen akuter Eiterprozesse

a) Furunkel

Der Furunkel wird ausschließlich durch Staphylokokken, selten mal durch Strepto kokken verursacht. Diese leben als harmlose Schmarotzer in den Ausführungsgängen der Haarbälge und Talgdrüsen. Unter bestimmten Bedingungen vermehren sie sich stärker und können virulent werden. Es kommt dann zu einer akuten eitrigen Entzündung des Haarbalges **(Follikulitis).** Geht die Entzündung des Haarbalges weiter, kommt es zur Gewebsnekrose, in deren **Zentrum sich der Haarbalg** befindet, so haben wir den **Furunkel** vor uns. Der **Furunkel** ist **immer gekennzeichnet durch die zentrale Nekrose.**

Besonders prädisponiert vor allem in der heißen Jahreszeit sind die Körperstellen, die stärker schwitzen und Reibungen ausgesetzt sind (Nacken, Achselhöhle, Schenkelbeuge, Schulter- und Analgegend).

Durch die Verschmutzung und Mazeration der Haut durch Schweiß wird den Keimen der Eintritt in die Tiefe erleichtert; dort sind die Wachstumsbedingungen für die Staphylokokken günstiger. Auch allgemeine Erkrankungen, vor allem Stoffwechselstörungen **(Diabetes),** Verdauungsstörungen **(Obstipation)** und bisweilen Infektionskrankheiten schaffen eine gewisse Disposition für Furunkulose. Oft impfen die Kranken unbewußt durch Kratzen mit unsauberen Fingernägeln die Staphylokokken in die Haut ein oder verschleppen durch Herumdrücken an einem bereits vorhandenen Furunkel die Eitererreger und sorgen so für die Ausbreitung und Entstehung der eigentlichen Furunkulose! Um die **Kontakt-** und **Schmierinfektion** zu vermeiden, ist jeder Furunkel vor und nach einer evtl. Operation mit einem gut schließenden Verband **abzudecken,** vor allem empfiehlt sich, die gesunde Hautumgebung durch Abdecken mit **Zinkpaste** zu schützen. Bei Anlage des Verbandes ist auch darauf zu achten, daß die Patienten durch Heftpflaster keine Hautschädigung bekommen, die ihrerseits nun für das Ausbreiten der Furunkel einen günstigen Boden abgibt. Die Behandlung des Furunkels muß sorgfältig von Beginn an durchgeführt werden. Auch kleine Furunkel können zu einer metastasierenden Allgemeininfektion durch Einbruch von Staphylokokken in die Blutbahn führen! Es entstehen dann bisweilen metastatische Nierenabszesse oder auch eine akute Ostomyelitis.

Die **Behandlung des Furunkels** kann zunächst **konservativ** erfolgen, Ruhigstellung und Wärmezufuhr ist zunächst die Therapie der Wahl. Gleichzeitig wird empfohlen, namentlich bei beginnenden Furunkeln, bei denen sich die zentrale Nekrose noch nicht ausgebildet hat, mit Penicillin zu umspritzen, in der kleinen Hoffnung, das Ausbilden der Nekrose verhindern zu können. Ist eine zentrale Nekrose bereits ausgebildet, die Entzündung örtlich begrenzt, so wartet man auf das Ausstoßen des sogenannten „Eiterpfropfes" **(Nekrose).** Man kann das Abstoßen der Nekrose durch Wärme und Ruhigstellung beschleunigen. Ist der Pfropf locker, kann man ihn mit einer Pinzette herausheben. Ein grobes Vorgehen, **Reißen** und **Zerren, Quetschen,** Versuche des **Ausdrückens** usw. ist **streng verboten** und kann namentlich im Gesicht zu lebensgefährlichen Komplikationen führen (s. spez. Teil!). Die Salbenbehandlung des Furunkels ist in der Praxis auch heute noch gern geübt. Vor allem wird die Ichthyolsalbe leider immer noch häufig angewandt! Sie hat den Zweck, die aktive Hyperämie zu verstärken und so die Markierung der zentralen Nekrose zu beschleunigen; die Ichthyolsalbe hat den Nachteil, daß sie neben der erwünschten Hyperämie die umgebende Haut gleichzeitig reizt, d. h. zu einer Art Dermatitis führt! Auf dieser geschädigten Haut ist der Kontaktinfektion Tür und Tor geöffnet! Wenn **Ichthyolsalbe** durchaus **angewandt** werden soll, dann ist unbedingt der **Schutz der Umgebung durch Zinkpaste** erforderlich!! Im übrigen hat sich uns als hyperämisierende Salbe die 10proz. Kampfersalbe ausgezeichnet bewährt! Sie ruft eine genügend starke Hyperämie hervor, vermeidet aber die unerwünschte Schädigung der Haut in der Umgebung des Entzündungsherdes. Bei kleinen Furunkeln kommt man auch sicher ohne Salbenverband, lediglich mit Rotlicht-Bestrahlungen und Ruhigstellung aus.

Nach Abstoßen der zentralen Nekrose resp. ihrer leichten und mühelosen Entfernung mit der Pinzette wird die jetzt vorhandene Wunde mit einer indifferenten Salbe verbunden. Zu empfehlen ist hier neben der bekannten Borsalbe die Penicillinsalbe, evtl. die im Augenblick wieder viel angewandte Chlorophyllsalbe. Bisweilen wird man Furunkel, namentlich wenn sie klinisch bösartig werden, d. h. wenn es zur Ausbildung eines großen entzündlichen Infiltrates, zur Lymphangitis oder Lymphadenitis kommt, operativ angehen müssen. Der operative Eingriff wird im Chloräthylrausch vorgenommen und besteht **nicht in einer Inzision,** sondern in einer **Exzision** des Nekrosengewebes! Der Schnitt muß hierbei bis ins Gesunde reichen und die gesamte Nekrose wird aus dem gesunden Gewebe herausgeschnitten. Die Wunde selbst wird für die ersten Tage locker mit einem Mull-Gaze-Streifen ausgelegt, der mit Penicillin getränkt werden kann. Die Blutung steht meist von selbst, auch hier muß die Haut der Umgebung nach der Exzision des Furunkels vor dem eitrigen Sekret durch Abdecken mit Zinkpaste geschützt werden. Die **Zinkpaste** muß **in dicker Schicht** aufgetragen werden. **Es ist die „einzige Salbe", die dick aufgetragen wird!** Über Gesichtsfurunkel siehe speziellen Teil.

b) Karbunkel

Ein **Karbunkel** ist immer **gekennzeichnet** durch **mehrere zentrale Nekrosen.** Der Karbunkel ist stets eine ernste Erkrankung, die die gleichen Gefahren wie der Furunkel, nur in gesteigertem Maße, nach sich ziehen kann! Besonders gefährdet und disponiert für Karbunkel sind abwehrgeschwächte Individuen, vor allem

Diabetiker! Die Behandlung des Karbunkels hat stets eine **operative** zu sein! Im Chloräthylrausch wird der Karbunkel mit all seinen Nekrosen **exzidiert,** die totale Exstirpation oder Exzision des gesamten Karbunkels ist das sicherste Verfahren. Es ist besser als die einfache Inzision oder der sogenannte Kreuzschnitt, den man bisweilen immer noch zu sehen bekommt; beide Verfahren sind ungenügend und garantieren nicht die Entfernung der gesamten Nekrosen. Nach der ausgiebigen Exzision, wobei bisweilen in der Tiefe einige spritzende Gefäße umstochen werden müssen, wird die Wunde locker mit Mullgaze ausgelegt, die vorher mit Penicillin getränkt wurde. Gleichzeitig umspritzen wir die Wundränder und den Wundboden des Karbunkels mit 100- bis 200000 IE. Penicillin, was nicht unbedingt erforderlich ist!

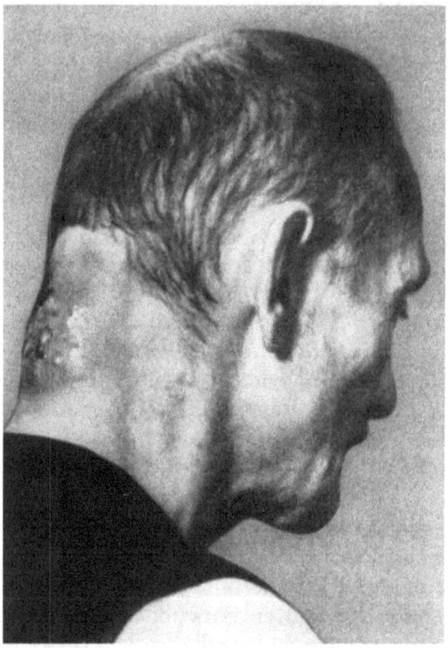

Abb. 21. Nackenkarbunkel vor der Exzision

Stets Urin auf Zucker untersuchen! Der erste Verbandswechsel wird nach 2 Tagen vorgenommen, wobei lediglich der oberflächliche Mullverband erneuert wird. Die Gazestreifen bleiben zunächst an Ort und Stelle und werden nur gegebenenfalls mit 100000 IE. Penicillin angefeuchtet. Wenn der Gazestreifen gelockert ist, was in der Regel nach 6 bis 8 Tagen der Fall ist, wird er entfernt. Unter dieser Behandlung — Bettruhe ist einzuhalten! — säubert sich die Wundfläche meist binnen 8 bis 10 Tagen, und die weitere Behandlung erfolgt nach den üblichen Grundsätzen der sekundär heilenden, granulierenden Wundfläche, d. h. Salbenverbände, bei überschießenden Granulationen wird mit Argentum-nitricum-Stift geätzt, bisweilen muß man zu stark überschießende Granulationen mit dem scharfen Löffel entfernen. Die ausgedehnte Wundfläche verkleinert sich zusehends, wenn der Eiterprozeß abgeklungen ist, so daß nach 4, spätestens 6 Wochen die Wundfläche vernarbt ist! (Abb. 21).

c) Lymphangitis und Lymphadenitis

Die **Lymphangitis** und **Lymphadenitis** werden meist durch Streptokokken, aber auch durch Staphylokokken verursacht; sie gehen oft von kleinen, zur Zeit des Auftretens der Erkrankung mitunter bereits abgeheilten Wunden, kleinen Furunkeln, infizierten Kratzwunden der Füße, von Ekzemen und Unterschenkelgeschwüren aus. Durch den Übertritt der Keime in die Lymphgefäße kommt es zu einer **Entzündung der Lymphwege = Lymphangitis,** die sich klinisch als düsterroter Hautstreifen markiert und beim Betasten als leicht erhaben und druckschmerzhaft imponiert. Von der Virulenz der Keime und von der rechtzeitig einsetzenden Behandlung hängt es ab, ob die Lymphangitis sich zurückbildet oder unter weiterer Ausbreitung und Übergreifen des eitrigen Prozesses auf die Umgebung sich eine Perilymphangitis und Lymphadenitis purulenta mit Abszessen und Phlegmonen entwickelt, wobei die Lymphdrüsen durch die Eiterung mehr oder weniger zerstört werden und nach Verschmelzung mit der Umgebung als Lymphdrüsenabszesse in der Nachbarschaft fortbestehen können. Im Beginn der Lymphangitis kann Fieber fehlen, auch das Allgemeinbefinden der Kranken kann noch ungestört sein. Jede Vereiterung der Lymphgefäße und der Lymphdrüsen führt dagegen zu hohem Fieber mit Schüttelfrost und außerordentlich starken Schmerzen am Entzündungsherd. Es kann zur Spontanperforation solcher Abszesse kommen. Die Behandlung hat dafür zu sorgen, daß der Herd, von dem die Lymphangitis ausgeht, beseitigt wird; zunächst ist aber **auf jeden Fall die Extremität sicher ruhig zu stellen** und der Ausbreitung der Entzündung durch feuchte Umschläge entgegenzuwirken. Die obere Extremität wird mit der KRAMER-Schiene **(Drahtleiterschiene),** die untere Extremität mit der BRAUNschen Schiene ruhig gestellt! Als feuchte Umschläge genügt zur Not kaltes Wasser; besser sind verdünnter Alkohol oder Rivanollösung. **Entscheidend ist auch hier die absolute Ruhigstellung!** Unter dieser Therapie wird sich die Lymphangitis innerhalb von 24 Stunden, spätestens 48 Stunden zurückbilden. Danach wird der Herd beseitigt. Die Lymphangitis ist für den Laien ein bedrohliches Ereignis, das ihn immer rechtzeitig zum Arzt führt. Wir geben heute neben diesen bekannten konservativen Maßnahmen selbstverständlich Penicillin in genügender Dosierung. Die Lymphadenitis purulenta wird nach chirurgischen Grundsätzen rechtzeitig und ausreichend inzidiert, dem Eiter Abfluß verschafft und ebenfalls Antibiotika lokal und parenteral appliziert.

Die chronische Lymphadenitis ist meist Folge dauernder Zufuhr von Keimen, z. B. bei wiederholten kleinen Verletzungen, bei chronischen Ekzemen, Unterschenkelgeschwüren, Unsauberkeit usw. Die chronisch entzündete Drüse verliert allmählich ihr lymphatisches Gewebe, dieses wird durch Bindegewebe ersetzt, was zur Verhärtung und Schrumpfung der Drüse führt. Allgemeinerscheinungen fehlen hierbei meist, und die Beschwerden sind nicht bedeutend. Die wichtigste Aufgabe bei der Behandlung der chronischen Lymphadenitis ist die Bekämpfung der Ursache, denn alle Maßnahmen sind zwecklos, sobald die Lymphdrüse dauernd infektiöses Material zugeführt erhält!

d) Erysipel

Das **Erysipel** = **Rotlauf** entsteht durch Fortschreiten der Infektion in den Lymphbahnen der Haut und wird verursacht durch den **Streptococcus haemolyticus,** der von kleinen, oft nicht feststellbaren Verletzungen her in die Haut eindringt. Sie führt selten zur Eiterung. Das Erysipel macht aber von vornherein starke Allgemeinerscheinungen wie hohes Fieber, Kopfschmerzen, Mattigkeit. Gegen die gesunde Haut markiert sich die Rötung und Anschwellung des Erysipels scharf. In schweren Fällen sind die Kranken benommen, klagen über Übelkeit, Erbrechen. Der erkrankte Hautabschnitt erscheint glänzend, heiß und druckempfindlich. Manchmal springt das Erysipel von einer Hautstelle zur anderen über, die dazwischen liegende Haut bleibt frei *(Erysipelas migrans)*, in schweren Fällen bildet sich im subkutanen Gewebe eine Phlegmone *(Erysipelas phlegmonosa)*, die Haut darüber wird meist nekrotisch. Lieblingssitz des Erysipels ist das Gesicht, zum anderen bildet es sich an den Unterschenkeln auf dem Boden von Unterschenkelgeschwüren oder Schrunden zwischen den Zehen aus. Die Behandlung besteht in absoluter Ruhigstellung, Prontosilanstrich, evtl. Jodanstrich und Prontosil per os, oder auch Penicillin. Unter dieser Therapie klingt in der Regel das Erysipel nach 5 bis 7 Tagen ab. Das Fieber geht meist bereits nach 2 bis 3 Tagen zurück. Bei älteren Personen mit schlechten Kreislaufverhältnissen ist unverzüglich Herz- und Kreislaufbehandlung angezeigt. Rezidivierende Erysipele am Unterschenkel führen oft zur Verödung der Lymphbahnen und zu mehr oder minder starken Elephantiasis.

Über Panaritien, Erysipeloid, Arthritis und Osteomyelitis siehe spezieller Teil.

F. Chronische (spezifische) Infektionen

1. Anaerobierinfektionen

a) Tetanus

Die Gefahr der Tetanusinfektion (s. Kap. Verletzungen) und die Verbreitung der Tetanusbazillen ebenso wie der Gasbranderreger sind auf der ganzen Erde außerordentlich groß. Sie werden in allen Erdproben gefunden. Durch tierischen Dung werden Bazillen und ihre Sporen weiter verschleppt. Straßenverletzungen, besonders jedoch Garten- und Ackerverletzungen sind außerordentlich tetanusgefährdet. Die Sporen des Bazillus sind fast unbegrenzt haltbar. Unter ungünstigen Umständen kann viele Jahre nach der Verletzung ein Tetanus ausbrechen. **Voraussetzung einer Tetanusinfektion ist stets die Verletzung!** Vor allem sind schwere Weichteilwunden, große Zertrümmerungen und Mischinfektionen besonders für Tetanus disponiert, kleine Epitheldefekte und Schleimhautwunden schützen aber **nicht** vor der Erkrankung. Eingedrungene Fremdkörper, besonders solche mit rauher Oberfläche (im Kriege z. B. Granatsplitter), begünstigen das Angehen des Tetanus. Seltener, aber durchaus vorkommend, wird der Tetanus bei Brand- und Erfrierungswunden gesehen. Auch nach Einspritzen von Medikamenten ist Tetanus beobachtet worden. Erinnert sei auch hier an die Infektion der Nabelwunde der Neugeborenen **(Tetanus neonatorum)** und der Uteruswunde **(Tetanus puerperalis)**.

Die Tetanusbazillen sind schlanke Stäbchen, sie bilden rundliche Sporen und wachsen **anaerob.** Der Tetanusbazillus produziert ein **Endotoxin,** das aus zwei Substanzen besteht: Dem Krampf erzeugenden **Tetanospasmin** und dem **hämolysierenden Tetanolysin.** Das Tetanospasmin ist für die Pathologie des Tetanus bedeutungsvoll. Trotz der zahlreichen Verbreitung des Tetanuskeimes ist das Auftreten eines Wundstarrkrampfes relativ selten. Das hängt mit den besonderen Bedingungen zusammen, die vorhanden sein müssen, um das Krankheitsbild auszulösen. Die Mischinfektion, wie sie bei Straßenverletzungen gefunden wird, schafft die beste Vorbedingung zum Angehen des Tetanusinfektion. Die Erreger dringen hierbei nicht in das Innere des Körpers vor, sondern verbleiben in der Wunde. bzw. haften an dem eingedrungenen Fremdkörper. Die Wunde selbst zeigt keinerlei Besonderheiten, die auf Tetanus hinweisen. Voraussetzung ist, daß die mit eingedrungenen anderen Keime den örtlichen Sauerstoff im Gewebe verbrauchen und so quasi als Schrittmacher das Angehen der Tetanusinfektion ermöglichen.

Daraus erklärt sich auch, daß die Inkubationszeit in der Regel 8—14 Tage beträgt. Sie hängt ohne Zweifel mit den Wundverhältnissen und mit den Toxinmengen, die von den eingedrungenen Tetanuskeimen produziert werden, zusammen. In schweren Fällen kann der Tetanus bereits nach 24 Stunden ausbrechen, wir erleben aber auch Tetanusfälle, die 2 bis 3 Monate und länger nach der Verletzung auftreten. Im allgemeinen gilt, daß je **früher** der Tetanus ausbricht, desto **schwerer** der Krankheitsverlauf ist. Dem Ausbruch der Krankheit gehen häufig Prodromalerscheinungen voraus, wie Kopfschmerzen, Gliederschmerzen, Schlaflosigkeit, Schwindel, Kaustörungen und Reflexsteigerung. Auf diese Symptome hat der praktische Arzt bei der Beobachtung des Verletzten zu achten! Jeder Verdachtsfall eines Tetanus gehört in die Klinikbehandlung! Die wichtigste Aufgabe des Arztes ist es, die beginnenden Fälle zu erkennen! Ist erst der Tetanus, der meist mit einem **Trismus** der **mimischen Gesichtsmuskulatur** und schmerzhafter Kieferklemme beginnt **(Risus sardonicus),** voll ausgeprägt, sind bereits tonisch-klonische Krampfanfälle vorhanden, so ist zwar die Diagnose klar, aber die Therapie bereits sehr vage. Die **Prognose des Tetanus** ist

immer ernst, die Mortalität schwankt je nach Örtlichkeit und Lage des Falles zwischen 60 und 90%! Die eigentliche Behandlung des Tetanus ist nicht Aufgabe des praktischen Arztes. Seine wichtigste und dankbarste Aufgabe ist die *Prophylaxe!* Sie besteht zunächst in der „Lege-artis" durchgeführten Wundversorgung, d. h. Entfernung von Fremdkörpern und Offenhaltung durch lockere Tamponade. Zur Prophylaxe gehört fernerhin die Injektion von **TAT = Tetanusantitoxin-Serum**, es werden 2500 E. = 5 ccm des Einfachserums appliziert. Diese Tetanusprophylaxe wird bei uns generell, auch bei der kleinsten Straßenverletzung oder Betriebsunfall, durchgeführt.

Die Wirksamkeit der passiven Tetanusimpfung haben die beiden Weltkriege in überzeugender Weise dargetan. Der Tetanusimpfstoff wird wie üblich von Pferden gewonnen, für mehrmalige Impfung innerhalb eines gewissen Zeitraumes stehen auch Rinder- und Hammelserum zur Verfügung.

Bisweilen treten nach solchen Injektionen, vor allem bei vasolabilen Personen, und bei Reinjektionen allergische Reaktionen auf, wie Urtikaria, in schweren Fällen mit Gesichtsödem, hohem Fieber einhergehend; das Krankheitsbild kann bedrohlich werden durch den **anaphylaktischen Schock** und durch das **Glottisödem.** In solchen Fällen müssen hohe Dosen Kalzium i. v. und Thiantan i. m. und ähnliche Antihistaminika verabfolgt werden. Bei ausgeprägtem anaphylaktischem Schock ist Kreislaufbehandlung und Schockbekämpfung erforderlich. Einen Dauerschutz bewirkt die passive Immunisierung mit TAT nicht. Vielmehr ist die Wirkung nach drei Wochen abgeklungen. Man muß also notgedrungen bei erneuter Tetanusgefahr bei dem Verletzten die Schutzimpfung wiederholen. Auch das Überstehen einer Tetanuserkrankung verleiht keine Immunität gegenüber einer Neuinfektion. Bemühungen zur aktiven Immunisierung gegen Tetanus sind im Gange und sollten unbedingt baldigst gesetzlich verankert und durchgeführt werden. Durch die aktive Immunisierung wird sicherlich ein jahrelanger Schutz erzielt.

b) Der Gasbrand

Der **Gasbrand** gehört ebenfalls zu den **Anaerobierinfektionen** und ist gekennzeichnet durch mit Gasbildung einhergehender **Gewebsnekrose** und **Hämolyse.** Er ist im Krieg wesentlich häufiger, im Frieden relativ selten. Er tritt vor allem häufig bei schweren Weichteilverletzungen auf (Überfahrenwerden, Hufschlag u. a.). Das Bein ist 4—5 mal häufiger von der Gasbrandinfektion betroffen als der Arm. Insbesondere ist der Oberschenkel wegen seiner Muskelmasse gasbrandgefährdet. Als Erreger kommen die verschiedensten Anaerobier in Frage, die ebenso wie der Tetanusbazillus in der Erde, vor allem im Mist und Straßenstaub vorkommen. Es handelt sich dabei um den WELSCH-FRAENKELschen Gasbrandbazillus, um den Bazillus des malignen Ödems; seltener ist der Pararauschbrand-Bazillus und der Bacillus histolyticus beteiligt. Mischinfektionen mit pyogenen Keimen, Staphylokokken, Streptokokken, Kolibazillen u. a. sind häufig. Die Inkubationszeit beträgt nur wenige Stunden, selten Tage. Die Prognose ist ernst, 50% aller Kranken sterben. Die Kranken bieten charakteristische **Symptome** wie: **hohes Fieber,** kleiner **frequenter Puls, trockene Zunge,** allgemeiner **körperlicher Verfall,** der rapide fortschreitet, **motorische Unruhe,** oft **Zyanose,** Erbrechen und **Atemnot. Heftige Schmerzen** werden an der befallenen Extremität geäußert. Die **Extremität** selbst sieht **düster-braun-rot** bis **dunkelblau** aus. Die Weichteile sind dabei ödematös geschwollen, und man palpiert das typische **luftkissenartige Emphysemknistern.** Die Wunde selbst sieht mißfarben sulzig aus, die Muskulatur zerfällt zunderartig („wie gekocht"). Die Wunde verbreitet in der Regel einen eigentümlichen **widerlich-süßlichen Geruch;** dieser ist typisch für Gasbrand. Die Diagnose ist auf Grund der angeführten Symptome leicht. Für den praktischen Arzt kommt nur die Klinikeinweisung in Frage. Die Therapie besteht beim beginnenden Gasbrand aus sofort durchgeführten breiten und tiefen Inzisionen, wobei die Muskulatur bis ins Gesunde freigelegt werden muß. Nekrosen und Fremdkörper sind großzügig zu entfernen. Anschließend wird die Wunde mit H_2O_2-Lösung oder Kali. perm.-Lösung gespült und reichlich Marfanil-Prontalbinpuder oder Marbadalpuder eingestreut. Oft wird man mit den Inzisionen zu spät kommen, und nur die rechtzeitige **hohe Amputation** kann die bedrohliche Lage des Patienten noch zum Guten wenden!! (Abb. 22 a—c).

2. Die eigentlichen spezifischen Infektionen

a) Die Wutkrankheit (Hydrophobie, Lyssa oder Rabies)

Die Wutkrankheit muß im Rahmen der „Kleinen Chirurgie" erwähnt werden, weil bei jeder tollwutverdächtigen Bißwunde, auch wenn sie noch so unscheinbar ist, vom praktischen Arzt die PASTEURsche Schutzimpfung in den dafür vorgesehenen Instituten veranlaßt werden muß. 15% aller vom tollwütigen Hund oder Katze gebissenen Menschen werden an Tollwut erkranken! Die Virulenz und Menge der eingeimpften Viren, die Beschaffenheit und Größe der Wunde, vor allem aber die Entfernung der Bißstelle vom Gehirn spielen beim Auftreten und Ablauf der Erkrankung eine Rolle. Im allgemeinen werden Bisse von tollwütigen Katzen und Füchsen für die gefährlichsten gehalten. Das **Lyssavirus** ist gegen Erwärmung und Desinfizienten sehr widerstandsfähig, jedoch gegen Sonnenbestrahlung und Austrocknung sehr empfindlich. Die von NEGRI als Erreger angesprochenen NEGRIschen **Körperchen** sind als für die Infektion spezifisches anatomisches Substrat anzusehen und werden in 95% der Fälle etwa besonders reichlich in den großen Ganglienzellen, im Ammonshorn, im Kleinhirn, oft auch in der Hirnrinde, selten im Rückenmark, nachgewiesen.

Das Virus läßt sich am besten im Speichel erkrankter Tiere nachweisen. Sicher bekannt ist der Erreger nicht. Der Nachweis der Tollwut geschieht durch den Tierversuch. Hierbei wird Hirn- und Rückenmarksemulsion erkrankter Tiere dem Versuchstier subdural, intrazerebral oder auch intramuskulär verimpft. Das Ergebnis der Impfung liegt aber erst frühestens 3 Wochen nach derselben vor. Im Verdachtsfall darf aber das Ergebnis nicht erst abgewartet werden, sondern es muß die prophylaktische Schutzimpfung sofort veranlaßt werden.

Beim Hund beginnt das erste Stadium der Tollwut nach einer Inkubationszeit von etwa 5 bis 8 Wochen, der Charakter des Tieres ändert sich, es wird unruhig, reizbar und freßunlustig. Danach verstärkt sich dieser Zustand, die Tiere irren ruhelos umher, meist heulend und bellend und werden bissig **(rasende Wut),** einige Tage danach setzt das Finalstadium der Paralyse ein. Unter fortlaufender Lähmung tritt der Tod des Tieres ein.

Beim Menschen schwankt die Inkubationszeit zwischen 10 Tagen und mehreren Jahren, beträgt meistens jedoch 3 bis 8 Wochen. Besonders typisch für die ausgebrochene Tollwut sind die schmerzhaften Schlingkrämpfe bei dem Versuch, zu trinken. Es entsteht daher Angst vor Flüssigkeitszufuhr **(Hydrophobie),** unter Lähmungserscheinungen tritt meist der Tod ein. Neben diesem seltenen voll ausgeprägten Krankheitsbild gibt es auch Fälle abortiver Wutkrankheit. Die Erkrankung beginnt hier mit Kreuzschmerzen, Steifigkeit in der Lendengegend, Parästhesie und leichter Fazialisparese Danach folgen Paraplegien der Beine, Mastdarm- und Blasenstörungen Diese arbortive Form wird auch bei Gesunden beobachtet, die sich der PASTEURschen Schutzimpfung unterwerfen mußten Die Behandlung einer tollwutverdächtigen Wunde besteht in der großzügigen Exzision des verletzten Gewebes, weit im Gesunden(!), unter Offenlassen der Wunde.

Merke: Jede Bißwunde bleibt nach der Wundrandausschneidung offen! *Niemals nähen*! Stets auch Tetanusserum geben!

b) Die Wunddiphterie

Sie ist im großen und ganzen selten. Die LÖFFLERschen Diphteriebazillen stammen meist aus den Rachenorganen des Verletzten selbst oder werden von anderen Diphtheriekranken und Bazillenträgern übertragen. Geraten sie auf die Wunde, so können sie dort bei erhaltener Virulenz zur Infektionsquelle werden. Abgesehen von Tracheotomiewunden, die früher bei der Diphtherie häufig vorkamen, finden wir die Wunddiphtherie meist nur auf älteren schlecht granulierenden Wunden, bei chronischen Ulzerationen und Fisteln. Die Wunde muß den Verdacht auf Wunddiphtherie erwecken, wenn die Granulationen glasig schlaff aussehen und mit bräunlich-gelblich schmierigen Belägen bedeckt sind. Um die Wunde herum bildet sich ein blau-rot verfärbter Hautrand mit zahlreichen kleinen oder großen Blasen. Die Diagnose wird bakteriologisch gesichert. Wenn sie gestellt ist oder der klinische Verdacht besteht, empfiehlt sich für den praktischen Arzt die Klinikeinweisung. Die Gefahr der Wunddiphtherie liegt auch hier im Auftreten von Lähmungen und toxischer Myokarditis durch das Diphtherietoxin. Die Behandlung besteht in Bettruhe, **Isolierung** (aus diesem Grunde schon ist die Einweisung erforderlich) und in Serumgaben. Lokal wird man mit Penicillin in genügender Dosis und Ruhigstellung auskommen. Die lokale Penicillinbehandlung dürfte ausreichend sein; nebenbei, zum Schutz vor Allgemeininfektion, wird man parenteral Penicillin über mehrere Tage verabfolgen.

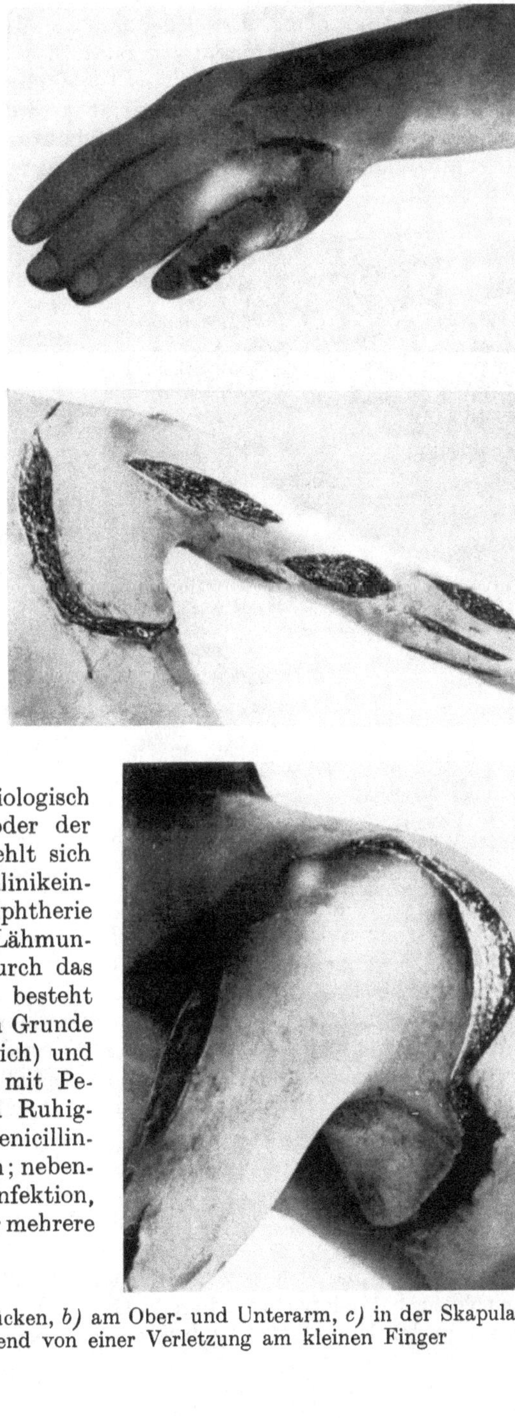

a) *b)* *c)*

Abb. 22 *a)* Breite Inzision am Handrücken, *b)* am Ober- und Unterarm, *c)* in der Skapularregion bei Gasbrand ausgehend von einer Verletzung am kleinen Finger

c) Der Milzbrand

Der **Milzbrand** war früher als sogenannte **Hadern- oder Lumpenkrankheit** in den entsprechenden Berufen wie Fellhändler, Lumpensammler und in Häuteverwertungsbetrieben nicht so selten. Er wird durch die Milzbrandbazillen hervorgerufen. Die Milzbrandsporen sind besonders widerstandsfähig gegen Desinfizientien und Hitze. Sie dienen daher in der Klinik auch als Testobjekt bei der Prüfung von Sterilisationsverfahren. Die Bazillen selbst sind nicht so widerstandsfähig. Die Infektion beim Menschen geschieht durch Eindringen der Bakterien in die Haut, durch Inhalationen **(Lungenmilzbrand)** und durch die Nahrungsaufnahme **(Darmmilzbrand)**, beide sind tödlich. Der äußere oder **Hautmilzbrand** ist die häufigste Form beim Menschen. Zum Angehen des Hautmilzbrandes ist eine Verletzung der Haut nicht erforderlich, auch Einreiben der Bazillen längs eines Haarbalges genügt (Genese wie beim Furunkel). Nach Eindringen der Bazillen bildet sich zunächst eine kleine juckende gerötete Stelle an der Haut, die nach kurzer Zeit in ein Infiltrat übergeht, in dessen Zentrum sich ein kleines blau-rotes Bläschen entwickelt, die Milzbrandpustel = **Pustula maligna** (Abb. 23). Der Inhalt dieser Pustel ist blutig-serös, bei Mischinfektion wird er eitrig. Der Entzündungsherd ist wallartig von einem starken Ödem umgeben und fällt der Nekrose anheim. An der Randzone dieses wallartigen entzündlichen Ödems entwickeln sich neue Milzbrandpusteln. Auf diese Weise entsteht dann der typische *Milzbrandkarbunkel*. Er ist im Gegensatz zum normalen Staphylokokkenkarbunkel wenig schmerzhaft. Für den Arzt ist wichtig, an Milzbrand zu denken, wenn das Bild der Pustelbildung mit der ödematös durchtränkten entzündeten Umgebung vorliegt; in diesem Falle ist die Klinikeinweisung zu veranlassen. Der eigentliche Milzbrandnachweis erfolgt durch bakteriologische Untersuchung, die der Klinik überlassen bleiben sollte. Die Behandlung des Milzbrandes besteht in Ruhigstellung und Abdecken des Entzündungsherdes. Ferner hat sich für den äußeren Milzbrand die **Penicillintherapie** gut bewährt. Der Bacillus **ánthracis** ist äußerlich stark penicillinempfindlich. Die Hautveränderungen bilden sich unter Penicillin und Ruhigstellung prompt zurück, eine evtl. Bakteriämie verschwindet.

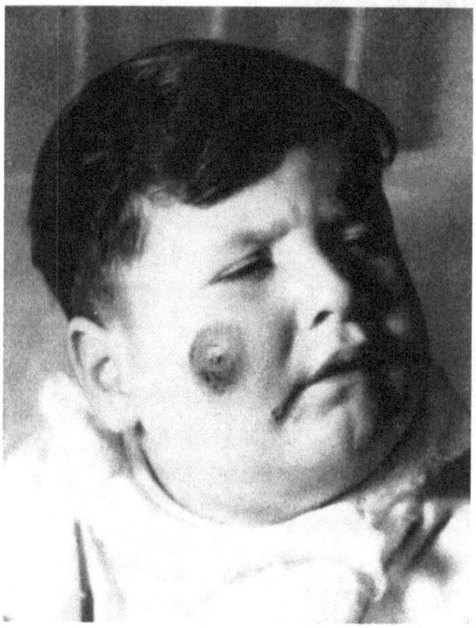

Abb. 23. Milzbrandpustel bei 3jährigem Kind (Vater: Fellhändler)

d) Das Erysipeloid

Das **Erysipeloid** wird hervorgerufen durch den Erreger des Schweinerotlaufes. Er ist bereits 1884 von ROSENBACH beschrieben worden. Da das Krankheitsbild chronisch verläuft, rechnet man das Erysipeloid zu den spezifischen Infektionen. Der Erreger = Erysipelothrix rhusiopathia dringt in Gelegenheitswunden, meist Schrunden an den Fingern, in den Körper ein. Nach wenigen Tagen beginnt die Umgebung der Wunde zu jucken, und es entsteht eine blau-rote begrenzte Verfärbung der Umgebung des Infektionsherdes. Der Entzündungsprozeß ist immer scharf gegen die gesunde Haut abgegrenzt. Es besteht kaum Schmerzgefühl, lediglich ist ein unangenehmes Jucken und Spannungsgefühl vorhanden. Die Entzündung spielt sich wie beim echten Erysipel in der Haut selbst ab. In der Regel werden ein, höchstens zwei Finger befallen, und nur selten greift die Entzündung auf die Haut der Mittelhand oder der anderen Finger über. Allgemeinerscheinungen wie beim echten Erysipel werden beim Erysipeloid nicht beobachtet. Am Schweinerotlauf werden vorwiegend Personen erkranken, die mit infizierten Schweinen zu tun haben, also Landwirtschaftsarbeiter, Tierpfleger und vor allem Fleischer. Das Erysipeloid ist immer ausgezeichnet durch einen subchronischen Verlauf, blau-rote Verfärbung, geringe, oft fehlende Schmerzhaftigkeit. Die Behandlung ist stets konservativ. Ein chirurgisches Vorgehen ist falsch! Die Behandlung besteht in Ruhigstellung des erkrankten Fingers, Prontosilanstrich und evtl. Ichthyolsalben-Watte-Verband. Eine Anwendung von Rotlaufserum wird oft in praxi durchgeführt, ist unseres Erachtens aber nicht erforderlich.

e) Die Tuberkulose

Im Rahmen der „Kleinen Chirurgie" hat die Tuberkulose überwiegend diagnostische Bedeutung. Ihre Behandlung nimmt hier nur einen sehr kleinen Raum ein. Die chirurgische Tuberkulose, die in ihrer vielgestaltigen Form die verschiedensten Gewebe befallen kann (Haut, Schleimhaut, Lymphdrüsen, Knochen, Gelenke und innere Organe), stellt immer eine allgemeine Infektionskrankheit dar, auch wenn sie als örtliches Leiden in Erscheinung tritt.

Die Infektion erfolgt am häufigsten durch die Lungen, ferner durch die Nahrung oder durch direkte Infektion von Hautwunden. Auch von einer tuberkulösen Mutter können letztlich Keime auf den Fetus übertragen werden. Von den primären Infektionsherden aus können dann auf dem Blutwege beliebige andere Organe befallen werden. Für die „Kleine Chirurgie" kommt nur die Form der oberflächlich liegenden Tuberkulose in Frage. Die Tuberkulose wird durch den Kochschen Tuberkelbazillus hervorgerufen. Der Tuberkelbazillus ist ein schlankes, unbewegliches, säurefestes Stäbchen (Koch 1882); der direkte Nachweis im erkrankten Gewebe oder im Sekret gelingt selten. In dubio ist der Tierversuch zum Nachweis des Tuberkelbazillus heranzuziehen. Die Tuberkulose ruft je nach Reaktionsart des Körpers verschiedene und zahlreiche Veränderungen im Organismus hervor. Mehr oder weniger gemeinsam ist ihnen allen das Auftreten von Tuberkeln. Tuberkel sind kleine knötchenförmige Herde, die histologisch ausgezeichnet sind durch Langhanssche Riesenzellen, Epitheloidzellen und Lymphozyten; wenn mehrere solcher Knötchen zu einem größeren spezifischen Gebilde zusammenfließen, so haben wir den Konglomerattuberkel vor uns. Ernährungsstörungen infolge Mangels an Gefäßen und spezifische Toxineinwirkungen können zur Nekrose führen, die in diesem Falle bekanntlich als Verkäsung imponiert. In dem einen Fall überwiegen produktiv zirrhotische Prozesse, im anderen Falle überwiegen exsudative Prozesse. Ist die Abwehrlage des Organismus von vornherein schlecht, so wird es stets zur Auflösung des Gewebes und zum raschen Fortschreiten des tuberkulösen Prozesses kommen, im ungünstigen Falle zur käsigen Pneumonie. Bei besserer Abwehrlage kann der Körper durch Resorption und narbige Umwandlung (produktive Form der Tuberkulose) kleine Herde ausheilen, größere durch Bindegewebsschwarten abkapseln und verkalken. Wenn die Erkrankung weiter fortschreitet, so kommt es zum Durchbruch käsig nekrotischer Massen in die Umgebung, und es kommt zur tuberkulösen Fistel, wenn die käsigen Massen durch die

Haut durchbrechen. Die tuberkulösen Fisteln entleeren dünnen, gelb-grünlichen, häufig mit käsigen Bröckeln, Gewebssequester und Fibrinflocken untermischten Eiter.

Tuberkulose der Haut und Schleimhäute. Der *Leichentuberkel* entsteht durch Infektion kleiner Wunden mit tuberkulösem Leichenmaterial. Er erscheint in Form derber **rotbrauner,** von zerklüfteter Epidermis bedeckter **Knötchen.** Die verruköse Form der Hauttuberkulose bildet hypertrophische flache, blau-rot umrandete Infiltrate. Die Behandlung besteht in der ausgedehnten **Exzision.**

Die eigentliche und häufigste Form der Hauttuberkulose stellt der *Lupus* dar. Der Lupus kommt in allen Hautschichten vor, am häufigsten jedoch im Unterhautzellgewebe. Der Lupus entsteht ebenfalls durch Infektion kleiner Verletzungen, wobei zunächst kleine stecknadelkopfgroße Knötchen von braunroter Farbe auftreten, die die Haut kaum überragen. Bei Druck mit dem Glasspatel behalten sie ihre bräunliche Färbung! Mit der Zeit treten diese Knötchen deutlicher hervor und sind mit leicht gespannter glatter glänzender Haut überzogen. Später fließen benachbarte Herde ineinander, und es entstehen unregelmäßig begrenzte Infiltrate, deren Mitte unter der Einziehung der Haut vernarbt bzw. geschwürig zerfällt. Lieblingssitz des Lupus ist das Gesicht im Bereich der Wange und der Nase. Oft zeigt der Lupus mangelnde Heilungstendenz, greift weiter um sich und führt zu groben Entstellungen im Gesicht. Entfernt man von den meist flachen Geschwüren die gelblichen oder dunklen Borken, so liegt ein glatter, granulierender, leicht blutender Geschwürsgrund vor. Im Gegensatz zur Syphilis kann dieser Befund dort nicht erhoben werden. Bei der Syphilis stellen sich **tiefe, eitrig belegte** und mit **steilen** Rändern versehene Gewebsdefekte vor. An den Fingern und Händen lokalisiert sich der Lupus vorwiegend auf der **Streckseite.** Er kann hier zu schweren Verstümmelungen führen. Die Behandlung sowohl der Leichentuberkulose wie der verrukösen Hauttuberkulose und der Lupusinfiltrate besteht in ihrer operativen Entfernung im Gesunden soweit dies der Ausdehnung entsprechend möglich ist. Lokalanästhesie ist hierbei ausreichend, ausgedehnte Infiltrate bleiben der fachärztlichen Behandlung überlassen. Die Schleimhauttuberkulose entsteht meist sekundär auf Grund einer offenen Lungentuberkulose. Sie zeigt sich in Form miliarer Knötchen und knotiger Infiltrate. Diese können zu schmerzhaften Geschwüren mit unterminierten Rändern führen.

Cave: Verwechslung mit Karzinom! — Die Schleimhauttuberkulose hat ihren Sitz im Bereich des Zahnfleisches, der Mundschleimhaut und Rachen- und Gaumenmandeln.

Die Tuberkulose der Lymphdrüsen. Die Lymphdrüsentuberkulose, **Lymphadenitis tuberculosa,** entsteht im allgemeinen auf dem Lymphwege, bisweilen aber auch auf dem Blutwege, und zwar entweder primär oder sekundär durch Befallen regionärer Lymphdrüsen in der Nachbarschaft von anderen tuberkulösen Herden. Die primäre Lymphadenitis tuberculosa, d. h. ohne erkennbare Haut- oder Schleimhauterkrankung, findet sich oft bei Kindern; häufig werden hierbei die Drüsen der Halsgegend, des Gesichtes, der Achselhöhle, evtl. der Leistengegend, sowie die Mesenterial- und Bronchialdrüsen befallen. In der Kleinen Chirurgie haben wir es hauptsächlich mit den tuberkulösen Lymphomen des Halses zu tun. In seltenen Fällen kommt noch die Lymphdrüsentuberkulose der Parotis sowie der Wange in Betracht. Bisweilen (sehr selten) erkranken auch die in Höhe des Mundwinkels am vorderen Masseterrande gelegenen sogenannten kommissuralen Lymphdrüsen. Die Tuberkulose der Halsdrüsen wird in allen Lebensaltern beobachtet, in Sonderheit aber bei Kindern und Jugendlichen, am häufigsten ist dabei das 2. Lebensjahr betroffen (etwa 75%). Drei Gruppen von Lymphdrüsen, nämlich die oberflächlich gelegenen Drüsen in der Nachbarschaft der Kiefer (submentale, submaxillare und subaurikulare Drüsen), die retropharyngealen und prälaryngealen Drüsen und schließlich die tiefer gelegenen Halslymphdrüsen kommen in Frage. Die Infektion aller dieser Drüsen erfolgt in der Regel auf dem Lymphwege, wobei der WALDEYERsche lymphatische Rachenring, Gaumen- und Rachentonsillen die Hauptrolle spielen. Daneben wirken für das Auftreten der Lymphdrüsentuberkulose neben der ererbten Disposition schlechte Ernährung und schlechte Hygieneverhältnisse begünstigend. Die tuberkulös erkrankten Drüsen, die **Lymphome,** erscheinen zunächst als gegeneinander verschiebliche, derbelastische, rundliche Knoten verschiedener Größe. Stets sind mehrere Drüsen einer Drüsengruppe erkrankt. Im Verlauf der Erkrankung verbacken die Drüsen mit der Umgebung und untereinander, innerhalb der Drüse kommt es zur Verkäsung und zunehmender Verflüssigung des Inhaltes, schließlich verwandelt sich die ganze Drüse zu einem **kalten Abszeß.** Bei oberflächlich liegenden Drüsen läßt sich der kalte Abszeß ohne weiteres diagnostizieren, bei tiefliegenden Drüsen ist der Nachweis der Fluktuation wegen der derben Kapsel oft erschwert. Oberflächlich gelegene Drüsen verwachsen mit der Haut, diese verdünnt sich und nimmt einen bläulichen Farbton an. Schließlich wird die Haut perforiert und der tuberkulöse Eiter kann sich so spontan nach außen entleeren. Wenn bei einem tuberkulösen Lymphom, das primär **nicht** schmerzempfindlich ist und keine akuten Entzündungserscheinungen verursacht, Fieber, Hautrötung und Schmerzhaftigkeit auftreten, so spricht dies immer für eine Mischinfektion des tuberkulösen Abszesses mit Staphylokokken oder Streptokokken. Die Behandlung des tuberkulösen Lymphoms hängt naturgemäß vom Stadium der Erkrankung ab. Bei nicht verkästen und harten Lymphomen empfiehlt sich die Röntgenbestrahlung, die oft zur Schrumpfung des tuberkulösen Prozesses führt. Die Bestrahlung bewirkt zunächst ein kurzdauerndes Stadium vermehrter Anschwellung, allmählich aber werden die Drüsen verschieblicher, nehmen an Größe ab und lassen sich besser untereinander trennen. Nach weiteren Sitzungen schwinden die Knoten mehr und mehr und sind schließlich nur noch als etwa erbsgroße Drüsenreste von derber Konsistenz und guter Verschieblichkeit palpabel. Stets sind mehrere auf Monate verteilte Bestrahlungen erforderlich. **Überschnelle Rückbildung** von Lymphomen muß den **Verdacht** erwecken, daß es sich nicht um tuberkulöse, sondern um die bedeutend strahlenempfindlicheren HODGKINschen Lymphome gehandelt hat. Eine beginnende Einschmelzung läßt sich durch Bestrahlung nicht verhindern, im Gegenteil, die Bestrahlung begünstigt hierbei die Einschmelzung.

Auch die BIERsche Stauung hat auf tuberkulöse Herde einen ausgezeichneten Einfluß. An den Extremitäten erzeugt man die Stauungshyperämie durch Anwickeln der Gliedmaßen zentral vom Herd mit einer Gummibinde. Dabei ist darauf zu achten, daß die arterielle Blutzufuhr **nicht** aufgehoben wird, der Abfluß des venösen Blutes dagegen **gehemmt** ist. Der periphere Abschnitt der Extremitäten muß dabei blau-rot verfärbt sein, der Kranke selbst soll die Stauung nicht unangenehm empfinden, im Gegenteil, die bestehenden Schmerzen sollen rasch nachlassen. Die Stauung bleibt 6 Stunden liegen, daraufhin wird eine 6stündige Ruhepause eingeschaltet. Ist bereits eine *Fluktuation* nachweisbar, dann muß man den dünnflüssigen Abszeßeiter durch Punktion entleeren. Zur Punktion muß stets eine dicke Kanüle verwandt werden, da der tuberkulöse Eiter oft käsige Bröckel enthält. Dabei muß die Kanüle stets **seitlich** vom Abszeß und **oberhalb** desselben, etwa 3—4 cm von der oberen Abszeßgrenze entfernt, eingestochen werden durch gesundes Gewebe hindurch, damit ein langer, schräg verlaufender Stichkanal entsteht, dessen Wände nach Entleerung des Abszesses sich übereinander legen, wodurch der Stichkanal sicher verschlossen ist und bleibt. Wenn man die Kanüle auf der Höhe der fluktuierenden Geschwulst senkrecht einsticht, sickert der tuberkulöse Eiter nach Entfernung der Kanüle durch den Stichkanal hindurch, infiziert ihn, und die Entstehung einer tuberkulösen Fistel wird somit begünstigt. Ist der Abszeß entleert, dann wird man tunlichst in die leere Abszeßhöhle Pasalon, Streptomycin, TB[1] 698 oder INH (Isonicotinsäurehydracid) einspritzen, wobei die Menge der des abgezogenen Eiters entspricht. Die kleine Stichwunde, die nach Rückziehung der Kanüle entsteht, wird mit steriler Mullgaze abgedeckt. Steht ein modernes tuberkulosewirksames Antibiotikum nicht zur Verfügung, so empfiehlt sich das Einspritzen von 10proz. Jodoformglyzerinlösung. Die Behandlung eines kalten Abszesses muß wöchentlich einmal mindestens wiederholt werden. Die Verabfolgung mehrerer Injektionen ist erforderlich. Wichtig ist, daß bei jeder Punktion **absolute Asepsis** eingehalten wird, da jede hinzukommende Mischinfektion den lokalen Zustand wesentlich verschlechtert und eine Ausheilung oft unmöglich macht. Wenn die Haut über einem kalten Abszeß verdünnt und livid verfärbt ist, oder das vorliegende Lymphom als mischinfiziert anzusehen ist, empfiehlt es sich, den Abszeß im Rausch durch ausreichende Inzision zu eröffnen und die Abszeßhöhle mit Jodoformgaze oder mit Gaze locker auszutamponieren, die vorher mit einem tuberkulosewirksamen Antibiotikum getränkt wurde. Bei tuberkulösen Fisteln bewährt sich auch heute noch die Ausfüllung der Fistel mit Jodoformstäbchen, wobei man oft eine Heilung der Fistel erzielt. Die radikale operative Entfernung tuberkulöser Drüsen in örtlicher Betäubung kann man zur Beschleunigung der Heilung eines tuberkulösen Lymphoms in Betracht ziehen. Wegen der festen Verwachsungen der Drüsen mit der Umgebung bieten die Eingriffe außerordentliche Schwierigkeiten und gehören daher nicht in den Bereich der „Kleinen Chirurgie". Im übrigen darf bei der Behandlung tuberkulöser Prozesse nicht außer acht gelassen werden, daß die Behandlung durch Stärkung der natürlichen Abwehrkräfte des Organismus ganz wesentlich unterstützt werden muß. Erinnert sei hier an die Gerson-Hermannsdorfer-Sauerbruchsche **Diät**, eine salzlose, vitamin-, fett- und eiweißreiche und kohlenhydratarme Ernährung. Diese übt ohne Zweifel einen heilenden Einfluß auf den tuberkulösen Prozeß aus. Vor allem ist reichlich Vitamin-C-Gabe erforderlich. Vitamin C wird in der Regel meist unter-, nie überdosiert! Eine Überdosierung von Vitamin C ist praktisch nicht möglich, da der Körper das nicht benötigte Vitamin C durch die Nieren wieder ausscheidet. Unter Einschränkung der Flüssigkeitszuführ und des Kochsalzes gehen oft Rötung und Schwellung zurück, die Schmerzen lassen nach, die Geschwüre und Fisteln reinigen sich und ihre Sekretion versickert allmählich. An Hautreizen ist zu nennen: Einreibung mit Schmierseife, Bestrahlung des Körpers mit der hochaktiven Gebirgssonne in Höhenkurorten (Davos, Allgäu), wo der Körper auch dem Einfluß kalter Luft ausgesetzt wird. Als künstlicher Ersatz der Gebirgssonne kann zur Not die Höhensonne dienen, wobei täglich Bestrahlungen beginnend mit 3 Minuten steigernd bis auf 15 Minuten erforderlich sind. Auch die Körperoberfläche wird allmählich dabei in der der Bestrahlung ausgesetzten Körperpartie zunehmend gesteigert, bis schließlich der ganze Körper der künstlichen Höhensonnenbestrahlung ausgesetzt ist.

Von den tuberkulösen Knochenerkrankungen ist für die „Kleine Chirurgie" vor allem die *Spina ventosa* **(der Winddorn)** zu nennen; die Knochen im Bereich der Hand und des Fußes werden vorwiegend im jugendlichen Alter von der Tuberkulose befallen. Bei **langen Röhrenknochen** tritt die Tuberkulose immer im Bereich der **Epiphyse** auf. Die Tuberkulose der **Metacarpi** und der **Phalangen** an Hand und Fuß breitet sich dagegen immer im Bereich der **Diaphyse** aus. Der tuberkulöse Prozeß führt im Knochenmark zu einem verkäsenden Granulationsgewebe, in dem die sequestrierten Reste der Spongiosa liegen. Die Kortikalis verdickt sich und wird aufgetrieben; auf die Entzündung reagiert das Periost mit Knochenneubildung. Die Folge ist ein aufgetriebener Knochen, der unter dem Namen **Winddorn** oder **Spina ventosa** bekannt ist. Es entsteht hierbei eine schmerzlose zylindrische Anschwellung im Bereich des befallenen Knochens. Die ödematöse Anschwellung wird von der entzündlichen Röte abgelöst. Die Behandlung der Spina ventosa ist zunächst immer konservativ. Ruhigstellung, Wärme, evtl. Röntgenbestrahlungen mit geringen Dosen. Oft kommt es dabei zur Heilung. Bei erfolgter Sequestrierung ist operatives Vorgehen indiziert. Unter aseptischen Kautelen wird der erkrankte Knochen durch Längsschnitt seitlich der Strecksehnen freigelegt und mit kleinem Hohlmeißel eröffnet. Nach Entfernung des Sequesters wird die erkrankte Markhöhle ausgelöffelt und mit Pasalon und Streifen bedeckt. Liegt keine sekundäre Infektion vor, kann man die Wunde durch Naht verschließen. Oft kommt es dabei zu Deformierungen, evtl. bei jugendlichem Knochen zu Wachstumsstörungen. Da solche mißgebildeten Finger oft auffallend **gute** Funktion zeigen, ist von frühzeitigem, verstümmelndem Eingriff abzuraten.

Die Tuberkulose der Fingergelenke findet sich meist bei älteren Personen (besonders bei gleichzeitiger Lungentuberkulose). Am häufigsten sind die Metacarpo-Phalangealgelenke befallen. Neben dieser primär synovialen Tuberkulose gibt es noch eine sekundäre Gelenkinfektion im Verlauf einer Spina ventosa. Das erkrankte Gelenk ist spindelförmig aufgetrieben, mit geringer Schmerzhaftigkeit, in seiner Beweglichkeit deutlich eingeschränkt und hat einen leicht trübserösen Erguß. Die Schwellung greift diffus auf die Nachbarteile des Gelenkes über. Kommt es zur Auflockerung des Bandapparates, so finden wir oft eine Subluxationsstellung. Wird die Gelenkkapsel und der Gelenkknorpel zerstört, so stellt sich Krepitation ein, und die benachbarten Knochen lassen sich gegeneinander verschieben. Die Behandlung ist weniger aussichtsreich als bei der Spina ventosa. Am besten stellt man das Fingergelenk in mäßiger Beugestellung (Mittelstellung) ruhig und wartet die Ausheilung unter Versteifung des Fingers ab. Bei älteren Personen führt diese Behandlung oft nicht zum Ziel. In solchem Falle soll man sich nicht scheuen, die Exartikulation des Fingers vorzunehmen. Die Tuberkulose größerer Gelenke gehört nicht mehr in die „Kleine Chirurgie". Auch ein Hydrops des Kniegelenkes gehört bei unsicherer Diagnose, wobei zur Klärung die Kniegelenkpunktion mit Tierversuch erforderlich ist, in die Klinik.

Die Sehnenscheidentuberkulose entsteht primär auf dem Blutwege oder sekundär im Anschluß an Knochen- oder Gelenktuberkulose; sie zeigt sich in verschiedenen Formen:

Dem **serösen Erguß,** dem **Reiskörper-Hygrom,** dem **Fungus** und der granulierenden **synovialen** Tuberkulose mit Eiterung.

Diese Formen lassen sich klinisch nicht scharf voneinander trennen; sie gehen oft ineinander über.

Der Verlauf der Sehnenscheiden ist für die Ausbildung des path.-anat. Substrates entscheidend. Die Diagnose bereitet dann Schwierigkeiten, wenn sich der tuberkulös-entzündliche Prozeß vorwiegend auf die Hohlhand lokalisiert. Viel häufiger verläuft die Tuberkulose der Sehnenscheiden über die ganze Flexorentasche und setzt sich unter dem Ligamentum carpi transversum nach aufwärts fort. Es kommt zu einer Einschnürung der entzündlichen Geschwulst durch das Ligamentum carpi und so zur Aufteilung in eine proximale und distale Partie. Auf diese Weise entsteht das **Zwerchsackhygrom.** Charakteristisch für diese Erkrankung ist das **„Hindurchfluktuieren“** der Geschwulst durch das Ligamentum carpi. Man fühlt dabei häufig viele sich frei bewegende, zum Teil auch gestielte Reiskörperchen — **Corpora oryzoidea** — in dem Sehnenscheidensack. Einen ähnlichen Vorgang beobachtet man an den gemeinsamen dorsalen Synovialsack der Finger 2.—4., am Fußrücken vorwiegend an den Sehnenscheiden der Peroneussehnen, ebenso wie an den der Extensoren und Flexoren am Innenknöchel. Bei serösen Formen führen kleine Eingriffe manchmal zur Heilung; entweder entleert man den Inhalt der Sehnenscheiden durch Punktion und spritzt geringe Mengen Jodoformglyzerin ein oder man eröffnet das Hygrom **(strengste Asepsis!)**, entfernt die corpora oryzoidea durch vorsichtige Auslöffelung und schließt die Wunde durch Naht. Röntgenbestrahlung in kleinen Dosen unterstützt die Ausheilung. Bei fungösen oder verkäsenden Formen ist die radikale Exstirpation der erkrankten Sehnenscheide vorzuziehen. Die Operation ist nicht ganz einfach, fachärztliche Behandlung ist erforderlich.

Die **Bursitis tuberculosa** schließt sich meist sekundär an die Tuberkulose der Nachbarorgane an. Sie geht fast immer von benachbarten Gelenken aus, mit dem der Schleimbeutel in direkter Verbindung steht. Bisweilen kommt die tuberkulöse Schleimbeutelentzündung auch als selbständiges Krankheitsbild vor und ist dann hämatogenen Ursprungs.

Sie tritt in Form des harmlosen **Hygroms,** als **Fungus** oder **Reiskörper-Hygrom,** auf. Auch primär sklerosierende Formen sind beschrieben worden. Durchbruch der Weichteile mit nachfolgender Fistelbildung kann auftreten; es können natürlich alle Schleimbeutel an Tuberkulose erkranken, besonders **häufig** wird jedoch die **Bursa subdeltoidea** und die **Bursa trochanterica** befallen.

Die Behandlung besteht bei der tuberkulösen Bursa praepatellaris, die nicht ganz selten ist, in der Exstirpation des Schleimbeutels, da die Punktion und Einspritzung von Jodoformglyzerin oder Röntgenbestrahlung keinen Erfolg versprechen. Der Eingriff ist leicht durchführbar und ungefährlich. Man muß sich nur bei der Umspritzung der Nähe des Kniegelenkes bewußt bleiben, damit keine Keimverschleppung aus dem erkrankten Schleimbeutel in das Gelenk stattfindet. Im übrigen ist die Exstirpation einer Bursa praepatellaris doch wohl Aufgabe der Klinik.

Differentialdiagnostisch muß man zwischen der tuberkulösen und der gewöhnlichen unspezifischen Bursitis praepatellaris unterscheiden. Die **Wand des tuberkulösen Schleimbeutels** ist meist durch das spezifische Granulationsgewebe **verdickt.** Die Randabschnitte lassen sich hierbei auffallend deutlich abtasten. Dagegen ist die **Fluktuation** wegen der stärkeren Wandung des Schleimbeutels **nicht so ausgeprägt** wie bei der unspezifischen Bursitis. Wenn zahlreiche Reiskörper vorhanden sind, bewirken sie ein typisches „Schneeballknirschen“. Beim Laufen sind die Beschwerden bei der tuberkulösen Form der Bursitis meist ausgeprägter als bei der unspezifischen Form. Nach der Exstirpation wird der Schleimbeutel immer einem pathologischen Institut zur histologischen Untersuchung eingeschickt!

f) Syphilis

Die **Syphilis** muß im Rahmen der „Kleinen Chirurgie“ vorwiegend aus differentialdiagnostischen Gründen, weniger aus therapeutischen kurz behandelt werden. Die operativen Eingriffe hierbei, soweit sie in das Gebiet der „Kleinen Chirurgie“ fallen, beschränken sich vorwiegend auf Probeexzisionen zur Sicherung der Diagnose. Wir unterscheiden bekanntlich die erworbene und die angeborene Syphilis. Erreger: **Spirochaeta pallida** (SCHAUDINN). Die Spirochaeta pallida ist ein feines, korkenzieherartig gewundenes Fädchen; sie hat gleichmäßig 8—12 Windungen, die sowohl in Ruhe wie auch bei Bewegung konstant bleiben. Die Spirochäte ist ein anaerober Gewebsparasit. Mit Hilfe der Dunkelfeldmikroskopie läßt sich der Spirochätennachweis am schnellsten erbringen. Bei Probeexzisionen wird in dem entnommenen Gewebsstück die Spirochaeta pallida am besten durch die Silbermethode nach LEVADITI nachgewiesen. Die hereditäre Syphilis spielt bei den Erkrankungen, wie wir sie in der „Kleinen Chirurgie" zu behandeln haben, nur eine geringe Rolle. Man achte auf die HUTCHINSONsche *Trias* (halbmondförmige Einkerbung der oberen Schneidezähne, Keratitis parenchymatosa und Innenschwerhörigkeit); bisweilen findet man in der Umgebung des Mundes radiär angeordnete strichförmige Narben, die von abgeheilten Papeln herrühren. Bei der erworbenen Lues ist zunächst mit Beginn der **Primäreffekt,** ein rundlicher scharf begrenzter knorpelharter Herd **(Initialsklerose)** vorhanden; an typischer Stelle sitzend wird er selten übersehen.

Man denke aber daran, daß der Primäraffekt **(P.A.)** auch als **hartes Ulkus** mit wallartigen Rändern, etwas erhaben und schmutzig belegtem Grund auch an Lippen, Zunge und Tonsillen auftreten und hier eine gewisse Ähnlichkeit mit Karzinom aufweisen kann. Der Nachweis derber indulenter Lymphdrüsen 1—2 Wochen nach Auftreten des P.A., 4—5 Wochen nach der Infektion klärt, die Diagnose. Ferner sind Diagnoseirrtümer bei den seltenen Primäraffekten der Mamille und des Afters möglich. Auch ist nicht ganz so selten ein P.A. am Finger im Anfang mit einem **subakut verlaufenden Panaritium** zu verwechseln! *(Paronychia luica).*

Das Sekundärstadium der Syphilis, in der es zur hämatogenen Aussaat und Allgemeininfektion des Körpers mit Spirochäten kommt, ist für die „Kleine Chirurgie" nicht bedeutungsvoll. Neben dem luetischen Exanthem kann es hierbei zu allgemeiner Lymphdrüsenschwellung **(Skleradenitis)** kommen. Die Lymphdrüsen schwellen hierbei zu harten, bohnengroßen, nicht schmerzhaften Gebilden an.

Von chirurgisch größerer Bedeutung ist das **Tertiärstadium (L. III)**; hier kommt es zur Ausbildung von **Gummata** *(Gummiknoten).* Diese Gummata können sich in jedem Gewebe entwickeln, an jeder Stelle also auftreten und alle möglichen Größen bis zur Faustgröße erlangen. Im frischen Zustand bestehen sie aus grau-rotem, relativ weichem Gewebe. Ihre Neigung zur Nekrose, die Abkapselung durch derben Bindegewebswall, allmähliche Resorption, andererseits ihre Verflüssigung, die zur Abszeßbildung und durch Einschmelzung der deckenden Haut oder Schleimhaut zu Geschwüren Anlaß gibt, schaffen ein **polysymptomatisches Bild,** das differentialdiagnostisch bisweilen Schwierigkeiten bereiten kann. „Die Lues ist der Affe unter den Krankheiten!" Sie ahmt die verschiedensten Krankheiten nach. An der Haut kann z. B. das papulo-serpiginöse Syphiloid zur Fehldiagnose **Lupus** führen. Es handelt sich hierbei um derbe, braune, leicht erhabene Knötchen, die im Zentrum vernarben, und in der Peripherie schreitet die Erkrankung durch Bildung neuer Knötchen weiter fort. **Schnelle Fortentwicklung** spricht für **Syphilis** und **gegen Lupus!**

Die rundlichen, langsam und schmerzlos wachsenden gummösen Hautinfiltrate, die wallnußgroß und noch größer werden können, ähneln sehr dem multiplen **Hautsarkom,** auch dem **Erythema nodosum.** Letzteres tritt allerdings **akut** auf und macht Schmerzen. Auch Verwechslungen mit **Mycosis fungoides** sind möglich. Die Haut zieht über die Gummiknoten zunächst unverändert hinweg. Im weiteren Verlauf verlöten beide miteinander, die Haut nimmt eine blau-rote Verfärbung an. Allmählich **erweicht** das Gumma, **Fluktuation** wird nachweisbar, **Verwechslung mit einem Abszeß** liegt auf der Hand. Eine irrtümlich vorgenommene Inzision fördert dann aber überraschenderweise keinen Eiter, sondern nur zäh-schleimige Flüssigkeit zu Tage! Wenn das Gumma nach außen durchbricht, so entsteht ein **Ulkus,** das dem **Hautkarzinom** sehr ähnelt! Im Gegensatz zum Karzinom schmilzt die derbe Infiltration des Geschwürsrandes bald ein; der Geschwürsgrund ist beim Gumma, im Gegensatz zum Karzinom, schmutzig-eitrig belegt, nicht sehr hart und blutet fast nur an solchen Stellen, an denen sich bereits frische Granulationen zeigen. Das **Karzinom** zeigt dagegen **harte, zerklüftete** und **leicht blutende** Ulkusränder und Ulkusgrund.

Die differentialdiagnostische Abgrenzung zum variкösen Unterschenkelgeschwür siehe Kapitel Extremitäten.

Die **Schleimhautsyphilis** zeigt einmal scharf begrenzte **Erytheme,** graue oder **bläulich-weißliche Papeln** und schmutzig-eitrig belegte **ulzeröse Rhagaden. Letztere** geben besonders Anlaß zu **Fehldiagnosen! Tuberkulöse** Schleimhautgeschwüre sind **flacher** als luetische, und sie haben **unregelmäßige zerfressene Ränder** und zeigen mehr oder weniger deutliche **Granulationen** am Wundgrund. Die **gummösen Zungenveränderungen** — sie gehen meist von der Muskulatur aus und zerfallen meist erst sehr spät — sehen **Zungenkrebsen** bisweilen täuschend ähnlich. In dubio ist dringend eine **Probeexzision** aus dem **Randabschnitt** der karzinomverdächtigen Stelle vorzunehmen. Man verliere niemals mit antiluetischen Kuren unnötig Zeit in der Hoffnung, ex juvantibus die Diagnose zu stellen!

Die **Muskelgummata** sind derbe, knotige Gebilde, die mitten im Muskel auftreten und erhebliche Größe erreichen können. Häufig befallen sind der Musculus sternocleidomastoideus, die Kaumuskulatur, die Muskeln der Schulter, des Oberarms und der Unterschenkel. Diagnostische Irrtümer sind in bezug auf Muskelfibrome und Zystizerken möglich, und die harten Infiltrate der Kaumuskulatur können der Aktinomykose ähnlich sehen! Von den syphilitischen Knochenveränderungen gehört zur „Kleinen Chirurgie" nur die **Dactylitis syphilitica.** Die Erkrankung führt zu einer gleichmäßigen Schwellung des befallenen Fingergliedes und hat große Ähnlichkeit mit der Spina ventosa. Die Haut über dem Finger ist gespannt und von braun-roter Farbe; bei der Palpation fällt die **völlige Schmerzlosigkeit** und prallelastische Konsistenz auf. In der Regel sind **mehrere Fingerglieder,** bisweilen mehrere Finger erkrankt. Auch die Fingergelenke bleiben nicht verschont. Im Gegensatz zur Tuberkulose besteht hier nur **geringe Funktionsstörung.** Bilden sich Fisteln und kommt es zur Mischinfektion, wird meist die Amputation des Fingers erforderlich sein. Bei genauer Untersuchung solcher Kranken finden sich in der Regel noch andere syphilitische Herde, **periostitische** oder **ostitische** Knochenprozesse besonders an der **Tibia.** Die **„WaR"** erhärtet die Diagnose. Antiluetische Behandlung ist erforderlich, dagegen nur selten eine operative Therapie. Die antiluetische Behandlung bei der Tertiär-Lues besteht vorwiegend in der Verabreichung großer Joddosen, evtl. wird man zusätzlich Penicillin verabfolgen. Man gibt solche Fälle am besten an den Venerologen ab.

g) Die Aktinomykose

Im Rahmen der „Kleinen Chirurgie" kommt nur die **Aktinomykose** des Kopfes und Halses für die Behandlung in Frage. Sie ist der typische Sitz der Aktinomykose und nimmt größtenteils ihren Ausgang von Verletzungen der Mundschleimhaut, von kariösen Zähnen usw., wenn Getreidegrannen, Stroh, Heu oder Gras, die mit dem Strahlenpilz behaftet sind, aus dummer Angewohnheit heraus in den Mund genommen und gekaut werden. Nach Wochen, oft erst nach Monaten, beginnt die entzündliche Gewebsinfiltration ohne Schmerzen und ohne Fieber; es bilden sich **brettartige, knotige Infiltrate,** die zunächst mit der Umgebung sowie mit der Haut verbacken. Anschließend treten Erweichungsherde auf, durchbrechen die Haut, und aus den so entstandenen Fistelgängen entleert sich dünnflüssiger körnchenartiger Eiter. Das Infiltrat vergrößert sich langsam und greift unerbittlich von seinem ursprünglichen Sitz in der Wange oder im Zahnfleisch auf den Mundboden, längs der Kaumuskulatur auf die Schädelbasis und die Halsgegend über. Am Hals erscheinen die Infiltrate als querverlaufende, durch Furchen getrennte **blau-rote Wülste.** Die Aktinomykose macht auch nicht vor Knochen halt! Gesichert wird die Diagnose durch den Nachweis der Aktinomycesdrusen im Eiter. Diese Drüsen bestehen im Zentrum aus dem Mycelium, einem Fadengewirr, und an der Peripherie sind radiäre keulenförmige Pilzteilchen angeordnet. Durch Doppelfärbung lassen sich die Pilze darstellen. Die Fäden des Pilzes werden durch Gentianaviolett und die Kolben des Pilzes durch Eosin rot gefärbt. Differentialdiagnostisch kann man besonders im Beginn an subakut verlaufende unspezifische Infektionen, an Gummata, Tuberkulose und letztlich an maligne Tumoren denken. Die Behandlung der Aktinomykose bestand bisher in Röntgenbestrahlung mit hohen Dosen, die durch Jod-Kaliumgaben per os bis zu 10 g täglich unterstützt wurden. Eine operative Behandlung kommt nicht in Frage, es sei denn, im allerersten Beginn, wo eine Exstirpation des Herdes in Betracht zu ziehen wäre. Aber gerade dann ist die Diagnose nicht sicher. In jüngster Zeit sind gute Erfolge mit Penicillin und Aureomycin beobachtet worden. Mit Aureomycin ist die Aktinomykose in 14 Tagen zur Abheilung zu bringen, während die alte Röntgen-Jod-Kalium-Therapie sich oft monatelang hinzog.

G. Die Sulfonamide und Antibiotika

Allgemeines. EMIL V. BEHRING hat noch die Auffassung vertreten, „daß die lebenden tierischen und menschlichen Körperzellen um ein mehrfaches empfindlicher sind gegen Desinfektionsmittel als die Bakterien, so daß, ehe die Bakterien durch Desinfektionsmittel abgetötet oder am Wachstum im Blute oder den Organen verhindert werden, der infizierte Körper schon vorher an diesem Mittel zugrunde geht". Diese skeptische Einstellung ist schon durch die Entdeckung des Salvarsan, Germanin usw. widerlegt worden. Für die Bekämpfung der chirurgischen unspezifischen Infektionen (Strepto-, Staphylo-, Pneumokokken, Bacterium coli und Anaerobier) wurde durch die Entwicklung der Sulfonamide und Penicilline der entscheidende Schritt vorwärts getan! Die eigentlichen Desinfektionsmittel, die zur Keimvernichtung an unbelebten Gegenständen und an der Haut dienen, wirken ausschließlich bakterizid (= keimtötend), wobei die Körperzellen weitgehend mitgeschädigt werden. Die **Chemotherapeutika** wirken vorwiegend **bakteriostatisch,** d. h. also hemmend auf die Weiterentwicklung der Keime. Während die Sulfonamide zuweilen noch toxische Erscheinungen, namentlich bei sehr hoher Dosierung, hervorrufen können, ist das Penicillin als praktisch ungiftig anzusehen. Sein chemotherapeutischer Index $= \left(\frac{\text{Dosis curativa}}{\text{Dosis tolerata}}\right)$ ist 1:1000, also ein sehr günstiges Verhältnis!

In der „Kleinen Chirurgie" haben die Chemotherapeutika mit Recht Eingang gefunden und so das Hauptverdienst an der Erweiterung des Aufgabenbereiches in der ambulanten Chirurgie, namentlich auf dem Gebiet der septischen Chirurgie. Eine Veränderung der rein chirurgischen Maßnahmen ist dadurch nicht oder nur in verschwindend geringem Maße eingetreten. So wird man heute z. B. eine Mastitis getrost ambulant und bisweilen ohne Inzision einfach durch Punktion des vorliegenden Abszesses und lokale Penicillinapplikation in ausreichender Dosierung behandeln, und zwar erfolgreich. Die Anwendung dieser Antibiotika verringert die Komplikationen und beschleunigt die Heilung. Die richtige Indikationsstellung für die Anwendung dieser Mittel, die richtige Dosierung und genügend lange Dauer werden in den geeigneten Fällen stets den erhofften Erfolg bringen. Vor kritikloser Anwendung ist natürlich, will man sich vor Enttäuschungen bewahren, zu warnen.

1. Die Sulfonamide

Mit der Synthetisierung des *Prontosils* im Jahre 1932 durch MIETZSCH und KLARER nahm der Siegeszug der Sulfonamide seinen Anfang. DOMAGK entdeckte noch im gleichen Jahre die chemotherapeutische Wirkung sulfonamidhaltiger Azofarbstoffe bei bakteriellen Infektionen. Französischen Forschern gelang dann die Herstellung des Sulfanilamids, der wirksamen Substanz im Prontosil. Dann kam das Sulfapyridin von englischer Seite hinzu. Wegen seiner unangenehmen Nebenwirkungen wurde das besser verträgliche **Sulfathiazol (Eleudron, Cibazol)** entwickelt. Einen großen Schritt vorwärts brachte die Entwicklung des **Marfanils,** das gegen **Anaerobier** wirksam war. Inzwischen sind eine Unmenge neuer Präparate erschienen, auf die in diesem Zusammenhang nicht näher eingegangen werden kann.

Den Wirkungsmechanismus der Sulfonamide stellt man sich heute so vor, daß das Sulfonamid in Konkurrenz mit der chemisch ähnlich gebauten **p-Aminobenzoesäure** tritt, diese verdrängt und so ein wichtiges Glied aus der Kette der lebensnotwendigen Enzymreaktion des Bakterienkörpers herausschlägt. Damit hört das Bakterienwachstum auf, und so ist dann die bakteriostatische Wirkung erreicht. Ähnlich gebaut wie die p-Aminobenzoesäure ist das Novocain, das dementsprechend als gleich starker Hemmkörper **für** die Sulfonamidwirkung anzusehen ist. Außer der bakteriostatischen Wirkung durch Verdrängung der p-Aminobenzoesäure kommt den Sulfonamiden noch eine direkte Wirkung auf die Bakterien zu. Degenerationen zeigen sich am Bakterienleib in Form von Quellungen, Absetzung des Protoplasmas von der Zellmembran und Plasmolyse.

Im Tierversuch z. B. zeigt sich, daß der Körper bei einer Streptokokkeninfektion ohne Sulfonamidgaben das Fortschreiten einer Phlegmone nicht aufhalten kann, unter der Sulfonamidtherapie aber wandern mehr und mehr Leukozyten zu den Streptokokken hin, phagozytieren diese und riegeln so den Infektionsherd wie einen Wall ab. G. DOMAGK gibt uns eine Aufstellung, bei welchen Erkrankungen die einzelnen Sulfonamide angewandt werden sollen.

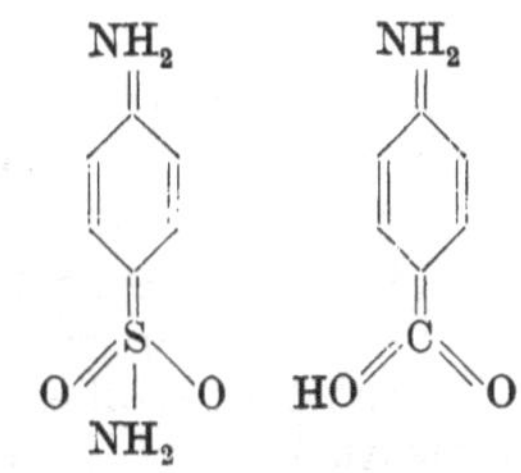

Sulfonamid p-Aminobenzoesäure

a) Wirkung verschiedener Sulfonamide im Tierversuch

1. Streptokokkeninfektionen:
   Ungefähr gleichwertig in der Wirkung sind: Prontosil solubile, Prontalbin, Uliron, Sulfapyridin, Sulfathiazol. Eindeutig überlegen ist: Tibatin.
2. Staphylokokkeninfektionen:
   Uliron C und Sulfathiazol, je kombiniert mit Marfanil, keine konstanten Heilerfolge.
3. Pneumonokokkeninfektionen:
   Sehr gute Wirkung: Sulfapyridin; etwas schwächer wirksam: Sulfathiazol; besser wirksam: Tibatin parenteral; überlegen wirkend: Amanol (bei Typ I, II, III, X).
4. Gonokokken- und Meningokokkeninfektionen:
   Ungefähr gleichwertig: Uliron C, Sulfapyridin und -thiazol.
5. Anaerobierinfektionen:
   Marfanil, besonders gut wirksam bei Pararauschbrand.
4. Thyphus-, Paratyphus- und Ruhrinfektionen:
   Bescheidene, doch immerhin nachweisbare Wirkung. Besser sind die Sulfoguanidinderivate.

Nach Auffassung DOMAGKs ist heute von den Sulfonamiden das *Marbadal* zur Zeit das wirksamste Mittel gegen Staphylokokkeninfektionen. Zudem wird *Marbadal* genau wie *Marfanil* nicht durch p-Aminobenzoesäure in seiner Wirkung beeinträchtigt und zeigt außerdem gute Anaerobierwirkung, ebenfalls **Supronal** und **Aristamid.**

b) Dosierung und Applikation der Sulfonamide

Zur Erreichung optimaler Wirkung ist ein genügend hoher Blutspiegel erforderlich. Die unterste Grenze der optimalen Blutkonzentration liegt ungefähr bei 6 mg%, die über längere Zeit aufrecht erhalten werden muß, soll der erwartete Erfolg eintreten. Um eine ausreichende und rasche Blutkonzentration der Sulfonamide zu erreichen, ist ohne Zweifel die intravenöse Gabe und gleichzeitige lokale Anwendung am besten geeignet. Bei reiner peroralen Gabe wird die sogenannte Stoßtherapie durchgeführt. Da die Sulfonamide keine Steigerung der natürlichen Abwehrkräfte hervorrufen, sondern nur die bereits vorhandenen pathogenen Keime bakteriostatisch beeinflussen, ist es also zwecklos, die Sulfonamide zu geben, bevor die Erreger im Organismus sind. In diesem Sinne gibt es also keine prophylaktische Anwendung der Sulfonamide. Umgekehrt muß berücksichtigt werden, daß die vorhandenen Keime erst nach 4—6 Stunden von der Sulfonamidwirkung erfaßt werden. Für die Dosierung gelten folgende allgemeine Richtlinien:

Säuglinge:	0,3—0,4 g/kg über 24 Stunden verteilt
Kinder von 1—2 Jahren:	0,25—0,3 g/kg
Kinder von 3—6 Jahren:	0,25 g/kg
Ältere Kinder:	0,18—0,2 g/kg (7—8 g bei 40 kg!)
Erwachsene:	etwa 0,15 g/kg (d. h. etwa 10—12 g bei 70 kg).

Vom 3. Behandlungstag ab kann bei Fieberabfall die Dosis laufend um 20—25% herabgesetzt werden. Ist die Tagesdosis auf 6—4 g herabgesetzt, wird das Mittel abgesetzt.

Bei Patienten mit schlechter Verträglichkeit der Sulfonamide empfiehlt es sich, die Tabletten zu zerkleinern und in Milch oder Schleim gelöst zu verabreichen. Ferner soll mit jeder Einzelgabe in gleicher Menge Natrium bicarbonicum gegeben werden (Alkalisierung des Harns). Während der Sulfonamidgaben dürfen keine salinischen Abführmittel (Glauber-, Bitter-, Karlsbader Salz) verabfolgt werden! Ist die orale Medikation wegen Unverträglichkeit nicht möglich, so ist dies natürlich für die uns hier interessierende ambulante Behandlung besonders unangenehm. Suppositorien bringen keinen Erfolg. Es bleibt dann nur der parenterale Weg (i. m. oder i. v. Applikation) oder der Versuch, mittels rektal verabfolgtem Tropfklysma die notwendige Sulfonamiddosis zu verabfolgen (etwa 1—2mal täglich 6 g Sulfonamid mit 6 g Natrium bicarbonicum auf 1000 Wasser), ein sehr umständlicher und in praxi für die Ambulanz kaum gangbarer Weg.

Sehr erfolgreich ist ohne weiteres in der ambulanten Behandlung die lokale Applikation mittels der verschiedenen Sulfonamidpuder. Entscheidend wichtig ist, möglichst frühzeitig mit der lokalen Sulfonamidbehandlung nach Verletzungen oder auch bei Entzündungen anzufangen. Dasselbe gilt natürlich auch für die Penicillintherapie.

2. Der Indikationsbereich der Sulfonamidtherapie

Es sei hier nochmals betont: **Eine Änderung der operativen Grundsätze ist weder durch die Sulfonamide noch durch die jüngeren Penicilline eingetreten, und dies ist auch nicht zu erwarten!!** Beide setzen bei Wunden und Entzündungen die operative Versorgung voraus! Sie sind stets nur als unterstützende und dann natürlich unbestritten wirksame Hilfsmittel unserer chirurgischen Therapie anzusehen. Sie helfen uns, Komplikationen jedweder, unter Umständen lebensbedrohlicher Art, zu vermeiden.

a) Frühtherapie

Eine prophylaktische Anwendung gibt es nur im Sinne der Frühbehandlung, indem wir den Körper gegen eine zu erwartende Keiminvasion abschirmen: z. B. soll und kann nach Operationen im infizierten Gebiet die „prophylaktische" Frühanwendung der Sulfonamide den zu erwartenden Allgemeininfekt mit Keimaussaat verhindern. Bei den sicher aseptisch gesetzten Wunden, wie sie bisweilen in der „Kleinen Chirurgie" vorkommen (Exstirpation eines Atheroms, Naevus, Ganglion usw.), ist die frühzeitige Anwendung der Sulfonamide nicht angezeigt. Sichere Aseptik und schonendes Operieren sind hier immer ausreichend!

Bei den bedingt aseptischen Operationen, wie bei Eingriffen mit Eröffnung evtl. bakterienhaltiger Lumina, zur Entfernung von Fremdkörpern usw., muß mit einer Mischinfektion gerechnet werden (Staphylokokken, Bact. coli, pyocyaneus u. a.). Hier ist in seiner Frühanwendung als Mittel der Wahl das Marbadal zu nennen, das erstens eine ausgezeichnete Staphylokokkenwirkung hat und zweitens unempfindlich gegen p-Aminobenzoesäure ist, die ja in Eiter und Gewebsautolysaten immer vorhanden ist.

Die Verwendung der Sulfonamide bei den Gelegenheitswunden ist schon erwähnt. Sie stellt zweifellos eine wirksame Unterstützung der operativen Maßnahmen dar und sollte heute bei jeder größeren Wunde niemals unterbleiben.

b) Therapeutische Anwendung bei ausgebrochenen Infektionen

Auch hierbei stehen die chirurgischen Maßnahmen absolut im Vordergrund! Wegen der hier meist vorliegenden Mischinfektion sind die Erfolge der Sulfonamidtherapie unterschiedlich. Auf jeden Fall hilft sie, die Ausbreitung der Infektion hintanzuhalten und so die Infektion bald zu beherrschen. Die früher häufigen Nachinzisionen werden seltener. Auch pflegen sich die infizierten Wunden unter Sulfonamiden früher und schneller zu reinigen. Bei Furunkeln und Karbunkeln eignet sich vor Abstoßung der Nekrosen das Penicillin besser (lokale Umspritzung des Herdes), nach Abstoßung der Nekrosen ist gegen die lokale Anwendung von Sulfonamidpuder nichts einzuwenden.

3. Die Nebenwirkungen der Sulfonamide

Vor der kritiklosen Anwendung der Sulfonamide muß hier ausdrücklich gewarnt werden! Nicht allzu selten führen sie zu Komplikationen und toxischen Nebenerscheinungen, die allerdings meist erst nach sehr hoher und über lange Zeit durchgeführter Dosierung auftreten. Mit folgenden **Schädigungen** muß man rechnen:

Zyanose, Methämoglobinbildung, Sulfhämoglobinbildung, Porphyrie, hämolytische Anämie mit und ohne Innenkörperbildung, aplastische Anämie, ferner Leukopenien, die bis zur Agranulozytose führen können und thrombopenische Purpura. Die Zyanose ist meist recht harmlos; sie resultiert aus einer reversiblen Verbindung von reduziertem Hämoglobin mit der Sulfonamidgruppe. Die Porphyrie gilt als Einzelsymptom ebenso wie die Methämoglobinbildung als harmlos. Bedeutungsvoller sind schon die Erscheinungen von seiten der Erythro- und Leukopoese. Droht die Agranulozytose oder die hämolytische Anämie, ist selbstverständlich das Sulfonamid sofort abzusetzen und reichlich Flüssigkeit und Bluttransfusionen zu geben.

Eine wichtige Rolle bei den Komplikationen der Sulfonamidtherapie spielen die Nierenveränderungen. Es kommt hierbei zu Verstopfungen der Harnkanälchen durch Sulfonamidkristalle und Nekrosen der Tubulusepithelien. Es droht dann die **akute Anurie!!** Bei den Nierenschädigungen wurden statistisch von 1573 verwertbaren Fällen beobachtet:

Das Auftreten

von Erythrozyten . . .	27 mal	(11 mal monosymptomatisch)
von Albumen	13 mal	(10 mal monosymptomatisch)
von beidem	5 mal	

Allem Anschein nach hängt die Häufung toxischer Nebenwirkungen in der Hauptsache vom Mittel und vom Alter des Patienten, dagegen weniger von der Dosierung und kaum von der Grundkrankheit ab.

4. Das Penicillin

Es war im Jahre 1928, als der Engländer Sir A. Fleming seine entscheidende Beobachtung zur Entdeckung des Penicillins machte: Auf einer Staphylokokkus-aureus-Kulturplatte war es durch Schimmelpilzverunreinigung zur Auflösung der Staphylokokken gekommen. Vor ihm hatte schon Pasteur 1877 bemerkt, daß Milzbrandsporen durch Luftkeime in ihrer Entwicklung gehemmt wurden. 20 Jahre später entdeckte man die hemmende Wirkung älterer Kulturen von Pyocyaneus auf Cholera- und Typhusbakterien. Bei der hemmenden Substanz handelte es sich um die **Pyozyanose,** das erste **Antibiotikum.**

Die Pilzverunreinigung der FLEMINGschen Beobachtung wurde gezüchtet und konnte als besonderer Stamm des *Penicillinum notatum* festgestellt werden. Nach dem FLEMINGschen Penicillinum notatum sind noch viele antibiotische Substanzen festgestellt worden. Leider ist der weitaus größte Teil von ihnen zu toxisch. Von Bedeutung ist neben dem Penicillin das Streptomycin, das eine vorzügliche Ergänzung zum Penicillin darstellt durch seine Wirkung auf gramnegative Kokken und auf den Tuberbelbazillus. Ferner ist hier noch das Aureomycin, Chloromycetin und das Terramycin zu nennen. Dosiert wird das Penicillin in internationalen Einheiten, die 1944 auf der Hygienesitzung des Völkerbundes in London festgesetzt wurde: 1 I.E. entspricht der Wirkung von 0,6 gamma (γ) des reinen Natriumsalzes des Penicillins G. (Die alten Oxfordeinheiten sind nicht mehr im Gebrauch. Auf die Chemie des Penicillins einzugehen, verbietet der Rahmen des Buches.)

Das reine Penicillin ist gut löslich in Äther, Alkohol und Azeton, in Wasser unvollständig. Gut löslich in Wasser sind die uns vorliegenden Salze des Penicillins, allerdings wärmeempfindlich. Man muß das Natriumsalz bei 5° C aufbewahren. Bei Zimmertemperatur verliert es schon nach 48 h seine Wirkung. Das Kalziumsalz dagegen ist viel beständiger und bleibt bei Zimmertemperatur monatelang aktiv. Es eignet sich besonders zur Herstellung von Puder und Salben, eine Anwendungsform, wie sie sich uns in der „Kleinen Chirurgie" bewährt hat.

Die Wirkungsweise des Penicillins. Ebenso wie bei den Sulfonamiden besteht noch keine genaue Klarheit über die Wirkungsweise. Das Penicillin erleidet während seiner Tätigkeit keine Substanzverluste, es stellt kein allgemeines Protoplasmagift dar, sondern seine Tätigkeit ist begrenzt auf bestimmte Erregergruppen. Hier besitzt es ausgesprochen **bakterizide** (bakterientötende) Wirkung. Diese Wirkung erstreckt sich nur auf im Teilungszustand befindliche Bakterien. Bei niedrigen Dosen steht die Bakteriostase, bei höheren die Bakteriolyse im Vordergrund. Paraaminobenzoesäure, Novocain und Gewebsautolysate beeinträchtigen die Penicillinwirkung nicht (im Gegensatz dazu die Sulfonamide!). Das Penicillin wirkt nur gegen die Bakterien, nicht gegen die Toxine oder Nekrotoxine. Ferner ist für die Therapie mit Penicillin zu beachten, daß es, ähnlich wie bei den Sulfonamiden auch zu Resistenzsteigerung der Keime kommt, und zwar vornehmlich dann, wenn unterschwellig dosiert wird. Diese Resistenzsteigerung kann sehr hohe Werte erreichen (bis zu 5000fach!!). Wenn also der Entschluß zur Penicillintherapie gefaßt ist, dann auch von vornherein genügend hoch und genügend lange dosieren!! Evtl. empfiehlt sich bei Zunahme der Resistenz ein Wechsel des Antibiotikums oder seine Kombination mit Sulfonamiden, wobei dann oft doch noch die gewünschte Wirkung eintritt. Eine Prüfung der Empfindlichkeit für Penicillin der jeweils vorliegenden Erreger ist zwar erstrebenswert, sicher aber in der Praxis einer großen Ambulanz nicht durchführbar, zumal dann unnötig kostbare Zeit für die Heilung im Einzelfall verlorenginge. Nur muß dann natürlich bei Nichtprüfung der Keimempfindlichkeit von vornherein hoch dosiert werden, um so die unterschwellige Anbehandlung — unter der Empfindlichkeitsstufe liegende Dosis — zu vermeiden, da diese sonst unweigerlich bei vielleicht geeigneten Fällen zu Penicillinversagern führen muß. Das Penicillin wird in der Regel i. m. verabfolgt, und zwar dreistündlich 50—100000 E. Für die **ambulante** Behandlung mit Penicillin sind die sog. **Depotpenicilline** das Mittel der Wahl, die nur noch eine einmalige Injektion innerhalb 24 Stunden erforderlich machen, in schweren Fällen kommt man mit zweimaliger Injektion am Tage aus. Solche Fälle jedoch dürften sich wohl schwerlich für die ambulante Behandlung eignen. Um Penicillinversager zu vermeiden, sind neben Dosierung (Höhe und Dauer!) noch folgende Vorsichtsmaßregeln einzuhalten:

1. Es dürfen nur dampfsterilisierte Glasspritzen, die in Glasschalen trocken aufbewahrt werden, verwandt werden.
2. Aufbewahrung des gelösten Penicillins im Eisschrank. Es ist gelöst nur 48 Stunden haltbar!
3. Flüssigkeitsarme Kost während der Dauer der Behandlung.
4. Zur Vermeidung des Rezidivs stets nach Entfieberung 3—5 Tage weiterdosieren.
5. Antiseptika sind schädlich und zerstören das Penicillin. Haut und Gummistopfen der Flasche nur mit Äther abreiben. Warten, bis derselbe verdunstet ist!
6. Zusatz von Novocain schadet nichts. Adrenalinzusatz ist ebenfalls unschädlich, solange der für Penicillin optimale p_H-Wert von 6—6,5 erhalten bleibt!
7. Bei Dauertropfinfusionen verwendet man dampfsterilisierte Glasirrigatoren.
8. Bei länger andauernder Penicillinmedikation ist nach einigen Tagen möglichst eine erneute Prüfung der Penicillinempfindlichkeit der Erreger vorzunehmen.

Eine intravenöse Penicillinapplikation ist bei bedrohlichen Fällen indiziert, die dann allerdings der Klinik zugeführt werden. Der Vorteil ist, daß man schnell und kontinuierlich einen hohen Penicillinspiegel im Blut erhält.

Die orale Applikationsform kommt nur bei Säuglingen bis zu einem halben Jahr in Frage, danach ist sie nicht mehr aussichtsreich. Erst die 6—7fache Dosis würde einen Erfolg zeitigen. Dies wäre in der Tat eine ausgesprochene Luxustherapie!

Wirtschaftlicher und bedeutend erfolgreicher ist die lokale Anwendungsform. Sie kommt bei allen Entzündungen, präformierten Höhlen (z. B. Pleuraempyem) und prophylaktisch bei Wunden zur Anwendung. Evtl. vorhandener Eiter wird abpunktiert und dann in die Abszeß- oder Pleura- oder Gelenkhöhle die vorgesehene Penicillinmenge hineingegeben. In Gelenkhöhlen hält sich das Penicillin relativ lange auf. Gerade bei den pyogenen Gelenkaffektionen hat sich die lokale Penicillinapplikation besonders bewährt und führt oft zur völligen Wiederherstellung der Gelenkfunktion. Für die Lokalbehandlung von Geschwüren, Wunden und sonstigen örtlich begrenzten Eiterprozessen stehen uns ferner Salben, Puder und Pasten zur Verfügung. Besonders bewährt hat sich uns nach der chirurgischen Versorgung eines Abszesses, Furunkel usw. das Einlegen eines mit konzentrierter Penicillinlösung getränkten Streifens. Hinzu kommt noch die Umspritzung der Umgebung des in- oder exzidierten Gebietes mit Penicillin. Beide Methoden — Penicillinstreifen und Umspritzung — haben sich bei uns, einzeln oder kombiniert, in der septischen ambulanten Chirurgie bestens bewährt.

Das Penicillin zeigt sich in der Regel bei den pyogenen Infektionen wirksamer als die Sulfonamide. Es hat den Vorteil, daß es nicht toxisch wirkt, den Nachteil, daß es schnell durch die Nieren wieder ausgeschieden wird. Es ist nicht selten, daß manche Keime gegen Penicillin, manche gegen Sulfonamid empfindlich sind oder auch nicht. Andere Stämme wiederum sprechen weder auf Penicillin noch auf Sulfonamide an. In letzterem Falle hat sich die Kombinationstherapie mit Penicillin *und* Sulfonamiden bewährt. Die kombinierte Penicillin-Sulfonamidtherapie, die keine besonderen Gefahren in sich birgt, zeigt eine additive Wirkung, schafft eine Verbreiterung der Polyvalenz und durch die Beständigkeit der Sulfonamidwirkung mit ihrem stetigen Blutspiegel eine gewisse therapeutische Sicherheit. Es empfiehlt sich also in der Ambulanz, wo ja bei dem Massenbetrie bin den Vormittagssprechstunden keine Resistenzprüfung der Erreger stattfindet, von vornherein zu kombinieren. Man erzielt eine größere Breitenwirkung und damit ohne Zweifel bessere therapeutische Ergebnisse.

H. Grundzüge der Verbandslehre

Auf eine ausführliche Darstellung der Verbandslehre kann im Rahmen der „Kleinen Chirurgie" verzichtet werden. Es wird für den Interessierten auf die Bücher von Jaeger, Hofmeister-Jüngling, Hoffa-Grashey u. a. verwiesen. Es sollen hier nur die praktisch wichtigen Verbände besprochen werden.

1. Der aseptische Wundverband

Der **aseptische Wundverband** besteht im allgemeinen aus einem **sterilen** Tupfer oder zusammengelegter **Gaze aus Mull** (= locker gewebtes Baumwollgewebe). Dieser Verband muß an der Hautoberfläche fixiert werden. Dies gelingt leicht durch Ankleben mit Heftpflaster oder mit einem einfachen Gazeschleier aus Mull, der in einigem Abstand von der Wunde auf einem Mastisolanstrich festgeklebt wird. Darüber erst soll die evtl. notwendige Polsterung in Form von Zellstoff gelegt werden. Watte ist nicht so gut. Zum Verbinden kleiner Gelegenheitswunden kann man sich des sog. **Schnellverbandes,** ein Stück Pflaster mit daran befestigter Mullkompresse (= **Hansaplast**), bedienen. Gelegenheitswunden erhalten vor Anlegen des Verbandes einen Jodanstrich. Bei aseptischen Operationswunden ist dieser Jodanstrich nicht erforderlich. Der Verband muß gut sitzen, darf nicht drücken und muß unter Wahrung des Schutzes der Wunde vor Infektion von außen luftdurchlässig sein.

2. Der Verbandswechsel

Zum Verbandswechsel aseptischer Wunden ist keine Händedesinfektion, auch nicht der Gebrauch von Gummihandschuhen erforderlich, falls die die Wunde deckenden Verbandsstoffe und die Wunde selbst nur mit sterilen Instrumenten berührt werden (fingerloses Operieren — fingerloses Verbinden!). Bei aseptischen Wunden wird in der Regel der erste **Verbandswechsel nach 8 Tagen vorgenommen! Die Wunde braucht Ruhe!** Treten Schmerzen oder Temperaturen auf, besteht Verdacht auf Infektion der Wunde, dann wird der erste Verbandswechsel selbstverständlich früher vorgenommen. Ebenso werden Drain und Streifen aus Mull am 2. bis 3. Tag nach der Operation oder Wundversorgung gezogen, evtl. gewechselt.

Jeder Verbandswechsel soll behutsam erfolgen. Es besteht ja jetzt keine Anästhesie mehr, und der Kranke kann den Grad der Sorgfalt seines Arztes genau spüren und beurteilen. Die Entfernung von Heftpflasterstreifen und Mastisolverbänden erleichtert man durch Anfeuchten mit Äther getränkter Tupfer. Schnelles, ruckartiges Entfernen des Heftpflasterstreifens ist besser als langsames Abziehen! Die Mullgaze wird von der Wunde entfernt durch 2 Pinzetten (stets eine chirurgische und eine anatomische Pinzette verwenden!). Ist die Mullage an der Wunde sehr angeklebt, so kann man die Lage durch 3proz. H_2O_2-Lösung aufweichen, was von empfindlichen Patienten angenehm empfunden wird. Bei einer primär geheilten Wunde werden mit dem ersten Verbandswechsel gleichzeitig am 7. bis 8. Tage die Fäden entfernt. Bei kleinen und nicht unter Spannung stehenden Hautwunden (z. B. am Hals, Gesicht usw.) ist die Entfernung der Nähte oder Klammern schon am 5. bis 6. Tag zulässig. Zum Fädenentfernen bedient man sich der anatomischen Pinzette. Mit ihr wird der Knoten angehoben und am kurzen Fadenende dicht unter dem Knoten mit einer scharfen Cooperschen Schere der aus dem Stichkanal herausgezogene Faden durchgeschnitten. Vorher soll stets jodiert werden! Man vermeidet so das Durchziehen des auf der Haut gelegenen Fadenteiles durch den Stichkanal (Infektionsgefahr!). Ist die Wunde geklammert, bedient man sich zur Entfernung der gebräuchlichen MICHELschen Wundklammern einer besonderen Klammerpinzette, die zwischen die Klammerschenkel gesetzt und durch schnelles Zudrücken der Klammerpinzette gelöst und so die Klammer aufgebogen wird: sie kann leicht ohne Schmerzen entfernt werden. Sind Nähte und Klammern entfernt, wird ein neuer aseptischer Wundverband angelegt.

3. Der Verband infizierter Wunden

Der Verband *offener, infektionsverdächtiger oder bereits infizierter Wunden* hat einige Besonderheiten. Auch hier wird **fingerlos** verbunden, aber gleichzeitig empfiehlt sich dringend, die Hände im Sinne der „*Noninfektion*“ durch Gummihandschuhe zu schützen. Die Wunde selbst wird auch hier mit Mullgaze bedeckt, evtl. vorhandene Wundhöhlen **locker** austamponiert, vor allem gilt dies bei frisch inzidierten entzündlichen Herden, wie Abszesse, Karbunkel, Panaritien usw., damit dem Wundsekret guter Abfluß geschafft und die Entfernung des Tampons erleichtert wird. Bei jeder stärkeren Wundsekretion ist die Wundumgebung mit **Zinkpaste** stark zu bestreichen, um die Haut vor der Reizwirkung des Wundsekretes zu schützen! Gleichzeitig empfiehlt sich hierbei die Abdeckung der Wunde mit reichlich Zellstoff zum Aufsaugen des reichlichen Wundsekrets! Sicher ist bei infizierten Wunden ein häufigerer Verbandswechsel erforderlich als etwa bei einer primär heilenden Wunde, man hüte sich aber auch hier vor dem *Zuviel!* Auch die infizierte, oder besser, gerade die infizierte Wunde bedarf für die Granulationsvorgänge, die letztlich zur Heilung führen, der *Ruhe!* Die **Heilung** bewerkstelligt die **Natur,** sie braucht dazu **Zeit;** der **Arzt** kann die Heilung nur unterstützen durch **gute Verbandstechnik** und **Ruhigstellung.** Zur Ruhigstellung gehört der nicht zu häufige Verbandswechsel!! Es ist falsch, täglich Verbandswechsel vorzunehmen! Bei stark sezernierenden Wunden wird die Zellstofflage erneuert, die eigentliche Mullage soll und kann mindestens jeweils 2 Tage liegen bleiben! Mit jedem Verbandswechsel wird ja letztlich der vom Körper errichtete Schutzwall gegenüber der Infektion geschädigt und durchbrochen, außerdem treten Schmerzen auf. In der Regel dürfte ein 2maliger Verbandswechsel pro Woche genügen! Bei jedem Verbandswechsel einer infizierten Wunde wird die verunreinigte Umgebung mit Wundbenzin oder Äther gereinigt und dann erneut mit Zinkpaste abgedeckt. Ist die Entzündung und damit die Sekretion abgeklungen, so kann man die meist klaffenden Wundränder durch Heftpflasterstreifen einander nähern. Oft setzt dann eine vermehrte Sekretion ein, so daß man bisweilen die Heftpflasterstreifen entfernen muß. Oft kann man, zumal bei empfindlicher Haut, überhaupt kein Heftpflaster benutzen und muß dann zu den alten Bindenverbänden seine Zuflucht nehmen.

4. Der Salbenverband

Bei granulierenden Wunden sind *Salben*verbände am Platz. Niemals bei frischen Wunden! Ein Fehler der Salbenverbände liegt in dem Übermaß der Salbe, die verwandt wird. Oft sind die Salben derart dick aufgetragen, daß sie ihren Zweck der schnelleren Granulation niemals erfüllen können! Außerdem ist auf eine **reizlose Salbengrundlage** zu achten. Uns hat sich am meisten die Penicillinsalbe, die Borsalbe und die Argentumsalbe, resp. besser noch die BILLROTHsche schwarze Salbe bewährt. Seit kurzem benutzen wir mit gutem Erfolg zur Säuberung stark sezernierender Wunden die Chlorophyllsalbe. Die BILLROTHsche schwarze Salbe hat folgende Zusammensetzung:

Argent. nitric.	1,0
Balsam Peruv.	10,0
Vaselin. flav.ad.	100,0

Entscheidend ist bei jeglicher Salbenanwendung nicht so sehr, welche Salbe genommen wird, sondern wie sie angewandt wird **(dünn auftragen!)** und wie die Salbengrundlage vom Körper vertragen wird! Übermäßige Granulationen werden mit dem Argentumstift geätzt und anschließend mit BILLROTHs schwarzer Salbe verbunden. Auch an den Perubalsam und an das Granugenol sei hier erinnert. Trockene, verschorfte Wunden werden trocken behandelt! Penicillin-Sulfonamidpuder, ja einfach Zinkpuder ist hier das Mittel der Wahl. Unter diesen austrocknenden Verbänden geht die Vernarbung und Epithelisierung der Wunde gut voran! Im übrigen sollte in praxi viel mehr von dieser Art der Verbände, gerade auch bei den infizierten Wunden, Gebrauch gemacht werden! Tatsache ist, daß viel zu oft und viel zu viel Salbe angewandt wird!

5. Der feuchte Verband

Feuchte Verbände werden in Form von einfachem Wasser, Alkohol (70% verdünnt), Bleiwasser und vor allem Rivanollösung (1‰) angewandt. Letztere haben sich uns in der ambulanten septischen Chirurgie auch heute noch hervorragend bewährt. Verzichten kann man auf die immer noch so beliebten „Essigsaure-Tonerde“-Verbände. Sie sind nicht zu empfehlen, da es zur Quellung der Haut und gleichzeitig zu einer wenn auch geringen Ätzwirkung kommt! Ebenso ist die Bedeckung mit wasserdichtem Stoff (BILLROTH-Battist u. ä.) zu vermeiden, weil durch den Dunstverband das Bakterienwachstum und die Gewebsnekrose begünstigt werden! Immer jedoch denke man bei Anwendung feuchter Verbände an die *Ruhigstellung* der Wunde, Extremität usw.!

6. Der Bindenverband

Die ausgedehnteste Verwendung finden in der gesamten Chirurgie (klinisch wie ambulant) die *Bindenverbände.* Die Aufgabe der Bindenverbände ist es, den eigentlichen Wundverband unverschieblich zu befestigen. Dabei soll aber der Patient nicht in seiner Funktionstüchtigkeit beschränkt werden. Vorspringende, gegen Druck empfindliche Körperstellen müssen durch Polsterung geschützt werden (z. B. der Kehlkopf beim Kopfverband). Zur Befestigung von Wundverbänden kommen einmal die wenig widerstandsfähigen, aber leicht zu entfernenden Papierbinden, vor allem aus Ersparnisgründen bei infizierten Wunden, in Frage oder die bekannten Mullbinden. Die aus festem Baumwollgewebe hergestellten und teuren *Cambricbinden* schmiegen sich der Körperform kaum an, sitzen schlecht und rutschen leicht ab. Sie werden heute fast nur noch zum Anwickeln von Schienen verwandt. Hierzu werden auch eben so gern die Trikotschlauchbinden, eine durch besondere Webart sehr elastische Baumwollbinde, genommen. An einem Zylinder läßt sich durch einfache Rundtouren ein guter Verband herstellen. Die Teile des Körpers sind aber unregelmäßig sphärisch oder stromlinienförmig zulaufend. Um nun bei den sich verjüngenden Extremitätenabschnitten eine gut sitzende Bindenwicklung vornehmen zu können, müssen Umschlagtouren ausgeführt werden, früher **„Renversé“** genannt (Abb. 24*a* und *b*). Am schwierigsten läßt sich der Bindenverband an den Gelenken sowie an der ungleichen Rundung des Schädels anbringen. Hier muß anstelle der Rundtour, die — schräg angelegt — unbedingt abgleiten würde, zu *Achtertouren* gegriffen werden. Die zwei wichtigsten Formen des Achterverbandes sind die *Testudo* (Fächerverband für z.B. Ellbogen oder Knie) und der *Kornährenverband* (=*Spica*, z. B. Spica humeri für die Schulter Abb. 25).

Dieses Achtertourenprinzip wird letztlich auch bei Gesicht und Schädel z. B. als Kinnschleuder, Nasenschleuder, bei Halsverbänden, als Mitra Hippokratis usw.

angewandt. Für die Anwicklung des Armes an den Rumpf wird die Achtertour in Form des VELPEAU- und DESAULTschen Verbandes angewandt. Merke für beide: A(chsel) — Sch(ulter) — E(llbogen) = *Asche!* Der VELPEAUsche Verband beginnt mit einer Tour an der Vorderseite der Brust von der kranken zur gesunden

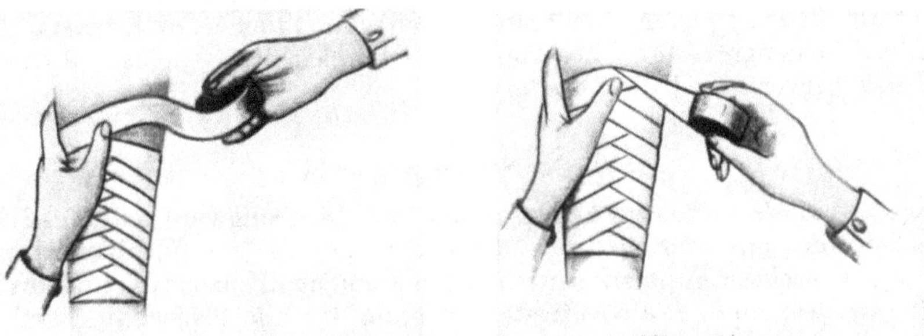

a *b*

Abb. 24 *a* u. *b*. Wickeln der Umschlagtouren

Schulter laufend und von hinten über die kranke Schulter nach vorn und dann wiederum um die Brust von hinten nach vorn herumlaufend. Der DESAULTsche Verband (s. Abb. 26) beginnt sinngemäß umgekehrt mit Zirkeltouren, die um den Brustkorb herum von der gesunden zur kranken Seite laufen.

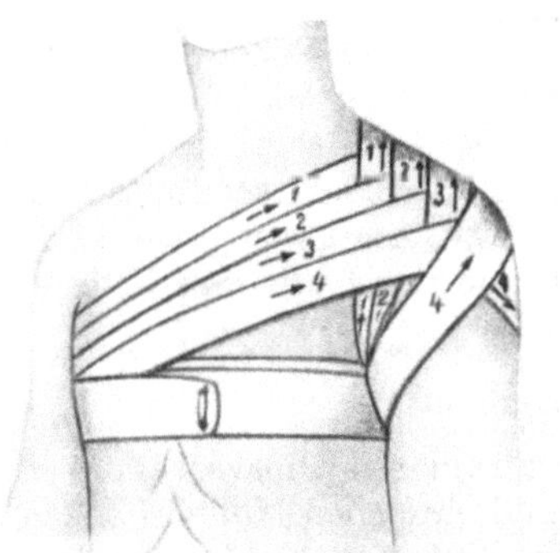

Abb. 25. Spica humeri

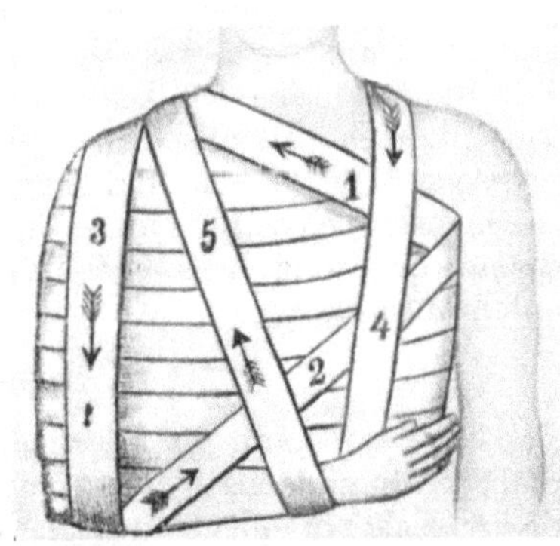

Abb. 26. DESAULT-Verband

7. Der Tuchverband

Zur Ruhigstellung des Schultergelenkes und des Oberarmes findet der *Tuchverband* in Form der Mitella häufig und ausreichend Anwendung. Man benutzt dazu das übliche Armtrage- oder Dreieckstuch, dessen lange Seite unter dem Arm nach der Hand liegt. Die Spitze wird unter dem Arm durch nach außen geführt. Die Fixierung des freien dritten Zipfels geschieht vorn über dem rechtwinklig gebeugten Unterarm an der Außenseite mittels einer Sicherheitsnadel. Beachte: Weder die Mitella, noch der DESAULTsche, noch VELPEAUsche Verband dürfen länger als **8 Tage** liegen bleiben! (Versteifungsgefahr der Schulter!).

6*

8. Der Mitella-Verband

„Die *Mitella* ist das *Leichentuch* des Schultergelenkes!“ (s. o.)

Im Bereich des Abdomens haben sich die Tuchverbände ebenfalls als sichere Bedeckung für Bauchwunden bewährt neben den selbstverständlich sehr oft angewandten Heftpflaster- und Mastixverbänden. Dagegen lassen sich Bindenverbände schlecht am Bauch fixieren. Am besten sitzen Flanelltücher, evtl. verstärkt durch aufgenähte Leinengurte. Für die Wunden im Bereich des Gesäßes und am Damm eignet sich hervorragend die Mitella.

9. Der Schienenverband

Schienenverbände werden zur Ruhigstellung bzw. Lagerung verwandt. Die Schienenverbände werden aus verschiedenem Material hergestellt: aus Buchbinderpappe, die man zur gewünschten Form zurechtschneiden kann, aus Holzplatten und aus Metall, das biegsam sein muß. Die wichtigste Forderung für alle Schienenverbände bleibt ihre gute *Polsterung*. Die Polsterung geschieht mit Watte, die nicht entfettet zu sein braucht, oder mit Zellstoff, beides wird mit Papierbinden fixiert. Ferner ist auf genügende Länge der Schiene zu achten, damit die erkrankte Stelle auch wirklich sicher ruhig gestellt ist. Als Metallschienen eignen sich sehr gut die CRAMERschienen, die sog. **Drahtleiter**schienen, die man in verschiedener Länge und Breite vorrätig haben soll. Die Schienen sind biegsam, und so lassen sich aus ihnen die meisten Schienenverbände zusammensetzen bzw. anfertigen, sowohl für die obere wie für die untere Extremität. So läßt sich leicht aus 5 CRAMERschienen die *Abduktions*schiene als Lagerungsschiene für den Arm herstellen. Die einzelnen Schienenstücke werden durch Drähte miteinander verbunden. Für die Hand und den Vorderarm eignet sich das Handbrett bzw. das verlängerte, bis zum Ellbogen reichende Handbrett. Zur Ruhigstellung des Fingers genügt im Notfall ein Holzspatel (schlecht), besser eine biegsame Metallschiene. Zur Lagerung des Beines dient am besten die VOLKMANNsche Schiene (eine muldenförmige Halbrinne aus verzinntem Eisenblech) oder die behelfsmäßig hergerichtete CRAMERschiene. Am günstigsten ist die BRAUNsche Schiene (Lagerung des Beines in Semiflexion des Hüft- und Kniegelenkes bei entspannter Muskulatur).

10. Der Stärkeverband

Der *Stärkeverband* kann oft als Ersatz des zirkulären Gipsverbandes dienen. Er ist ungefährlicher, gibt ferner den Schienen- und einfachen Mullverbänden besseren Halt. Er hat sich vor allem auch gut als Abschluß von Kopfverbänden bewährt. Man legt die Stärkebinden, mit Stärkekleister imprägnierte Mullbinden, vor Gebrauch kurz in warmes Wasser, drückt sie nach völliger Durchweichung gut aus und wickelt sie mit **leichtem** Zug (im Gegensatz zu den Gipsbinden!) an, da sich der Verband beim Trocknen leicht lockert. Über Gipsverband siehe Kap. J: Frakturen und Luxationen.

Die Streckverbände gehören nicht mehr zu den Aufgaben der „Kleinen Chirurgie“.

11. Elastische Verbände

Sie sind dagegen außerordentlich wichtig und werden in der Praxis oft angewandt bei Krampfaderleiden, Thrombophlebitis der Beine, Distorsionen und Gelenkskontusionen mit und ohne Erguß und in der Nachbehandlung nach Knochenbrüchen nach der Gipsabnahme. Die elastische Binde in verschiedenen Breiten (8, 10, 12,

15 cm breit) hat sich in Form der Idealbinde bestens bewährt. Geeignet ist auch der elastische Strumpf aus demselben Gewebe, waschbar, porös und haltbar. Soll die Kompression nur ein Gelenk (Sprunggelenk oder Kniegelenk) betreffen, so genügen meist die elastischen Sprung- oder Kniegelenkskappen, die nach Maß angefertigt werden. Sie reichen beim Kniegelenk etwa von Mitte Unterschenkel bis Mitte Oberschenkel, beim Sprunggelenk vom Tarsal- bis über Knöchelgelenk. Diese Verbände werden nachts abgelegt.

12. Der Zinkleimverband

Bei der Thrombophlebitis wird auch gern der *Zinkleim*verband angelegt. Zinkleim kann man sich zur Not selbst herstellen:

Rp.	Zinci oxydat.	10,0
	Glycerini	40,0
	Gelatinae albae	15,0
	Aqua destill. ad	350,0

Der Zinkleim wird durch Erwärmen im Wasserbade flüssig gemacht. Dann wird umschichtig um die Extremität eine Mullbinde und eine Schicht Zinkleim gelegt, das Ganze etwa viermal. Der fertige Zinkleimverband besteht also in der Regel aus 4 Bindenlagen, die jedesmal mit Zinkleim bestrichen sind. Man läßt den Zinkleimverband 3 Wochen liegen. Bei Bedarf kann er nochmals erneuert werden.

13. Bruchbänder

Die Bitte nach Verordnung eines Bruchbandes wird an den in der „Kleinen Chirurgie" tätigen Arzt oft herangetragen. Er muß also beurteilen können, ob das verordnete Bruchband seine Aufgabe erfüllt und ob es vom Patienten richtig angelegt wird.

Das Bruchband besteht aus der Pelotte, die an der äußeren Bruchpforte zu liegen kommt, aus einer um das Becken gelegten Stahlfeder, die die Pelotte in ihrer Lage zu fixieren hat und aus einem Riemen, der in Fortsetzung der Stahlfeder um das Becken herum zur Pelotte zieht. Dieser Riemen wird am oberen Knopf der Pelotte befestigt, während am unteren Pelottenknopf das Schenkelband befestigt wird, das von der Stahlfeder über Darmbeinkamm nach unten abgehend die Gesäßgegend umkreist und zwischen Oberschenkel und Damm nach vorn zieht. Es verhindert ein Hinaufrutschen des Bruchbandes. Das Bruchband wird in liegender Stellung des Patienten angelegt, nachdem vorher der Bruch einwandfrei reponiert worden ist. Das Bruchband sitzt gut, wenn in jeder Lage des Kranken und auch beim Anspannen der Bauchpresse (Husten) der Bruch zurückgehalten und nicht neben der Pelotte herausgedrängt wird. Es muß also die Pelotte stets größer sein als die Bruchpforte! Der Bruch darf auch unter dem Bruchband keine Schmerzen verursachen (Bruchbandanlage bei irreponiblem Netzbruch!). Oft tritt der Bruch trotz gut angepaßter Pelotte heraus; hier kann die Ursache in der Nachlässigkeit des Patienten liegen, der die Riemen zu wenig angezogen oder das Schenkelband entfernt hat, wodurch sich natürlich die Pelotte verschiebt und nicht über der Bruchpforte sitzen bleibt. Hat man den Eindruck, daß die Pelotte tatsächlich zu klein ist, so kann man eine dreieckige Pelotte verordnen, die einen Fortsatz hat, der über das Pecten ossis pubis hinüberreicht.

Bei längerem Tragen eines Bruchbandes ist auf Hautpflege zu achten (Ekzemgefahr!).

Bei Nabelbrüchen leistet eine Leibbinde mit richtig sitzender Pelotte bessere Dienste als ein Bruchband. Bei den Nabelbrüchen der Säuglinge und Kleinstkinder hat sich ein einfacher Heftpflasterverband bewährt. Ein Tupfer wird auf die Nabelbruchpforte gelegt, die Bauchhaut beiderseits des Nabels in einer Falte zur Mitte zusammengedrückt und das Ganze durch Heftpflaster zusammengehalten. Unter solchen Verbänden kann ein Nabelbruch der Kleinstkinder nach Monaten noch verschwinden. Klein- und Schulkinder werden der Operation zugeführt.

14. Leibbinden

Leibbinden werden oft in der Schwangerschaft, nach Ablauf derselben, nach großen Bauchoperationen bei schwachen Bauchdecken, bei großen Ventralbrüchen und bei inoperablen Nabelbrüchen älterer Menschen und bei Hängeleib verordnet. Der Stützpunkt der Leibbinde liegt am Rücken und hier wird sie nach lockerer Anlegung durch Schnüre festgezogen. Am Darmbeinkamm und am Rücken muß die Binde genau sitzen. In vielen Fällen wird auch die Anlegung der aus derbem Baumwollstoff oder Flanell angefertigte SCULTETsche Binde dieselben Dienste wie die wesentlich teurere Leibbinde leisten.

15. Das Suspensorium

Das *Suspensorium* dient der Hebung des Skrotums. Diese ist angezeigt bei allen entzündlichen Erkrankungen des Hodens und des Nebenhodens, um den schmerzhaften Zug am Samenstrang herabzusetzen, ferner bei Erschlaffung des Kremaster in Fällen von Varikozele und auch bei großen irreponiblen Skrotalhernien. Wir verordnen sie auch gern bei Schmerzen im Samenstrang nach Herniotomien. Die Suspensorien bestehen aus derbem Baumwollstoff oder Kunstseide und werden ebenfalls durch Beckengürtel und Schenkelbänder befestigt.

J. Frakturen und Luxationen

Ungeheurer Schaden entsteht alljährlich der Volkswirtschaft durch die vielen Unfälle, die mit Frakturen oder Luxationen oder beidem einhergehen. Todesfälle, langes Krankenlager und Arbeitsunfähigkeit, Invalidität verschiedenen Grades sind die Folgen davon. Und leider liegen die Dinge in manchen Fällen so, daß manche Unfallfolge durch sachgemäßere Behandlung hätte vermieden werden können! Es soll der Arzt, der sich in der Unfallheilkunde nicht sicher fühlt, seinen Patienten dem Erfahreneren überlassen. Die Forderung der großen Versicherungsanstalten, daß der Unfallkranke von einem in der Unfallchirurgie besonders ausgebildeten Arzt behandelt werden soll, ist verständlich und wird ohne Zweifel zur weiteren Verbesserung der Heilergebnisse beitragen.

1. Frakturen

Eine vollständige Darstellung der gesamten Lehre von den „Frakturen und Luxationen" ist im Rahmen der „Kleinen Chirurgie" nicht beabsichtigt und unnötig. Es soll nur das gesagt werden, was in den Arbeitsbereich des Praktikers hineinfällt und dort mit einfachen Hilfsmitteln zielgerecht behandelt werden kann.

15% aller Verletzungen gehen mit Frakturen einher. Unter Fraktur verstehen wir eine **Kontinuitätsdurchtrennung** des Knochens im Körper, ein Vorgang, der häufig durch äußere Gewalteinwirkung hervorgerufen wird. In seltenen Fällen können starke und schnell durchgeführte Muskelkontraktionen einen Bruch hervorrufen (z. B. die Olecranonfraktur beim Speerwerfen). Verhältnismäßig häufig sind Frakturen bei alten Leuten, deren Knochen infolge Atrophie morsch sind. Am elastischen kindlichen Knochen wird man häufig beim gleichen Trauma, das beim Erwachsenen zum Bruch führt, eine Epiphysenlösung, Infraktion oder Luxation finden. Bevorzugt sind die Gliedmaßen, vor allem die oberen Extremitäten. Der häufigste Bruch ist der Vorderarmbruch, ihm folgt der Unterschenkel, Oberarm, Oberschenkel, Schlüsselbein und Rippen. Alte Menschen brechen sich meist den Oberschenkelhals, Oberarmhals und Radius.

Der Form nach unterscheiden wir zweckmäßigerweise zwischen **vollständigen** und **unvollständigen** Brüchen: **Fissuren, Infraktionen** mit subperiostalen Brüchen **(Grünholzfraktur).** Letztere finden wir fast ausnahmslos bei Kindern. Sogenannte Spontanfrakturen oder pathologische Frakturen entstehen am kranken Knochen durch geringfügiges Trauma oder anscheinend von selbst (z. B. Oberarmbruch beim Streichholzanzünden, Oberschenkelbruch beim Stiefelanziehen). Man findet in diesen Fällen neben dem Bruch Zeichen der vorliegenden Grundkrankheit, z. B. weist geringe Schmerzhaftigkeit und auffallend gute Gebrauchsfähigkeit auf Tabes dorsalis hin. Pupillenreaktion, Reflexe, Liquorbefund bestätigen dann meist die Verdachtsdiagnose.

Kommt es beim Trauma neben der Kontinuitätstrennung des Knochens auch noch zur Zerreißung des darüber liegenden Gewebes und der Haut, so daß das eine oder beide Frakturenden mit der Außenwelt in Berührung kommen, so haben wir das Bild der **offenen oder komplizierten Fraktur** im Gegensatz zur geschlossenen Fraktur vor uns. Kompliziert deshalb, weil hier dem Eindringen von pathogenen Keimen Tür und Tor geöffnet sind und damit stets die **Gefahr der Infektion** droht.

Eine weitere Möglichkeit der Unterscheidung der einzelnen Frakturen bietet der **Verlauf der Frakturlinien** (Abb. 27—29). Danach werden unterschieden: **Querbrüche,**

Längs-, Schräg- und **Spiralbrüche,** ferner seltener **T-, X-** und **Y-förmige Brüche.** Eine starke **direkte Gewalt** führt oft zum **Zertrümmerungs-** oder **Splitterbruch.** Unter Refrakturen verstehen wir Kallusfrakturen in den ersten Wochen oder Monaten, z. B. am Unterarm bei Bruch beider Knochen in gleicher Höhe, namentlich bei Jugendlichen. Bricht dagegen ein Knochen nach einer alten Fraktur an anderer Stelle infolge Atrophie, so sprechen wir von einem Rezidivbruch.

Die **erste Aufgabe,** die dem praktischen Arzt zufällt, ist zunächst das **Stellen der Diagnose.** Von entscheidender Bedeutung für die Diagnose sind die **Symptome der Knochenbrüche:** Schwellung, Bluterguß, Druckschmerz, Funktionsstörung und vor allem die **klassischen Fraktursymptome: abnorme Beweglichkeit, Krepitation und Dislokation.** Die Diagnose ist leicht, wenn alle klassischen Symptome vorhanden sind. Schwieriger ist schon das sichere Ausschließen einer Fraktur. Beim geringsten

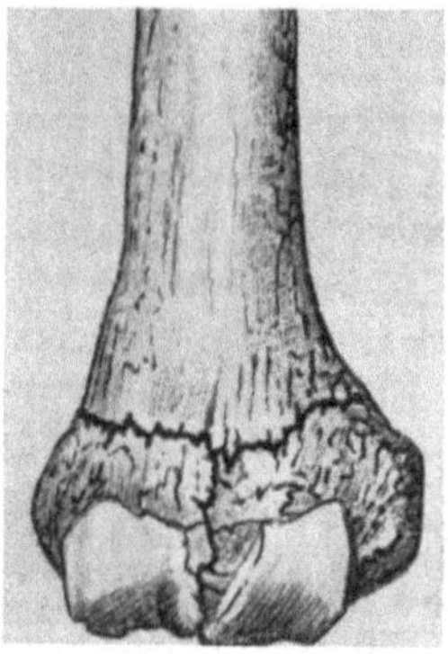

Abb. 27

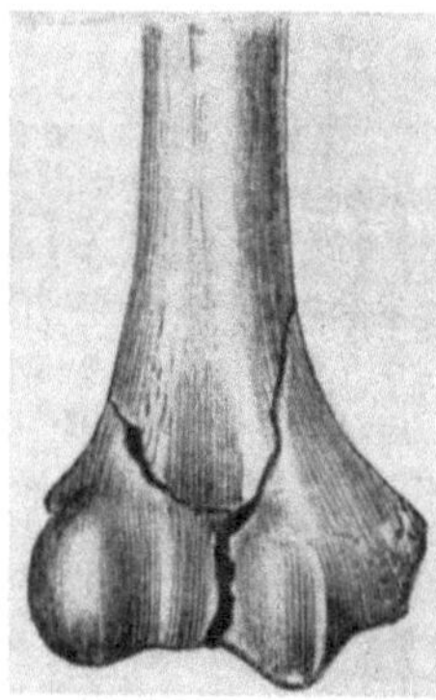

Abb. 28

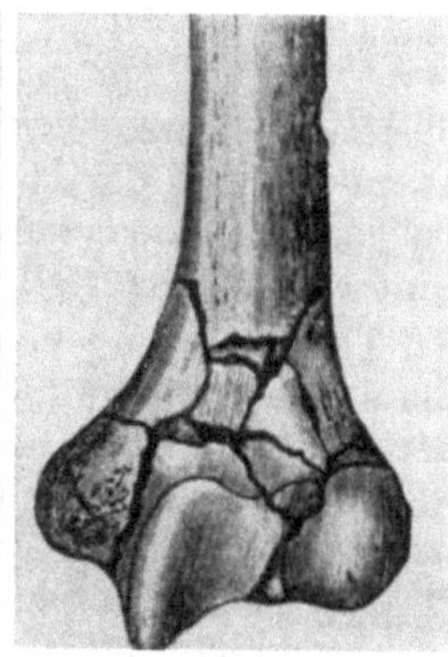

Abb. 29

Abb. 27. T-Fraktur des distalen Humerus
Abb. 28. Y-förmige Fraktur am distalen Humerus
Abb. 29. Trümmerbruch des distalen Humerus

Verdacht greife man unverzüglich zur **Röntgendiagnostik,** schon, um sich vor berechtigten oder unberechtigten Regreßansprüchen zu schützen. Wenn das erste Röntgenbild keinen sicheren Anhalt für Fraktur oder Fissur bietet, wiederhole man die Aufnahme nach 8 Tagen, zumal, wenn der klinische Verdacht auf Fraktur weiterhin besteht! Oft wird jetzt die Fissur infolge der Entkalkung am Bruchspalt deutlich sichtbar. Die Untersuchung beginnt auch in der Unfallheilkunde mit der Erhebung der Anamnese, spez. des Unfallherganges. Anschließend erfolgt die Inspektion, zu der der Kranke genügend entkleidet sein muß. **Wichtig:** Nicht nur die zu erwartende Bruchstelle freimachen, sondern stets zum Vergleich auch die gesunde Seite! Die unverletzte Seite wird zuerst freigemacht, zur Not muß die Kleidung in den Nähten zerschnitten werden.

An die Besichtigung schließt sich gegebenenfalls die Messung an, wobei die Extremitätenlänge im Vergleich mit der gesunden Seite geprüft wird (besonders wichtig, wenn kein Röntgenbild zur Verfügung steht). Danach schreitet man zur vorsichtigen (!), möglichst mit einem Zeigefinger ausgeführten Betastung, indem man zunächst auf Druckschmerz prüft. Man geht dabei so vor, daß man erst mal entfernt von der verletzten Stelle prüft; gibt der Verletzte konstant an ein- und derselben

Stelle, wenn man sich ihr nähert, einen starken Druckschmerz an, so ist dieses Zeichen schon sehr verdächtig auf Fraktur. Bei Vorliegen dieses Zeichens in Verbindung mit den bei der Inspektion erhobenen Befunden wie Bluterguß, Schwellung und Funktionsstörung, kann man meist auf den sehr schmerzhaften und nicht unbedenklichen Nachweis der abnormen Beweglichkeit und Krepitation verzichten. Im übrigen steht jedem wohl ein Röntgenapparat zur Kontrolle oder zum Nachweis einer Fraktur heutzutage zur Verfügung. Die abnorme Beweglichkeit ist zwar klinisch das sicherste Fraktursymptom, man muß aber daran denken, daß es auch vorgetäuscht werden kann durch Mitbewegen in den Nachbargelenken oder in den umliegenden Weichteilen. Ferner kann es fehlen bei Fissuren, Infraktionen, eingekeilten und verzahnten Brüchen! Auf die Prüfung der Krepitation sollte man heute überhaupt verzichten, um dem Kranken unnötige Schmerzen zu ersparen. Nur im Notfall, wenn kein Röntgenapparat zur Verfügung steht, soll man diese sicheren Frakturzeichen prüfen, dann aber nur in Narkose!! An die Narkose**untersuchung** hat sich dann sofort die endgültige **Versorgung** anzuschließen. Das gilt aber wie gesagt nur für den Notfall. Es ist nach wie vor zu fordern, daß jede Fraktur der röntgenologischen Diagnostik und Kontrolle zugeführt wird, schon im Hinblick auf spätere Regreßansprüche! Zum sicheren Nachweis oder Ausschluß eines Bruches genügt niemals ein Bild, sondern stets sind 2 Aufnahmen in 2 verschiedenen Ebenen oder Stereoaufnahmen anzufertigen. Die Durchleuchtung ist zur Diagnose ungenügend.

Komplikationen. Der Knochenbruch ist keineswegs eine *Nur-Knochenverletzung*. Die verschiedensten Organteile können mitverletzt werden und die sog. Begleitverletzungen dabei absolut im Vordergrund stehen. Die wesentlichste Komplikation stellt auch heute noch die komplizierte Fraktur dar. Wir unterscheiden die **direkte komplizierte Fraktur,** bei der die den Bruch auslösende Ursache gleichzeitig die bedeckenden Weichteile inkl. Haut verletzt und so der frakturierte Knochen freiliegt und **die indirekte komplizierte Fraktur,** bei der die Haut von innen her, gewissermaßen sekundär, von einem Knochenfragment durchspießt wird. Solche komplizierten Brüche sind wegen der drohenden Gefahr der Wundinfektion stets, versehen mit einem aseptischen Notverband, unverzüglich einem Krankenhause zuzuleiten, selbst wenn es sich nur um geringfügige Durchspießungen der Haut handelt. Denn auch hier droht trotz sachgemäßer Behandlung, Reposition und Gips, wegen der Gefahr der Hautnekrose durch Druck der besonders empfindlichen verletzten Hautpartie die Sekundärinfektion. Eine weitere Komplikation der Knochenbrüche, auch der unkomplizierten, geschlossenen, stellt die **Nervenverletzung** dar. Es kommen dabei die verschiedensten Grade von der einfachen Quetschung mit reversibler Schädigung bis zur schweren kompletten Zerreißung vor. Es ist also stets zu fordern, daß die Nervenfunktion **vor Beginn der Behandlung** zu prüfen ist, wodurch späteren und oft ungerechtfertigten Vorwürfen der Boden entzogen ist! Nicht selten ist z. B. bei Oberarmbrüchen der Nervus radialis beteiligt. Verletzungen des N. fibularis (peronaeus) beobachtet man häufig bei Frakturen des Fibulaköpfchens. Schlüsselbeinfrakturen können zur Schädigung des Plexus brachialis führen. Bei Rippenfrakturen ist auf Hämatothorax zu achten. Alle diese durch Begleitverletzungen von Nerven, inneren Organen, Gefäßen usw. komplizierten Frakturen gehören ebenso wie alle Schädel- und Wirbelbrüche mit der Gefahr der Hirn- und Rückenmarksverletzung unverzüglich in klinische Behandlung!

Nebenverletzungen sind auch späterhin, bei ungenügender Schienung, auf dem Transport. während der Reposition und durch schlechte Gipsverbände möglich.

2. Behandlung der Frakturen

Die Aufgaben der Frakturbehandlung sind im wesentlichen **zweifache: anatomische** und wichtiger noch **funktionelle Heilung,** d. h. also in bester Stellung und vor allem in bester Gebrauchsfähigkeit. Beide Aufgaben sind eng miteinander verbunden. Nachdem die Untersuchung beendet, die Diagnose gestellt und der Bruch zur ambulanten Behandlung geeignet erscheint, so erfolgt diese nach 3 Grundsätzen, die selbstverständlich auch für die Klinik Geltung haben:

a) Die Reposition = Einrichtung
b) Die Retention = Ruhigstellung durch immobilisierende Verbände
c) Die funktionelle Nachbehandlung.

a) Die Reposition

Durch die Reposition soll eine möglichst genaue Wiederherstellung der anatomischen Struktur erzielt werden. Wir korrigieren damit die verschiedenen Dislokationen, indem wir das periphere Fragment in die Richtung des proximalen bringen. Die Reposition soll so früh wie möglich erfolgen. Mit jeder Stunde, die nach dem Unfall verstreicht, wird die Reposition schwieriger, da der pathologische Muskeltonus, in Anpassung an die veränderten Zugverhältnisse, sich konstant steigert! Auf **sofortige Reposition** ist zu bestehen bei allen **Luxationsfrakturen** und **Luxationen,** bei drohenden Hautdurchspießungen und bei Einklemmungen von Nerven und Gefäßen! Bei komplizierten Frakturen erfolgt die Wundversorgung vor der Reposition! Bei dem eigentlichen **Repositionsakt,** der durch **Zug** und **Gegenzug** erfolgt, ist auf Schmerzverhütung zu achten. Diese kann in Form des kurzen Rausches oder der tiefen Inhalationsnarkose, oder durch Leitungs- oder Plexusanästhesie erfolgen. Bei schwierigen Repositionen empfiehlt sich stets die tiefe Narkose. Neigt der reponierte Bruch dazu, in seine fehlerhafte Stellung zurückzugleiten, so muß mit der Narkose fortgefahren werden, bis der ruhigstellende Verband nicht nur angewickelt, sondern auch **fest** geworden ist!

b) Die Retention

Wir verstehen darunter die Fixierung der Fraktur bis zum Festwerden, bis zur knöchernen Heilung. Wir erreichen das Festwerden durch den fixierenden Frakturverband. Für ihn gelten folgende Regeln: Er soll zweckmäßigerweise sofort im Anschluß an die Reposition angelegt werden, er soll gewechselt werden, er soll nicht länger als bis zum genügenden Festwerden des Bruches liegen bleiben, namentlich bei älteren Leuten. Die dem Bruch benachbarten Gelenke sollen in physiologische Mittelstellung gebracht werden, einmal der Gelenke selbst wegen, zum anderen ist dann die geringste Muskelspannung vorhanden.

Die Ruhigstellung erfolgt heute vorwiegend durch den **Gipsverband.** Sie geschieht bei den einzelnen Bruchformen in verschiedenster Weise (s. spez. Teil). Die Anwendung geschieht als Gipsschiene oder als zirkulärer Gipsverband, gepolstert oder meist ungepolstert. Am Arm wird in der Regel der Gipsschiene der Vorzug gegeben, da der zirkuläre Gipsverband doch in verstärktem Maße die Gefahr der Durchblutungsstörung heraufbeschwört. Wenn man sich zum zirkulären Gips entschließt, soll man ihn nach Anwickeln der Länge nach **aufschneiden** und anschließend den aufgeschnittenen Gips durch Mullbinde fixieren. Nach Anlage eines Gipsverbandes ist innerhalb der ersten 48 Stunden eine strenge Kontrolle auf jeden Fall erforderlich. Oft kommt es nach erfolgter Reposition und Gipsanlage in den ersten Stunden zur weiteren Zunahme des vorhandenen Bruchhämatoms, so daß es dann unweigerlich zu Durchblutungsstörungen kommen muß (*Cave*: **Gangrän!**). Starke Schwellung mit zunehmenden Schmerzen, Bewegungsunfähigkeit und periphere Zyanose fordern sofortige, ausnahmslose Kontrolle des Gipsverbandes! Meist genügt dann ein Aufschneiden der die Schiene fixierenden Mullbinden, die meist nachträglich mit Gips imprägniert sind und so wie ein zirkulärer Gipsverband wirken, und ein Neuanwickeln derselben Gipsschiene. Die Zyanose und die Schmerzen verschwinden dann meist zusehends. Eine Röntgenkontrolle nach erneutem Anlegen der Gipsschiene ist wegen der Möglichkeit der Fragmentverschiebung anzuraten!

Die technische Durchführung des Gipsverbandes. Man braucht dazu 2—3 Gipsscheren, 1 Gipsmesser, 1 Fußbänkchen, 1 Winkelmesser, 1 Gipssäge, 1 Eimer mit lauwarmem Wasser, Gipsbinden verschiedener Breite und evtl. Holzspan, wenn man einen Zirkulärgips anschließend aufschneiden will. Bewährt haben sich die fabrikmäßig hergestellten Zellonagipsbinden, die sehr schnell fest werden. Muß man selbst seine Gipsbinden herstellen, so kann man dazu jede etwa 5—6 m lange Mullbinde nehmen, die je nach ihrem Zweck 8—10—12—15 cm breit ist. Der Gips wird auf die Mullbinde dick aufgestreut und mit der Hand in die Maschen gleichmäßig hineingedrückt. Die meist im Vorrat hergestellten Gipsbinden werden zweckmäßig in Blechbüchsen trocken aufbewahrt. Die Gipsschiene wird hergestellt, indem 3—4 Gipsbinden trocken in die gewünschte Form und Länge der Schiene gelegt werden, und diese dann in einem Eimer Wasser eingelegt wird. Steigen keine Luftblasen mehr auf, ist die Binde resp. Schiene gesättigt; man nimmt sie heraus, komprimiert sie leicht von beiden Seiten, damit so das überflüssige Wasser abläuft, und kann sie nunmehr anlegen und mit 1—3 Mullbinden am Arm fixieren (= **Gipsschienenverband**) oder mit mehreren Gipsbinden, die zirkulär zu wickeln, glatt und ohne Spannung anzulegen sind (= **zirkulärer Gipsschienenverband;** Methode der Wahl z. B. bei Brüchen der unteren Extremität).

Wir bevorzugen an unserer Klinik den ungepolsterten Gips. Hier werden Gipsschiene wie die zirkulären Gipsbindentouren locker auf die unrasierte Haut gebracht. Lediglich wird bei Unterschenkelgehgips z. B. ein leichtes Wattepolster unter dem Kniegelenk und der Achillessehne eingefügt. Auf die physiologische Mittelstellung der Gelenke ist übrigens bei jeder Gipsanlage zu achten. Nachdem die Gipsanlage beendet ist, wird noch mit Blaustift auf dem noch nassen Gipsverband folgendes notiert (n. Böhler):

1. Datum des Unfalles,
2. Datum der Gipsanlage,
3. Zeitpunkt der geplanten Gipsabnahme,
4. Kurze Skizze der Fraktur,
5. Unterschrift des Arztes.

Anschließend hat, nachdem der Gipsverband flüchtig getrocknet wurde, die **Röntgenkontrolle** zu erfolgen. Ergibt diese eine nicht ausreichende Frakturstellung, so ist die nochmalige Reposition erforderlich. Das soll nicht bedeuten, daß beim zirkulären Gips dieser sofort wieder entfernt werden muß. Man kann auch durch Gipskorrektur eine schlechte Achsenstellung beseitigen. An der Frakturstelle wird der Gips eingesägt und gebrochen. Durch entsprechenden Zug und Druck wird im Gips die richtige Fragmentstellung hergestellt und mittels Holzkeil und erneutem Anwickeln einer Gipsbinde fixiert.

Weitere Fixationsmethoden stellen die **Schienenverbände** dar. Sie eignen sich einmal für **Notverbände**, zum anderen für **kurze Ruhigstellung** nach Kontusionen oder Luxationen.

Die Drahtleiter- oder KRAMERschiene. Sie eignet sich sehr gut, da sie, hergestellt aus biegsamem Draht, in jede gewünschte Form gebracht werden kann. Sie wird in verschiedenen Breiten hergestellt und kann in die entsprechende Länge durch einfaches Abkneifen mit der Drahtschere gebracht werden. Bevor die KRAMER-schiene angewickelt wird, wird sie mit Watte oder Zellstoff unter Anwickeln mit einer Papierbinde gepolstert.

Die Pappschienen. Sie sind für kurz dauernde Ruhigstellung in der ersten Hilfe vor allem und da auch wiederum im Bereich der oberen Extremität geeignet. Etwa 3—5 mm dick, können sie in die entsprechende Form durch Scherenschnitt gebracht werden.

Fingerschienen. Sie werden aus Draht oder massiv aus Aluminium hergestellt und dienen zur Schienung der Finger. Sie werden ebenfalls vor Anlegung gepolstert. Sie sind auf jeden Fall dem noch oft gebrauchten Holzspatel vorzuziehen, da sie sich der physiologischen Krümmung der Finger in der Mittelstellung anpassen, während der Spatel starr ist und den Finger in unphysiologischer Streckstellung fixiert.

c) Die funktionelle Nachbehandlung

Durch die notwendige, über längere Zeit sich erstreckende Ruhigstellung der Fraktur kommt es notwendigerweise zu Schädigungen im Bereich der benachbarten Gelenke, der Muskulatur und des Knochens selbst. Bei letzterem kann es zur Ausbildung des SUDECKschen Syndroms kommen. Infolge der Inaktivität und damit verbundenen schlechten Zirkulation kommt es zu Muskelatrophien verschiedensten Grades. Die Gelenke, gerade der alten Leute, versteifen rasch. Um all diese Gefahren auf ein Minimum zu beschränken, achten wir streng auf eine **funktionelle Nachbehandlung.** Wir verstehen darunter die hauptsächlich **aktive Bewegungstherapie** sowohl während als auch nach der Ruhigstellung. Ferner gehört hierher die meist erst nach Gipsabnahme einsetzende Hyperämiebehandlung in Form des **Lichtbades, der Kurzwelle und Diathermie** und der Massagebehandlung. Wir haben in der Nachbehandlung darauf Rücksicht zu nehmen, daß der Bruch eben *keine* alleinige Knochenverletzung ist, sondern daß der ganze Körper in Mitleidenschaft gezogen wird. So kann ein schlecht reponierter und daher in anatomischer Beziehung schlecht geheilter Bruch funktionell Besseres leisten, als ein anatomisch ideal verheilter Bruch, bei dem die funktionelle Nachbehandlung vernachlässigt wurde. Es ist für den behandelnden Arzt sehr unangenehm, wenn bei einem gut verheilten Radiusbruch die Finger versteift sind, und so die Nachbehandlung mehr Zeit beansprucht als die Konsolidation des Bruches.

α) Die aktive und passive Bewegungstherapie

Die aktive Bewegungstherapie beginnt **sofort** nach gelungener Reposition und Retention. Alle Gelenke, die nicht in den fixierenden Verband einbezogen sind, werden bewegt! Bei Patienten, bei denen der begründete Verdacht besteht, daß sie die selbständigen Bewegungsübungen nicht ausführen, wird sofort zur passiven Bewegungstherapie übergegangen. Diese, vor allem aktive Bewegungstherapie, hat den Vorteil, daß neben der Herabsetzung der drohenden Gefahr der Gelenkversteifung die Durchblutung im Verletzungsgebiet (unter dem Gipsverband!) wesentlich gebessert wird, so daß die Frakturheilung wesentlich schneller vor sich geht, die Weichteilschwellung sich schneller zurückbildet und der SUDECKschen Atrophie so am wirksamsten begegnet wird. Am stärksten gefährdet von allen Gelenken ist im Hinblick auf eine drohende und rasche Versteifung das Schultergelenk.

Bei Verletzten über 40 Jahre soll die Ruhigstellung der Schulter in der Regel nicht länger als 1 Woche, höchstens bis zu 14 Tagen dauern! Beispiel hierfür die subkapitale Humerusfraktur, die ja meist alte Menschen betrifft, wo die Versteifungsgefahr des Alters wegen schon groß ist. Sie wird durch Ruhigstellung in der Mitella für 8 Tage behandelt und danach sofort der Arm teils aktiv, teils passiv bewegt, ohne daß Rücksicht auf die Fraktur oder ihre Stellung genommen wird. Ist bisweilen aus besonderen Gründen eine längere Ruhigstellung der Schulter erforderlich, so wird der Oberarm auf eine Abduktionsschiene und so das Schultergelenk in Mittelstellung gebracht. Versteift in dieser Stellung die Schulter, so kann der Arm wenigstens bis zur Waagerechten allein durch Bewegung im Schulterblatt gehoben werden.

Der Arzt muß die funktionelle Nachbehandlung streng überwachen! Sie ist ungeheuer wichtig für den Erfolg der Frakturbehandlung schlechthin, wichtiger vielleicht noch als die Reposition und Retention, auch wenn sie noch so gut gelungen ist. Man muß die meist älteren Patienten fast täglich dazu anleiten, im Schultergelenk zu bewegen, d. h. den Oberarm zu heben, nach hinten zu drehen und zu rotieren. Er muß in der Lage sein, sich mit der Hand des kranken Armes von hinten her über dem Kopf hinter dem Ohr der gesunden Seite zu kratzen! Am Ellenbogengelenk wird der Patient aufgefordert, Beuge- und Streckbewegungen, Supination und Pronation auszuführen. Im Handgelenk soll gebeugt und gestreckt und rotiert werden. Die Finger sind täglich mehrmals zu beugen, zu strecken und zu spreizen. **Wichtig ist,** daß der **nachbehandelnde Arzt** nicht nur die Anweisungen erteilt, sondern **jede einzelne Bewegung dem Patienten vormacht,** sich selbst wiederum vormachen läßt und so die Bewegungstherapie und ihre evtl. Fortschritte überwacht! Nach Abnahme des Gipsverbandes werden selbstverständlich die bis dahin ruhiggestellten Gelenke verstärkt in die aktive und jetzt meist verstärkt einsetzende passive Bewegungstherapie einbezogen.

β) Massage

Nach Auffassung der Anhänger der Massage dient diese zur Kräftigung der Muskulatur und zur besseren Durchblutung und damit zur besseren Resorption von Blutergüssen. Böhler schreibt hierzu: „Um diese Ursachen (nämlich: langdauernde Schwellungen, Entkalkung der Knochen und Bewegungseinschränkungen) zu vermeiden, schlagen viele Chirurgen vor, vom ersten Tag an kräftig zu massieren und ausgiebig fremdtätige Bewegungen zu machen. Es ist interessant, festzustellen, daß gerade diese Ärzte über die schlechtesten Heilergebnisse berichten, daß sie häufig weitgehende Bewegungseinschränkungen sehen, Verhärtungen und Verknöcherungen der Kapsel und der Bänder und der anliegenden Muskulatur, Nekrose der Knochen und deformierende Prozesse der Gelenke sind in ihren Fällen die Ursache dieser Störungen“. Diese Auffassung von Böhler gilt auch an unserer Klinik in der Unfallchirurgie. Es ist die Tatsache nicht zu leugnen, daß bei Ruhigstellung des verletzten Gliedes unter möglicher Hochlagerung bei gleichzeitiger aktiver Bewegungstherapie die Hämatome und Weichteilschwellungen sich schnell zurückbilden. Auch der Muskelschwund wird am besten durch Ruhigstellung und damit Hintanhaltung der Schmerzen bekämpft. Bei einer evtl. Massage der verletzten Gliedmaßen treten verstärkt Schmerzen und damit Durchblutungsstörungen auf. Die Verknöcherung der Muskulatur wird nach Böhler ebenfalls durch die Massage gefördert. Bei **frischen** Frakturen soll auf Massage tunlichst ganz verzichtet werden.

γ) Die Hyperämiebehandlung (s. Kap. K)

Nach Heilung der Fraktur wird die Nachbehandlung fortgesetzt. Die wesentlichsten Folgen des Bruches, die in geringem Maße auch bei bester funktioneller Behandlung immer anzutreffen sind, wie geringe Muskelatrophie, Einschränkung der Gelenkbeweglichkeit, Schwellungszustände, Hautatrophie, werden durch Hyperämiebehandlung beseitigt. Neben heißen Bädern, Heißluftbädern, Diathermie und Elektrisieren sind jetzt vor allem, **aber erst jetzt, nachdem der Bruch fest ist (!)**, Massage und passive Bewegungsübungen neben den weiter durchzuführenden aktiven Übungen erforderlich.

3. Komplikationen bei der Frakturheilung

Während der Frakturheilung können im Knochen und umliegendem Gewebe Veränderungen auftreten, die ein gutes Ergebnis der Knochenbruchheilung in Frage stellen. Hierher gehört die **ischämische Muskelkontraktur,** die **Myositis ossificans** und das SUDECKsche **Syndrom.**

a) Die ischämische Muskelkontraktur

Sie wird fast ausschließlich nur an der Beugeseite des Unterarmes und vorwiegend bei Jugendlichen nach suprakondylären Humerusfrakturen beobachtet. Es handelt sich dabei um eine bindegewebige, narbenähnliche Umwandlung der betreffenden Muskulatur. Durch Schrumpfung des Bindegewebes kommt es zu einer zunehmenden Beugekontraktur der Finger und des Handgelenkes, es entsteht eine Krallenhand. Bei der ischämischen Muskelkontraktur spielen ohne Zweifel **Durchblutungsstörungen** und nervös-vegetative Einflüsse eine maßgebliche Rolle. Oft entstehen solche Kontrakturen bei zirkulären Gipsverbänden, die Stauung und so Durchblutungsstörungen hervorrufen. Man soll deswegen **bei Kindern nie,** bei Erwachsenen nur selten an der **oberen** Extremität **einen zirkulären Gips anlegen.** Prophylaxe und Therapie: Vermeidung der Durchblutungsstörung, evtl. sofortige Entfernung des einschnürenden Verbandes und Neuanlegung! Ist die ischämische Muskelkontraktur ausgebildet, erfordert ihre Beseitigung stationäre Behandlung.

b) Die Myositis ossificans

Hier handelt es sich um eine **Knochenneubildung** im Bindegewebe der Muskulatur, es bilden sich dabei Bindegewebszellen in Knochen um. Wir finden sie häufig bei Verletzungen im Bereich des Ellenbogengelenkes bei einmaliger schwerer Quetschung oder bei chronischen Reizungen der Muskulatur (*Tennisknochen, Reiterknochen*) (Abb. 30).

Bei Frakturen führt BÖHLER diese Verknöcherung der Muskulatur nicht auf die Verletzung selbst zurück, sondern glaubt, daß sie durch frühzeitige Massage und passive Bewegung bedingt sei.

Man geht nicht fehl, daß das Trauma mit Zelluntergang und fehlerhafte Nachbehandlung für die Entstehung der Myositis ossificans verantwortlich zu machen sei. Die Prophylaxe und Behandlung der Myositis ossificans verlangt also: frühzeitige Reposition, ausreichend lange Ruhigstellung, aktive Bewegungsübungen, Kontrolle der ungestörten Durchblutung und Vermeidung von mechanischen Reizen der Verletzungsstelle in Form von Massage und passiven Bewegungsübungen. Ist sie erst voll ausgebildet, so darf erst nach Beendigung der Verknöcherung, d. h. nach etwa 1 Jahr, an den Myositisherd operativ herangegangen werden.

c) Das Sudecksche Syndrom

Das Bild der Sudeckschen Atrophie beobachten wir gelegentlich bei Gliedmaßenverletzungen mit und ohne Fraktur, bei alleinigen Weichteilquetschungen sowie bei Nervenkontusionen. Überwiegend tritt sie bei entzündlichen Prozessen der Knochen und der Weichteile auf. Es liegen hier Störungen des peripheren Vasomotorensystems vor, die zu Durchblutungsstörungen führen, die hier ein der Entzündung gleiches Substrat bewirken. Es kommt zum Arteriolenspasmus mit nachfolgender Erweiterung des Kapillargebietes, ein Zustandsbild, das wir mit Prästase bezeichnen und das notgedrungen zur **lokalen Stoffwechselstörung** führen muß. Wir unterscheiden beim Sudeckschen Syndrom 3 Stadien, die selbstverständlich nicht nur allein isoliert vorkommen, sondern fließend ineinander übergehen können:

Sudecksche Atrophie, akute Phase = Sudeck I
Sudecksche Dystrophie = Sudeck II
Sudecksche (End-)Atrophie = Sudeck III

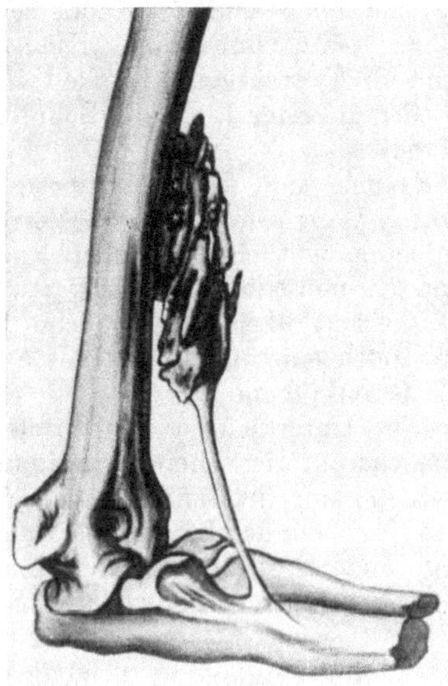

Abb. 30. Myositis ossificans des Bizeps

Bei der Sudeckschen **akuten Phase** beobachtet man an den Weichteilen eine Schwellung mit Ödem, die Haut sieht gerötet aus und ihre Temperatur ist im Vergleich mit der gesunden Seite bis zu 3° C erhöht. Es besteht ein starker Belastungs- und Spontanschmerz. Histologisch zeigt der Knochen Umbauprozesse; es kommt zur Exsudation, Zellauswanderung, Bildung von Granulationsgewebe in den Markräumen mit Verdrängung des Fettmarkes. Einerseits erfolgt der Abbau der Knochensubstanz, andererseits kommt es zur Anlagerung von osteoidem, kalklosem Gewebe **(röntgenfleckige Strukturzeichnung)**. Die Muskulatur zeigt deutliche Atrophie. In diesem Stadium kann der Sudeck I nach 3 bis 5 Monaten zur Ausheilung kommen, die Erscheinungen an den Weichteilen bilden sich zurück und das Röntgenbild normalisiert sich, es kann aber auch zum Sudeck II, der eigentlichen Sudeckschen Dystrophie, kommen. Jetzt zeigt sich im Röntgenbild eine **diffuse Entkalkung,** die Kortikalis wird immer dünner und an den Gelenkenden findet sich eine Verwischung der Knochenstruktur. Die Fleckschatten sind größer geworden. Die Haut fühlt sich jetzt kühl an und sieht zyanotisch aus. Trophische Störungen an den Nägeln, den Haaren und der Haut werden ebenso beobachtet wie hochgradige Gelenkversteifungen. Die Muskelatrophie ist jetzt deutlich und konstant geworden. Auch dieses Stadium kann allmählich nach 1—2 Jahren noch in Heilung übergehen. Kommt es nicht zur Ausheilung, geht die Sudecksche Dystrophie in das Endstadium, die Sudeckschen **Endatrophie** oder Sudeck III, über. Die Knochenstruktur wird röntgenologisch wieder schärfer, die Knochenbälkchen sind allerdings feiner und weitmaschiger als normal, die Haut kriegt wieder ihr normales Aussehen. Die Muskulatur bleibt atrophisch, die Gelenke sind weitgehend versteift.

Die Therapie der Sudeckschen Atrophie besteht in **Ruhigstellung** und **aktiven Bewegungsübungen.** Vor allem hat die Therapie am peripheren Vasomotorensystem anzugreifen:

Dämpfung des erhöhten Sympathikotonus (nicht selten finden wir einen erhöhten Grundumsatz!), Lösung des Arteriolenspasmus und so Normalisierung der lokalen Durchblutungsverhältnisse und schließlich und endlich die Förderung der Kalkanlagerung am osteoiden Gewebe. Es muß also der Versuch mit Barbituraten, mit Kallikrein und Padutin gemacht werden. Zu versuchen wäre weiterhin die vorsichtige Ultraschalltherapie.

4. Luxationen, Kontusionen, Distorsionen

Luxationen sind 7—10mal seltener als Frakturen, aber immerhin doch noch häufig genug, um in der „Kleinen Chirurgie" des praktischen Arztes eine Rolle zu spielen. Überwiegend befallen sind die Gelenke der oberen Extremität, und da wieder in erster Linie die Schulter, dann weiter Ellenbogen, Daumen, Finger und Hand.

Seltener sind die der unteren Extremität: Zehen, Fuß, Knie, Kniescheibe und Hüfte. Ganz selten sind die Verrenkungen: Unterkiefer, Wirbel und Schlüsselbein, wobei namentlich die Wirbelluxation in klinische Behandlung gehört. Die Luxation entsteht meist indirekt durch gewaltsame Beanspruchung der Gelenke (Trauma oder Muskelzug) über die mögliche Bewegungsgrenze hinaus. **Luxation** bedeutet ein **Austreten eines Gelenkanteiles aus dem Gelenk,** bei **Subluxation** verläßt der Kopf die Gelenkpfanne nur teilweise. Es kommt dabei immer zum Riß der Gelenkkapsel. Nur bei Unterkieferluxationen bleibt die sehr elastische und dehnbare Kapsel intakt. Die charakteristischen Symptome, nach denen die Diagnose **„Luxation"** gestellt werden kann, sind einmal die **atypische Gelenkkonfiguration** (sichtbar an dem Fehlen des Kopfes in der Pfanne, veränderte Gliedstellung und Länge, abnorme Figur) und zum anderen die **federnde Fixation.** Hinzu kommen noch, wie bei jeder schweren Gelenkverletzung, Schwellung, Schmerzen, Hämatom und Funktionsbehinderung. Um mit Sicherheit eine Fraktur bei begründetem Verdacht auszuschließen, ist stets eine **Röntgenaufnahme** zu fertigen!

Die Behandlung der Luxation besteht in der **Einrenkung.** Diese soll stets so früh wie möglich, am besten gleich im Anschluß an die Diagnosenstellung erfolgen. Je mehr Zeit vergeht nach erfolgter Luxation, desto schwieriger wird die Reposition! Da für genügende Muskelentspannung gesorgt sein muß, ist meist Vollnarkose erforderlich, evtl. Leitungs- oder Plexusanästhesie. Die Technik der einzelnen Repositionsmanöver soll im speziellen Teil besprochen werden.

Nach der Einrenkung darf das Gelenk nur kurze Zeit, meist genügen 3—5—7 Tage, ruhiggestellt werden. Je nach Schwere der Begleiterscheinungen, Bluterguß, Schmerzhaftigkeit, wird nach einigen Tagen, jedenfalls so früh wie möglich, mit aktiven und hier auch bald passiven Bewegungsübungen und später evtl. leichte Massage begonnen. Ebenso empfehlen sich auch hier wie in der Frakturnachbehandlung warme Bäder, Heißluft usw.

Die *Kontusion* oder **Quetschung** gehört ebenso wie die **Distorsion** oder **Verstauchung** zur Gruppe der unblutigen Verletzungen der Bänder und Gelenke. Die Gelenkquetschung entsteht gewöhnlich **direkt** durch Schlag oder Stoß, die Verstauchung dagegen **indirekt,** am häufigsten am Fuß oder Knie durch Umkippen sowie am Finger, Hand und Ellenbogen durch Fall.

Die Symptome der Kontusion sind in der Regel Schwellung, Gelenkerguß, Schmerzhaftigkeit in Form des Bewegungs- und Druckschmerzes, Einschränkung der Beweglichkeit. Die Kontusion führt immer zu einer Quetschung der Gelenkkapsel und der Synovialis, die sich in dem mehr oder weniger starken Bluterguß äußert. Bei der Untersuchung ist stets daran zu denken, daß sich jederzeit hinter einer Kontusion eine Fraktur verbergen kann. In der Tat sind Knorpel- und Knochenabsprengungen, besonders am Gelenkrand, hierbei gar nicht so selten. Es empfiehlt sich, um ganz sicher zu gehen, daß keine Knochenabsprengungen übersehen werden, auch hier eine Röntgenaufnahme in zwei Ebenen. **Merke: Lieber eine Röntgen-Aufnahme zuviel oder umsonst, als ein einziges Mal eine Fraktur übersehen!!** Die Behandlung besteht bei der einfachen Kontusion in Ruhigstellung mit Schiene und in feuchten Umschlägen (am besten verdünnte Alkohollösung, es genügt auch klares Leitungswasser) für einige Tage. Durch die kalten Umschläge wird die bestehende Schmerzhaftigkeit des betroffenen Gelenkes bald gelindert. Die Ruhigstellung soll nicht länger als höchstens 7 Tage dauern. Namentlich bei älteren Menschen droht sonst stets die Gefahr der Bewegungseinschränkung im Gelenk, die dann in Verbindung mit der dabei stets auftretenden, oft schon vorhandenen Arthrosis zum Dauerleiden wird. Nach der Ruhigstellung wird dann sofort mit aktiven und passiven Bewegungsübungen in Verbindung mit Heißluft und Massagenbehandlung begonnen. Die Gelenkfunktion ist dann meist, auch bei älteren Menschen, in 2 bis 3 Wochen wiederhergestellt. Bewährt hat sich uns in der Nachbehandlungsperiode das Anwickeln einer Trikotschlauchbinde für die ersten Wochen, wodurch man die Patienten wesentlich schneller auf die Beine bringt. Bei schweren Fällen gibt ein Elastoplastverband sicher besseren Halt und wird, namentlich von älteren Patienten, angenehm empfunden.

Bei der **Distorsion,** die ja durch plötzliche übermäßige Beugung, Streckung oder Drehung entsteht, kommt es zur starken Dehnung bzw. Zerreißung der Gelenkbänder oder der Kapsel. Es kommt hierbei meist zu erheblicher Schwellung und Schmerzhaftigkeit, da sich wegen der Kapsel- und Bänderverletzung der Bluterguß sowohl *extra-* wie *intra-*kapsulär diffus ausbreitet. Am häufigsten ist die Distorsion im Sprunggelenk (infolge Umknickens), ferner am Knie und Handgelenk. Hier muß noch mehr als bei der einfachen Kontusion mit Knochenverletzung gerechnet werden; daher sollte hier stets eine Röntgenkontrolle durchgeführt werden, namentlich bei Betriebsunfällen! Distorsionen größerer Gelenke mit Knochenverletzung gehören besser in die Klinik und sollten, zumindest in der ersten Woche, nicht ambulant behandelt werden!

Die Behandlung entspricht bei den unkomplizierten Fällen der der Kontusion. In der Regel ist jedoch hierbei die Ruhigstellung und die Nachbehandlung etwas länger. Bei stärkeren Verletzungen des Sehnen-Band-Apparates ist längere Ruhigstellung im Zinkleimverband, evtl. sogar Gipsverband erforderlich. Die Behandlung muß von vornherein sorgsam und genügend lange durchgeführt werden, da sonst oft unliebsame langdauernde Beschwerden zurückbleiben. Besonders bei schweren Distorsionen des Kniegelenkes droht bei ungenügender und zu kurzer Ruhigstellung das sog. Wackelknie!

K. Die Physikotherapie in der „Kleinen Chirurgie"

Die physikalische Therapie spielt in der „Kleinen Chirurgie" eine bedeutende Rolle bei der Behandlung von Entzündungen im Frühstadium vor allem und besonders bei der Nachbehandlung von Unfallverletzten. Hier haben sich besonders die Wärmeanwendung, Massage und Bewegungsübungen und Lichtbehandlung bewährt.

1. Die Wärmebehandlung

Sie bezweckt in jeder Form ihrer Anwendung eine *Hyperämie* der erkrankten Organe und Gewebe. Seitdem August Bier um die Jahrhundertwende auf die Bedeutung der Hyperämie als Heilfaktor hingewiesen hat, ist diese aus dem Therapieplan der chirurgischen Ambulanz nicht mehr wegzudenken. Von ihm stammt die Unterscheidung zwischen *aktiver* und *passiver* Hyperämie. Im Vordergrund unserer therapeutischen Maßnahmen steht die Erzeugung der aktiven Hyperämie. Sie wird hervorgerufen durch Wärme, Massage und andere physikalische Maßnahmen, die passive Hyperämie dagegen allein durch venöse Stauung. Bei der aktiven Hyperämie kommt es zur arteriellen, bei der passiven zur venösen Blutfülle. Die passive Hyperämieform wird vorwiegend bei lokalen, entzündlichen Prozessen zur Anwendung kommen, die aktive Hyperämieform dagegen außerdem bei der Nachbehandlung Unfallverletzter. Zur Schmerzlinderung bei chronischen Gelenkerkrankungen können beide Formen therapeutisch nutzbar gemacht werden. Bei allen akuten Gelenkprozessen (rheumatisch, gonorrhoisch, phlegmonös) hat sich die passive Hyperämie bewährt; neuralgische Schmerzen wiederum werden günstig durch Zufuhr feuchter Wärme beeinflußt. Von der bakterientötenden bzw. abschwächenden Wirkung der Hyperämie machen wir bei eitrigen und anderen infektiösen Prozessen Gebrauch, und zwar von der aktiven wie passiven Hyperämie. Handelt es sich darum, eine rasche und kräftige Resorption zu erzielen, kommt nur die aktive Hyperämie in Frage. Ödeme, Hämatome, Exsudate, Hydrops usw. werden hierdurch günstig beeinflußt und rasch zum Verschwinden gebracht. Wundheilungsprozesse werden durch Hyperämie beschleunigt. Als Beispiel für die ernährende Wirkung der Hyperämie sei hier an die „Trommelschlägelfinger" erinnert, die bei kardialen und auch pulmonalen Erkrankungen auftreten. Sie entstehen durch Vermehrung des Bindegewebes infolge der chronischen Stauung im Kreislauf (passive Hyperämie der Peripherie!).

In der „Kleinen Chirurgie" haben wir uns lediglich mit der örtlichen Wärmeanwendung zu befassen. Wir unterscheiden grundsätzlich zwei Arten der Wärmeanwendung: die *indirekte* und die *direkte*. Bei der *direkten* Wärmeanwendung entsteht die Wärme am Ort der Erkrankung und wird hier durch elektrische Kurz- oder Langwellen erzeugt (s. unten). Die *indirekte* Wärmeanwendung besteht in Anwendung von leitender und strahlender Wärme auf die Haut, von der aus reflektorisch die inneren Organe beeinflußt werden können.

Feuchte Wärme wenden wir dort an, wo wir eine große Tiefenwirkung erzielen wollen. Trockene Wärme dagegen (z. B. heiße Sandbäder) hat den Vorteil einer langdauernden, gleichmäßigen Wärmeapplikation. Von den Packungen halten Paraffin und Fango am längsten die Wärme. Die strahlende Wärme wird am meisten in Form der Glühlichtkästen oder anderer Lichtquellen angewandt (Abb. 31). Aktive Hyperämie durch Heißluft hat sich besonders in der ambulanten Nachbehandlung Unfallverletzter bewährt. Dagegen wird bei entzündlichen Prozessen wie Furunkel, Karbunkel, Abszesse, wenn eine schnellere Einschmelzung oder

Reifung bezweckt wird, als Wärmespender mit Erfolg die Sollux- oder Rotlichtlampe benutzt. Bei diesen entfalten besonders die Ultrarotstrahlen eine günstige Tiefenwirkung im Gewebe.

Die BIERsche Stauung (venöse Hyperämie) ist ein sehr einfaches, für die Praxis sehr geeignetes Verfahren, das in erster Linie bei allen Gelenkerkrankungen als schmerzlindernde Maßnahme angewandt werden sollte. Proximal vom erkrankten Gelenk wird eine Staubinde angelegt, so daß der Venenstrom fast unterbrochen ist. Man staut täglich 2 bis 20 Stunden. Für die Ambulanz hat sich hier die Saugglocke bewährt. Sie kommt zur Erzeugung einer venösen Hyperämie an den Weichteilen in Frage (z. B. Wangenfurunkel).

Eine weitere Möglichkeit, schnell eine starke Hyperämie herbeizuführen, haben wir in dem heißen *Tauchbad*. Es hat sich bei Phlegmonen, Panaritien, septischen Wunden besser bewährt als das schon von altersher bekannte heiße Seifenbad. Das erkrankte Glied wird hierbei in möglichst großer Ausdehnung in ein eben noch erträgliches heißes Bad unter Einschieben kurzer Erholungspausen getaucht. Das Bad muß so heiß sein, daß man sofort, sobald man die Wärme spürt, das erkrankte Glied herausnimmt. Das Tauchbad soll etwa dreimal täglich mit einer Badezeit von 15 bis 20 Minuten durchgeführt werden.

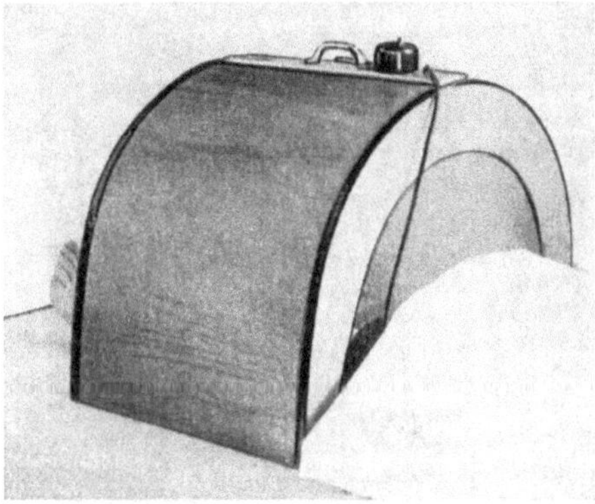

Abb. 31. Heißluft-Lichtkasten in Betrieb

Heiße *Sandbäder* von 45—55 °C können leicht zu Hause selbst hergestellt werden. Man benötigt reinen Sand und erhitzt diesen auf dem Herd oder im Backofen. Sie halten lange die Wärme und haben sich uns bei entzündlichen Erkrankungen der kleinen Fingergelenke bewährt. Die wichtigste und gebräuchlichste Wärmeanwendung in der chirurgischen Ambulanz ist die *Heißluftbehandlung*. Sie ist in der Nachbehandlungsperiode von Frakturen, Luxationen, Distorsionen und Kontusionen unentbehrlich. Schnellere Funktion der Glieder wird ebenso wie die Resorption von Blutergüssen und Exsudaten gefördert und günstig beeinflußt. Bei Versteifungen von Gelenken dient sie als notwendige Vorbereitung allgemeiner physikalischer Therapie (aktive und passive Bewegungsübungen).

2. Die Kälteanwendung

Sie bewirkt im Gegensatz zur Wärme eine Verringerung und Verzögerung der reaktiven Vorgänge. Die gesamte Zirkulation ist verlangsamt, die Arterien sind teilweise kontrahiert, die Venen dilatiert. Die Resorption ist verlangsamt, die Lymphzirkulation auf ein Minimum herabgesetzt, ebenso die Aktivität der Leukozyten. Die Kälteanwendung ist also zur Beseitigung ausgebildeter entzündlicher Infiltrate ungeeignet. Wir wenden die Kälte in der ambulanten Chirurgie daher fast ausschließlich nur an bei beginnenden Infiltraten und bei der Lymphangitis in Form kalter, feuchter Umschläge und vor allem bei Distorsionen und Kontusionen zur Vermeidung der weiteren Zunahme eines Hämatoms oder Ergusses in den ersten zwei bis drei Tagen nach dem Unfall. Danach wird aktiv hyperämisiert durch Anwendung strahlender Wärme, um die Resorptionsvorgänge zu beschleunigen.

3. Die Elektrotherapie

Die Nachbehandlung Verletzter wird häufig neben anderen physikalischen Mitteln noch durch die Anwendung elektrischer Ströme ergänzt und vervollständigt. Wir benutzen dabei einmal die *Reizströme,* zum anderen die hochfrequenten *Wechselströme.* Von den letzteren hat sich die Kurzwelle und Ultrakurzwelle an die Spitze aller elektrotherapeutischen Methoden gesetzt. Die Wärmewirkung ist auch hier der wesentliche Heilfaktor, so daß die Kurzwelle eine wesentliche Ergänzung der Wärmebehandlung darstellt.

a) Kurzwellenbehandlung

Hierbei werden elektrische Hochfrequenzströme mit Schwingungszahlen von 10 bis 100 Millionen pro Sekunde angewandt. Da die Wellenlänge umgekehrt proportional der Wellenfrequenz ist, genügt es, die Wellenlänge zu wissen. Die Kurzwellen umfassen den Wellenbereich von etwa 30 bis 3 Meter, wobei man den Wellenbereich unter 10 Meter auch als Ultrakurzwelle bezeichnet. Diese Unterscheidung spielt wohl heute in der Rundfunktechnik eine Rolle, ist aber für medizinische Zwecke belanglos. Die in der Medizin gebräuchlichste Wellenlänge ist 6 Meter. Wir verwenden in der Medizin nicht die elektromagnetischen Wellen, die vom stromführenden Leiter (Antenne) ausstrahlen, sondern den Hochfrequenzstrom selbst. Dieser fließt durch den Körper hindurch, der Kranke ist dabei Teil eines sekundären Schwingungskreises. Er wird nicht etwa bestrahlt, sondern vom Kurzwellen-Strom durchströmt oder **durchflutet.** Der menschliche Körper stellt dabei ein Dielektrikum dar, und zwar ein sogenanntes Verlustdielektrikum, d. h. es geht elektrische Energie verloren, die sich in Wärme umwandelt. Da die Kurzwellen-Energie meist erst im Körperinnern in Wärme umgewandelt wird, haben wir mit der Kurzwelle eine **vorzügliche Tiefenwirkung** (Abb. 32).

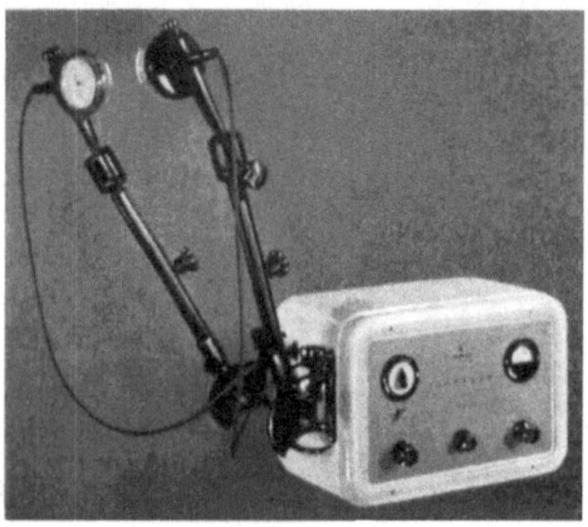

Abb. 32. Kurzwellengerät

So stellen in der Chirurgie und auch in der Gynäkologie die entzündlichen Erkrankungen das Hauptanwendungsgebiet der Kurzwelle dar. Aber auch bei der Nachbehandlung Unfallverletzter wird die Kurzwelle mit gutem Erfolg angewandt. Muskelzerrungen, Prellungen, Distorsionen, Gelenkergüsse usw. werden nach dem Abklingen der akuten Erscheinungen günstig beeinflußt, ebenso Funktionsstörungen nach Sehnen-, Knochen- und Gelenkverletzungen. Vor allem werden aber die Schmerzen bei der Arthrosis deformans mittels Kurzwelle erfolgreich behandelt. Der erste therapeutische Erfolg, der mit Kurzwelle überhaupt erzielt wurde, war ein Oberlippenfurunkel, das der Erfinder der Kurzwelle, SCHLIEPHAKE, an sich selbst behandelte. Nach ihm dauert die Behandlungszeit der Furunkulose nur noch 2 bis 6 Tage. Wir glauben aber doch, daß bei der Behandlung von pyogenen Erkrankungen vor einer Überschätzung der Kurzwelle dringend gewarnt werden muß. Hier sollte man sich doch in erster Linie an die anerkannten chirurgischen Maßnahmen wie Ruhigstellung, Antibiotika und, wenn nötig, rechtzeitige Inzision halten. Man wird so vor Mißerfolgen bewahrt bleiben. Dies gilt neben der Furunkulose in noch stärkerem Maße für die Behandlung der Panaritien, Karbunkel, Phlegmonen und Lymphangitiden! Überhaupt sollte man sich bei allen akuten Erkrankungen vor der Anwendung der Kurzwelle hüten! Sie ist kein Allheilmittel!

b) Diathermie

Die Diathermie arbeitet mit erheblich längeren Wellen als die Kurzwelle. Die Wellenlänge beträgt hier 300—500 m, einer Frequenz von 600000—1000000 Hz entsprechend. Hierbei wirkt der Körper nicht als Dielektrikum, sondern als Elektrolyt.

Der Diathermiestrom geht wie der Gleichstrom und der niederfrequente Wechselstrom immer den Weg des geringsten Widerstandes. Schlechte Leiter wie Haut, Fett und Knochen erwärmen sich daher am stärksten. Es kommt hier im Gegensatz zur Kurzwelle zur umschriebenen Erwärmung der Haut, die bei stärkeren Strömen zur Verbrennung führen kann. Die Tiefenwirkung ist hier bedeutend geringer als bei der Kurzwellenbehandlung. Wir verwenden heutzutage kaum noch die Diathermie zur Wärmebehandlung. Dagegen hat sie sich ihren Platz in der Chirurgie in Form der **Kaltkaustik** bewahrt.

Die Indikationsgebiete sind die gleichen wie bei der Kurzwelle. Die Hyperämie ist hier sogar etwas stärker als bei der Kurzwelle, jedoch nicht so intensiv wie bei der direkten Wärmezufuhr. Die chronischen Erkrankungen des Bewegungsapparates, insbesondere die chronischen deformierenden Arthritiden, werden funktionell günstig beeinflußt. Die Kurzwelle leistet hier dieselben Dienste und ist heute das Mittel der Wahl. Kommt man damit nicht zum Erfolg, so empfiehlt sich ein Wechsel in Form feuchtwarmer Packungen, Moor-Schlamm-Packungen oder Dampfduschen mit Massage.

Als Kaltkaustik hat die Diathermie in der „Kleinen Chirurgie“ ihren Platz behauptet. Entfernung von Haarbalgen bei Hypertrichosis, Entfernung kleiner Hautgeschwülste (Warzen, Fibrome usw.) und Lupusknötchen usw. ist mittels Diathermie leicht und gefahrlos möglich, wobei die zurückbleibenden Narben unscheinbar und kosmetisch befriedigend sind.

c) Behandlung mit elektrischen Reizströmen

Die hier in Frage kommenden **galvanischen** und **faradischen Ströme** werden fast ausschließlich chirurgischerseits zur Behandlung von Lähmungen nach Trauma bei unserer Nachbehandlung Unfallverletzter angewandt. Die elektrischen Reizströme haben nämlich **3 Wirkungen,** die sie für die Lähmungsbehandlung geeignet erscheinen lassen: 1. Sie können unabhängig vom Willen des Kranken Muskelkontraktionen hervorrufen. 2. Sie wirken über die Vasomotoren hyperämisierend. 3. Sie wirken erregbarkeitssteigernd auf die motorischen Nerven.

Unter **Galvanisation** verstehen wir die **Anwendung eines konstanten Gleichstromes,** unter **Faradisation die Anwendung eines niederfrequenten Wechselstroms.** Dieser letztere erzeugt durch Reizung der motorischen Nerven einen Tetanus der Muskulatur, durch Reizung der sensiblen Nerven das bekannte prickelnde bis schmerzhaft-stechende Gefühl. In der Regel wird zur Muskelkontraktion der faradische Strom in Form des Schwellstroms verwandt. Man versteht unter **Schwellstrom** einen faradischen Strom, der bei konstanter Frequenz von 30—40 Sek. ab- und zunimmt, wodurch die Muskelkontraktion nicht brüsk erfolgt, sondern der Willkürbewegung gleichsam angeglichen wird, indem der einzelne Stromstoß sich gewissermaßen einschleicht.

Der Sinn der sog. **„elektrischen Gymnastik“** liegt in der Erhaltung bzw. Kräftigung der Muskulatur und so im Schutz vor Atrophie. Bei Lähmungen wird der elektrische Strom als Ersatz für den fehlenden Impuls zur Erzeugung der Muskelkontraktionen eingesetzt. Nicht zu unterschätzen ist hierbei die psychische Wirkung beim Patienten. Wenn beim Gelähmten unter der Reizstrombehandlung der gelämte, „*tote*“ *Muskel* wieder zum „*Leben*“ erwacht, so erhält der Kranke neuen Mut und Impuls zur Mitarbeit, die oft die Voraussetzung für den Erfolg unserer Therapie ist.

Die Galvanisation wird wegen der schmerzlindernden Wirkung der Anode vorzügliche Dienste bei der Behandlung von Neuralgien, Neuritiden und anderen Schmerz-Reizzuständen leisten. Daneben werden Spasmen, Muskelkrämpfe, Myalgien, Lumbago, Migräne, spastische Lähmungen usw. erfolgreich der Galvanisation unterworfen. Im **Vier-Zellen-Bad** können z. B. allgemeine Erregungszustände, vor allem aber **Angiospasmen der Extremitäten** (RAYNAUD, intermittierendes Hinken) günstig behandelt werden. Ferner ist der galvanische Strom indiziert bei Muskelrheuma und chronischer Arthritis wegen seiner hyperämisierenden und hypästhesierenden Wirkung. Er ist kontraindiziert bei allen akuten und subakuten Erkrankungen und eitrigen Infektionen.

4. Die Massage und Heilgymnastik

a) Die Massage

Die Massage ist ebenfalls eine Art der Wärmebehandlung. Denn auch hier wird in erster Linie eine Hyperämie erzeugt und indirekt der ganze Kreislauf günstig beeinflußt. Massage ist so alt, wie die Medizin überhaupt. Sie ist auch heute noch in Laienkreisen sehr beliebt. Uns scheint, die Massage wird zu häufig und zu lange verordnet. Zur richtigen Zeit und in der richtigen Form und Dauer angewandt, leistet sie bei der Nachbehandlung unserer Unfallverletzten sicher Viel und Gutes. Es ist BÖHLERS Verdienst, auf die Schädlichkeit der Massage bei frischen Frakturen und Luxationen hingewiesen zu haben. Er konnte nachweisen, daß unter günstiger funktioneller Bruchbehandlung, Ruhigstellung der erkrankten Extremität für eine genügend lange Zeit und gleichzeitig aktive Bewegungsübungen aller übrigen Muskeln und Gelenke auf eine Massage verzichtet werden kann (s. auch Kap. J: Frakturen und Luxationen). BÖHLER geht in der brüsken Ablehnung der Massage sicher etwas weit. Hat doch die Praxis bewiesen, daß gerade in der Nachbehandlung von Frakturen älterer Patienten auf **geeignete** und **im richtigen Zeitpunkt** einsetzende Massage nicht verzichtet werden kann.

Zum ersten Male wurde auf dem 4. Chirurgenkongreß 1875 über Massage, Technik, Wirkung und Indikation vor einem wissenschaftlichen Forum von v. MOSENGEIL referiert. Er konnte damals bereits nachweisen, daß die Massage eine Hyperämie erzeugt, die zu einer stärkeren Resorption im Gewebe führt. Durch die beschleunigte Resorption erzielt man bald ein Nachlassen der auf Spannung und Dehnung beruhenden Schmerzen im Gewebe. Es kommt ferner durch die Massage zu einem schnelleren Abtransport des Blutes aus den Venen, außerdem kommt es zur stärkeren Kapillarisierung, wie kapillarmikroskopische Untersuchungen von RUHMANN beweisen. Eine kräftige Knetmassage erzielt eine gute Durchblutung des Gewebes, in Tätigkeit gewesene Muskeln sind durch eine 5 Minuten dauernde Massage schneller erholt als durch eine einfache Ruhepause. Das ist jedem Leistungssportler bekannt. Die Hauptwirkung der Massage liegt also in der stärkeren Durchblutung des Gewebes.

Folgende Arten von Massage können wir unterscheiden:

I. Massage durch fremde Person (Masseur).
   A. Mit der Hand.
      1. Wie gewöhnlich
      2. Unter Wasser.
         a) Im großen Wasserbecken im stehenden, temperierten Wasser
         b) Unter einer Dusche (Frankreich, Aachen) mit entsprechend heißer Temperatur.
   B. Mit dem Wasserstrahl.
      1. Als Duschmassage
      2. Als Unterwasserstrahlmassage (bes. praktisch).
   C. Mit einem Apparat.
      a) Vibriationsmassage
      b) Walzen
      c) Massagekugel
      d) Faradische Massage usw.

II. Selbstmassage.
   1. Mit der Hand
   2. Mit einem Gegenstand (Punktroller, Rute usw.).

III. Sonderarten der Massage.

Sie sollen hier nur der Vollständigkeit halber erwähnt werden. Es gehören hierzu: die Nervenpunktmassage, die Tastmassage nach Ruhmann (= Zerreiben tastbarer Knötchen bei Rheuma) und die Bindegewebsmassage nach Leube-Dicke (Reflexzonenmassage im Bindegewebe bei inneren Erkrankungen).

Von den hier angeführten Massagearten ist zu sagen: Die beste Massage ist die von der Hand ausgeführte Massage durch eine die Technik beherrschende Person. Das ist auf jeden Fall für die in der Chirurgie vorkommenden Fälle die allein in Frage kommende Art der Massage. Um eine möglichst vollkommene Entspannung der Muskulatur zu erzielen, hat sich auch bei uns die Unterwassermassage im indifferenten, warmen Bade (34—37° C) gut bewährt und wird auch vor allem vom Patienten subjektiv angenehm empfunden. Am besten steht der Masseur dabei mit im Wasserbassin, wobei er mit einer Hand massiert, mit der anderen den Wasserstrahl führt oder abwechselnd. Bei Gelenkerkrankungen, Unfällen, Gelenkoperationen usw., bei denen anfänglich immer eine gewisse Versteifung im Gelenk vorhanden ist, ist die Unterwassermassage das Mittel der Wahl, von dem öfter Gebrauch gemacht werden sollte. Im Vollbad ist ja bekanntlich jede Massage und vor allem Bewegung subjektiv viel leichter durchzuführen, der Patient arbeitet viel williger mit und der oft in kurzer Zeit erzielbare Erfolg setzt den nachbehandelnden Arzt immer wieder in Erstaunen.

Indikation für die örtliche, sog. Teilmassage: Vor allem Nachbehandlung chirurgischer Erkrankungen der Knochen, Bänder und Gelenke nach Trauma oder Entzündung. Ferner das Gros der rheumatischen Muskel- und Gelenkerkrankungen, wie sie doch immer wieder in der chirurgischen Ambulanz zur Behandlung kommen.

Eine Indikation für Gesamtmassage entfällt bei den meisten chirurgischen Erkrankungen. Bei allgemeiner Körperschwäche und Kreislaufschwäche ist sie evtl. im Rahmen der klinischen Arbeit bei bettlägerigen Patienten indiziert.

Erwähnt sei hier noch abschließend die Art der Massagehandgriffe: Jede Massage beginnt mit Streichen und hört auf mit Streichen. Verbunden wird das Streichen mit den anderen Massagehandgriffen, von denen wir das Reiben, Klopfen, Kneten und Erschüttern unterscheiden. Die Dauer einer Teilmassage beträgt etwa 10 bis 15 Minuten.

b) Die Heilgymnastik

Sie ist im Rahmen der Nachbehandlung unseres chirurgischen Patientengutes von der Massage nicht zu trennen, ja vielfach im Sinne Böhlers wichtiger und therapeutisch günstiger, weil physiologischer, für fast alle in unsere Behandlung kommenden Frakturen und Luxationen. Und zwar handelt es sich hier nicht etwa darum, am Ende der Ruhigstellung nach einer Fraktur damit zu beginnen, wie es meist mit der Massage geschieht, sondern das Hauptgewicht der Gymnastikbehandlung liegt im *frühzeitigen* Beginn. So früh wie möglich, schon 1—2 Tage nach dem Unfall, ist mit aktiven und passiven Bewegungsübungen aller freien Gelenke unter sorgfältiger Schonung des erkrankten und sicher ruhiggestellten Gelenkes zu beginnen, d. h. bei einem typischen Radiusbruch ist nach Reposition und dorsaler Gipsanlage möglichst schon am nächsten Tage mit Finger-, Ellenbogen- und Schultergelenksbewegungen zu beginnen. Es ist Böhlers Verdienst, gezeigt zu haben, daß durch möglichst frühzeitige Bewegung aller **nicht ruhiggestellten** Gelenke und Muskeln jeglicher Versteifung, und zwar auch des ruhiggestellten Gelenkes, und der Muskel- und Knochenatrophie am besten vorgebeugt wird. Es kommt, da ja durch die Bewegungsübungen trotz Ruhigstellung der erkrankten Extremität die Muskulatur physiologischerweise betätigt und besser durchblutet wird, zur schnellen Ausbildung eines kräftigen Kallus, schneller Resorption des Frakturhämatoms und so meist zu einer, fast möchte man sagen funktionellen Restitutio ad integrum. Man erlebt dann die Freude, daß nach Abnahme der Retentionsverbände das ruhiggestellte Gelenk fast ohne Schmerzen bewegt werden kann. Ist das nicht der Fall, besteht noch ein mehr oder minder starkes Ödem im Frakturbereich, so scheue man sich nicht, die Ruhigstellung noch länger (2—4 Wochen) fortzusetzen unter gleichzeitiger verstärkter aktiver und jetzt vor allem auch passiver Bewegungstherapie. Oft gelingt dann noch ein schneller Rückgang der sich, meist bei älteren Patienten, anbahnenden Sudeckschen Atrophie (Sudeck I). Bei der für alte Menschen typischen subkapitalen Humerusfraktur stellen wir den Oberarm und damit das Schultergelenk lediglich für 8—10 Tage in der Mitella ruhig und fangen dann sofort mit aktiven und passiven Bewegungsübungen, *ohne* Massage zunächst, an unter bewußtem Verzicht einer guten anatomischen Bruchheilung. Entscheidend ist doch die funktionelle Wiederherstellung, und die erreichen wir gerade bei der subkapitalen Humerusfraktur der alten Menschen durch frühzeitige Bewegung, auch gegen ihren subjektiven Widerstand!

„Die Mitella ist das Leichentuch des Schultergelenkes!!“ Die Schulter versteift beim älteren Menschen schon nach 14tägiger Ruhigstellung. Dasselbe gilt selbstverständlich auch für andere Gelenke, nur daß da die Spanne der Ruhigstellung nicht so eng begrenzt ist. Die **Bewegungstherapie** berücksichtigt wie keine andere die Tatsache der *funktionellen Einheit* von *Knochen, Muskeln* und *Gelenken*! Jede Ruhigstellung wirkt sich also nicht nur schädlich auf das betroffene Gelenk, sondern ebenso auf die Muskulatur (Atrophie!) und auf den Knochen (verzögerte Kallusbildung) aus. Es ist eine alte Erfahrungstatsache, daß jede vernachlässigte oder überhaupt nicht durchgeführte Bewegungstherapie während der Zeit der Ruhigstellung eine bedeutend verlängerte Nachbehandlungsperiode nach sich zieht. Es spielt für die uns hier interessierenden chirurgischen Erkrankungen keine große Rolle, ob mit oder ohne Handgeräten geübt wird, Hauptsache, **daß überhaupt bewegt wird!** Die Geräteübungen sind aber sicher in der Nachbehandlungsperiode bei beginnenden oder schon fortgeschrittenen Versteifungen und größeren Muskelatrophien sehr wertvoll.

5. Die Lichttherapie

Das Sonnenlicht als natürlicher Licht- und Wärmespender war schon im Altertum als Heilquelle bekannt und geschätzt. Nur im „dunklen" Mittelalter war das Sonnenbaden als unsittlich verrufen, daher rapide Zunahme der Rachitis.

Die Sonne hat eine Temperatur von 6000°, die künstlichen Lichtquellen zwischen 1400—4000°. Wir unterscheiden bei den Sonnenspektren bekanntlich das Ultrarot (Wellenlänge: 220—850 mμ), das sichtbare Spektrum vom Rot bis zum Violett (rot: 850—577 mμ, gelbgrün: 577 mμ, orange: 546 mμ, blau: 435 mμ, violett: 404 mμ), und das Ultraviolett (Wellenlänge: 365—248 mμ). Die Ultraviolettbestrahlung als Rachitisprophylaxe ist bekannt. Nach den Untersuchungen WINDAUS wandelt sich das Ergosterin hierbei in der Haut in Vitamin D um. Die Ultraviolettstrahlen sind ferner verantwortlich für das Auftreten von Sonnenbrand (Erythema solare). Medizinisch bedeutungsvoll sind die Ultraviolettstrahlen in ihrer keimtötenden Wirkung. Wir können sie technisch zur Entkeimung von Luft und Flüssigkeiten benutzen. Im Organismus ist eine Keimabtötung nur möglich an der Oberfläche, Haut und Schleimhaut, wobei hier noch neben der reinen Strahlung die Hyperämie eine Rolle spielt. Für uns wichtig ist die hervorragende Wirkung der UV.-Bestrahlung bei der Haut-, Knochen- und Gelenktuberkulose. Wichtig ist dabei, das **Erythem** zu vermeiden. **Kontraindiziert** ist die offene Lungentuberkulose! Am besten wird die Bestrahlung im Freien vorgenommen und die natürliche Sonnenstrahlung ausgenutzt. Bei Basedow und nervöser Übererregkarkeit soll wegen der damit verbundenen Grundumsatzsteigerung von der UV.-Bestrahlung abgesehen werden. Das wichtigste Anwendungsgebiet ist die schon erwähnte Rachitis. An künstlichen Lichtquellen zur Bestrahlung stehen uns zur Verfügung: 1. Quecksilberdampfquarzlampe (HANAU), 2. Bogenlampen, von deren positivem Pol (Temperatur 4000° C) ein Bandenspektrum ausgeht, das im Bereich des Sonnenspektrums fast kontinuierlich und damit sonnenähnlich ist, 3. Glühlampen, deren Spektrum sehr von der Temperatur des Glühfadens und der Durchlässigkeit des Glases abhängt und selten ins Ultraviolett reicht.

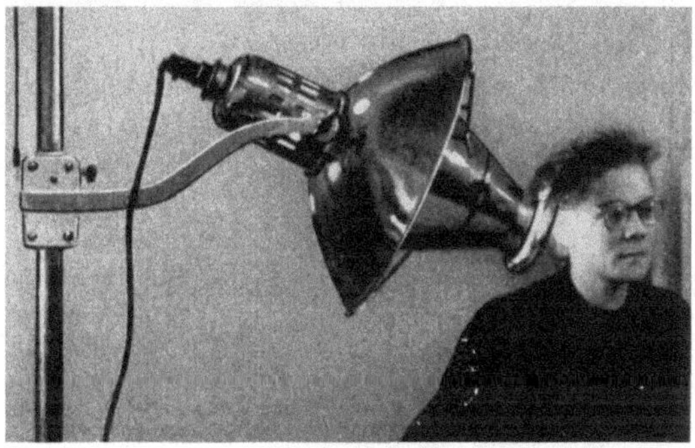

Abb. 33. Infrarotstrahler in Betrieb

Auf die einzelnen Modelle der künstlichen Bestrahlungsquellen hier näher einzugehen, erübrigt sich. Im Rahmen der chirurgischen ambulanten Arbeit ist die am meisten gebrauchte Bestrahlungsquelle die **Solluxlampe (Rotlicht)**, in jüngster Zeit mit demselben Effekt der **Infrarotstrahler** (Abb. 33). Sie sendet die langwelligen roten bzw. ultraroten Wärmestrahlen aus und dient einzig und allein, wie jede Wärmezufuhr, der Hyperämieerzeugung. Sie wird also hauptsächlich im Rahmen der septischen kleinen Chirurgie Anwendung finden. Bei schlecht heilenden Wunden, Ulcus cruris, ferner bei der Rachitis, evtl. Spasmophilie und Tetanie hat sich in der Praxis die **Höhensonne** (Modell HANAU) bewährt.

6. Die Ultraschalltherapie

Hierbei handelt es sich um eine völlig neue und ungewohnte Therapie, bei der eine Energieform zur Anwendung kommt, die uns vom alltäglichen akustischen Phänomen des Schalls her bekannt ist. Es handelt sich beim Ultraschall um die für den Schall charakteristischen longitudinalen Molekularschwingungen, die sich nach dem Gesetz der Wellenbewegung fortpflanzen, ohne daß aber unser Ohr sie wahrnehmen kann. Das menschliche Ohr kann nur bis zu 17000 Schwingungen = 17 kHz wahrnehmen. Alle Schwingungen über 17 kHz bezeichnen wir analog dem Ultraviolett und Ultrarot als Ultraschall (= **US.**). Für medizinische Zwecke bedient man sich einer Schwingungszahl von 1000000 = 1000 kHz. Über 1200 kHz treten beim lebenden Organismus schwere Zellschädigungen auf, die sich als sog. **Kavitationsphänomen** (= feine Bläschenbildung innerhalb des Protoplasmas mit nachfolgendem Zelltod) bemerkbar machen und so jede weitere Frequenzsteigerung verbieten. Unter Ausnutzung des sog. piezoelektrischen Effekts (entdeckt 1881 von den Brüdern P. und J. Curie in Paris) des Quarzkristalls, dessen rasch wechselnde Formveränderungen im elektrischen Schwingungsfeld als Schall abstrahlen, sind die heutigen US.-Apparate in ihrem Kern aus einer besonders geschliffenen Quarzplatte, die in einem hochfrequenten elektrischen Feld zu Schwingungen angeregt wird, hergestellt. Die Wellen werden einem Behandlungskopf mit Schallmembran zugeleitet und von hier auf das zu behandelnde Organ übertragen.

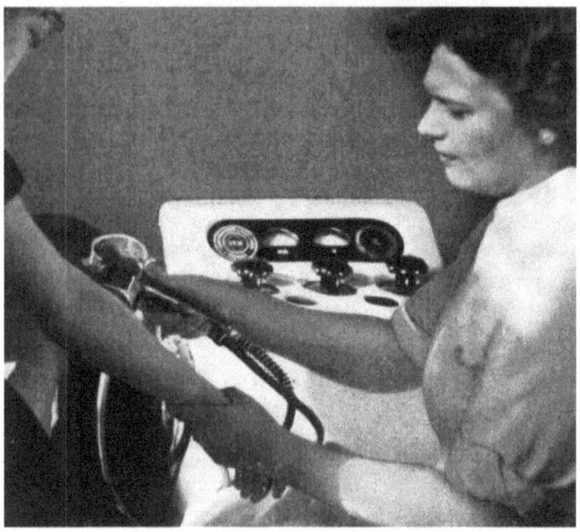

Abb. 34. Ultraschallgerät in Betrieb

Da hierbei ein kurzwelliges, gerichtetes Strahlenbündel abgestrahlt wird, können die vorgesehenen Körperstellen gezielt beschallt werden. Wichtig ist, daß zwischen Beschallungskopf und beschallter Körperoberfläche eine Koppelungssubstanz erforderlich ist, da die Schallabstrahlung von Quarz in Luft praktisch gleich Null ist, in Wasser und Öl dagegen etwa 40% beträgt. Demnach benutzt man als Kopplungssubstanz Paraffinöl oder entgastes Wasser. Besonders vorteilhaft hat sich die Unterwasserbeschallung bei allen schlecht heilenden Wunden und Ulcus cruris erwiesen. Die Behandlung wird mit bewegtem Schallkopf durchgeführt, wobei der Rhythmus und die Geschwindigkeit so zu wählen sind, daß der Patient gerade ein angenehmes Wärmegefühl verspürt. Bei den heute gebrauchten Geräten wird eine Schalleistung von 2—5 Watt/cm² abgestrahlt. Über das Zustandekommen des biologischen Effektes herrscht noch keine absolute Klarheit. Wahrscheinlich kommt es im Gewebe zur Absorption der US.-Wellen mit Umwandlung in eine spezifische Schalleistung. Das eine solche Absorption tatsächlich stattfindet, ist durch Erhöhung der Gewebstemperatur nachgewiesen worden (Abb. 34).

Therapeutisch bedienen wir uns der US.-Wellen wegen des analgetischen Effektes in der Hauptsache bei entzündlichen Erkrankungen der Nerven, Knochen und

Gelenke. Besonders eindrucksvoll sollen die Behandlungserfolge der US.-Therapie bei der BECHTEREWschen Erkrankung sein. Andere berichten über ausgezeichnete Erfolge bei Ulcus cruris und schlecht heilenden Wunden. Unsere eigenen Erfolge sind zwar nicht entmutigend, aber doch nicht so überzeugend, wie nach den anfänglichen optimistischen Veröffentlichungen erwartet werden konnte. Beginnende Paronychien wurden vereinzelt erfolgreich beschallt. Beim Panaritium zeigten sich keine Vorteile. Bei der Knochenbruchbehandlung wird mit Erfolg die SUDECKsche Atrophie beschallt.

Nach den klinischen und auch experimentellen Erfahrungen haben sich sehr schnell *Kontraindikationen* der US.-Therapie erkennen lassen. Grundsätzlich untersagt ist die Beschallung des Herzens wegen der damit verbundenen Gefahr des Kollaps. Aber auch bei herzfernen Beschallungen machen sich bisweilen pektanginöse Beschwerden bemerkbar, so daß in unserer Klinik vor jeder US.-Therapie ein genauer Herzstatus und EKG-Aufnahme veranlaßt wird. Auf Grund unserer Erfahrungen sind wir bei älteren Patienten sehr zurückhaltend mit der US.-Therapie. Ferner ist die Beschallung der Keimdrüsen sowie des graviden Uterus strengstens zu vermeiden. Kontraindiziert ist ferner die Beschallung jugendlicher, noch wachsender Knochen, die nach BUCHTALA vor allem in der Epiphysenlinie hochempfindlich gegen US.-Wellen sind. Ferner ist ganz besonders empfindlich das Auge, wo es unter US. leicht zu Blutungen und Netzhautablösungen kommen kann. Nach intensiver US.-Behandlung sind ferner Verbrennungen, Herpes-Bildung und Urticaria beschrieben worden. Um zu einer optimalen US.-Therapie zu kommen, ist noch eine weitere Klärung des Wirkungsmechanismus und der Energieumsetzung im lebenden Gewebe erforderlich. Ebenso müssen noch Unterlagen für eine exakte Dosierung geschaffen werden. Solange diese Unterlagen, vielleicht noch in Verbindung mit einer Erfolgsstatistik, fehlen, ist die US.-Therapie nur in der Hand des Erfahrenen für die Praxis geeignet, zumal wir noch nicht wissen, was aus der Energie wird, die wir in den Körper hineinschicken.

7. Die Röntgen- und Radiumtherapie

Die Röntgentherapie spielt in der kleinen Chirurgie nicht die Rolle wie in der Klinik. Abgesehen von der ambulant durchgeführten Nachbestrahlung Karzinomkranker haben sich die Röntgenstrahlen nur ein eng begrenztes therapeutisches Feld erobert. Gute Erfolge werden bei der Behandlung der oft hartnäckigen Periarthritis humero-scapularis erzielt und ferner bei der Behandlung der chronisch rezidivierenden Schweißdrüsenabszesse. Letztere werden bei uns mit gutem Erfolg durch Radikalexzision der gesamten behaarten Achselhöhlenhaut behandelt. Ferner eignen sich die Röntgenstrahlen zur Behandlung der Narbenkeloide. Diese werden exzidiert und dann ein- bis zweimal mit $^1/_3$ HED. bestrahlt. Man vermeidet so oft die häßliche, überschießende Narbenbildung.

Die Radiumtherapie spielt bei uns in der kleinen Chirurgie keine Rolle, sie kommt hier nicht zur Anwendung.

L. Die Geschwülste in der „Kleinen Chirurgie"

In der kleinen Chirurgie können nur solche Geschwülste durch den praktischen Arzt operativ behandelt werden, die einmal klein sind und oberflächlich liegen, zum anderen gegen die Umgebung scharf abgegrenzt und verschieblich sind. Es handelt sich dabei oft nicht um Geschwülste im strengen anatomischen Sinne, sondern um Retentionszysten.

Das **chirurgische Vorgehen** der für die ambulante Behandlung in Betracht kommenden Geschwülste besteht in **Exzision, in Exstirpation** und **Enukleation.** Aus praktischen Gründen erscheint es zweckmäßig, die Geschwülste in die operative Gruppe einzugliedern, die sich zu ihrer Entfernung als Beste erwiesen hat. Zum zielstrebigen Handeln, d. h. Exzision, Exstirpation oder Enukleation, ist aber eine möglichst exakte Diagnose vor dem Eingriff Voraussetzung.

1. Die Geschwulstdiagnose

Es genügt bei den hier in Frage kommenden Tumoren in der Regel ein genauer **lokaler** Status. Hinzu kommt die genaue Anamnese und die Erfahrung, welche Geschwulstart an der betreffenden Körperregion erfahrungsgemäß vorkommt. Die lokale Untersuchung hat sich mit Standort, Größe, Form, Oberfläche, Konsistenz und Verhalten zur Umgebung zu beschäftigen. Atherome liegen meist am Kopf, traumatische Epithelzysten in der Hohlhand und den Fingern, Lipome an der Stirn, im Nacken und Schulter, Melanome in der Haut, Papillome auf der Haut und den sichtbaren Schleimhäuten usw. Die **Größe** einer Geschwulst wird nach bekanntem Muster ausgedrückt (**Erbse, Haselnuß, Hühnerei, Mannsfaust, Kindskopf** usw.). Die kleinsten sind die Basalzellenepitheliome, die größten stellen die Lipome, Fibrome und die Sarkome dar. Die Form einer Geschwulst gibt oft einen wichtigen diagnostischen Anhalt. Lipome sind meist lappig, Dermoide und Atherome meist gleichmäßig rund. Papillome sind an dem blumenkohlartigen Aufbau leicht zu erkennen. Die Karzinome sind meist von höckriger und unregelmäßiger Gestalt. Die teleangiektatischen Granulome sind pilzförmig, sitzen breitbasig auf, während die Hautfibrome in der Regel lang und dünn gestielt sind (F i b r o m a p e n d u l a n s). Tumoren, die **in der Haut** wachsen, stauen die kleinen Hautvenen; daher die **diff.-diagn. wichtigen netzartigen Venenzeichnungen der Haut** über Atheromen und nicht ulzerierten Basalzellkrebsen, während Dermoide dieses Phänomen **nicht** zeigen, da sie ja **unter** der Haut wachsen und so die Hautvenen nicht alterieren.

Wichtig ist die Prüfung der **Konsistenz:** liegt eine Geschwulst von harter oder weicher Konsistenz vor, oder eine Zyste. Schwierig kann die Diff.-Diagn. zwischen einer Geschwulst von sehr weicher Konsistenz und einer Zyste sein. Sie gelingt fast stets durch die Feststellung der **Fluktuation.** Diese wird geprüft, indem man beide Zeigefinger unmittelbar nebeneinander auf das zu untersuchende Gebilde aufsetzt. Drückt man jetzt den einen Finger ein, so springt der andere (passive) bei geschlossenen Flüssigkeitsansammlungen in die Höhe. Das ist die wahre Fluktuation, wie sie Zysten und Abszesse bieten. Lipome, Myxome und weiche Fibrome bieten das Bild der **Pseudofluktuation,** die auf der großen Elastizität dieser fixen Gewebe beruht. Hier sinkt der passive Finger bei Druck durch den aktiven Finger mit ein, es entsteht eine tiefe Delle. Wichtig ist, daß die Finger unmittelbar nebeneinander stehen, andernfalls sind Täuschungen möglich (leichte Verschieblichkeit des Tumors).

Zwischen Fluktuation und Pseudofluktuation steht die **Turgeszenz.** Man findet dieses Phänomen, das in einem „gummiballartigen" Emporschnellen der Geschwulst nach der Kompression in Erscheinung tritt, bei gefäßreichen Geschwülsten, also vornehmlich bei Hämo- und Lymphangiomen.

Von größter Bedeutung für die Diagnose ist das **Verhalten der Geschwulst zur Umgebung.** Dieses kann durch genaue Palpation ermittelt werden. Hauttumoren wie Fibrome und Atherome verschieben sich leicht **mit** der Haut, es gelingt aber **nicht,** die Haut darüber **in einer Falte** abzuheben. Läßt die Haut sich **gut** über dem Tumor **abheben,** so liegt dieser **unter** der Haut im subkutanen Fettgewebe, wie das Lipom, oder in der Faszie, Muskulatur oder Knochen. Die Faszientumoren, Fibrome, Sarkome, liegen auf der Unterlage **unverrückbar fest,** ebenso wie die Sehnenscheidentumoren. Für die im Muskel gelegenen Tumoren gibt es ein einfaches und sicheres differential-diagnostisches Zeichen: Solange der Muskel schlaff ist, sind sie leicht beweglich, stehen aber eisern fest, sobald er angespannt wird. Periostale und Knochentumoren sind gegen die Unterlage absolut unverschieblich. Ferner gilt allgemein, daß **gutartige Tumoren,** wie das Mammafibrom, sich **leicht** in ihrem Lager **verschieben,** dagegen **bösartige,** wie das Mammakarzinom, **sind mit der Umgebung verwachsen.** Mit diesen einfachen klinischen Untersuchungsmethoden dürfte in der Regel die Tumordiagnose in der „Kleinen Chirurgie" gestellt werden. Als wertvolles diagnostisches Hilfsmittel verfügt die Geschwulstdiagnostik noch über das Röntgenbild, die serologischen Untersuchungsmethoden und letztlich die Probeexzision. Diese sollte aber doch der Klinik vorbehalten bleiben! Sie hat die Möglichkeit der histologischen Schnelldiagnostik, die die Möglichkeit einer sofort anschließenden Kausaltherapie bietet.

2. Das operative Vorgehen in der kleinen Geschwulstchirurgie

a) Die Exzision

Die **Exzision** kommt für nicht abgekapselte Tumoren in Frage, die ihren Sitz **in der Haut** haben. Bei **gutartigen Geschwülsten** (Papillom, Naevus) kann man sich mit dem Hautschnitt **scharf an der Grenze des Tumors** halten, beim **Karzinom** muß **der Schnitt mindestens 1 cm** vom sichtbaren Erkrankungsherd **entfernt** liegen. In der Regel lassen sich diese Geschwülste in örtlicher Betäubung durch Umspritzung mit ½proz. Novocainlösung entfernen. Es empfiehlt sich, den Sitz der Geschwulst durch eine Nadel in der Haut zu markieren, da die Grenzen nach der Umspritzung leicht verwischen. Der Hautschnitt wird zu beiden Seiten der Geschwulst in elliptischer Form durch das subkutane Fettgewebe bis zur Faszie geführt, dann die Haut an der Spitze der Ellipse mit der Pinzette gefaßt und das Hautstück samt der Geschwulst von der Unterlage mit dem Skalpell oder der Schere gelöst und so abgetragen. Anschließend erfolgt sorgfältige Blutstillung durch Ligaturen der subkutanen Gefäße und die Vereinigung der Hautwundränder durch Einzelknopfnähte. Folgende Geschwülste werden mittels Exzision entfernt:

Das Hautfibrom. Definition: Das Fibrom ist eine ausgereifte, daher gutartige Bindegewebsgeschwulst. Entsprechend dem Bindegewebe ist das Fibrom im Körper sehr verbreitet. Am häufigsten ist es auf der Haut. Die Hautfibrome haben ihren Ursprung in den tieferen Hautschichten. Die Haut zieht daher scheinbar unverändert über sie hinweg. Die Größe ist großen Schwankungen unterworfen. Sie schwankt zwischen Hirsekorn und Kindskopf und noch darüber. Die Konsistenz ist ebenfalls nicht einheitlich, wir können weiche und harte Formen unterscheiden. Unter zunehmendem Wachstum wird die Haut halbkugelig vorgewölbt, um dann im weiteren Verlauf des langsamen Wachstums der Schwere nach abwärts zu sinken. Es entwickelt sich das Bild des **Fibroma pendulans.** Ist der Stiel sehr dünn, kann man ihn einfach mit einem Seidenfaden umschnüren, und so das Fibrom abtragen. Bei breitbasig aufsitzenden Fibromen ist die **Keilexzision** des Stiels in der oben angegebenen Technik erforderlich mit anschl. Hautnaht. Die Hautfibrome beruhen genetisch auf lokalen Entwicklungsstörungen. Besonders deutlich tritt diese kongenitale Anlage bei der allgemeinen **Neurofibromatose** oder von Recklinghausenschen **Krankheit** hervor. Hierbei ist die ganze Körperoberfläche systemartig von zahlreichen weichen, verschieden großen Fibromen regellos übersät. Einige dieser Hautfibrome können zu großen lappigen Gebilden auswachsen, die dann der Tierhaut ähneln (Lappenelefantiasis).

Die Fibrome können in jedem Lebensalter auftreten. Die multiplen Fibrome treten vorwiegend in den ersten Lebensjahren in Erscheinung, um sich im Alter oft außerordentlich zu vermehren.

Sarkomatöse Entartung ist sehr selten, kommt aber vor, besonders bei den multiplen, infolge angeborener Anlage entstandenen Fibromen.

Sehr selten sind die **Hautmyome,** die aus der Muskulatur der Haarbälge und Hautgefäße hervorgehen. Da sie von unveränderter Haut bedeckt, derb und oft schmerzhaft sind, werden sie meist unter der Diagnose *Neurofibrom* operiert, und erst der Histologe stellt die Diagnose.

Das Papillom. Definition: Das **Papillom** ist ein **fibroepithelialer Tumor,** der einen gleichmäßigen Aufbau aus Epithel und Bindegewebe hat. Man findet das Papillom auf der Haut und auf den Schleimhäuten. Mit Vorliebe kommen sie bei älteren Personen vor, ein Zeichen dafür, daß chronische Reizungen der Haut für ihre Entstehung eine wesentliche Rolle spielen. Deshalb bevorzugen sie auch jene Körperstellen, an denen sich Körperfalten befinden (Damm-, Anal-, Achsel- und Leistengegend und unter den Brüsten).

Da der chronische Reiz während des weiteren Lebens fortbesteht, ist auf vollständige Entfernung unbedingt Wert zu legen, da im Sinne der Karzinogenese chron. unterschwelliger Reize solche Papillome karzinomatös entarten können.

Die Papillome geben in ihrem Aufbau ein verzerrtes Abbild der Haut wieder: ein bindegewebiges Gerüst bildet ein mehr oder weniger verzweigtes oder auch langgestrecktes Gebilde, das vollständig mit Epithel bedeckt ist. Die Länge und Form der Papillen bestimmt den Typus der Geschwulst: die Warze bildet ein einheitliches rundes Gebilde, bei dem die Papillen dicht beieinander stehen, sind die Papillen kurz, kommt es zu beetartigen Papillomen. Zeigt das Epithel einen starken Verhornungsgrad, so spricht man von **Hornwarzen** und **Hauthörnern.**

Warzen (Verrucae). Man unterscheidet „Hornwarzen“ mit fibroepithelialem Aufbau und „Fleischwarzen“, die den Fibromen zugeordnet werden. Die Hornwarzen finden sich oft bei Kindern und Jugendlichen an den Händen und Füßen und können bisweilen übertragen werden. Spontane Rückbildung ist häufig, oft bilden sich aber auch neben einer alten Warze neue „Tochterwarzen“ aus.

Hierher gehört auch die **Verruca senilis,** eine flache, unregelmäßig begrenzte Geschwulst von fast brauner oder schmutzig-grauer Färbung. Sie sitzen vornehmlich im Gesicht, Nacken und Rücken und treten nur bei älteren Individuen auf, meist auf dem Boden einer Seborrhoea senilis. Es handelt sich um eine Epidermishypertrophie, karzinomatöse Entartung kommt nicht selten vor.

Das **Hauthorn (Cornu cutaneum)** entsteht aus einem warzenförmigen Gebilde, das maximal verhornt und zapfenförmig eine Länge von mehreren Zentimetern erreichen kann. Harte Konsistenz und dunkelbraune, fast schwarze Farbe ist charakteristisch. Ihr Lieblingssitz ist das Gesicht, besonders Nase, Ohrmuschel, Wange.

Die **„weiche Warze“** oder **„Fleischwarze“** ist eine kleine, rundliche, langsam wachsende Geschwulst, glatt und auf der Unterlage breitbasig aufsitzend. Lieblingssitz ist auch hier wieder Gesicht und Nacken, sie kommen aber auch ebenso häufig in großer Zahl über den ganzen Körper verteilt vor.

Eine Sonderstellung nehmen die **Condylomata acuminata** ein. Sie ähneln zwar histologisch den Papillomen, stellen aber keine Tumoren, sondern **Hauthyperplasien** dar. Nach Abheilung der Gonorrhoe verschwinden daher die Kondylome meist, während die echten Papillome nach Aufhören des Reizes bestehen bleiben.

Bei der Behandlung der Warzen ist vor dem in der Praxis so beliebten **Ätzen** (mit rauchender Salpetersäure, Trichloressigsäure, Chlorzinklösung usw.) **zu warnen,** da die Tiefe der Ätzwirkung nicht kontrolliert werden kann (Abb. 35). Warzen bis zu Erbsgröße lassen sich gut mit dem Diathermieapparat zerstören. Mit der feinen Nadelelektrode wird das Wärzchen koaguliert, der Schorf gepudert. Er fällt nach 2—3 Wochen von selbst ab, meist bleibt eine Delle zurück. Bei allen größeren Geschwülsten dieser Art empfiehlt sich die Exzision in Lokalanästhesie in der üblichen Technik.

Bisweilen ist auch von einer Suggestivbehandlung bei jugendlichen Hornwarzen ein Erfolg zu sehen.

Keloid. Bei Verbrennungen und nach Verätzungen bilden sich sehr oft ausgedehnte Keloide. Bei manchen Menschen, die dazu offenbar disponiert sind, zeigt fast jede Narbe die Neigung zu hypertrophieren. Die Keloide bilden eine feste, rötliche, auf der Unterlage verschiebliche, nicht schmerzhafte Hautverdickung. Auf Grund der Disposition ist vor der operativen Entfernung der Narbenkeloide zu warnen, da zwecklos, weil ja die Operationsnarbe in gleicher Weise entartet wie das ursprüngliche Keloid. Bewährt hat sich dagegen die Röntgenbestrahlung, da hierbei die Hypertrophiebildung zurückgeht, resp. bei Exzision des alten Keloids mit anschl. Bestrahlung gar nicht erst auftritt.

Naevus. Der **Naevus pigmentosus** und **pilosus** ist ein scharf gegen die Umgebung abgegrenztes Gebilde, glatt und flach oder über der Hautoberfläche erhaben, von Furchen durchzogen, auch warzenförmig (N a e v u s v e r r u c o s u s), häufig besteht auch Behaarung (N a e v u s p i l o s u s). Es besteht meist histologisch eine **fibrös zellige Hyperplasie** der Kutis. Das Pigment ist teils in den Coriumzellen der Epidermis, teils in den Chromatophoren des Papillarkörpers und des Stratum reticulare eingelagert. Man soll jeden Naevus entfernen, wenn er entstellend wirkt oder an Stellen sitzt, die dauernden Traumen ausgesetzt sind. Denn die **maligne Degeneration** ist nicht selten! Bei raschem Wachstum, Änderung der Konsistenz oder gar geschwürigem Zerfall ist an Malignität zu denken. **Hier ist aber vor Probeexzision dringend zu warnen,** da die Erfahrung zeigt, daß danach ein rapides Wachstum einsetzt mit rascher Metastasierung! Diese Kranken sind der chirurgischen Fachklinik zu überweisen (Abb. 36).

Das **Xanthom** bzw. **Xanthelasma** entwickelt sich selten, dann meist kongenital angelegt, bei jugendlichen Personen als tumorartiges Gebilde, oder aber, als häufigste Form(!) bei älteren Personen als flaches, fleckförmiges Gebilde, meist von strohgelber bis gelbbrauner Färbung, die Haut nur wenig überragend. Neben der Bindegewebshyperplasie der Kutis finden sich in der Hauptsache *Cholesterinester-*

einlagerungen. Bevorzugt werden die Augenlider, und zwar besonders der mediale Lidbereich (Xanthelasma palpebrarum).

Angiom. Das **Hämangiom** ist sehr häufig und besteht aus neugebildeten Gefäßen. Ist das Bindegewebe stark beteiligt, spricht man von einem **Angiofibrom,** bei maximaler Größe von **Angioelefantiasis,** auch **Naevus vasculosus giganteus** genannt. Multiplizität und Heredität in etwa 15% der Fälle! Von alters her werden **drei Arten** des Angioms unterschieden: **Angioma simplex, cavernosum** und **racemosum.** Die Behandlung des pulsierenden arteriellen Angioma racemosum muß ebenso wie alle infiltrierend in die Tiefe wachsenden Angiome der Klinik überlassen bleiben. — Das einfache Angioma simplex, das Feuermal oder die Teleangiektasie, ist aus abnorm erweiterten und geschlängelten Kapillaren zusammengesetzt und liegt in der Kutis. Die Größe schwankt zwischen Stecknadelkopfgröße bis zur landkarten-

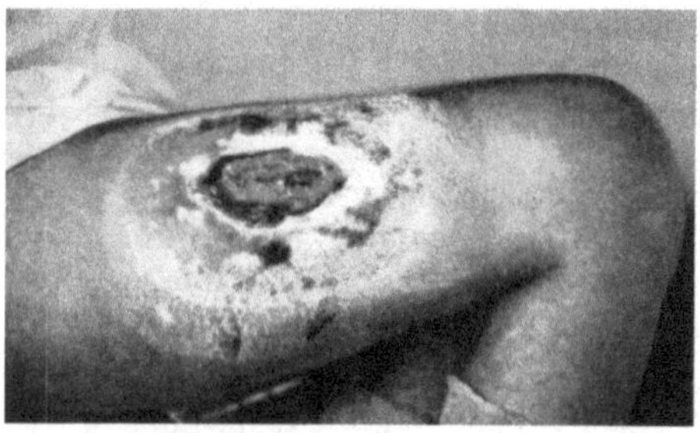

Abb. 35. Fortgeschrittenes Karzinom an der Außenseite des Oberschenkels nach „Warzenbehandlung"

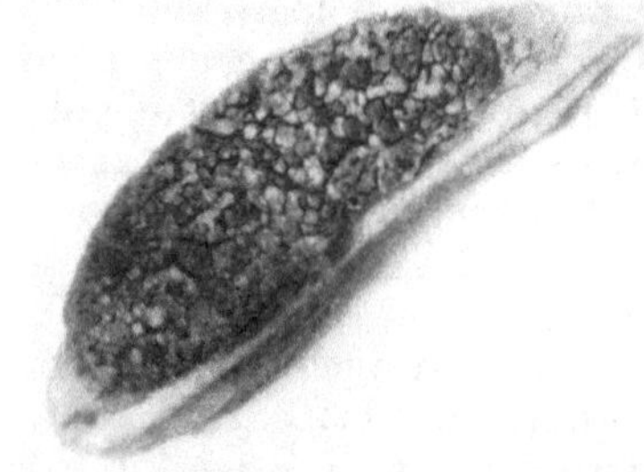

Abb. 36. Naevus pigmentosus nach Exstirpation im Gesunden

artigen Ausdehnung über eine ganze Körpergegend. — Das häufigste und ebenfalls meist angeborene Hämangiom ist der **Blutschwamm** oder **Kavernom** oder **Angioma cavernosum.** Es hat sein physiologisches Vorbild in den Schwellkörpern des Penis und der Urethra. Es besteht aus einem weiten, kommunizierenden System breiter Blutkanäle aus dünnem, bindegewebigem Maschenwerk mit flachem Endothel. Man findet die Kavernome meist bei Kindern am Schädel, im Gesicht und am Rücken als kleine kompressible, bräunlich-rote Geschwülste. Diese bei der Geburt oft kleinen Geschwülste wachsen mitunter rapide, so daß ihre Entfernung dann später oft wegen der Größe und der Blutungsgefahr außerordentlich schwierig sein kann. Die Entfernung soll daher möglichst frühzeitig geschehen. Um die Blutungsgefahr herabzusetzen, kann man außer der üblichen Umspritzung des Gewebes noch in das Zentrum des Angioms die Novocainlösung, die noch durch 1 Tropfen einer 1proz. Adrenalinlösung pro 1 ccm der 1proz. Novocainlösung verstärkt ist, einspritzen. Das Angiom wird jetzt derb und blaß und kann ohne nennenswerte Blutung exzidiert werden. Bei den kleinen, praxisüblichen Angiomen ist die **Exzision** die sicherste und schnellste Methode! Nebenbei haben auch die anderen Behandlungsverfahren, wie Elektrokoagulation, Verödung und Kohlensäureschnee ihre Berechtigung, sollten aber eher vor allem bei ausgedehnten Angiomen und damit der Klinik vorbehalten bleiben.

Die **Lymphangiome** sind wie die Hämangiome ebenfalls angeborene, teils kavernöse, ohne Begrenzung durch eine Kapsel, teils zystische Geschwülste. Ihre Behandlung muß ausschließlich der Klinik vorbehalten bleiben. Die radikale Entfernung der zystischen, anscheinend gut abgekapselten Tumoren bietet enorme Schwierigkeiten, bei der kavernösen Form sind diese oft unüberwindbar. Es entstehen leicht Lymphfisteln, die sich infizieren und zu den schwersten Komplikationen führen können: Meningitis, Mediastinitis und Orbitaphlegmonen!! Auch die Injektionsbehandlung muß in diesem Falle der Klinik vorbehalten bleiben!

Kurz erwähnt sei hier das **„teleangiektatische Granulom"**, früher fälschlich als Botryomykose bezeichnet, eine erbs- bis kirschgroße, knollige Geschwulst, weich, leicht blutend, oft ulzeriert, der Haut gestielt aufsitzend. Lieblingssitz sind die Beugeseiten der Finger, aber auch an der Hand und Arm und anderen Körperstellen anzutreffen. Entstehungsursache meist ein altes Trauma. Da sie eine gewisse Ähnlichkeit mit dem Angiosarkom haben, ist nach ihrer Entfernung die **histologische Untersuchung** unbedingt **erforderlich!** Das Angiosarkom ist gerade an den Fingern nicht so selten.

Hautkrebs. Die Hautkrebse entstehen entweder auf anscheinend normaler Haut oder auf dem Boden angeborener oder erworbener Anomalien, wie Warzen, Papillome, Adenome der Schweißdrüsen. Wichtig für ihre Entstehung ist auch hier wieder der chronische Reizzustand der Haut, Ekzeme (Ruß, *Teer*, Paraffin), Psoriasis usw. **Verruca senilis** bereitet nicht selten dem Karzinom den Boden! Ulzerationen, schlecht heilende Wunden und Narben begünstigen die Entstehung eines Hautkrebses. Am häufigsten ist das Gesicht betroffen, besonders Nase, Wangen, Ohren, Augenlider; diese Teile der Haut sind ja während des Lebens am meisten dem chron. Reiz der Umgebung (Witterung, Strahlung usw.) ausgesetzt. Histologisch handelt es sich meist um **verhornenden Plattenepithelkrebs** oder um den **nicht verhornenden,** aus der Basalzellenschicht stammenden **Krompecherkrebs.** Die Adenokarzinome der Hautdrüsen sind sehr selten. Klinisch werden **3 Formen des Hautkrebses** unterschieden: das flache Ulcus rodens, das zerfallende, tief ulzerierende Hautkarzinom und die knolligen, blumenkohlartigen Krebse.

Das **Ulcus rodens (Basalzellenkrebs)** erscheint anfangs als kleines, weißes Knötchen. Es wächst sehr langsam und wird allmählich zu einem Ulkus mit derbem, wallartigem Rand. Metastasen treten, wenn, dann erst sehr spät und zögernd auf. Das Ulkus neigt zur Schrumpfung und Vernarbung, der Tumor schreitet aber unter der Epidermisdecke weiter fort, um nach einiger Zeit erneut geschwürig zu zerfallen. Das Ulcus rodens ist klinisch verhältnismäßig gutartig!

Viel **bösartiger** ist das schnell wachsende und zerfallende **Hautkarzinom,** zuweilen auf dem Boden eines Ulcus rodens, mitunter aus Hautdrüsen entstehend. Die Lippen und die Nase werden bevorzugt befallen. Zuerst zeigt sich ein kleines, borkig belegtes, warzenförmiges Gebilde, das bald darauf zu einem blutenden, zerklüfteten **Ulkus mit harten, wallartigen Rändern** zerfällt. Die regionären Lymphdrüsen werden rasch ergriffen.

Das knollige, **„papillomatöse" Hautkarzinom** bildet sich meist auf dem Boden von Warzen, Papillomen, Narben usw., wächst rasch und neigt zu frühzeitiger Metastasierung.

Der praktische Arzt hat es vornehmlich mit dem **Basalzellenkrebs,** dem **Ulcus rodens,** zu tun. Differentialdiagnostisch kommt hier Lupus und Lues in Frage. Besteht ein weiches Infiltrat mit einzelnen Knötchen, die auf Druck mit dem Glasspatel einen hellbraunen Farbton annehmen, so steht die Diagnose Lupus fest. Bei der ulzerierenden Hauttuberkulose, die dem Karzinom sehr ähnelt, finden sich innerhalb der von Borken bedeckten, leicht blutenden Oberfläche kleine graue Knötchen, die die Ätiologie des Ulkus verraten. Das **luetische** Ulkus zeigt **serpiginöse**

Form, scharfe Ränder und eitrig belegten Grund, außerdem schreitet es typisch peripheriewärts fort, während das Zentrum vernarbt **(Wa.R!)**.

Die **Exzision** des Ulkus, **mindestens 1 cm im Gesunden,** gelingt ohne Schwierigkeiten und ist immer noch die beste und sicherste Methode. Sicher hat auch gerade hier die Röntgentherapie ausgezeichnete Erfolge zu verzeichnen. Je kleiner der Tumor ist, desto besser gelingt die Radikalentfernung im Gesunden. Oft entstehen aber Defekte, die sich nicht durch einfache Spannungsnaht schließen lassen. Der praktische Arzt, der sich an die Entfernung von Hautkrebsen heranwagt, muß also eine gewisse Erfahrung in der plastischen Deckung von Hautdefekten besitzen, andernfalls tut er gut daran, den Patienten einer Klinik zu überweisen.

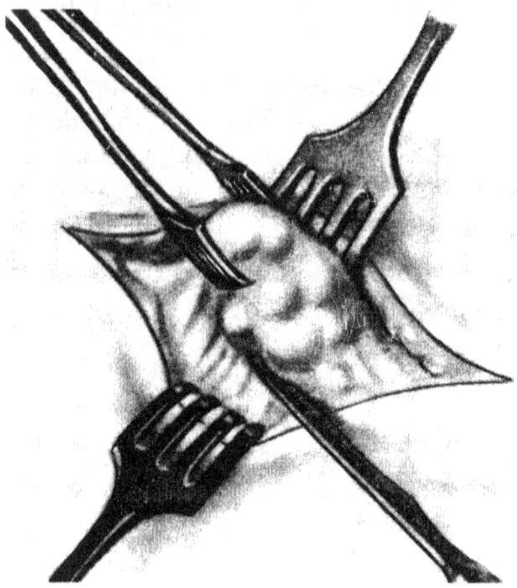

Abb. 37.
Exstirpation einer gutartigen Geschwulst

b) Die Exstirpation

Die **Exstirpation** ist die Methode der Wahl bei allen **subkutan** gelegenen Geschwülsten.

Technik: Das Operationsfeld wird von 2 subkutan gelegten Hautquaddeln rhomboidförmig mit ½ proz. Novocainlösung umspritzt. Gleichzeitig wird die Unterlage der Geschwulst anästhesiert. Der Hautschnitt wird genau über der Geschwulst durch das Subkutangewebe bis zur Kapsel der Geschwulst (z. B. Lipom) geführt. Bei größeren Tumoren empfiehlt es sich, zur besseren Freilegung des Tumors eine Hautspindel auszuschneiden. Die Wundränder werden nunmehr vom Assistenten mit zwei Wundhaken auseinander gehalten, die Geschwulst mit Zange oder Haltefaden gefaßt und vorgezogen. Dann werden scharf mit Messer oder Schere hart an der Kapsel die Bindegewebsfasern und Gefäße durchtrennt und die Geschwulst entfernt. Anschließend erfolgt sorgfältige Blutstillung; sie ist wichtig, damit keine Blutung und so ein die Wundheilung störendes Hämatom entsteht, das stets die Gefahr der Infektion bietet. Einige Subkutannähte verhindern das Entstehen toter Räume, und die Hautnaht oder Klammer beendet den kleinen operativen Eingriff. Steriler Schutzverband (Abb. 37).

Das Lipom. Es ist das Schulbeispiel des gutartigen Tumors. Es wiederholt in gesteigertem Maße die anatomische Struktur des Fettgewebes. Sofern sie subkutan liegen und nicht allzu groß sind, eignen sie sich vorzüglich zur Exstirpation, die dann ambulant durchgeführt werden kann. Alle größeren und vor allem subfaszial und unter den Aponeurosen und in die Muskulatur einwachsenden Lipome gehören in die Klinik! Die Lipome sind mehr oder weniger große und weiche, gelappte und gut verschiebliche (Bindegewebskapsel!) Geschwülste, über denen die Haut gut abgehoben werden kann (Abb. 38). Ungelappte, glatte Lipome sind sehr viel seltener; kommen sie vor, können sie differentialdiagnostisch Schwierigkeiten machen (Abb. 39) und leicht mit Dermoiden, Hygromen und kalten Abszessen verwechselt werden. Das Lipom ist sehr weich und elastisch und bietet, wie anfangs erwähnt, das Bild der „Pseudofluktuation“. Je nach Stärke der Bindegewebsbeteiligung spricht man von **Lipoma molle, Lipoma durum** oder **Fibrolipom.** Ähnlich wie beim Fibrom können größere Lipome sich stielen und herabhängen, so daß ein **Lipoma pendulans** entsteht. Bei Ernährungsstörungen sterben die Fettzellen ab, die Fetttröpfchen werden frei und es bildet sich die sog. Ölzyste. Hier besteht dann mal ausnahmsweise echte Fluktuation!

Das subkutane Lipom ist das bei weitem häufigste. Es entwickelt sich meist zwischen dem 30. und 50. Lebensjahr, und zwar mit Vorliebe am Rumpf, Schulter,

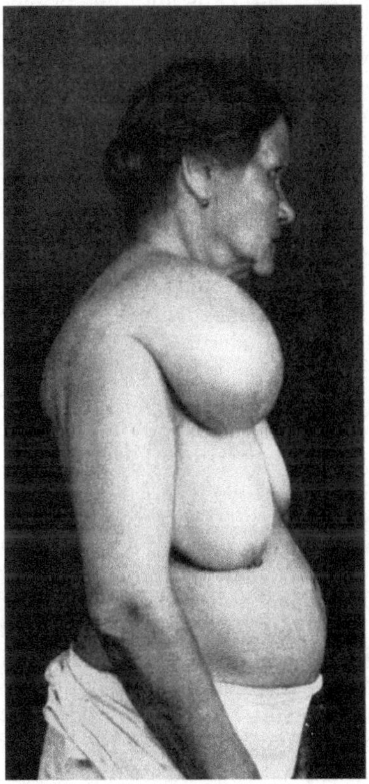

Abb. 38

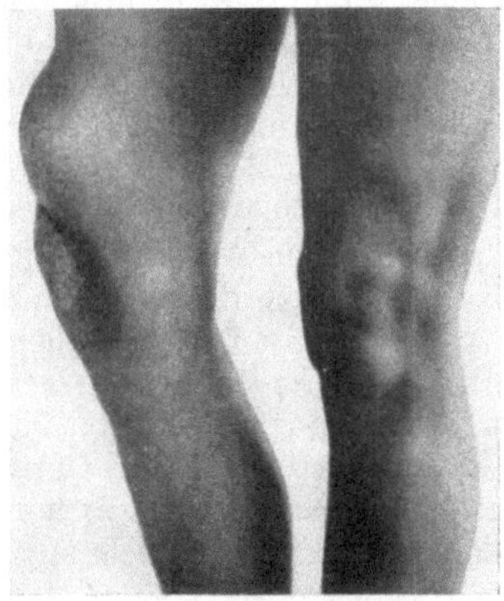

Abb. 39. Kein Lipom, sondern Myxofibrom des re. Oberschenkels, von der Faszie ausgehend, histologisch gesichert

Abb. 38. Fast kopfgroßes Lipom der re. Schulter im Sinne des Rucksacklipoms, nur nach vorn wachsend

Rücken, Nacken, Brust und Gesäß. An der Brust kann das Lipom manchmal als dritte Mamma imponieren. Besonders am Halse und in der Kinngegend sind die Lipome meist diffus und setzen sich in die Gewebslücken fort. Ein solch diffuses Lipom stellt der MADELUNGsche Fetthals dar.

Das Fibroadenom der Mamma. Es ist das häufigste der gutartigen Mammageschwülste und bildet einen rundlichen, innerhalb der Mamma gut verschieblichen Tumor, der mit der Haut nicht verwachsen ist. Das Fibroadenom kommt sowohl in der Mamma der Frau wie auch des Mannes vor. Die reinen Adenome der Mamma sind selten. Dasselbe klinische Bild bieten die Zystadenome, bei denen die Drüsenazini stärker entwickelt sind und dementsprechend die Sekretion eine stärkere ist. Häufig werden wir uns aber einem diffusen, doch abgrenzbaren Tumor im Drüsenkörper der Mamma, häufig beidseitig, gegenübersehen und bezeichnen dieses Krankheitsbild als *Mastitis chronica cystica* oder besser als *Fibrosis mammae.* Wenn es sich auch bei diesen Tumorbildungen in der Regel um harmlose, gutartige Tumoren handelt, so ist es doch wichtig zu wissen, daß aus ihnen nicht allzu selten Karzinome hervorgehen können. Aus diesem Grunde ist es stets ratsam, bei jeder Geschwulstbildung der Mamma, auch wenn sie klinisch absolut harmlos aussieht, dem Kranken die Exstirpation, zumindest die Probeexzision vorzuschlagen! Das um so mehr, als die Erfahrung lehrt, daß keines der klassischen Symptome der Malignität ganz verläßlich ist. Und der praktische Arzt trägt bei der Entscheidung über Gut- oder Bösartigkeit einer Mammageschwulst eine sehr große Verantwortung, der er sich doch bei Zweifelsfällen lieber durch die Klinikeinweisung entziehen sollte! Oft imponieren gerade im Initialstadium die Mammakarzinome als gut abgrenzbare und sehr bewegliche, allerdings meist harte *„Fibroadenome“!!* Die Konsistenz allein ist auch hier nicht beweisend, sie kann auch chronisch entzündlich sein, sollte aber doch zur Vorsicht mahnen. Hat man Verdacht auf Malignität, sollte man in der Praxis von der Probeexzision Abstand nehmen, die Erhärtung der Diagnose mit anschließender Kausaltherapie der Klinik überlassen! Die Probeexzision ohne Entfernung der ganzen Geschwulst hat aber auch bei anscheinend gutartigen Fällen ihre Nachteile. So kann das Ergebnis der histologischen Untersuchung täuschen, wenn z. B. von dem schon in Degeneration begriffenen Fibroadenom eine gutartige Stelle entfernt und untersucht wird. Zum anderen können noch gutartige Geschwülste später maligne entarten. Oder es können gutartige Tumoren, z. B. Adenome, nach unvollständiger Entfernung, schnell nachwachsen. Daher sollen prinzipiell alle umschriebenen Geschwülste oder Zysten der Mamma **total entfernt** werden. Probeexzisionen sind nur bei diffuser Hyperplasie gestattet. Ferner ist zu fordern, daß jeder exstirpierte Mammatumor histologisch untersucht wird!! Ergeben sich dabei wider Erwarten Verdachtsgründe, so muß die Radikaloperation mit Ausräumung der Achseldrüsen unverzüglich in die Wege geleitet werden!

Klagt die Kranke über eine blutige Absonderung aus der Brustdrüse, wobei das Sekret oft serös, auch milchartig oder breiig sein kann, so ist bei diesem Symptom an die mannigfachsten Ursachen, wie Papillom, Zystadenom, prämenstruelle Hyperämie zu denken, vor allem aber ist bei dem Symptom der *„blutenden Mamma“* an **Karzinom** zu denken! Bei jeder blutenden Mamma ist **prinzipiell** an Karzinom zu denken, zumindest wird sie als **Präkanzerose** heute allgemein aufgefaßt! Der hier um Rat gefragte Arzt steht stets vor einer schweren Entscheidung, und es ist nicht zweckmäßig, bei unklarer Diagnose den Kranken monatelang in Beobachtung zu halten, nur weil bisweilen eine blutende Mamma jahrelang bestehen kann, ohne maligne Symptome zu bieten. Der richtige Weg ist auch hier die Einweisung in eine Klinik.

Die Entfernung der gutartigen Mammatumoren geschieht am besten durch *Aufklappung* nach BARDENHEUER. Bei kleinen, in der Nähe der Areola mammae sich befindenden Geschwülstchen kann man die Exstirpation durch einen bogenförmigen, *„periareolären“* Hautschnitt ausführen, der genau an der Grenze der pigmentierten Areola der Brustwarze geführt wird und eine fast unsichtbare Narbe hinterläßt.

c) Die Enukleation

Dieser Eingriff wird ebenfalls in örtlicher Betäubung vorgenommen und ist ähnlich der Exstirpation subkutan gelegener Geschwülste. Die **Enukleation** ist besonders zur Entfernung **zystischer Tumoren** geeignet. Die Deckschichten müssen dabei vorher vollständig durchtrennt werden, bevor mit der Ausschälung des Tumors begonnen wird. Mit der Ausschälung darf erst begonnen werden, wenn man die reine nackte Tumorkapsel vor sich hat, die an der glatten und weißen Oberfläche zu erkennen ist. Ist die Oberfläche des Tumors freigelegt, werden die Hautränder mit scharfen Wundhaken oder Pinzetten auseinandergehalten und der Tumor stumpf aus dem Subkutangewebe mit der Kochersonde oder der geschlossenen Schere oder dem Skalpellstiel ausgeschält.

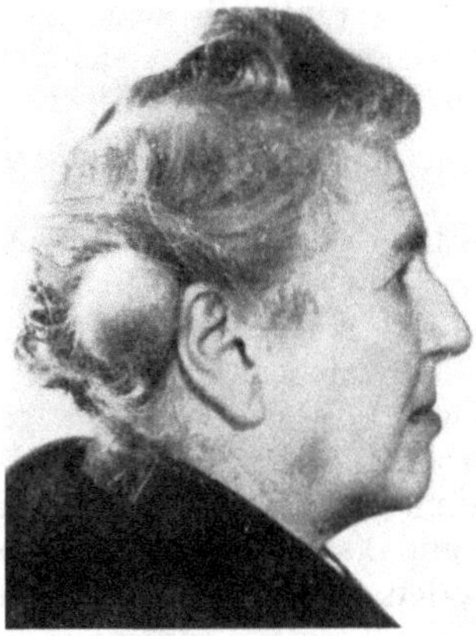

Abb. 40. Apfelgroßes Atherom am Hinterkopf

Das Atherom. Atherome sind keine eigentlichen Tumoren, sondern Retentionszysten der Haut, entstanden durch Verstopfung des Ausführungsganges der Talgdrüsen. Ihr Inhalt besteht aus Epidermisschuppen, Fett und Cholestearintafeln (= Atherombrei). Die Atherome sitzen in der Haut, reichen aber bis zum Subkutangewebe und dringen mit zunehmendem Wachstum tief in die Subkutis ein, bleiben aber stets mit der Haut verbunden. Sie können an allen Stellen des Körpers vorkommen, wo Haare und Talgdrüsen vorkommen. Je nach Größe wird die bedeckende Haut mehr oder weniger vorgebuckelt und verdünnt. Sie sind dann meist von haarloser, dünner atrophischer Haut bedeckt, die selbstverständlich nicht verschieblich ist. Auf der Unterlage sind die Atherome sehr gut verschieblich (s. auch spez. Teil), (Abb. 40).

M. Lebensbedrohende Zustände

1. Lebensbedrohliche Folgen schwerer Unfälle

a) Blutverlust

Der Verletzte sieht blaß aus, ist apathisch, der Puls ist kaum oder gar nicht zu tasten. **Therapie:** *Infusion* mit Dextran o. ä., am sichersten die *Bluttransfusion*, und zwar ist **so viel zu geben, wie nötig,** d. h. bis der Blutverlust ausgeglichen ist!

b) Schock

Er kann rein traumatisch bedingt sein, meist aber doch ursächlich im Vordergrund Trauma *und* Blutverlust. Der Schockpatient sieht ebenfalls blaß aus, ist unruhig, mit kaltem, klebrigem Schweiß bedeckt, der Puls ist beim ausgeprägten Schock klein, frequent, jagend. **Therapie:** Wegnahme der Schmerzen (Vorsicht bei Mo.-Gaben!, Medullalähmend!), Ruhigstellung (Schockpatienten gehören ins Bett), Wärmezufuhr, Infusionen, auch hierbei die Therapie der Wahl die Bluttransfusion! An Stelle der beliebten Kreislaufmittel versuche man hohe Gaben von *Atropin* i. v.! Ist der Patient ansprechbar und kann schlucken, so ist gegen eine starke Tasse Bohnenkaffee nichts einzuwenden. Bei länger bestehendem Schock kommt neben den angeführten Mitteln noch der Arterenoldauertropf in Frage.

c) Akute Herzmuskelschwäche

Diese kommt nach Trauma älterer Menschen bisweilen vor, meist aber doch wohl kombiniert mit oder als Folge einer Bronchopneumonie. Die Symptome sind: kleiner, fadenförmiger, frequenter, oft dabei unregelmäßiger Puls, *Zyanose* und *Dyspnoe.*

Therapie; *Hier* sind Kreislauf- und Herzmittel indiziert! Strophantin i. v. $\frac{1}{4}$—$\frac{1}{2}$ mg, ferner besonders günstig, da zentral wie am Cor selbst wirksam, Kampfer 2 mal täglich 5 ccm i. m, ebenso günstig in der Wirkung am Kreislauf Coffein und Strychnin s. c. oder i. m., evtl. auch im *langsamen* Dauertropf i. v.!

d) Fettembolie

Die nach schweren Trümmerbrüchen nicht so seltene Fettembolie zeigt ähnliche Symptome wie der Schock. Hinzu kommt hier noch Benommenheit und vor allem *Atemnot*! In schwereren Fällen kommt die Therapie meist zu spät. Zur **Behandlung** eignen sich hier ähnlich wie bei der Lungenembolie **Spasmolytika** in hohen Dosen **i. v.** (5—10 ccm Eupaverin, Euphyllin u. ä. mehrmals am Tage i. v.), kombiniert mit Herzmitteln (Rechtsüberlastung des Herzens!) und bei jeder Embolie Morphin oder seine Derivate zur *psychischen* Ruhigstellung! Erlaubt ist der Versuch mit Ganglionblockern wie **Pendiomid, Coç-tail lytique** u. ä. (in der Klinik!).

e) Pneumonie

Die Pneumonie kommt bei Unfällen in der Nachbehandlung vornehmlich bei **alten Leuten** und Trinkern in Form der **hypostatischen** oder **konfluierenden Bronchopneumonie** vor. Die **Therapie** besteht vor allem in der Vorbeugung! Häufiges Aufsetzen, Abklatschen des Thorax mit kalten, nassen Tüchern, Atemgymnastik und Anregen des Kreislaufes helfen die Bronchopneumonie verhindern. Ist sie bereits da, hilft in erster Linie die physikalische Therapie in Form der Brustwickel, Inhalieren und Herz- und Kreislaufmittel (siehe c). Die Bronchopneumonie ist die gefürchtete Komplikation z. B. des Schenkelhalsbruches und bedeutet meist den

Anfang vom Ende. Daneben kommt selbstverständlich bei jüngeren Patienten auch die echte Lobärpneumonie vor, wenn auch selten als direkte Unfallfolge, deren Behandlung einfacher ist. Hier kommt neben der üblichen physikalischen auch die Sulfonamid- und Antibiotikatherapie mit Erfolg zu ihrem Recht.

f) Delirium tremens

Hierzu kann es nach Trauma bei chronischen Alkoholikern kommen. Die *Symptome* sind: Beschäftigungsdrang, motorische Unruhe, Zittern, Schweißausbruch, Bewußtseinsstörung, Desoriertierung, Herzmuskelschwäche.

Therapie: Alkohol i. v., Herzmittel.

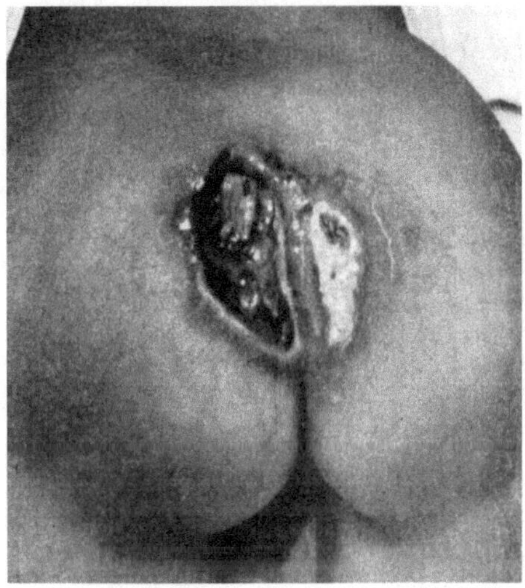

Abb. 41. Dekubitus bei 66jähriger Frau

g) Posttraumatischer Korsakoff

gleicht fast genau dem Delirium tremens, ist aber durch Alkoholgaben i. v. nicht zu beseitigen!

h) Dekubitus

kann bei größerer Ausdehnung zur lebensgefährlichen Komplikation werden. Es tritt auf an Stellen, wo der Körper aufliegt und die Knochen fast ohne Polsterung dicht unter der Haut liegen. Bevorzugter Sitz: Sakralgegend, ferner Fersen, Gesäß und Rücken (Abb. 41). Die Behandlung besteht aus entsprechender Lagerung, Luftpolster oder Wasserring, Hautpflege! Glatte Unterlage ist wichtig! Auch hier gilt: **Vorbeugen ist besser als Behandeln!**

2. Erstickungszustand

Klinisch besteht bei drohender Erstickung große Unruhe, heftige Atemnot, Stridor, Zyanose, inspiratorische Einziehung des Thorax unter gleichzeitiger maximaler Anspannung der Atemhilfsmuskeln, beschleunigter, unregelmäßiger und schwacher Puls. Ursachen für die Erstickungsgefahr können sein:

a) Verletzungen oder Fremdkörper des Kehlkopfes

Auch die Diphteriemembran oder Schleimmassen können zur Erstickung führen.

b) Glottisödem

Das Glottisödem kommt zustande durch Schwellung der *falschen Stimmbänder (Plica aryepiglottica)* am Kehlkopfeingang durch Entzündungen im Bereich des Kehlkopfes oder seiner Umgebung wie Phlegmonen der Tonsillen, des Retropharynx, des Mundbodens, evtl. mal im Verlauf eines Zungen- oder Tonsillenkarzinoms.

c) Geschwülste des Kehlkopfes oder seiner Umgebung

Die **Therapie** der drohenden Erstickung ist die *Tracheotomie*. Oft bleibt dabei keine Zeit, um den mit seiner Luftnot ringenden Kranken in eine Klinik zu überführen. Es muß der praktische Arzt also in der Lage sein, den Eingriff der Tracheotomie, auch oder meist sogar unter ungünstigen äußeren Bedingungen, in der Wohnung des Patienten ohne Assistenz und mit einfachem Instrumentarium durchzuführen. Unbedingt erforderliches Instrumentarium zur Tracheotomie: 1 Skalpell, 2 anatomische und 2 chirurgische Pinzetten, ein selbsthaltender Wundhaken, 1 Kornzange, 1 Trachealkanüle mit auswechselbarem Innenrohr und steriler Verbandsstoff und Nahtmaterial. Wegen der bestehenden schweren Asphyxie kann der Eingriff meist ohne Anästhesie vorgenommen werden. (Die prophylaktische Tracheotomie, bei der keine absolute Lebensgefahr besteht, bleibt der Klinik vorbehalten!). Selbst bei Aussetzen der Atmung muß der Arzt, solange das Herz noch schlägt, die Tracheotomie durchführen, oft noch mit Erfolg!

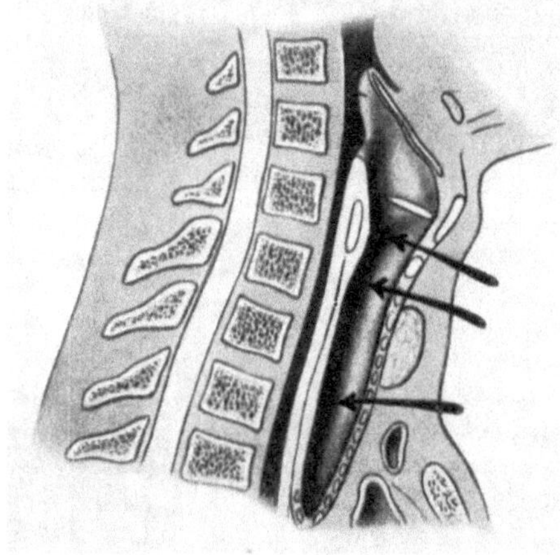

Abb. 42. Drei Zugänge zur Tracheotomie; oberer Pfeil = Koniotomie, mittlerer Pfeil = Krikotracheotomie, unterer Pfeil = Tracheotomia inferior

Drei Zugänge stehen zur Verfügung:

1. die *Koniotomie* nach VICQD' AZYR,
2. die *Krikotracheotomie* nach BOYER,
3. die *Tracheotomia inferior* nach FABRICIUS AB AQUAPENDENTE (s. Abb. 42).

Bei Kindern wird die Tracheotomia inferior bevorzugt, weil hier der Abstand zwischen Schilddrüsenisthmus und Sternum größer ist als bei Erwachsenen. Die Koniotomie ist der technisch einfachste Weg. Zum Eingriff selbst wird der Kranke mit erhöhtem Oberkörper und zurückgebeugtem Kopf gelagert, wodurch der Hals überstreckt wird, und so die Trachea, der Schild- und Ringknorpel besser hervortreten. Eine tatkräftige Hilfsperson hält den Kopf des Patienten unbeweglich fest. Mit dem Daumen und Mittelfinger der linken Hand wird der Schildknorpel fixiert und genau in der Mittellinie senkrecht einige Zentimeter abwärts die Haut durchtrennt.

Die *Koniotomie* gehört zu den einfachsten und am schnellsten durchführbaren Eingriffen der dringlichen Chirurgie! Man bedarf dazu nur eines Messers! Die obere Grenze des Ligamentum conicum bildet der untere Rand des Schildknorpels, die untere Grenze der obere Rand des Ringknorpels. Nach Durchtrennung der Haut und der Fascia superficialis liegt bereits das Lig. conicum frei. Das Ligament wird *quer* durchtrennt! Dadurch entsteht eine kreisrunde, klaffende Öffnung infolge der durchtrennten und so sich stark retrahierenden elastischen Fasern des Ligaments. In die klaffende Öffnung wird die Trachealkanüle eingeführt und mit 2 Bändchen beiderseits hinten im Nacken durch *Knoten, nicht Schleife,* fixiert. Unter die Kanüle kommt ein steriles Gazestück, keine Hautnaht!

Bei der *Krikotracheotomie* nach BOYER werden die Cartilago cricoidea und die sich anschließenden zwei Knorpelringe der Trachea median gespalten. Nach Durchtrennung der Haut unterhalb des Schildknorpels in der Medianlinie kommt man auf die Linea alba colli. Nachdem diese und das prätracheale Bindegewebe gespalten ist, liegt der Ringknorpel und die obere Trachea frei. Als Komplikation könnte sich hier mal ein besonders stark entwickelter Lobus pyramidalis der Schilddrüse bemerkbar machen. Er wird nach einer Seite abgeschoben. Größere Gefäße liegen hier nicht vor.

Bei der *Tracheotomia inferior* wird die Trachea zwischen unterem Rand des Schilddrüsenisthmus und oberem Sternalrand freigelegt. Der Hautschnitt reicht vom unteren Rand des leicht erhabenen Schilddrüsenisthmus bis in die Fossa jugularis

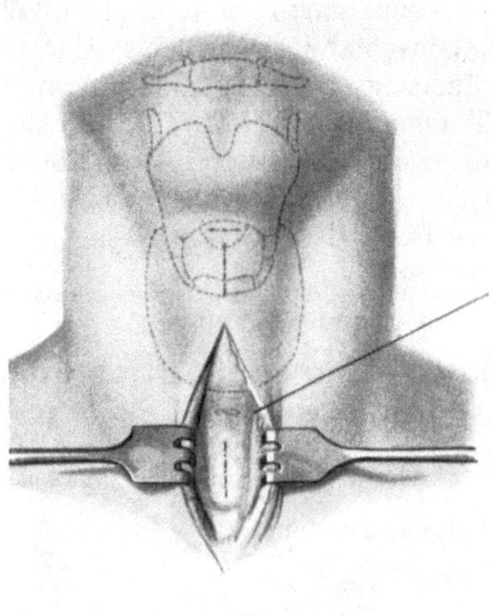

Abb. 43

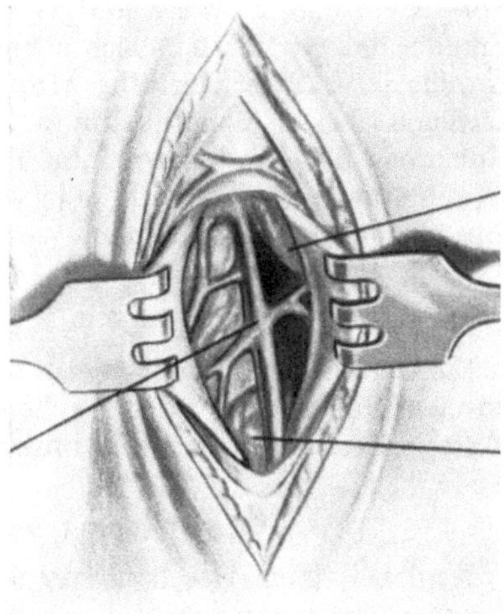

Abb. 44

Abb. 43. Tracheotomia inferior I. 1. Schicht: Längsschnitt u. Freilegung des Isthmus der Schilddrüse

Abb. 44. Tracheotomia inferior II. Nach Durchtrennung der Linea alba und Verlagerung der Muskeln zur Seite stellt sich der Plexus thyreoideus impar dar. Im oberen Wundwinkel zeigt sich der Isthmus der Schilddrüse, im unteren der Thymus

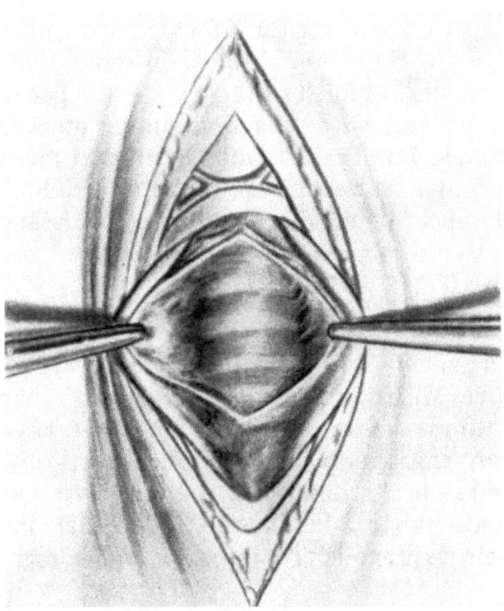

Abb. 45. Tracheotomia inferior III.: Stellt die freigelegte Trachea dar, sie kann jetzt zum Einführen der Trachealkanüle ohne Schwierigkeit eröffnet werden

(s. Abb. 43). Nach Durchtrennung der Fascia superficialis erscheint in der Mittellinie die Linea alba colli, in der die medialen Ränder der Mm. sternohyoidei und sternothyreoidei zusammenstoßen. Seitlich von der Mittellinie verlaufen die bisweilen asymmetrisch entwickelten vorderen Jugularvenen. Nach Spaltung der Linea alba colli stellt sich das prätracheale Fett mit dem Plexus thyreoideus impar dar (Abb. 44). Diese meist strotzend gefüllten Venen des Plexus müssen sorgfältig *doppelt* unterbunden und durchtrennt werden (*Cave:* Blutung und Luftembolie!). Jetzt erst kann man das prätracheale Bindegewebe scharf durchtrennen und die nunmehr freigelegte Trachea durch Längsschnitt von oben nach unten eröffnen (Abb. 45). Mit der Kornzange wird die Trachealöffnung erweitert und die Trachealkanüle drehend von der Seite eingeführt. Vor die Kanüle legt man eine mit Kochsalzlösung angefeuchtete Mullkompresse. Es empfiehlt sich die Anwendung der Doppelkanüle, weil hier das Innenrohr leicht herausgenommen und gereinigt werden kann. Nach Eröffnen der Trachea erfolgen meist einige Hustenstöße (bei der Diphtherie werden Schleim und Membranen abgestoßen und fliegen heraus!) und einige tiefe Atemzüge, Zyanose und Dyspnoe verschwinden schlagartig, und man hat die Freude, daß der Patient sich schnell erholt, die Lebensgefahr gebannt ist! Hat die Kanüle ihren Zweck erfüllt, wird sie möglichst frühzeitig entfernt. Unnötig langes Liegenlassen der Kanüle kann zu Dekubitus und Tracheomalazie führen. Nach dem Entfernen der Kanüle heilt die Trechealwunde per granulationem. Überschießende Granulationen werden mit dem scharfen Löffel entfernt, da sie zu mechanischem Atemhindernis führen können, vor allem am unteren Rand des Ringknorpels.

3. Intrakranielle Blutung nach stumpfem Schädeltrauma

Diese Blutung stammt meist aus der A. meningica media und führt zu **extraduralem Hämatom** mit den Zeichen der Compressio cerebri. Siehe spez. Teil (Kap. I). Freies Intervall beachten! Klinikeinweisung!

4. Blutungen bei Ulcus ventriculi resp. duodeni

Wird bei einem Geschwürsprozeß ein stärkerer Arterienast am Grund des Ulkus arrodiert, so kommt es automatisch zur Massenblutung ins Mageninnere und zur Hämatemesis, die den Kranken in Lebensgefahr bringt. Die Blutungen erfolgen erfahrungsgemäß meist aus der A. pancreatico-duodenalis. Hämatemesis, Blutstuhl und Anämie weisen den Weg zur Diagnose: *blutendes Ulkus*. Bisweilen besteht eine leichte Abwehrspannung im Oberbauch. Oft weist die Anamnese auf einen chron. Geschwürsprozeß hin, oft aber auch nicht. Dann ist die Massenblutung ein aus völliger Gesundheit plötzlich einsetzender alarmierender Krankheitsprozeß, der auch den mutigsten Mann in Schrecken versetzt und meist die sofortige Hinzuziehung des Arztes veranlaßt. Das Wichtigste für den Arzt ist die absolute Ruhigstellung des Magenbluters, d. h. also somatisch und psychisch. Bettruhe, Eisblase in die Magengegend, Mo.-Atropin s. c., Sangostop, Clauden und ähnliche Präparate i. m. Per os ist das Lutschen kleiner Eisstückchen erlaubt und wird von dem unter starken Durst leidenden Patienten angenehm empfunden. Zur Transfusion ist in praxi meist keine Möglichkeit. Es empfiehlt sich dringend, den Patienten an die nächste Klinik abzugeben. Dort wird, wenn die Blutung binnen 24 Stunden nicht zum Stillstand kommt, unter Transfusionsschutz die Laparotomie vorgenommen.

5. Intraabdominelle Blutung (Tubarruptur, Milzruptur u. a.)

Alle intraabdominellen plötzlichen Blutungen, wie wir sie häufig ohne Trauma bei der Tubargravidität im Falle der Ruptur, bei Milzrupturen, die bei pathologischen (Malaria-)Milzen schon bei geringfügigem Trauma vorkommen, bei Bauchschüssen usw. sehen, gehen meist mit einem heftigen Initialschmerz (Peritonealreiz!) und Kollaps einher. Hinzu kommen Zeichen einer rasch zunehmenden Anämie (Dyspnoe, große Blässe, kleiner, frequenter, leicht unterdrückbarer Puls). Alle diese Fälle sind schnellstens an die Klinik abzugeben, da eine sinnvolle Therapie in praxi nicht möglich ist.

6. Stumpfe Verletzungen intraabdomineller Organe

Jede Quetschung des Abdomens macht einen chirurgischen Eingriff dann erforderlich, wenn Eingeweide mitverletzt sind (Darm, Magen, Harn- und Gallenblase,

Leber, Milz und Niere). Diese Verletzungen führen ohne Operation entweder durch die sekundäre Peritonitis oder durch die Massenblutung (Milzruptur!) zum Tode. Bei all diesen Verletzungen ist die Frühdiagnose des ambulant tätigen Arztes entscheidend für das Schicksal des Kranken. Je früher der notwendige Eingriff vorgenommen wird, um so größer die Chance für den Patienten! Auch in Fällen unklarer Diagnose lieber zehnmal unnötig einweisen, als einmal auch nur eine Stunde zu spät, die Stunde vielleicht, die abzuwarten der Arzt verantworten zu können glaubte, um die Diagnose zu klären! Es gilt ja auch in der Klinik der Satz: In dubio pro laparotomia!

Jede Quetschung des Abdomens hat, zugegeben, auch ohne innere Verletzung einen Peritonealschock zur Folge. Alle Schocksymptome sind beim Patienten vorhanden, sein Bewußtsein ist meist erhalten. Er zeigt oft auch einen ängstlichen Gesichtsausdruck, sein Abdomen eine nicht unerhebliche Abwehrspannung. Dieser Zustand klingt aber unter konservativen Maßnahmen, Ruhe, Wärme nach 1—2 Stunden ab, die Peritonealsymptome blassen ab. Ergibt aber die weitere Beobachtung, daß das Zustandsbild des Kranken nach 2 Stunden sich nicht bessert, resp. sich sogar verschlechtert, dann ist das mit Sicherheit ein Zeichen für innere Verletzung. Jetzt ist, noch immer rechtzeitig, die schnellste Klinikeinweisung zu veranlassen.

Merke: Jede Zunahme der Pulsfrequenz, der Bauchdeckenspannung und Zunahme oder Auftreten der Druckschmerzhaftigkeit des Douglas bei der rektalen Untersuchung deutet sehr dringend auf intraabdominelle Verletzung hin! Jetzt darf nicht mehr abgewartet und weiter beobachtet werden!! Jetzt heißt es: sofortige Einweisung in die Klinik!! Neben diesen allgemeinen Zeichen intraabdomineller Verletzungen treten noch lokale Zeichen hinzu, die auf das betroffene Organ hinweisen!

Bei Magen-Darmverletzungen tritt Luft bzw. Gas in die Bauchhöhle und führt zum Verschwinden der Leberdämpfung. Bei Verletzung von Milz oder Leber wird sich das Blut in den abhängigen Bauchpartien sammeln (bei Lagerungswechsel verschiebbare Dämpfungszone!). Solange soll allerdings nicht gewartet werden, weil hierbei der Blutverlust schon sehr erheblich ist! Man halte sich an die erwähnten 3 Kardinalsymptome! Nierenrupturen zeigen Bluthar und starke Druckschmerzhaftigkeit des betreffenden Nierenlagers.

Blasenrupturen ereignen sich meist bei voller Blase, intra- oder extraperitoneal. Der Harn entleert sich nach der Verletzung also entweder in die freie Bauchhöhle oder in den paravesikalen Raum; einmal ist dann die Peritonitis, das andere Mal die Urinphlegmone des Beckenbindegewebes die Folge. Besteht nach einem die Harnblasengegend betroffenen Trauma Harndrang, ohne daß der Verletzte spontan urinieren kann, ist an Verletzung der Harnblase zu denken. Ein eingeführter Katheter entleert keinen Urin, höchstens einige Tropfen Blut.

Bei allen stumpfen Bauchverletzungen darf bis zur Klärung kein Morphium oder Mo.-Derivate gegeben werden! Unter Morphin läßt die Bauchdeckenspannung nach und das ganze unklare Krankheitsbild wird noch unklarer!

Bei jedem unklaren Bauch verschleiert Mo.- das Krankheitsbild!!

7. Spontane Perforation intraabdomineller Hohlorgane

Hierzu gehören alle Ulkusperforationen, die Perforation der phlegmonösen Appendix und Gallenblase, typhöser oder (selten) tuberkulöser Darmgeschwüre, der Pyosalpinx und intraperitonealer Abszesse. Sie zeigen klinisch das ähnliche Bild wie die Rupturen, nur fehlt das Trauma.

Auch hier zeigt der plötzlich einsetzende Schmerz, zunehmende Beschleunigung und Verschlechterung des Pulses und nach wenigen Stunden die sich entwickelnde Abwehrspannung der Bauchdecken die Schwere des Krankheitsbildes an. Zum Erbrechen und zur Stuhl- und Windverhaltung soll es nicht erst kommen! (= Paralytischer Ileus als Folge- und Endzustand der tödlichen Peritonitis!).

Jede Perforation, aber auch jeder Verdachtsfall einer Perforation wird ausnahmslos der Klinik zur allein lebensrettenden chirurgischen Therapie zugeführt!

Anhang

Erste Hilfe

Bei der ersten Hilfe ist das Wichtigste, sich den ersten **Überblick** über die **Gesamtlage** zu verschaffen, zunächst über den Verletzten selbst, dann über die Umgebung; man hat Sorge zu tragen für den Kreislauf, für die Beruhigung des Verletzten und seiner Umgebung, eventuelle Schmerzstillung! Dann ist die Frage zu stellen, ob und wohin ein Abtransport erforderlich ist. Erst jetzt wendet man sich der Verletzung zu. Immer ist ruhiges und sicheres Auftreten erforderlich. Zur ersten Hilfe sind nur wenige **Hilfsmittel** erforderlich und meist auch nur vorhanden: Schnellverband, keimfreie Mullgaze (Preßlinge, Verbandspäckchen), Dreiecktücher, Jodtinktur, Heftpflaster, Sicherheitsnadeln, Baldriantropfen, evtl. Rekordspritze mit einigen Ampullen Morphium 0,01 oder Pantopon oder S.E.E., Stärke I (schwach).

In der Sprechstunde, Verbandsstuben, Ambulatorien usw. steht natürlich noch mehr zur Verfügung: Instrumente, Nahtmaterial, CRAMERschienen, anderes Schienenmaterial usw.; Schienen lassen sich gut behelfsmäßig aus Pappdeckel, Stöcken, zusammengerollten Decken usw. herstellen.

1. Bewußtlosigkeit

In der ersten Hilfe gilt bei jeder Art von Bewußtlosigkeit: Der Bewußtlose ist zunächst den Augen der Umgebung zu entziehen, an einen nicht heißen Ort zu bringen, beengende Kleidungsstücke sind zu lösen und für Atmung und Kreislauf ist Sorge zu tragen. **Nichts per os geben!** Ist das Gesicht **blaß:** Kopf **tief** lagern, ist es **rot:** Kopf **hoch** lagern! Für Abtransport in die Klinik sorgen!

Viele Krankheitsbilder können zu Bewußtlosigkeit führen:

Herzschlag führt in kürzester Zeit zum Tode: schwere Zyanose, Puls fehlt, Atmung wird zunehmend schlechter, setzt kurze Zeit später aus. *Erste Hilfe*: Künstliche Atmung, Herzmassage, Herzmittel.

Hirnschlag: Gesicht ist hochrot, kurze Zeit danach Lähmungen auf einer Seite des Körpers, schnarchende, tiefe Atmung. *Erste Hilfe*: Kopf hochlagern, evtl. kalte Umschläge auf den Kopf und in den Nacken.

Koma: Diabetes, Urämie: typische KUSSMAULsche große *Atmung*, typischer Obst- bzw. Uringeruch! *Erste Hilfe*: nur Abgabe in die Klinik.

Alkoholabusus: typischer Geruch, häufig Spuren von Erbrochenem an Kleidern oder in der Umgebung. Bei schlechtem Kreislauf Coffein und Abgabe an die interne Klinik.

Ohnmacht: Der Bewußtlose sieht blaß aus, kalter, klebriger Schweiß, frequenter, weicher Puls, oberflächliche Atmung. *Erste Hilfe*: Lagerung flach im Kühlen und Freien, Kaltwasserumschläge im Kopf und Nacken. Ohnmächtige erholen sich meist schnell, so daß hier die erste Hilfe identisch ist mit der definitiven Therapie!

Hitzschlag: hochrotes Gesicht, jagende Atmung, Kreislauf schlecht. *Erste Hilfe*: An einen kühlen Ort flach lagern mit freiem Oberkörper, kalte Umschläge. Der Sonnenstich zeigt ähnliche Symptome, bedarf der schnellen klinischen Behandlung!

Vergiftungen jeder Art (Tabletten, pflanzliche und tierische Gifte, Lebensmittel) *Klinikeinweisung!*

Krampfohnmachten: Epilepsie, Hysterie: Gesicht blaurot, Schaum vor dem Mund, Krämpfe **(bei Epilepsie** häufig **Zungenbiß).** *Erste Hilfe*: Lagerung zur Vermeidung von Nebenverletzungen bei der Epilepsie. Die hysterische Person bedarf keiner ersten Hilfe!

Commotio cerebri und Schädelbasisbruch: Flachlagern, vorsichtiger Transport in die Klinik. Bei Blutung aus dem Ohr nicht den Gehörgang austupfen oder tamponieren!

Starkstromverletzung, Ertrinken usw. (s. unten).

2. Störung der Atmung

Ursachen können sein: Fremdkörper in den Atemwegen, Ertrinken, Erhängen, Verschüttung, Blitzschlag, Leuchtgas, Narkosemittel.

Symptome: Gesicht blaurot, frustrane Atembewegungen, Atemstillstand. *Erste Hilfe:* Atemwege nachschauen, evtl. mit dem Finger Fremdkörper, Schlamm usw. entfernen. Zunge vorziehen! Kopf und Oberkörper tief lagern! Bei Giftgasen: Erst in die frische Luft bringen! Falls Atemstillstand, sofort mit der **künstlichen Atmung** beginnen! **Zwei Methoden:**

1. Nach Sylvester: Der Helfer kniet hinter dem Kopf des Bewußtlosen, hebt beide Arme über den Kopf (Einatmen) und drückt sie, Ellbogen gebeugt, an den Brustkorb (Ausatmen);

2. Nach Hovard: Die Arme des Verletzten liegen hinter seinem Kopf (Einatmungsstellung), der Helfer kniet sich über das Becken des Verletzten und drückt rhythmisch den unteren Thorax am Rippenbogen zusammen (Ausatmung) und läßt wieder los (Einatmen!). Dies geschieht bei beiden Methoden etwa 10—15 mal in der Minute!

Die künstliche Atmung ist in jedem Falle solange fortzusetzen, bis Spontanatmung eintritt oder der Tod zweifelsfrei feststeht! (Meist nach 2 Stunden der Fall, evtl. auch länger!).

3. Wunden und Blutungen

Niemals *Watte* an die Wunde bringen, auch keine sogenannte blutstillende Watte! Jede Wunde, auch die kleinste, ist mit sterilem Mull zu bedecken (Verbandspäckchen, Schnellverband). Jodiert wird nur die Umgebung der Wunde! Größere Wunden werden ruhiggestellt! Ringe abnehmen! Wunde niemals berühren (Ausnahme schwere arterielle Blutung!). Wunden nicht auswaschen! Keine Antiseptika benutzen! Alle Wunden binnen 6 Stunden zum Arzt bringen! Bei stärkerer Blutung legt man einen Druckverband an aus mehreren Verbandspäckchen, Mullgaze, Zellstoff und Binden. Steht die Blutung nicht, wird noch ein weiterer Verband über den alten, nun durchgebluteten angelegt. Erst wenn dies unter gleichzeitiger Hochlagerung der Extremität nicht genügt, wird die ESMARCHsche Abschnürbinde angelegt, am Bein in der Schenkelbeuge, am Arm dicht unterhalb der Achselhöhle **(so hoch wie möglich).** Die ESMARCHsche Blutleere darf im **Höchstfall nur 2 Stunden** liegen bleiben. Besonders am Arm besteht die große Gefahr von Nervenlähmungen! Hier empfiehlt sich, die Binde nur **1 Stunde** liegen zu lassen, sie dann gegebenenfalls zu lockern und erneut anzuziehen! Ist eine Abbindung nicht möglich, muß man mit den Fingern abdrücken (s. Kap. D Blutstillung). Liegt ein Gefäß frei in der Wunde und hat man eine Klemme zur Hand, kann man diese benutzen, das Gefäß abklemmen und die Klemme bis zur endgültigen Versorgung des Verletzten liegen lassen. Beim Verband darf die Klemme nicht auf die Haut gedrückt werden! Wird bei längerem Transport durch Zunahme der Schwellung der Verband zu eng, muß er bis auf die Haut gespalten werden unter erneutem lockerem Anwickeln!! Über Blutungen siehe Kap. D Blutstillung.

4. Verbrennungen

Bei schweren Verbrennungen ist das Wichtigste in der ersten Hilfe: Kreislaufstützung (Bohnenkaffee einflößen), Schmerzlinderung, Flüssigkeitszufuhr. Örtlich werden die Brandwunden mit sterilem Mull abgedeckt, Salbe empfiehlt sich nur bei Verbrennungen I. Grades. Schneller Abtransport in die Klinik bei allen größeren Verbrennungen!

5. Blitzschlag und elektrische Verletzungen

Sofort den Strom unterbrechen, falls dies nicht möglich ist, muß der Verletzte aus dem Stromkreis herausgebracht werden unter entsprechender Isolierung des 1. Helfers (Stöcke zu Hilfe nehmen, sich selbst auf dickes Glas stellen, Hände mit trockenen Tüchern umwickeln). Besteht nur eine Strommarke, wird diese mit trockenem Schutzverband versehen. Ausgedehnte Stromverbrennungen werden wie Verbrennungen behandelt. Bei Bewußtlosigkeit künstliche Atmung, evtl. stundenlang!

6. Verätzung

Äußerlich: Spülen mit Wasser. Bei Laugenverätzung gibt man verdünnte Säure (Essig-Zitrone) auf die verätzte Stelle, bei Säurenverätzung Lauge als Antidot (Soda-, Seifenlauge). Im übrigen werden die Verätzungen ähnlich den Verbrennungen behandelt. Innerlich: Milch trinken lassen (Zitronenwasser bei Laugenverätzungen) und Einweisung in die Klinik!

7. Vergiftungen

Schlafmittel und andere Narcotici führen immer zur tieferen Bewußtlosigkeit) evtl. mit Atemstillstand. Dann sofort künstliche Atmung! Vergiftungen mit tierischen und pflanzlichen Giften (Tollkirschen, Pilze, Fisch- und Fleischvergiftungen) führen zu Benommenheit, allgemeiner Schwäche, Erbrechen, Durchfall. *Erste Hilfe:* Brechenlassen, evtl. Magenausheben. Kreislaufunterstützung!

Bei *Schlangenbissen*: Extremität abbinden, Bißstelle ausbrennen!

Die Art des oft in Suizidabsicht getrunkenen *Ätzgiftes* erkennt man an dem Aussehen des *Lippenschorfes*: schwarz ⟶ Schwefelsäure, gelb ⟶ Salpetersäure, weiß ⟶ Salzsäure. *Antidot*: Trinkenlassen von alkalischen Wässern, evtl. Sodalösung! Bei **Laugenverätzungen** sieht man **schmierige** Lippenschorfe. Hier hilft Zitronenwasser, Essigwasser. Für alle Arten von innerlichen Verätzungen ist die Gabe von Milch und Öl richtig und zu empfehlen! Klinikabtransport bei allen Vergiftungen auf dem schnellsten Wege!

8. Knochenbrüche

In der ersten Hilfe **keine Einrichtungsversuche machen!** Aufpassen, daß ein geschlossener Bruch nicht kompliziert wird infolge Durchspießens eines Fragmentes durch die Haut! Dies kann leicht bei sehr starken Verbiegungen passieren! Deswegen ist hier erlaubt, was sonst verboten ist: Mit einem Ruck wird die Verbiegung beseitigt! Bei Anlage der Schiene wird das gebrochene Glied mit beiden Händen ober- und unterhalb der Fraktur unter Zug und Gegenzug gefaßt und gehalten! *Jede Schiene* muß *gut gepolstert* sein! Bei großer Kälte die notgeschiente Extremität warm einpacken! **Jede Schiene soll möglichst die beiden benachbarten Gelenke ruhigstellen!** Bis zur endgültigen Versorgung (Klinik!) bleibt die einmal angelegte Schiene liegen, auch soll nicht die Trage gewechselt werden!

Schienung der Knochenbrüche. *Wirbel- und Beckenbrüche* werden flach auf *harter* Unterlage gelagert! Weiche Unterlage führt zum Durchsinken der Wirbelsäule, was Schmerzen verursacht und evtl. die Stellung verschlechtert! Bei Beckenbrüchen auf die Fähigkeit des Wasserlassens achten. Liegt hier eine Störung vor, ist der Kliniktransport *sehr* dringend! *Rippenbrüche* werden mit einem Tuch, fest um den Thorax gewickelt, ruhiggestellt! *Schlüsselbeinbrüche, Brüche im Bereich der Schulter und des Oberarms* werden durch Lagerung des Armes in der Mitella ruhiggestellt. Bei Oberarmschaftbrüchen wird neben der Mitella an der Außenseite des Oberarms noch eine gepolsterte Schiene angewickelt. Brüche im Bereich des Ellenbogengelenkes werden ebenfalls mit einem Dreieckstuch versorgt. Bei Vorderarmbrüchen ist Schienung und Dreieckstuch erforderlich. Bei dem typischen Radiusbruch, Handwurzel- und Mittelhandtuch wird Hand und Unterarm geschient und die Armschlinge (Dreieckstuch oder breite Binde) angelegt. Ellbogengelenk kann hierbei freibleiben.

Oberschenkelbrüche werden an der Außenseite geschient, evtl. wird das gesunde Bein als Schiene benutzt. Schenkelhalsbrüche brauchen nicht geschient zu werden. Abtransport im Liegen unter gleichzeitiger Lagerung genügt im allgemeinen. Stets soll der Fuß unterstützt und eine Polsterung unter und zwischen den Knien gelegt werden. Bei *Unterschenkelbrüchen* ist das Bein von beiden Seiten zu schienen einschl. Knie- und Sprunggelenk! Leichte Verletzungen des Sprunggelenkes, Knöchels und Fußes bedürfen in der Regel in der ersten Hilfe keinerlei Schienung. **Stets die Schuhe entfernen** (Abschnürungsgefahr!).

Komplizierte Brüche werden zunächst **steril** verbunden und dann erst vorsichtig geschient! Dabei darf das vorstehende Knochenstück **nicht unter die Haut** gebracht werden (Keimverschleppung!!).

9. Prellungen, Zerrungen, Bluterguß

In leichten Fällen genügt hier das Anwickeln einer elastischen Binde, in schweren Fällen muß man wie beim Knochenbruch schienen. Feuchte Umschläge werden angenehm empfunden und sollen nur mit *Wasser* durchgeführt werden! **Schlecht** ist die so beliebte **essigsaure Tonerde!!** Sie führt zur *Dermatitis!*

10. Luxationen

Typisches Kennzeichen: die **federnde Fixation.** Manche Verrenkungen lassen sich leicht nach dem Unfall ohne Betäubung einrenken, z. B. Fingerluxation. Alle anderen Verrenkungen soll man ruhigstellen (oft ist ein Schienenverband nicht erforderlich) und in die Klinik transportieren! Je früher die Luxation in die entsprechende definitive Behandlung kommt, desto leichter die Reposition und desto geringer evtl. Unfallfolgen!

11. Augenverletzungen

Hier soll sich der erste Helfer auf Schutzverband beschränken und sofortige Überführung in Fachbehandlung veranlassen. Bei Fremdkörpern kann der Versuch der Ausschwemmung aus dem Konjunktivalsack unternommen werden. Zur Spülung eignet sich gut 2proz. Borwasser, im Notfall tut es klares Leitungswasser genau so.

SPEZIELLER TEIL

A. Die kleine Chirurgie des Kopfes

1. Verletzungen

a) Verletzungen der weichen Schädeldecken

Weichteilverletzungen am Schädel können wie überall am Körper geschlossen (**Quetschungen**) oder offen (**Wunden**) sein. Bei Einwirkung einer stumpfen Gewalt kann sich ein Lymph- oder Bluterguß entweder subkutan als sog. „Beule“ oder subaponeurotisch ansammeln. Hierbei fühlt man oft einen harten Wall um ein weiches Zentrum, ein ähnliches Gefühl, wie man es bei der Schädelimpression tastet, jedoch ist in diesem Fall die Geschwulst wegdrückbar und in der Tiefe der unverletzte Schädel tastbar. Die **Behandlung** ist in all diesen Fällen **konservativ**; sie besteht aus einem Druckverband, feuchten Verbänden (Alkohol, Bleiwasser oder einfach Wasser) und evtl. Eisblase. Wenn mal ein Erguß der Kopfschwarte nach dieser konservativen Behandlung innerhalb einer Woche nicht weicht, so wird man unter Wahrung **strengster Asepsis** den Erguß, meist Hämatom, punktieren oder, falls sich nichts entleert, vorsichtig inzidieren. Infiziert sich solch ein Hämatom, so ist **breit** zu inzidieren und evtl. zu drainieren. Handelt es sich um ein rasch zunehmendes, pulsierendes Hämatom, so muß an die Mitverletzung einer größeren Arterie gedacht werden (A. temporalis, occipitalis o. a.) und diese dann sofort in örtlicher Betäubung freigelegt und unterbunden werden. Bei Schädelquetschungen empfiehlt es sich stets, nach evtl. Schädel- und Hautverletzungen zu suchen. Zur besseren Übersicht soll die betroffene Kopfpartie von Haaren befreit und rasiert werden.

Die *offenen* Schädelweichteilverletzungen entstehen meist durch scharfe, bisweilen auch durch stumpfe Gewalt (**typische Kopfplatzwunde**). Letztere haben häufig gezackte Wundränder. Die Kopfwunden heilen wegen der guten Blutversorgung sehr gut. Komplikationen sind selten. Dazu gehören vor allem die Mitverletzung größerer Gefäße, ferner die Mitbeteiligung der knöchernen Schädeldecke und evtl. des Gehirns. Vor Übersehen tieferer Verletzungen schützt nur eine sorgfältige Wundrevision und eine evtl. Röntgenaufnahme. Bei begründetem Verdacht auf Mitbeteiligung tieferer Gewebsbezirke (Knochen und Gehirn) ist tunlichst die Klinikeinweisung anzuraten.

Die glatten Hieb- und Schnittwunden der Kopfschwarte bluten stets stark (daher ihre gute Heilungstendenz). Ist die Galea mitverletzt, klaffen die Wundränder meist stärker. Die einfache Platzwunde wird in örtlicher Betäubung behandelt nach den Prinzipien der primären Wundversorgung, wie sie FRIEDRICH ausgearbeitet hat, d. h. Wundrandausschneidung und primäre Naht, wobei die 6-Stunden-Grenze nicht zu genau genommen werden muß. Von größeren, stark spritzenden Gefäßen abgesehen, erübrigt sich eine exakte Blutstillung. Mit der exakten Hautnaht steht die Blutung meist von selbst. Die Unterbindung gelingt in der Kopfschwarte nur selten, wenn schon gesonderte Blutstillung, dann ist doch zur Umstechung des spritzenden Gefäßes zu raten. Notwendig wird sie, wie gesagt, nur bei größeren Gefäßen. Wegen der guten Durchblutung und damit zusammenhängenden geringen Infektionsgefahr kann man bei nicht sonderlich verschmutzten Wunden bis zu 12 Stunden die primäre Naht wagen. Bei beginnender oder ausgebrochener Infektion wird die Wunde weit offen gehalten oder locker tamponiert; Anwendung von Penicillin und Sulfonamiden ist heute selbstverständlich. Es empfiehlt sich hierbei doch die Klinikeinweisung, da bei jeder Infektion die Kopfschwartenphlegmone droht, die jederzeit zur Meningitis und Hirnabszessen mit evtl. Exitus führen kann.

b) Verletzungen der Schädelknochen und des Schädelinhalts

Obwohl die Verletzungen der Schädelknochen und vor allem des hierbei mehr oder weniger stets beteiligten Schädelinhalts ausnahmslos in klinische Behandlung gehören, dürfen auch im Rahmen der „Kleinen Chirurgie“ Hinweise auf Diagnose und Behandlung der **Commotio, Compressio** und **Contusio cerebri** nicht fehlen.

Die Gehirnerschütterung ist gekennzeichnet durch sofortiges Auftreten von Bewußtlosigkeit. Ferner kommt es zum Absinken des Blutdruckes, Verlust des Muskeltonus und evtl. Pupillenstarre. Der Puls ist meist bradykard, unregelmäßig und leicht unterdrückbar. Ebenso ist die Atmung oberflächlich und verlangsamt, und Erbrechen tritt auf. Bisweilen kommt es zur unwillkürlichen Urin- und Stuhlentleerung. Das Gesicht sieht blaß aus. Erregungszustände können ebenfalls auftreten. Bei Vorhandensein von Herdsymptomen muß stets an **Contusio,** evtl. **Compressio cerebri** gedacht werden, wie überhaupt eine längere Dauer der erwähnten Symptome für eine ernstere Hirnschädigung spricht.

Kranke mit **Commotio cerebri** sollen möglichst nicht transportiert werden. Sie brauchen in erster Linie *Ruhe*, die selbstverständlich unter gegebenen Verhältnissen auch im Hause durchgeführt werden kann. Man lagert solche Patienten flach, gibt ihnen eine Eisblase auf den Kopf und läßt sie in der Regel 1—3 Wochen Bettruhe einhalten. Auf Urin und Stuhl ist zu achten (evtl. Katheterisieren). Ist das Bewußtsein wiedererlangt, was meist nach einigen Stunden bis Tagen (Ausnahme!) der Fall ist, steht in typischen Fällen das *anamnestische Syndrom* im Vordergrund, das wochen- oder monatelang bestehenbleibt, evtl. sogar zu Dauerdefekten führen kann.

Die **Contusio cerebri (= Hirnquetschung)** führt in typischen Fällen zu charakteristischen **Herdsymptomen,** ein freies Intervall fehlt aber auch hier. Klinisch gehen die Verletzungsfolgen der Contusio und Commotio cerebri fließend ineinander über, wobei sie bisweilen differentialdiagnostisch gar nicht voneinander zu trennen sind. Man merke sich, daß „Hirnerschütterungen“, die noch nach Stunden oder Tagen Bewußtlosigkeit oder andere typische Symptome zeigen, klinisch stets der Hirnquetschung verdächtig sind. Ebenfalls deuten Temperatursteigerungen, die kurz nach dem Trauma auftreten, auf Contusio hin.

Die Behandlung der **Contusio cerebri** gehört **unbedingt** und ausnahmslos in die **Klinik.** Mit der Diagnosenstellung und Krankenhauseinweisung hat der praktische Arzt seine Aufgabe erfüllt. Er *muß* aber für eine rechtzeitige, d. h. sofortige Klinikeinweisung Sorge tragen, denn, um es hier nochmals zu betonen, nach Kirschner ist es „oft äußerst schwierig, festzustellen, ob es sich lediglich um eine schwere Commotio handelt oder ob darüber hinaus eine Kontusion oder Blutung vorliegt, die erfolgversprechend chirurgisch behandelt werden können oder müssen“.

Die **Compressio cerebri,** der akute **Hirndruck,** entsteht meist durch Blutung (in der Regel Blutung der A. meningica media), manchmal auch durch Impressionsfrakturen. Gewöhnlich ist die Compressio cerebri an ihrem **„freien Intervall“** zu erkennen, das stets zwischen Unfall und beginnenden Symptomen liegt. Dem freien Intervall, in welchem sich der Kranke unauffällig benimmt, folgt das Reizstadium mit Kopfschmerzen und Erregungszuständen. Jetzt erst erfolgt Erbrechen, die Atmung wird beschleunigt und unregelmäßig, und der zunächst unauffällige, langsame, volle und regelmäßige Puls wird zum **„Druckpuls" (Vagusreiz!)**. Herdsymptome sind bisweilen vorhanden, aber nicht so häufig wie bei der Contusio cerebri. Eine sog. Stauungspapille ist selten. Im weiteren Verlauf der Compressio cerebri werden diese Reizerscheinungen allmählich durch Lähmungssymptome abgelöst. Präfinal bildet sich die CHEYNE-STOKESsche Atmung, unregelmäßiger, kleiner, frequenter Puls und tiefes Koma aus.

Die Behandlung hat in der operativen Blutstillung und Ausräumung des meist extraduralen Hämatoms zu bestehen. Bei der selteneren Impressionsfraktur kommt nur die Hebung der imprimierten Fragmente oder, falls diese nicht glückt, die Entfernung der imprimierten Knochensplitter in Frage. Klinikbehandlung ist selbstverständlich.

c) Verletzungen des Gesichts

Bei den Gesichtswunden ist, da sie ebenso wie die Wunden der Kopfschwarte wegen ihrer guten Durchblutung eine gute Heilungstendenz zeigen und wenig zur Infektion und Nekrose neigen, die **primäre Naht** angängig und wegen der Vermeidung unschöner Narben **(Kosmetik!)** auch durchaus angezeigt. Bei glatten Hieb- und Schnittwunden kann man ohne und mit Anfrischung der Wundränder nähen, auch über die 6-Stunden-Grenze hinaus. Quetschwunden soll man nach Wundrandglättung locker nähen (Situationsnähte). Ebenso kommt für alle infektionsverdächtigen Wunden nur die Situationsnaht in Frage. Schmutzteilchen, Blutgerinnsel u. ä. werden vorher mit Tupfer und Pinzette entfernt. Bei allen Wunden stets auch an die Tetanusprophylaxe denken! (2500 I.E. = 5 ccm Serum werden i. m. gespritzt). Wenn es mal zu völliger Abtrennung kleiner Gewebsstücke wie Nasenspitze, Ohrmuschel und Lippen kommt, so kann man diese nach sorfältiger Reinigung in physiologischer Kochsalzlösung so schnell wie möglich mit feinen, nicht zu engen Nähten an der Abtrennungsstelle wieder befestigen. Falls die Abtrennung nicht zu lange zurückliegt und das Gewebsstück nicht zu ausgetrocknet ist, so wird die primäre Naht oft erfolgreich sein. Kommt es dabei doch mal zur Nekrose, so ist diese häufig oberflächlicher Natur und sollte nicht gleich abgeschnitten werden. Hier kann man in Ruhe die Spontanabstoßung abwarten. Ist die Nekrose komplett, d. h. geht das primär verpflanzte Gewebsstück wie Nasenspitze, Ohrmuschel usw. zugrunde, dann bleibt nur noch die Plastik, die als freie oder gestielte Hautplastik sekundär durchgeführt wird. So läßt sich z. B. eine fehlende Nasenspitze leicht durch eine frei zu verpflanzende Zehenkuppe ersetzen. Bei Jugendlichen wird diese Art der Plastik den besten Erfolg zeitigen und den Patienten vor langen, schwierigen Lappenplastiken bewahren.

Bei gleichzeitiger Verletzung von Haut und Schleimhaut, wird neben der mit Seide auszuführenden Hautnaht stets zuerst und mit Katgut die Schleimhautnaht durchgeführt. Die erste Naht liegt an der Haut-Schleimhautgrenze. Die Wundversorgung wird in Lokalanästhesie durchgeführt, abgesehen von Kleinkindern und Säuglingen, wo entweder im Rausch oder ohne Narkose der operative Eingriff durchgeführt wird. Zur Wundnaht im Gesicht bedient man sich kleiner, scharfer Nadeln und sticht möglichst dicht am Wundrand ein und aus, damit später die von den Nadelstichen herrührenden Narben möglichst an der Schnittnarbe liegen und so weniger auffallen. Auf **sorgfältige Adaption der Wundränder** ist gerade bei den Gesichtswunden zu achten und sorgfältig jedes Ein- und Auskrempeln der Wundränder zu vermeiden. Die Hautnähte werden bei Gesichtswunden schon am 5. Tag entfernt, um die sonst recht häßlichen Stichkanalnarben zu vermeiden. Als Verband genügt aseptischer Gazeverband, der mit Mastisol oder Leukoplast befestigt wird. Bindenverbände werden im Gesicht oft unangenehm empfunden. Bewährt hat sich hier auch der antiseptisch wirkende Silberfolienverband. Bei größeren Wunden, namentlich bei Verbrennungen, bedient man sich des Maskenverbandes.

Bei Verletzungen durch stumpfe Gewalt, ebenso bei Quetschwunden, kommt es meist zu größeren Blutergüssen namentlich an den Augenlidern. Eine besondere Behandlung erfordern solche Hämatome nicht, sie resorbieren sich meist schnell. Man muß bei stärkeren Hämatomen selbstverständlich noch an Mitverletzung der Knochen (Oberkiefer, Joch-, Nasenbein und Schädel) denken. Insbesondere ist bei Stunden nach dem Unfall auftretenden Lidhämatomen **(Brillenhämatom!)** an Schädelbasisbruch zu denken! In dubio denke man immer an die schwerere Erkrankung und gebe den Unfallpatienten an die Klinik ab!

Bei Stichwunden kann es gelegentlich zu gefährlichen Komplikationen in der Tiefe kommen, wie starken Blutungen oder auch Nachblutungen durch Mitverletzung z. B. der A. maxillaris oder temporalis profunda, die eine Unterbindung am Orte der Not, evtl. eine Unterbindung der A. carotis externa oder sogar communis erforderlich macht. Oft möchte der Anfänger solche Stichverletzung nach ihrem äußeren Befunde als harmlos ansehen, bis er dann durch eine überraschend einsetzende schwere Blutung eines besseren belehrt wird. Man denke auch an zurückgebliebene Fremdkörper wie abgebrochene Messerklinge usw., auf die von vornherein untersucht werden muß, klinisch durch Betasten und evtl. röntgenologisch. Zurückbleibende Fremdkörper werden immer zur Eiterung führen, die gefährliche Komplikationen wie Gesichtsphlegmone, Stirn- und Kieferhöhlenempyeme, evtl. sogar Sepsis, Meningitis und Hirnabszeß nach sich ziehen können. Leicht erreichbare Fremdkörper werden sofort entfernt, evtl. unter Erweiterung der Wunde. Bei in die Tiefe versenkten Fremdkörpern, besonders von Projektilen wie Kugeln oder Granatsplittern, soll nicht gesucht werden. Auf Nervenmitverletzung ist zu untersuchen, speziell auf Mitbeteiligung des N. facialis. Man prüft den N. facialis, indem man die mimische Muskulatur betätigen läßt, also Stirnrunzeln, Augenlidschluß, Zähnezeigen und Mundspitzen (Pfeifen). Kleinere Nervenverletzungen sind ohne Bedeutung. Größere Nervenstämme sollen primär genäht werden, ist das nicht möglich, so bleibt die spätere Plastik, die vom Facharzt vorzunehmen ist.

Verbrennungen im Gesicht sind gar nicht so selten. Es kommen alle 3 Grade vor. Die einfachste Form der Verbrennung ersten Grades im Gesicht ist der **Sonnenbrand = Erythema solare.** Er bedarf keiner eigentlichen Behandlung, kühlende Salbeneinreibungen, evtl. Pudern genügt. Damit wird die schmerzende Spannung im Gesicht gelindert und nach 3—4 Tagen klingt das akute Stadium des Sonnenbrandes ab. Differentialdiagnostisch muß eine Verwechslung des Sonnenbrandes mit dem ebenfalls häufigen Gesichtserysipel vermieden werden. Anamnese und Allgemeinsymptome werden eine genaue Diagnostik immer ermöglichen.

Verbrennung zweiten Grades finden wir häufig bei Verbrühungen kleiner Kinder oder bei Unglücksfällen wie Bränden Kesselexplosionen usw. Hier tritt neben der Rötung stets eine mehr oder weniger ausgeprägte Blasenbildung mit kollateralem Ödem der Umgebung in Erscheinung. Solche Verbrennungen können bedrohlich aussehen und bedürfen in schwereren Fällen stets der klinischen Behandlung. Verbrennungen dritten Grades im Gesicht sind selten. Treten sie auf, sind sie oft von häßlichen, störenden Narbenkeloiden gefolgt (Abb. 46 = Abb. 10, S. 37).

Als Therapie der Gesichtsverbrennungen zweiten und dritten Grades hat sich ein Puder-Salben-Verband in Maskenform bewährt unter Freilassung von Mund, Nase,

Augen und Ohren. Evtl. kommt an Stelle des Salbenverbandes die Abdeckung mit Silberfolie in Frage; das Hauptgewicht der Behandlung liegt auch hier auf Vermeidung der Sek.-Heilung, die stets mit Narbenbildung einhergeht. Und bekanntlich neigen gerade die Verbrennungsnarben zu entstellenden Keloidbildungen. Kommt es doch trotz sachgemäßer Behandlung zu einer funktionell und kosmetisch unbefriedigenden Narbenbildung im Gesicht, so ist eine spätere Plastik in Form freier oder gestielter Hauttransplantationen erforderlich.

Erfrierungen sind im Gesicht besonders häufig an den Akren wie Nasenspitze und Ohrmuschel. Die Ohrmuscheln sind namentlich bei chronischen Erfrierungen, wie wir sie häufig bei Landwirten, Straßenhändlern, Seeleuten usw. sehen, mit der Zeit dünn und gezackt und sehen wie „zerfressen" aus.

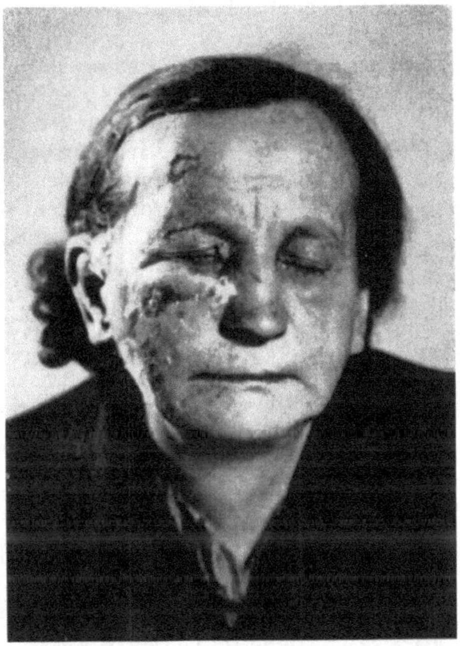

Abb. 46. Gesichtsverbrennung zweiten Grades

Verätzungen durch Säure oder Laugen, wie sie bisweilen als Industrieverletzungen vorkommen, werden ähnlich wie Verbrennungen zweiten Grades behandelt. Im frischen Zustand wird man erst die Säure- oder Laugenreste durch mehrmaliges Spülen, am besten mit klarem Wasser oder Aqua destillata, zu entfernen versuchen. Danach wird ein lindernder Salbenverband auch hier in Form des Maskenverbandes angelegt. Zu achten ist bei allen Gesichtsverätzungen auf Mitbeteiligung der Augen! (Spezialbehandlung!).

Verletzungen der *Ohrmuschel*, die häufig durch Säbel- und Schlägerhieb, Biß, Schnitt und Tritt zustande kommen, werden wie alle Gesichtsverletzungen durch primäre Wundversorgung unter möglichst sorgfältiger Adaption der Haut versorgt. Selbst bei völliger Abtrennung der Ohrmuschel kann man versuchen, diese sofort wieder anzunähen. Ähnliches Vorgehen wie bei abgetrennter Nasenspitze. Kommt es zur Nekrose der Ohrmuschel, bleibt immer noch die spätere Plastik oder Ohrprothese.

Spaltung des Ohrläppchens, teils angeboren, teils traumatisch (z. B. Ausreißen der Ohrringe), wird unter Anfrischung der Spaltränder versorgt, wobei man zweckmäßig einen dreieckigen Zipfel aus einem Spaltrand bildet. Zu achten ist bei allen Verbänden an der Ohrmuschel auf gute Unter- und Überpolsterung, da die Ohrmuschel sehr empfindlich gegen Druck ist. Es kann neben unerträglichen Schmerzen zu Dekubitus oder gar Gangrän kommen!

Durch stumpfe Verletzungen der Ohrmuschel (Abb. 47), meist durch Quetschung oder Kneifen bei Ring- und Faustkämpfern, Fußballspielern, Lastträgern usw., entsteht bisweilen ein Bluterguß zwischen Perichondrium und Knorpel oben und vorn an der Ohrmuschel, das sog. *Othämatom*. Ein solches Othämatom wird zunächst immer konservativ mit kalten Umschlägen und Druckverband, später Wärmezufuhr

(Rotlicht) behandelt. Nimmt Schwellung und Fluktuation zu, so wird man sich ausnahmsweise zur Punktion, besser Inzision am unteren Rand des Hämatoms entschließen. Strengste Asepsis ist bei diesem Eingriff zu wahren!! Frühzeitig und ausgiebig ist die Inzision dann vorzunehmen, wenn das Hämatom sich infiziert. Meist kommt es dann allerdings zu langdauernder Knorpelnekrose, die die baldige Entfernung der abgestorbenen Knorpelteile verlangt und so schließlich zur starken Verunstaltung der Ohrmuscheln führt.

Nicht selten sind an der Ohrmuschel Erfrierungen aller drei Grade. Sie werden ebenso behandelt wie die Erfrierungen im Gesicht. Das gleiche gilt für die selteneren Verbrennungen der Ohrmuschel. Die tiefen Verletzungen des Ohres, Gehörganges, Trommelfell, Mittel- und Innenrohr gehören in die Hände des betreffenden Facharztes und brauchen hier nicht abgehandelt zu werden.

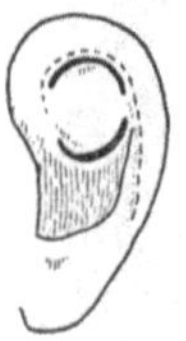

Abb. 47. Othämatom; Inzisionsstellen

Scharfe Verletzungen der äußeren *Nase* verlangen wie alle Gesichtsverletzungen die primäre Wundversorgung mit sorgfältiger Adaptation der durchtrennten Teile. Auch soll man ganz abgetrennte Teile der Nasenspitze wieder anzunähen versuchen. Oft heilen diese an. Gelegentlich kann es, namentlich bei Schußverletzungen, zur Infektion kommen. Hierbei droht dann stets der Hirnabszeß oder die Sepsis als ernste Komplikation. Diese Fälle gehören in klinische Fachbehandlung.

Bei den stumpfen Verletzungen bestehen oft Weichteilschwellung, in erster Linie mehr oder weniger ausgesprochene Hämatome. In solchen Fällen hat der Arzt, auch wenn keine Deformierung vorliegt, stets an Fraktur des Nasenbeins oder benachbarter Knochen zu denken. Liegt eine stärkere Deformierung der Nase vor, so ist das stets dabei frakturierte Nasenbein zu reponieren, um bleibende Deformitäten zu vermeiden. Die dabei gar nicht so selten vorkommende Septumdeviation muß ebenfalls reponiert werden. Das Septum wird durch entsprechende Tamponade in der Mittelstellung gehalten.

Ein besonderes Kapitel, das häufig dem Arzt in der täglichen Praxis begegnet, ist das *Nasenbluten*. In vielen Fällen wird es sich dabei um ein harmloses Nasenbluten handeln, das mit der Zeit von selbst steht. Falls es sich aber um ein sogenanntes unstillbares, d. h. durch lange Dauer und Stärke ausgezeichnetes Nasenbluten handelt, muß ärztlich eingegriffen werden. Bei stärkerem Nasenbluten muß man an folgende Ursachen denken: Verletzungen der Nasenknochen und der Schädelbasis (!), Fremdkörper, Entzündungen, ferner an Allgemeinerkrankungen wie H y p e r t o n u s, h ä m o r r h a g i s c h e D i a t h e s e, M o r b u s OSLER usw. Manchmal findet sich als Ursache von habituellem Nasenbluten ein Polyp oder Ulkus am Septum in der Gegend des Locus KIESSELBACH. Bei der Behandlung des Nasenblutens ist vor allem zunächst für die richtige Lagerung des Patienten zu sorgen, und zwar am besten im Bett mit **steil erhobenem Kopf!** Ruhiges Durchatmen, Verbot von Schneuzen, Niesen, Husten und Sprechen! Kalte Kompresse auf Stirn und Nacken! Steht die Blutung nach diesen Maßnahmen nicht, so muß und soll man in Ruhe nach ihrer Ursache suchen. Ist es ein Ulkus oder Polyp, wird dieser mit Paquelin oder Chromsäure verätzt. Hat die Blutung einen auderen Grund oder ist man sich über die Ursache im unklaren, so muß unverzüglich tamponiert werden. Die Nasentamponade muß kunstgerecht ausgeführt werden, d. h. es muß vermieden werden, lediglich die Nasenöffnungen unter Auftreibung der Nasenflügel zu verschließen. Es blutet dann mit Sicherheit in den Pharynx hinein. Es wird also erst in der Tiefe, dann an der Scheidewand und schließlich vorn tamponiert, indem man schrittweise und fest ausstopft mittels Spatel oder Stopfer. Als Tampon benutzt man 3—5 cm breite Jodeform-, Vioform- oder besser noch Stryphnongaze oder mit Clauden,

Fibrin, Coagulen, Gelatine oder Serum getränkte Mullgaze. Die früher oft und gern angewandte Eisenchloridwatte ist schlecht, sie hat keinerlei blutstillende Wirkung und sollte besser nicht mehr verwandt werden. Man läßt die Tamponade 24, höchstens 48 Stunden liegen. Danach kann die Tamponade gefahrlos entfernt werden. Im äußersten Notfall, wenn die vordere Tamponade allein nicht genügt, z. B. bei der Hämophilie, muß man zur Choanentamponade für 24 Stunden greifen. Sie ist nicht gut wegen der von den Nebenhöhlen her drohenden Infektionsgefahr. Zur Ausführung der Choanentamponade benutzt man das BELOCQsche Röhrchen, ein Metallkatheter mit spiralig gebogener Feder, die verschieblich ist. Man führt das BELOCQsche Röhrchen in die untere Choane am Nasenboden bis in den Rachen ein, schiebt bei weit geöffnetem Mund die Spiralfeder mittels des Handgriffs vor und befestigt an der Öse des Knopfes einen doppelten Seidenfaden, an dem ein gut wallnußgroßer Gazetampon fest verknotet ist. Ein zweiter freier Seidenfaden hängt aus dem Mund heraus. Durch Zurückführen des Instrumentes zieht man den Seidenfaden mit dem Tampon fest von hinten in die Choanen herein und befestigt die Seidenfäden außen entweder durch Heftpflaster an der Wange oder knotet sie fest hinter dem Ohr. Dadurch wird der Tampon fest hineingedrückt und gleichzeitig seine Aspiration verhindert. Zu beachten ist, daß stets mit der hinteren auch die vordere Tamponade durchzuführen ist. Die Entfernung beider Tampons erfolgt nach 24, spätestens 48 Stunden. In allergrößter Not käme die Unterbindung der Art. maxillaris oder Art. carotis ext. in Frage. Es empfiehlt sich stets die Gabe von Hämostyptika.

Verletzungen der *Speicheldrüsen*, Fremdkörper und Speichelsteine werden am besten dem Facharzt zur Behandlung überlassen. Verletzungen der Parotis und des Ductus parotideus, meist durch Säbelhieb, Schuß oder Operation entstanden, führen bei der Nahrungsaufnahme zu vermehrter Speichelsekretion. aus der Wunde. Oft bemerkt man dort in der Wunde eine zunehmende zystische Geschwulst. Bisweilen entwickelt sich eine Speichelfistel. Ist der praktische Arzt ausnahmsweise mal gezwungen, eine solche Speicheldrüsenverletzung zu versorgen, so soll er sich tunlichst auf exakte Naht der Kapsel und Haut mit Katgut und Seide beschränken. Ein durchtrennter Ausführungsgang ist, falls man ihn nicht mehr nähen kann, in die Wangenschleimhaut einzunähen, nachdem diese durch kleine Stichinzision eröffnet wurde. In der Nachbehandlung empfiehlt sich ein Druckverband und Kau- und Sprechverbot in der ersten Woche. Die Beseitigung von Speicheldrüsenfisteln gehört in klinische Behandlung, ebenso sollte man die Entfernung von Speichelsteinen, die mit Vorliebe die Glandula mandibularis befallen, dem Facharzt überlassen.

Die Verletzungen des *Kiefers* und der *Zähne* gehören in die betr. Spezialbehandlung, ebenso ist über die einfache Zahnextraktion in den betreffenden Lehrbüchern nachzulesen. Ein Hinweis für die Behandlung des **Zahnblutens** nach Extraktion erscheint aber doch hier angezeigt: Man geht ähnlich vor wie beim Nasenbluten. Zunächst wird die Mundhöhle gründlich mit 3proz. H_2O_2-Lösung gespült, dann läßt man den Patienten fest auf ein Mullwattetampon aufbeißen, evtl. wird noch ein fester Kinnschleuderverband angelegt. Meist kommt man damit zum Ziel. Andernfalls kann man auch die vorher von Blutgerinnseln durch Spülen und Austupfen befreite Alveole mit Stryphnongaze o. ä. austamponieren und anschließend wie oben verfahren. Die Tamponade kann hier ruhig 3—4 Tage liegenbleiben, mit Ausnahme bei eingetretener Infektion, dann ist sie schon früher vorsichtig und langsam zu entfernen. Bei erneuter Blutung ist abermals zu tamponieren. Bei Entzündungen nach Zahnextraktion ist Wärmeapplikation zunächst die Therapie der Wahl, meist in Form der Solluxlampe angewandt. Kommt man damit nicht zum Ziel, gebe man den Patienten in Spezialbehandlung.

Die *Zungenverletzungen* gehören ebenfalls, wenn stärkere Blutung oder bereits beginnende Infektion sich bemerkbar machen, in Klinikbehandlung. Einfache Zungenverletzungen können ambulant versorgt werden, zumal sie wie die Kopfschwarten- und Gesichtswunden überhaupt eine gute Heilungstendenz haben. Bei der Versorgung der Zungenverletzung geht man folgendermaßen vor: Der Patient muß bei geöffnetem Mund soweit wie möglich die Zunge herausstrecken. Die vorgestreckte Zunge wird mit Daumen und Zeigefinger der linken Hand über einem Mulläppchen gefaßt, und die Lokalanästhesie gelegt, indem man an der Zungenspitze von oben nach unten bis zur Schleimhaut durchsticht. Anschließend wird die Zunge mit Kugelzange oder Seidennaht gehalten und kräftig vorgezogen. Jetzt erst wird die Wunde selbst und evtl. der N. lingualis seitlich an der Zungenwurzel betäubt. Nunmehr wird die eigentliche Zungenwunde ohne Exzision der Wundränder mit kräftigen, durchgreifenden Katgutnähten versorgt. In der Nachbehandlung ist flüssige Kost, Mundspülen mit Kamille oder Borwasser oder H_2O_2-Lösung erforderlich, mehrmals am Tage, auf jeden Fall nach jeder Mahlzeit. Die oft starke Blutung steht meist mit vollendeter Naht. Bei schweren Verletzungen, vor allem des Zungengrundes, muß evtl. die Art. carotis externa unterbunden werden. Bei allen Komplikationen, wie starke Blutung und Infektion, muß die Klinikeinweisung vorgenommen werden! Bißwunden, sofern sie oberflächlich sind, bedürfen keiner aktiven Therapie, sie heilen glatt und meist mit kleiner Narbenbildung ab. Größere Bißwunden werden, wie angegeben, aktiv-chirurgisch versorgt.

2. Entzündungen

a) Entzündungen der weichen Schädeldecken

Hier sind in erster Linie zu nennen *Furunkel* und *Karbunkel, Phlegmonen* und *Abszesse* und *Erysipel.* Die Furunkel und Karbunkel kommen am häufigsten im Nacken, dort, wo der Kragen sitzt und reibt, aber auch an der Stirn, Schläfe und sonst am behaarten Kopf und auch im Gesicht vor. Die Behandlung ist zunächst immer **konservativ**, d. h. Solluxbestrahlung, Salbenverbände; bewährt hat sich uns als gute Zugsalbe die Kampfersalbe. Schlecht ist die noch immer so sehr beliebte Ichthyolsalbe, weil sie die Haut der Umgebung derart reizt, daß nunmehr auf dem Boden der so entstandenen Dermatitis leicht neue Furunkel entstehen. Wenn schon unbedingt die Ichthyolsalbe angewandt werden soll, dann empfiehlt sich dringend, die Hautumgebung vor weiterer Entzündung und Schmierinfektion durch Abdecken mit Zinkpaste zu schützen und nur mit Ichthyolsalbe die eigentliche zentrale Nekrose des Furunkels abzudecken Hat die Nekrose sich abgestoßen, man kann sie zur Not mit einer Pinzette herausheben, falls sie locker ist, wird jetzt wie bei einer sek. heilenden Wunde mit Penicillinsalbe oder einfach Borsalbe verbunden, wobei der Verband jetzt 2—3 Tage liegenbleiben kann. Ein so beliebter täglicher Verbandswechsel stört nur die Granulation.

Immer soll aber bei Furunkulose der Harn auf **Zucker** untersucht werden! Vor allem ist dies zum Gesetz zu erheben bei dem *Karbunkel.* Dieser tritt meist bei älteren, abwehrgeschwächten Individuen auf oder bei *Diabetikern.* Der Nackenkarbunkel — gekennzeichnet durch mehrere, oft zahlreiche Nekrosen — sollte möglichst nicht konservativ behandelt werden, auch nicht im Zeitalter der Antibiotika und Sulfonamide. Uns hat sich in der kleinen und ambulanten Chirurgie einer großen Poliklinik folgende Therapie am besten bewährt: Der bisweilen kindskopfgroße Karbunkel wird in toto *exzidiert,* die Wunde **locker** mit steriler und gleichzeitig penicillingetränkter (200000 I.E.) Gaze austamponiert und die Wundränder und Wundtiefe zusätzlich mit Penicillinlösung (je nach Schwere des Falles 200000 bis 500000 I.E.) umspritzt. Auf diese Weise wird man so der chirurgischen und der nun mal modernen antibiotischen Therapie gerecht und hat den optimalen Therapieweg für seinen Patienten eingeschlagen. Besteht ein Diabetes, so wird dieser selbstverständlich mitbehandelt, was meist doch nur klinisch möglich ist. Denn bei einem diabetischen Karbunkel muß stets an zwei Komplikationen gedacht werden: einmal von seiten des Diabetes — Verschlechterung bis zum Koma! —, zum anderen von seiten der pyogenen Infektion — Verschlechterung im Sinne der Ausbreitung der Infektion über Kopfschwartenphlegmone zur Sinusthrombose, Meningitis und *Sepsis*! Also: absolute Lebensgefahr! Daher: bei allen malignen Furunkel und Karbunkel alter und vor allem diabetischer Patienten Klinikeinweisung! (Abb. 48, vgl. Abb. 21 S. 58).

Das *Erysipel* entwickelt sich an der weichen Schädeldecke seltener primär nach infizierten Wunden, Kratzeffekten, Ekzemen usw., sondern meist sekundär, über greifend vom Gesicht. Wenn es als Gesichtsrose beginnt, macht es diagnostisch kaum Schwierigkeiten. Bleibt es auf die behaarte Kopfhaut beschränkt, wird es meist verkannt und erst diagnostiziert, wenn es auf Stirn, Ohren oder Nacken übergreift. Blasenbildung ist bei der Kopfrose selten, eher kommt es noch zum Ausfall der Haare, die aber bald wieder nachwachsen. Das Allgemeinbefinden ist bei diesen Patienten schwer gestört. Häufig sind Erscheinungen von seiten des Gehirns wie Somnolenz und Delirien. Bei Auftreten von Krämpfen und evtl. Lähmungen stets an Meningitis denken! Wegen dieser Gefahr (auch Otitis media mit nachfolgender Hörstörung, ferner Sehnervenatrophie können auftreten) ist auch hier die Klinikeinweisung anzuraten. Die Behandlung wird lokal wie bei jedem Erysipel mit Jodanstrich, Prontosilsalbenverbänden und hierbei unbedingt parenteraler, hoher Penicillinapplikation ausreichend sein.

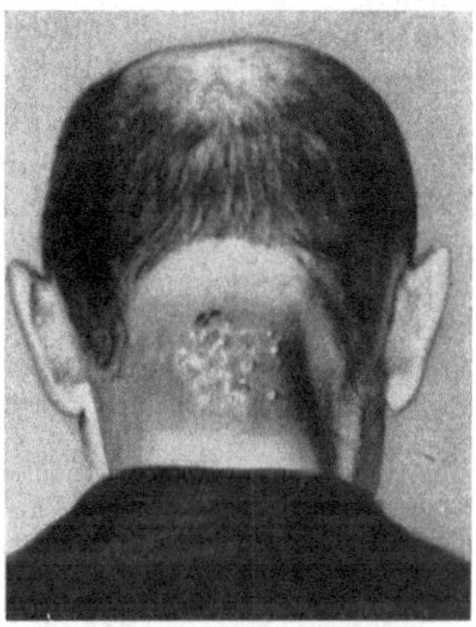

Abb. 48. Nackenkarbunkel vor der Exzision

Phlegmone und *Abszeß* der weichen Schädeldecken können einmal ausgehen von Karbunkel, Furunkel und Erysipel, zum anderen häufiger von oft nur geringfügigen infizierten Verletzungen der Weichteile (speziell Quetschwunden, Schrunden, Kratzeffekte, Ekzem, infiziertes Atherom, Lymphdrüsenentzündungen im Nacken und hinter dem Ohr). Wegen der früher bereits erwähnten guten Durchblutung der Kopfschwarte und damit guten Abwehrlage sind diese Infektionen selten und treten meist doch nur bei älteren Personen auf. Gerade deswegen aber hat die Phlegmone der weichen Schädeldecken eine so ernste Prognose! Das entzündliche Exsudat steht hier unter großer Spannung; daraus erklärt sich die Neigung zum Weitergreifen in die Tiefe, und es droht jetzt die Fortleitung der Eiterung auf Schädelknochen, Hirnsinus und Schädelinhalt. Aus prognostischen und auch therapeutischen Gründen ist die Unterscheidung der Schädeldeckenphlegmone in eine oberflächliche (*subkutane*) und eine *tiefe* (sub *aponeurotische* bzw. sub *periostale*) Form wichtig. Die letzte Form ist prognostisch sehr ernst. Es besteht hier ein starkes und weit ausgebreitetes Weichteilödem, hohes Fieber, oft mit Schüttelfrösten einhergehend, meist auch Benommenheit und Delirien. Wegen der schon genannten drohenden Komplikationen darf nicht zulange mit dem chirurgischen Eingriff gewartet werden!

Es muß **frühzeitig** und **ausreichend** inzidiert werden! Die Inzision muß bei der tiefen Form bis **unter** die Faszie bzw. bis **auf** den Knochen reichen und der gesamte Eiterherd in seiner ganzen Ausdehnung und Tiefe eröffnet werden! Durch Einlegen von Gummidrains am tiefsten Punkt wird für ständigen Eiterabfluß Sorge getragen. Die Wundumgebung wird nach vorangegangener Rasur sorgfältig mit Zinkpaste dick abgedeckt und so geschützt. Sollte sich eine Osteomyelitis der Schädelknochen anschließen, so muß der erkrankte Knochen freigelegt und notfalls (in der Klinik!) entfernt werden.

b) Entzündungen der Schädelknochen

Die akute hämatogene Osteomyelitis am Schädelknochen ist selten, wenn sie überhaupt vorkommt, dann ist sie wohl meist kombiniert mit anderen Osteomyelitisherden. Häufiger ist schon die **Sekundärosteomyelitis** im Verlauf infizierter Wunden sowie Entzündungen der Weichteile, der Nebenhöhlen und des Mittelohres als Komplikation auftretend. Die Diagnose stützt sich auch hier wieder auf die lokalen und allgemeinen Entzündungserscheinungen inkl. Fieber. Auch hier wird, wie oben für die tiefe Schädeldeckenphlegmone angegeben, frühzeitig und ausgiebig inzidiert und drainiert. Der bereits zerstörte Knochen wird in ganzer Ausdehnung mit entfernt.

c) Entzündungen des Schädelinhaltes (Hirnhäute, Hirngefäße und Gehirn)

Die **Meningitis,** eitrig oder serös, ferner die **Enzephalitis** wie auch die entzündlichen **Thrombosen** der großen Venen im Schädel gehören ausnahmslos in klinische Behandlung. Selbst bei nur leisestem Verdacht sollte der Patient sofort aus der ambulanten Behandlung heraus in die stationäre übergeführt werden. Zur Klärung der Diagnose sollte in dubio stets die Lumbalpunktion (Druck- und Zellvermehrung) sowie die Augenhintergrundspiegelung (Stauungspapille und Neuritis optica) neben bakteriologischer und sonstiger Blutuntersuchung herangezogen werden.

d) Entzündungen des Gesichts

Bei den Entzündungen im Bereich des Gesichtes stehen im Vordergrund *Furunkel* und *Karbunkel.*

Gesichtsfurunkel beanspruchen gegenüber den Furunkeln an anderen Körperstellen ganz besondere Obacht und nehmen eine Sonderstellung ein. Speziell die Furunkel der Oberlippe und des mittleren Gesichtsabschnittes dürfen nicht leicht genommen werden. Es besteht bei ihnen stets die Gefahr der fortgeleiteten Entzündung mit Sinusthrombose, Meningitis und Pyämie, begünstigt durch zwei Tatsachen: 1. besteht eine straffe Verbindung zwischen Gesichtshaut und mimischer Gesichtsmuskulatur, deren unbewußte Mimik den Entzündungsherd nicht zur Ruhe kommen läßt, und 2. besteht ein großer Reichtum an Venen, die direkte Verbindung zu den großen Blutleitern des Schädels haben. So anastomosiert die Vena angularis mit der V. ophthalmica und so wiederum mit dem Sinus cavernosus, die V. facialis steht durch den Plexus pterygoides mit der V. meningica media in Verbindung. Außerdem kommen auch Thrombosen der V. jugularis vor. Die Folge ist dann entweder die Meningitis oder die Pyämie oder beides mit stets schlechter Prognose quoad vitam. Vor allem ist hier der sog. „maligne Gesichts- bzw. Oberlippenfurunkel“ gefürchtet, der gekennzeichnet ist durch Mangel an Eiterung (es kommt schwer oder gar nicht zur „Reifung“ = Ausbildung einer zentralen Nekrose) und durch das Vorhandensein einer starken, düsterroten Schwellung verbunden mit hohem Fieber, evtl. septischen Temperaturen und Schüttelfrösten (Abb. 49, 50).

Oft allerdings ist dieses gefürchtete Krankheitsbild eine Folge der laienhaften Mißhandlung eines kleinen, zunächst harmlosen Furunkels. Man präge sich ein: Jeder Gesichtsfurunkel, der gekratzt, gequetscht oder gedrückt wird oder bei dem der Kranke, bisweilen leider auch medizinisches Hilfspersonal, selbstverständlich vergeblich den noch nicht gelösten oder erst in Bildung begriffenen „Eiterpfropf" (= zentrale Nekrose) herausdrücken will, rächt sich und wird „wild", d. h. maligne. Denn bei allen diesen Manipulationen gelangen Eitererreger in die tiefen Lymphspalten, bei Anstechen mit Nähnadeln u. ä. werden Blutgefäße eröffnet, so daß

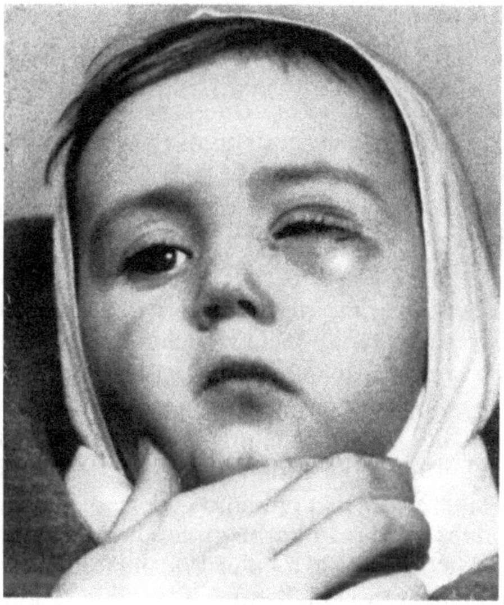

Abb. 49

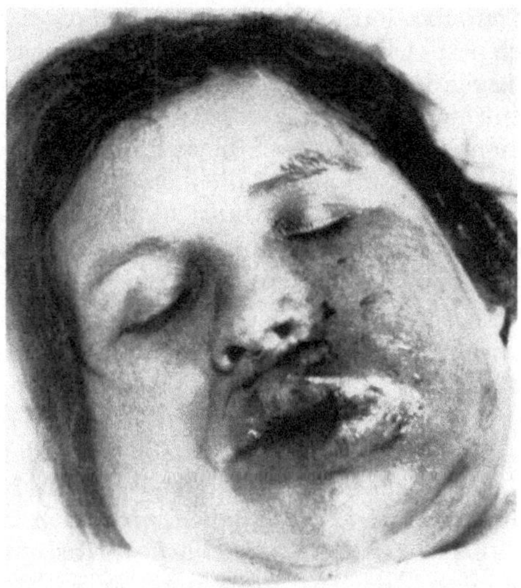

Abb. 50

Abb. 49. Furunkel; Unterlid beim Kind

Abb. 50. Maligner Oberlippenfurunkel mit starkem kollateralem Ödem der ganzen linken Gesichtshälfte

selbstverständlich nunmehr die Infektion bedrohliche Formen annimmt. Die Therapie aller Gesichtsfurunkel von der Lippe angefangen aufwärts ist zunächst und in der Regel **streng konservativ!** Strenge Bettruhe, Sprech- und Kauverbot, flüssige Kost! Lokal wird Wärme appliziert in Form der Solluxlampe, Kampfersalbenverband, wenn Ichthyolsalbe, dann nur unter gleichzeitiger Anwendung von Zinkpaste zum Schutz der Umgebung und parenterale Penicillingaben (in der Regel 100000 I.E. dreistündlich i. m., evtl. Depotpräparate). Im übrigen gilt die **Regel:** *Hände weg* vom Gesichtsfurunkel!!! Unter Bettruhe, Wärme und Penicillin heilt in der Regel fast jeder Gesichtsfurunkel konservativ aus. Schreitet die Entzündung fort, greift das Ödem um sich, wie man es nicht selten bei indolenten, bisweilen auch undisziplinierten Patienten erleben kann ober bei Zweiterkrankungen im Sinne etwa eines komplizierenden Diabetes, ist dringend die Klinikeinweisung dem ambulant tätigen Arzt anzuraten. Auf jeden Fall ist der Patient darauf aufmerksam zu machen, daß das Leiden nicht leicht genommen werden darf.

Die **Gesichtsphlegmone,** namentlich die tiefe Form, insonderheit die **subtemporale Phlegmone,** die sich sekundär nach Eiterungen am Ohr, Ober- und Unterkiefer, Kieferhöhle, Parotitis und Lymphadenitis entwickeln kann, erfordern ganz besondere Aufmerksamkeit vom erstbehandelnden Arzt, da sie leicht zu den genannten Komplikationen wie Hirnabszeß, Meningitis, Sinusthrombose usw. führen kann. Ebenso ist die Orbitalphlegmone zu beachten, die vorkommt bei eitrigen, phlegmonösen Entzündungen des benachbarten Zellgewebes, der Knochen und Nebenhöhlen. Gehen hier die Entzündungserscheinungen unter der bekannten konservativen Behandlung nicht bald zurück, so muß beizeiten eingegriffen werden. Dies muß der Klinik vorbehalten bleiben. Also auch hier rechtzeitige Einweisung!

Das *Erysipel* bedarf ebenfalls der gleichen sorgfältigen Behandlung wie die Gesichtsphlegmone und der maligne Furunkel wegen der gleichen auch hier drohenden Komplikationen. Die Prognose ist zwar etwas günstiger als bei den obenerwähnten unspezifischen Entzündungen, dennoch kommt, namentlich bei Kleinkindern und älteren Personen, letaler Ausgang vor, wenn auch unter der modernen Therapie mit Antibioticis der letale Ausgang nur noch zur größten Seltenheit gehören wird. Vor allem denke man auch beim Erysipel, einer intrakutan verlaufenden Streptokokkenphlegmone, an die Möglichkeit des Weiterwanderns in der Haut flächenhaft *und* auf der Schleimhaut mit anschließendem Glottisödem (!) oder Pneumonie sowie des Weiterwanderns in die **Tiefe** mit anschließender Orbitalphlegmone.

Die **Osteomyelitis** der Gesichtsknochen ist primär selten, in der Regel sekundär fortgeleitet nach penetrierender Verletzung (Schußverletzung, komplizierter Fraktur), nach Zahnkaries, Nebenhöhleneiterung usw. Sie verlangt fachärztliche Behandlung, Ebenso verlangen die differentialdiagnostisch abzugrenzenden Affektionen wie Tuberkulose, Syphilis und Aktinomykose Spezialbehandlung (s. auch Allg. Teil).

Die akute *Parotitis* ist leicht zu erkennen: Sitz der **Schwellung vor dem Ohr** mit **abstehendem** Ohrläppchen, bedingt durch nach hinten ziehenden Fortsatz der Parotis. Zu klären ist dabei lediglich, ob es sich um eine Parotitis epidemica oder eine sekundäre Parotitis handelt. Die Parotitis epidemica, meist links beginnend, greift nach wenigen Tagen auf die andere Seite über. Unter Bettruhe, lokaler Wärme und Mundpflege geht die Entzündung nach einer Woche unter Fieberabfall zurück. Häufig besteht dabei noch eine begleitende Orchitis.

Die oft im Anschluß nach Erysipel, Grippe, Scharlach, Typhus und auch nach Krebsoperationen im Bauch auftretende **sekundäre Parotitis,** meist einseitig, führt in der Regel zur **Abszedierung** und ist **prognostisch viel ernster** zu nehmen! Die akute Parotitis nimmt ihren Ausgang meist von der Mundschleimhaut mit Fieber, Schwellung und Schmerzhaftigkeit. Die Umgebung zeigt meist ein mehr oder weniger ausgeprägtes Ödem. Die Bewegung im Kiefergelenk wird schmerzhaft, es tritt eine relative Kiefersperre ein und bisweilen auch Schwerhörigkeit. Nach wenigen Tagen bereits entwickelt sich ein Abszeß, ohne daß aber wegen der derben Parotisfaszie eine Fluktuation nachweisbar wäre. Brechen die Abszesse in die Umgebung durch und schreiten uneröffnet weiter, besteht die Gefahr der Halsphlegmone und des Glottisödems! Die Behandlung wird hier, wenn die Entzündung nach wenigen Tagen nicht abklingt unter konservativen Maßnahmen, wie Bettruhe, Wärme, Sprechverbot, flüssige Kost und Antibiotika, chirurgisch sein müssen, d. h. man wird hier an der Stelle der größten Druckempfindlichkeit inzidieren und dabei auch die derbe Parotiskapsel spalten. Der Eiterherd selbst wird stumpf mit der Kornzange eröffnet und durch Streifentamponade offen gehalten. Dabei stets an den N. facialis denken und ihn ja schonen! Entzündungen der anderen Speicheldrüsen, der Glandula submandibularis und sublingualis haben ihre Ursache häufig in der Steinbildung. Der evtl. vorhandene Stein läßt sich vom Munde her tasten oder stellt sich im Röntgenbild dar. Seine Entfernung erfolgt in Lo.-An. vom Munde her durch einen kleinen Einschnitt.

Die **Dacrocystitis phlegmonosa** = **Tränensackeiterung** führt zur Schwellung des inneren Augenwinkels. Auf Druck entleert sich eitriges Sekret aus dem Tränensack. Geht die Entzündung unter Bettruhe und feuchten Umschlägen in 2—3 Tagen nicht zurück, stellt sich Fluktuation ein, so wird der Tränensack zwischen Augenlid und Nase durch einen kurzen Einschnitt eröffnet. In der Folgezeit entwickelt sich dann häufig eine Fistel, oder es bleiben Stenosen oder Obliterationen des Tränennasengangs zurück, die dann später die Tränensackexstirpation erforderlich machen.

3. Geschwülste

a) Geschwülste der weichen Schädeldecken

Die Geschwülste der weichen Schädeldecken, in erster Linie der Haut, eignen sich außerordentlich gut für die ambulante Chirurgie. Es empfiehlt sich, diese bald zu beseitigen nicht nur aus kosmetischen Gründen, sondern auch wegen der Gefahr der Verletzung und der evtl. späteren malignen Entartung. Die Asepsis ist auch hierbei streng zu beachten, auch bei den kleinsten Eingriffen. Als Anästhesie genügt meist die örtliche Betäubung in Form der Umspritzung des Operationsfeldes mit ½proz. oder wirksamer 1proz. Novocain-Suprarenin-Lösung. Oft genügt nach Spaltung der Haut die einfache Ausschälung. Bei bösartigen Geschwülsten muß weit im Gesunden vorgegangen werden unter Opferung der beteiligten Hautpartien.

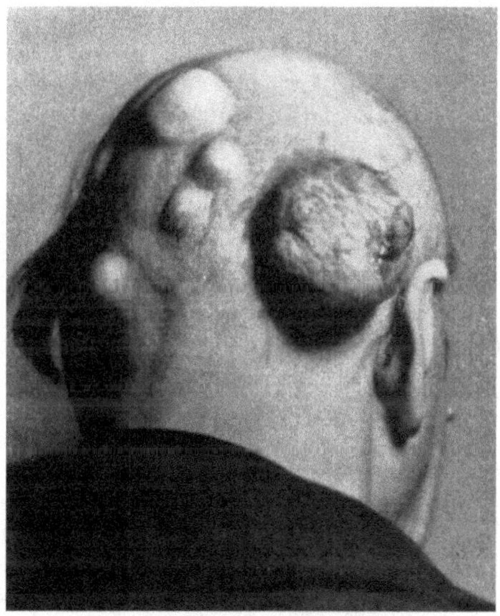

Abb. 51. Multiple Atherome am Hinterkopf mit Spontanperforation

Die häufigste „*Geschwulst*“ an der behaarten Kopfhaut ist das *Atherom*. Im streng pathologisch-anatomischen Sinne sollte man hier nicht von Geschwulst reden, es handelt sich um sog. Retentionszysten. Sie liegen intrakutan, bilden sich um einen Haarfollikel, und ihr Inhalt besteht aus Epidermisschuppen, Fett und Cholestearintafeln (= **Atherombrei**). Wird die Zyste größer, so dringt sie tiefer in das Subkutangewebe vor, bleibt aber immer mit der Haut in Verbindung. Die Atherome können hühnereigroß und noch größer werden, die Haut über den Zysten wird immer dünner, der Inhalt kann sich infizieren, es kann zur Spontanperforation kommen mit nachfolgender Fistelbildung (Abb. 51). Der chronische Reiz der Fistel kann im Laufe der Zeit zur malignen Degeneration führen. Bei Erwachsenen, besonders alten Leuten, sind Atherome häufig mit besonderer Bevorzugung der Kopfhaut. Die Diagnose ist auf Grund der Beschaffenheit der Atherome leicht; sie sind erkennbar an ihrer rundlichen Form, ihrer festen Beziehung zur behaarten Haut, auf der Unterlage gut verschieblich und zeigen eine teigige, bisweilen fluktuierende Konsistenz.

Die operative Entfernung des Atheroms ist immer angezeigt und geschieht in örtlicher Betäubung. Die Zyste wird unterspritzt, dadurch angehoben und so leicht nach ellipsenförmiger Umschneidung der bedeckenden Haut entfernt, indem sie stumpf mit Kapsel aus dem subkutanen Lager ausgeschält wird. Anschließend 1–2 Hautnähte, Verband aseptisch für 7 Tage.

Folgendes ist dabei noch zu beachten:

Man vermeide das Einspritzen der Lokalanästhesie in die Zyste selbst, sie kann sonst leicht platzen, und damit ist die restlose Entfernung des Zystensackes erschwert. Ferner ist nicht anzuraten, wie es oft geschieht, direkt über der Zyste die Haut zu spalten. Gerade dort ist die bedeckende Haut sehr dünn, hängt fest mit der Kapsel des Atheroms zusammen, und man gerät leicht in den Zystensack hinein. Außerdem lohnt es sich meist nicht, eine pergamentdünne Haut zu erhalten, selbst sich den leichten Eingriff durch vorsichtige und mühselige Präparation erschwerend, weil man diese Haut doch nicht oder nur sehr schwer ohne Bildung eines toten Raumes vereinigen kann.

Besser ist also die Umschneidung einer Hautspindel und Entfernung derselben zusammen mit der Zyste in toto! Die Enden der so umschnittenen Hautspindel werden mit Pinzette oder Kocherklemme gefaßt und angehoben, ein Assistent hältmit zwei kleinen Wundhaken unter Zug die Haut auseinander, und der Operateur kann jetzt teils scharf, teils stumpf mit der Schere das Atherom auslösen. In der Tiefe ist meist ein Gefäß zu fassen und abzubinden, die Hautnaht beendet den kleinen Eingriff.

Infizierte und evtl. bereits spontanperforierte Atherome werden wie ein Abszeß gespalten und locker tamponiert. Nach Beendigung der bisweilen lange währenden Nachbehandlung, d. h. also nach Abklingen aller Entzündungserscheinungen, wird das Atherom am besten im Gesunden, um nicht Teile der Zystenwand zurückzulassen, entfernt.

Bei *Fibromen, Papillomen, Hauthörnern, Schweiß-* und *Talgdrüsenadenomen* muß die Exstirpation im Gesunden vorgenommen werden, um ein Rezidiv zu vermeiden. Die meist gut abgrenzbaren *Lipome* lassen sich leicht ausschälen, nachdem man Haut und Unterhautfettgewebe bis zur Lipomkapsel durchtrennt hat. Sind sie diffus gewachsen und multipel vorkommend, wie öfter im Nacken, so lassen sie sich nicht ausschälen, sondern man muß sie im Gesunden entfernen. Dadurch wird der Eingriff größer, blutreicher und schwieriger. Exakte Blutstillung, evtl. Drainage wird erforderlich. Solche diffusen Lipome eignen sich nicht für die „Kleine Chirurgie". Einige Tage stationärer Überwachung ist dringend anzuraten. Selten sind die tiefen, subfaszialen Lipome, die gelegentlich an der Stirn vorkommen. Ihre Entfernung sollte ebenfalls nicht in der ambulanten Praxis durchgeführt werden.

Sehr häufig finden sich am Kopf die subkutan gelegenen **Hämangiome.**

Diese sollten ebenfalls, namentlich wenn sie wachsen, im Gesunden entfernt werden. Unter elliptischer Umschneidung der Haut kann man sie meist gut ausschälen. Zu beachten ist hier vor allem die Blutstillung und auch die Kosmetik. Letztere vor allem bei Hämangiomen der Lider, Lippe, Nase usw.

Von den drei Formen des *Hämangioms* ist nur das **Angioma simplex** und **cavernosum** im Rahmen der Aufgaben der „Kleinen Chirurgie" diesen zuzuordnen. Das **Angioma racemosum,** ein arterielles, pulsierendes, meist auch großes Angiom, gehört ebenso wie alle in die Tiefe infiltrierend wachsenden Angiome in die Klinik.

Das häufigste Angiom ist das **Hämangioma cavernosum.** Es geht ebenso wie das Angioma simplex von Kapillaren aus, pulsiert nicht, zeigt weiche, schwammartige Konsistenz (= Blutschwamm!) und besteht aus maschenförmigen Blutkammern, ähnlich dem Gewebe der Schwellkörper. Ist das Bindegewebe stark beteiligt bei der Entwicklung des Hämangioms, so hat es auch mal eine ziemlich derbe Beschaffenheit. Die Abgrenzung ist nicht einheitlich, mal ist eine deutliche Kapsel vorhanden, mal geht der Tumor mehr infiltrierend in seine Nachbarschaft über. Das Wachstum geht meist parallel mit dem Körperwachstum, bisweilen vergrößern sich ursprünglich kaum erkennbare rote „Pünktchen" beunruhigend schnell, so daß man an maligne Entartung denken könnte, die aber nicht vorliegt. Ebenso sind natürlich an anderen Körperstellen neu auftretende Angiome keine Metastasen.

An Behandlungsmethoden stehen in der Praxis Elektrokoagulation, Vereisung mit Kohlensäureschnee, Injektionsbehandlung und operative Entfernung zur Verfügung. Die schnellste und sicherste Methode zur Entfernung von Angiomen ist die **Exzision,** vorausgesetzt, daß Größe, Zahl und Sitz der Geschwülste dem nicht entgegensteht. Sorgfältigste Asepsis ist erforderlich, da das Wundbett der Hämangiome in besonderem Maße zur Infektion neigt. Kommt es zur Infektion, gibt es infolge der Sekundärheilung breite, kosmetisch unschöne Narben. Wegen der nicht unerheblichen Blutung muß schnell operiert werden. Bei kleinen Angiomen wird die Blutstillung zunächst durch Komprimierung der Gefäße mit einem kleinen Tupfer vorgenommen, bis die dann noch blutenden Gefäße mit Klemmen gefaßt und unterbunden sind. Bei größeren Angiomen muß man präparatorisch vorgehen und möglichst jedes Gefäß *vor* der Durchtrennung fassen und unterbinden! Sorgfältige Hautnaht und *Druckverband* sollten den Eingriff beenden.

Die *Elektrokoagulation* wird besonders gern bei Säuglingen und schwächlichen Kleinkindern angewandt, denen man den operativen Eingriff wegen der doch nicht unerheblichen Blutung nicht zumuten kann, oder bei sehr großen Angiomen, deren Entfernung und plastische Deckung schwierig erscheint. Die Elektrokoagulation hat denselben Indikationsbereich wie die Vereisung, führt aber schneller zum Ziel und wird daher bei multiplen Angiomen bevorzugt. Kleine, punktförmige Angiome können mittels des Diathermieapparates in einer Sitzung beseitigt werden, bei größeren muß man in Abständen von 2—4 Wochen in mehreren Sitzungen die Koagulation vornehmen.

Die *Vereisung* mit Kohlensäureschnee ist technisch sehr einfach, wenn man eine CO_2-Bombe zur Hand hat. Man bereitet sich den CO_2-Schnee, indem man einen Stoffbeutel über den Hahn der Bombe legt und öffnet. Es entsteht sofort der Schnee. Ein der Größe des Angioms entsprechendes Stück Schnee wird unter leichtem Druck auf die Geschwulst gelegt. Je nach Umfang und Tiefe des Angioms läßt man den Schnee 2—3mal je ½ bis 1 Minute einwirken, dazwischen soll das Gewebe immer wieder auftauen. Zum endgültigen Erfolg sind immer mehrere Sitzungen im Abstand von 2—4 Wochen erforderlich. Das PAYRsche Verfahren der Spickung mit *Magnesiumpfeilen* kann man bei großen Angiomen, die nicht operiert werden sollen, oder als Vorbehandlung zur Operation anwenden. Es wird in der Praxis wohl kaum noch geübt, nur der Vollständigkeit halber sei es erwähnt.

Die **Lymphangiome** sind ebenso wie die Hämangiome meist angeboren. Auch hier unterscheiden wir zwei Arten: die kavernösen Lymphangiome ohne Begrenzung durch eine Kapsel und zystische Geschwülste; daneben gibt es auch noch Übergänge. Das Lymphangioma cavernosum gleicht in seinem Aufbau dem Hämangioma cavernosum. Bevorzugter Sitz sind die Muskelinterstitien und das Unterhautzellgewebe der Wange, Augenlider, Zunge, Lippen und seitliche Halsgegend. Die Diagnose ist auf Grund des Tastbefundes leicht: unscharfe Begrenzung, schlaffe Konsistenz, undeutliche Fluktuation. Verwechslung mit Hämangiom ist wegen Fehlens der charakteristischen Hautverfärbung kaum möglich. Die zystischen Lymphangiome befallen mit Vorliebe das Subkutangewebe und die tieferen Schichten des Halses, wo sie bisweilen mit Lipomen und Kiemengangszysten verwechselt werden können. Vor Entfernung dieser Geschwülste in der Praxis muß nicht nur aus technischen

Gründen, sondern vor allem wegen der besonders großen Infektionsgefahr dringend gewarnt werden! Sie bleiben immer der Klinik vorbehalten. Dies gilt auch für alle bösartigen Geschwülste, wie Melanome, Sarkom und Karzinom, weil sie rücksichtslos im Gesunden samt regionären Lymphdrüsen entfernt werden müssen, ein oft sehr großer und schwieriger Eingriff. Nur das verhältnismäßig gutartige *Ulcus rodens* und das *Basaliom* kann ambulant entfernt werden (s. Abschnitt c).

b) Geschwülste des Schädels und des Schädelinhaltes

Die Knochengeschwülste des Schädels, in Frage kommen gelegentlich Osteome und Osteosarkome, gehören in fachärztliche klinische Behandlung. Handelt es sich bei den Knochentumoren um Chlorome, Myelome oder Karzinommetastasen (Hypernephrom, Struma u. a.), erübrigt sich die chirurgische Therapie.

Erst recht ist die klinische Behandlung erforderlich bei allen Tumoren des Gehirns sowie bei Hydrozephalus, traumatischer und genuiner Epilepsie. Es ist für die ambulante kleine Chirurgie auch nicht ratsam, diagnostische Eingriffe wie Ventrikel-, Zysternenpunktion, ja besser nicht einmal die technisch einfache Lumbalpunktion durchzuführen, da diese Eingriffe nicht ungefährlich sind. Im epileptischen Anfall ist auf bequeme Lagerung zu achten und auf Vermeidung der so häufigen Zungenbisse durch Einschieben eines Gummikeiles oder Tuches zwischen die Zahnreihen. Im übrigen rein konservative, interne Behandlung.

c) Geschwülste des Gesichts

Von den zystischen Tumoren kommen neben den hier selteneren Atheromen vor allem die *Dermoide* vor. Im Gegensatz zu den Atheromen, die selten vor dem 15. Lebensjahr auftreten, bilden sich die Dermoide in den ersten Lebensjahren. Sie entstehen aus verlagerten Hautkeimen und bilden sich daher an Stellen, wo sich zur Zeit der embryonalen Entwicklung Spaltbildungen befanden, wie die Glabella, der innere Augenwinkel, die seitliche Orbitalwand, die Gegend der Glandula submandibularis (Bereich des zweiten Kiemenganges), der Mundboden und letztlich die Sakralgegend. Im Gesicht finden wir Dermoide meist am **äußeren,** seltener am inneren **Augenwinkel,** manchmal auch sublingual. Die Wand der Dermoidzyste besteht aus Bindegewebe und nach innen aus geschichtetem Plattenepithel; der Zysteninhalt ähnelt dem des Atheroms, weist aber außerdem häufig Haare auf. Die Zysten sind stets auf der Unterlage gut verschieblich und können in der Gegend der Glabella eine Enzephalozele vortäuschen. Differentialdiagnostisch merke man sich, daß die Enzephalozele zum Unterschied vom Dermoid nicht auf der Unterlage verschieblich, wohl aber kompressibel ist, resp. tritt sie beim Senken des Kopfes praller hervor; das Dermoid dagegen kann weder seine Konsistenz verändern noch läßt es sich gegen das Schädelinnere verlagern! Die orbitalen Dermoide sind zuweilen zwerchsackförmig mit einem im retrobulbären Raum gelegenen, manchmal größeren Anteil. Ihre Entfernung ist dann wesentlich schwieriger. Dermoide des Mundbodens sublingual sehen bisweilen der Ranula ähnlich. Andere in der seitlichen Halsgegend werden oft mit tuberkulösen Lymphomen (erweichten!), mit Lipomen und branchiogenen Zysten verwechselt. Bei entzündeten Dermoiden schützt vor Verwechslung mit einem Furunkel die Anamnese (**langes Bestehen** der Geschwulst). Die Behandlung der Dermoide deckt sich mit der der Atherome. Beide sind Retentionszysten, beide werden operativ enukleiert (= ausgeschält). Da die deckende Haut beim Dermoid in der Regel unverändert ist, kann sie voll erhalten werden. Bei allen Eingriffen im Gesicht ist unbedingt auf kosmetisches Operieren zu achten, d. h. der Schnitt wird der natürlichen Hautfaltenbildung entsprechend geführt. Augenbrauen werden *nicht* rasiert, da diese nur sehr langsam und oft unschön nachwachsen. Bei der Ausschälung halte man sich dicht am Zystensack, um Nebenverletzungen, z. B. von Fazialisästen zu vermeiden. Im übrigen gilt über das operative Vorgehen das oben beim Atherom Gesagte.

Die im Gesicht ebenfalls sehr häufigen Angiome bedürfen derselben Behandlung wie die im Bereich der weichen Schädeldecken vorkommenden, nur wird man es hier mit der leidigen Kosmetik noch genauer nehmen müssen, um seinen Patienten zufriedenzustellen.

Die vor allem im Bereich der Lippen vorkommenden **Epithelzysten** und **teleangiektatischen Granulome** werden am besten exzidiert unter sorgfältiger Naht der Lippenschleimhaut mit Katgut. Bei den letzteren, früher fälschlich als *Botryomykose* bezeichnet, handelt es sich um erbs- bis kirschgroße, knollige, weiche Geschwülstchen, mit leicht blutender, oft ulzerierter Oberfläche. Ihr Lieblingssitz sind die Beugeseiten der Finger, bisweilen auch Handrücken, Arm und Lippe.

Der *Naevus pigmentosus* und der *Naevus pilosus* soll stets entfernt werden, wenn er entstellend wirkt wie im Gesicht oder ständigen Traumen ausgesetzt ist. Die **maligne Degeneration** ist bei den Pigmentflecken nicht so selten! Zunehmendes Wachstum, Veränderung der Konsistenz und vor allem jeder geschwürige Zerfall des Naevus muß den Verdacht auf maligne Umwandlung wecken! In diesen Fällen ist dringendst vor der absolut unnötigen Probeexzision zu warnen! *Sie* ist es, die ein schnelles Wachstum mit ebenso schneller Metastasierung verschuldet! Bei jedem Verdacht Klinikeinweisung! Bei sicher gutartigen Naevi besteht die Behandlung aus ambulant gut durchführbarer Exzision oder bei kleinen Naevi aus der Elektrokoagulation. Die Entfernung großer Naevi des Gesichts sollten der Klinik vorbehalten bleiben (evtl. plastische Deckung!).

Bei älteren Menschen begegnen wir oft im Gesicht im Bereich des inneren Augenwinkels, meist im Oberlid, flachen, fleckigen Gebilden von strohgelber bis gelbbrauner Farbe. Diese *Xanthelasmen* überragen die Haut nur wenig und zeigen histologisch neben Bindegewebshyperplasie der Kutis diffuse Einlagerungen von Cholesterinestern und Fetten. Die **Xanthome** sind größere tumorartige Gebilde, die sich bereits bei jugendlichen Personen entwickeln und meist kongenital angelegt sind. Sie sind selten, meist handelt es sich in praxi um die Xanthelasmen der älteren Personen. Die operative Entfernung dieser Gebilde ist einfach, nur soll man bei der Umschneidung mit der Haut sehr sparsam sein, damit beim Xanthelasma palpebrarum kein Ektropium entsteht. Oft neigen diese Personen zu Leber-Gallenaffektionen, zeigen auch meist einen erhöhten Cholesterinspiegel im Blut und Zeichen allgemeiner vorzeitiger Sklerose.

Die *Karzinome* sind im Gesicht alter Leute recht häufig. Sie finden sich vor allem am inneren Augenwinkel, Nase, Nasen-Lippenfalte, Ohrmuschel, Stirn und Schläfe. Es sind meist relativ gutartige, langsam wachsende Hautkrebse. 90% aller Hautkrebse befallen das Gesicht! Sie können aus gesunder Haut heraus entstehen, entwickeln sich aber gern auf dem Boden von Warzen, Papillomen, Adenomen, Naevi, Xeroderma pigmentosum, Seborrhoe, Atheromen und Geschwüren tuberkulöser, syphilitischer und röntgenologischer Genese. **Histologisch** handelt es sich fast immer um **Plattenepithelkrebse,** entweder verhornend oder nicht verhornend aus der Basalzellschicht stammend (Krompecherkrebs). Wesentlich seltener, dafür auch bösartiger sind die Adenokarzinome der Hautdrüsen. Wir können klinisch drei Formen von Hautkrebse abgrenzen: das flache *Ulcus rodens*, die flache, manchmal knollige Geschwulst (Kankroid, *Basaliom*) und daraus evtl. resultierend das tiefgreifende, schnell zerfallende **Hautkarzinom.**

In der Praxis haben wir es überwiegend mit dem Basalzellkrebs, dem *Ulcus rodens* zu tun. Das Ulcus rodens erscheint zunächst in Form eines kleinen weißlichen Knötchens; später entwickelt sich daraus allmählich ein Geschwür mit derbem, wallartigem Rand, das nur langsam weiter fortschreitet. Oft kommt es zur Vernarbung und Schrumpfung. Dies bedeutet jedoch keine Ausheilung! Unter der Epidermisdecke schreitet der Tumor weiter. Der Tumor bleibt lange Zeit ein lokales Leiden, führt selten und sehr spät erst, wenn überhaupt, zu Metastasen in die regionären Lymphdrüsen, ist also klinisch relativ gutartig. Es sitzt gern an der Wange, Ohrmuschel, Nasenrücken und Augenlid.

Differentialdiagnostisch kann das Ulcus rodens mal mit Lupus oder Lues verwechselt werden. Fehlende Ulzerationen, weiche Infiltration, vereinzelte Knötchen, die auf Druck mit dem Glasspatel eine hellbraune Farbtönung annehmen, sprechen für Lupus. Auch bei ulzerierter Hauttuberkulose sind kleine graue Knötchen nachweisbar. Die Lues zeigt serpiginöse Geschwürsform, scharfe Ränder und eitrig belegten Geschwürsgrund. Im Bereich der Nase gibt der Sitz noch einen differentialdiagnostischen Hinweis: Krebse bevorzugen den Nasenrücken, die Nasenflügel und die Nasolabialfalte, Lupus und Lues die Umgebung der Nasenlöcher.

Die *Frühoperation* ist immer noch die beste und zuverlässigste Therapie mit nahezu 100proz. Dauererfolg! Als zweiter Therapieweg, der ebenfalls in diesem speziellen Fall gangbar und erfolgreich gangbar ist, käme die Röntgenbestrahlung in Frage. Je kleiner der Tumor ist, desto besser kann er weit im Gesunden exzidiert werden. Die Exzision eines solchen kleinen Ulcus rodens gelingt in Lokalanästhesie leicht, indem man den Tumor **mindestens 1 cm von seiner Grenze entfernt** im Gesunden elliptisch umschneidet und so entfernt. Die Forderung, daß die Exzision des Hautkrebses mindestens 1 cm im Gesunden erfolgen muß, ist eine Mindestforderung. Sie ist berechtigt, wenn man bedenkt, daß histologisch sich karzinomatöse Veränderungen oft, ja fast regelmäßig über die klinisch erkennbare Grenze hinaus erstrecken. Bei etwas größeren Karzinomen gelingt es daher bei einer solchen „legeartis“ ausgeführten Radikalexzision oft nicht, den entstandenen Defekt ohne Spannung zu decken, es wird dann eine plastische Deckung vorgenommen werden müssen. Es sollte sich also in der Praxis nur derjenige an die Operation von Hautkrebsen heranwagen, der eine entsprechende Ausbildung und Begabung zur plastischen Chirurgie hat. Die einzelnen plastischen Verfahren hier zu besprechen, geht über den Rahmen der „Kleinen Chirurgie“ hinaus. Nur einige technische Hinweise seien gegeben. Kleine Krebsknötchen an der Ohrmuschel und an der Lippe werden in örtlicher Betäubung durch Keilexzision entfernt. Besonders bei der Lippe muß, nachdem meist noch die Art. labii inf. unterbunden worden ist, darauf geachtet werden, daß die Wundränder genau aneinandergelegt werden, sonst kann es zu einer auffälligen, sehr häßlichen Stufenbildung in der Lippe kommen. Immer die **erste Naht** an der **Grenze** des **Lippenrotes** anlegen, dann erst Haut und Schleimhautnaht. Zur Schleimhautnaht wird Katgut verwandt. Ebenfalls lassen sich kleine, knötchenförmige Zungenkrebse durch Keilexzision gut entfernen. **Cave:** Verwechslung mit Tbc! Tuberkulöse Zungengeschwüre sind schmerzhaft (!), flach und zeigen die typischen kleinen Knötchen (Lungenbefund!). Gegenüber Lues läßt sich das Karzinom leicht abgrenzen: das Ca. sitzt meist am Zungenrand, die Lues, in Form des P.A., sitzt an der Zungenspitze, und sehr bald nach dem Auftreten der Affektion stellen sich Lymphdrüsenschwellungen ein. Auch ein traumatisches Ulkus, nach spitzem Zahnrest, kann mal ein Karzinom vortäuschen, seine baldige Ausheilung bestätigt seinen harmlosen Charakter (Abb. 52).

Das *Keloid* stellt eine derbe, weißrot glänzende Hautverdickung dar, die auf der Unterlage gut verschieblich und nicht druckschmerzhaft ist. Diese geschwulstartige Hyperplasie der Haut gehört histologisch zu den Fibromen und entsteht bei manchen Menschen aus angeborener Disposition heraus im Anschluß nach Verletzungen, selten spontan. Besonders nach Verbrennungen und Verätzungen entstehen häufig ausgedehnte Keloide. Ähnlichkeit mit den Keloiden haben die hypertrophischen Narben, die bei langsamer Heilung sekundär heilender Wunden bisweilen auftreten, sich aber im Gegensatz zu den Keloiden im Laufe von Monaten und Jahren zurückbilden. Unterscheidung zwischen Keloid und Narbenhypertrophie ist nicht immer leicht möglich, Übergänge sind häufig. Die Behandlung der echten Keloide ist nicht leicht. Eine Entfernung ist zwecklos, da die Operationsnarbe in gleicher Weise entartet wie das ursprüngliche Keloid, und oft das neue Keloid größer wird als das erste. Es hat sich aber gezeigt, daß die Röntgenbestrahlung auf Keloide günstig wirkt; die Narbenhypertrophie bildet sich nach Bestrahlung meist schnell zurück. Unsere Erfahrungen gehen dahin, daß wir den besten Erfolg hatten, wenn wir die hypertrophische Narbe ausschnitten und die durch lockere Naht vereinigten Wundränder mehrmals mit 1/3 HED-Röntgendosis bestrahlten. Wenn man solche Operation macht, tut man gut daran, dem Patienten klarzumachen, daß es sich nur um einen Versuch handelt.

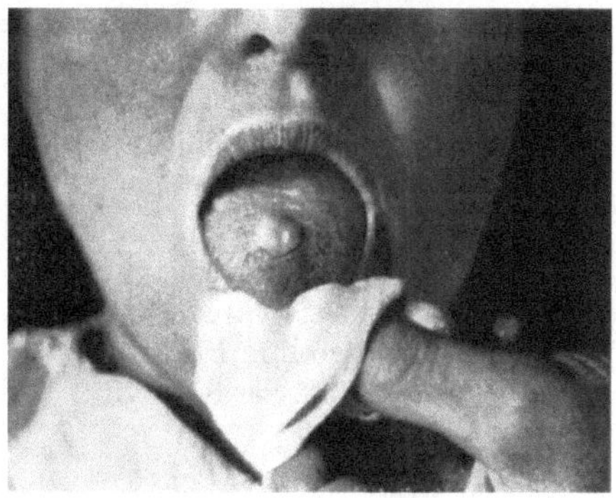

Abb. 52. Zungenkarzinom im vorderen Teil der Zunge medial gelegen

Das **Hauthorn** *(Cornu cutaneum)* entsteht aus einem warzenförmigen Gebilde. Die Verhornung nimmt hier einen höheren Grad an und führt zu zapfenförmigen Gebilden, die durchaus in einigen Fällen die Länge von einigen Zentimetern erreichen können. Sie finden sich am häufigsten im Gesicht, Nase und Ohrmuschel, auch an der Wange, Lippe und Augenlider. Sie werden in Lokalanästhesie exzidiert.

Von den gutartigen Geschwülsten der Lippen müssen die besonders an der Unterlippe häufigen *Schleimzysten* erwähnt werden. Sie imponieren als kleine bis erbsgroße, dünnwandige Gebilde; ihr schleimiger, dünnflüssiger, fadenziehender Inhalt schimmert bläulich durch das Lippenrot hindurch. Da die Ausschälung der dünnen, leicht zerreißlichen Zyste schwierig ist und oft mißlingt, ist die Exzision eines kleinen Keiles aus dem Lippenrot, der die Zyste enthält, am besten.

Der *Lippenkrebs* ist nicht gar so selten und entsteht mit Vorliebe an den seitlichen Zweidritteln der Unterlippen an der Lippenrotgrenze. Männer sind überwiegend betroffen, wobei sicher der Tabak eine Rolle spielt (Pfeifenraucherkrebs!). Auch auf den Leukoplakien Syphilitiker entwickelt sich bisweilen ein Lippenkrebs. Die Prognose des Lippenkrebses ist bei weitem nicht so gut wie die des Ulcus rodens. Auch bei den Fällen ohne deutlich nachweisbare Drüsenmetastasen waren die Rezidive gar nicht so selten. Daher ist beim Lippenkrebs die **möglichst frühzeitige Operation** zu fordern! Man muß sich überhaupt sehr die Frage überlegen, ob der Lippenkrebs noch der „Kleinen Chirurgie" zugeordnet werden kann. Bei dem geringsten Verdacht regionärer Drüsenbeteiligung ist die Klinikeinweisung erforderlich, weil jetzt der Tumor mit zugehörigen Drüsen radikal operiert werden muß. Ferner spielt die Größe des Tumors eine Rolle bei der Frage der Zuordnung zur ambulanten oder klinischen Chirurgie. Die für die ambulante Behandlung geeigneten Fälle werden durch Keilexzision in Lokalanästhesie entfernt (s. oben).

In der *Mundhöhle* haben wir es neben dem schon erwähnten Zungenkrebs, der auch besser der Klinikbehandlung zugeführt werden sollte, hauptsächlich mit Papillomen der Wangenschleimhaut und Zysten (Ranula, Dermoid) zu tun. Erwähnt seien hier noch die seltenen Lipome, akzessorische Strumaknoten und die Hämangiome. Unter *Ranula* verstehen wir eine Retentionszyste der Speicheldrüsen, die eine klare, fadenziehende Flüssigkeit enthält; sie entsteht durch Verschluß kleiner Ausführungsgänge infolge Entzündung. Die Mehrzahl aller Ranulae nehmen ihren Ausgang von der Glandula sublingualis, und so findet man die rundlichen, glasig durch die Schleimhaut durchschimmernden, dünnwandigen Zysten in der Regel unter der Zunge seitlich vom Frenulum. Selten kommt es bei den beiden anderen Speicheldrüsen zur Ranulabildung. Sublingual finden sich vereinzelt, auch mal als Ranula imponierend, Zysten des Ductus thyreoglossus. Die histologische Untersuchung klärt die Entstehung der Zyste: Flimmerepithel bei Zysten des Ductus thyreoglossus!

Die bis haselnußgroßen Ranulae, (nicht größer!), können ambulantin Lokalanästhesie in toto exstirpiert werden. Die Entfernung der Ranula muß vollständig sein, nach Teilexzisionen sind Rezidive häufig. Günstig ist, wenn nach Spaltung der Schleimhaut diese ohne Eröffnung der Zyste abpräpariert und dann die Zyste leicht in toto ausgeschält werden kann.

B. „Kleine Chirurgie des Halses“

1. Verletzungen des Halses

Bei Halsverletzungen denke man vor allem an die Fraktur des Zungenbeines, Kehlkopfes, der Luftröhre sowie an Verletzungen der Luft- und Speiseröhre. Bei jeder Verletzung am Hals ist mit einer mehr oder minder starken Blutung infolge Läsion der zahlreich vorhandenen mittleren und großen Blutgefäße zu rechnen. Die Blutung kann entweder nach innen oder nach außen erfolgen. Bei der Blutung nach innen tritt schwerste Atemnot auf, die die Freilegung und Versorgung des blutenden Gefäßes als dringlich erscheinen läßt. Bei jeder stark blutenden Halswunde ist vor Eröffnung des pulsierenden oder nicht pulsierenden Hämatoms die zuführende Schlagader, also in der Regel die Carotis externa zu komprimieren oder provisorisch abzubinden. Entsteht im Verlauf einer Halsverletzung mit Gefäßwandschädigung ein Aneurysma, so ist auf jeden Fall teils wegen Tracheakompression, teils wegen Rupturgefahr die Überweisung an die chirurgische Klinik geboten. Die Blutung nach außen erfolgt entweder primär unmittelbar im Zusammenhang mit der Verletzung oder sekundär bei Spontanlösung des Verschlußthrombus etwa bei ansteigendem Blutdruck (Besserung des Kreislaufes) oder bei Gefäßarrosion infolge Infektion. Bei diesem letzteren Fall denkt man zunächst immer an die einfache Tamponade, die sich in der Praxis ohne Zweifel am besten und schnellsten durchführen läßt. Zur sicheren Blutstillung führt die Tamponade nicht. Selten wird eine Unterbindung am Orte der Not in der Wunde möglich sein. In solchen Fällen ist man gezwungen, die Wunde genügend zu erweitern und die verletzte Arterie am Orte der Wahl aufzusuchen und zu unterbinden. Wegen der am Hals häufig vorkommenden Gefäßverletzung darf man niemals eine noch so geringfügige Halswunde unterschätzen, sofern sie auch nur für kurze Zeit heftig geblutet hat. Oft steht bei Verletzung eines großen Gefäßes die Blutung vorübergehend, sei es durch Senken des Blutdruckes, sei es durch Kontraktion der Gefäßwand. Jederzeit kann aber die Blutung massiv auftreten und unter Umständen den Exitus in wenigen Minuten herbeiführen! Auch die **Verletzung der großen Halsvenen** ist nicht minder gefährlich als die der großen Arterien. Einmal deswegen, weil sich die Venenwand nie so gut kontrahiert wie die der Arterie, zum anderen besteht hierbei durch Anspannung der Venenwand durch die Halsfaszie und durch die Inspirationsbewegung des Thorax immer die **Gefahr der Luftaspiration** und damit der tödlichen **Luftembolie.** Bei einer sicheren venösen Blutung im Bereich des Halses wird man in der Regel mit einer festen Tamponade zum Ziel kommen. Bei kleineren arteriellen und venösen Blutungen genügt in der Regel ebenfalls ein Kompressionsverband, der am besten 8 Tage liegenbleibt, unter gleichzeitiger strenger Bettruhe. Man versäume nicht, bei Halsverletzungen die Gabe von Morphinpräparaten zur psychischen Ruhigstellung. Bei größeren arteriellen Verletzungen wird der praktische Arzt im Rahmen der provisorischen Blutstillung (s. Kap. **1. Hilfe**) gezwungen sein, die fortgesetzte Fingerkompression der Art. carotis communis anzuwenden. Da dies nicht über lange Zeit möglich ist, muß notgedrungen der provisorischen Blutstillung schnell die definitive folgen. Diese besteht in der Regel in der Unterbindung des blutenden Gefäßes, nur ausnahmsweise wird die der Gefäßnaht möglich sein. Bei jeder größeren Arterie muß die Unterbindung stets doppelt zentral und peripherwärts erfolgen. Möglichst soll die Gefäßunterbindung in der Wunde selbst besorgt werden, da dieses Verfahren sicherer und unbedenklicher ist. Nur wenn das wegen Brüchigkeit der Gefäße nicht möglich ist, erfolgt die Unterbindung am Orte der Wahl. Was die Indikation zur klassischen Ligatur der Art. carotis communis, interna und externa angeht, so ist die Unterbindung dieser großen Halsgefäße nur im äußersten Notfall erlaubt. Bei älteren Patienten soll diese Unterbindung tunlichst vermieden werden wegen der Gefahr zumindest einer bleibenden Hirnschädigung, wenn nicht Exitus. Eine Unterbindung der Art. carotis interna kommt übrigens nur in Betracht bei Blutungen nach Tonsillektomie sowie bei Augen- und Schädelverletzungen, mit Ausnahme der Art. meningica media; bei einer Blutung aus dieser und bei Blutungen im Bereich des Kopfes, Gesichtes, Mundhöhle, Zunge, Kiefer und Zähne ist im Extremfalle die Art. carotis externa zu unterbinden, was unbedenklich geschehen kann. Die Lagerung des Patienten geschieht mit erhöhtem Kopf auf dem Rücken, durch ein unter den Hals geschobenes Kissen wird der Kopf nach hinten gebeugt und gleichzeitig nach der der Verletzung entgegengesetzten (gesunden Seite) gedreht. Man beachte, daß die Art. carotis externa von der Art. carotis interna nur sicher zu unterscheiden ist durch die Astfolge, d. h. daß die Äste der Art. carotis externa unmittelbar nach der Karotidenteilung beginnen; es handelt sich hierbei um folgende Äste:

1. **Art. thyr. cranialis:** Sie zieht dicht über der Karotidenteilung unterhalb des Zungenbeines nach vorn unten, in konvexem Bogen zum oberen Schilddrüsenpol.
2. **Art. lingualis:** Oberhalb und parallel dem großen Zungenbeinhorn nach vorn oben zur Zunge, und zwar *hinter* dem senkrecht laufenden Musculus hypoglossus. (Nervus hypoglossus und Vena lingualis laufen *vor* dem Muskel.)
3. **Art. mandibularis:** Nach vorn oben unterhalb der Submandibulardrüse zum Kieferrand.
4. **Art. occipitalis:** Nach hinten oben zum Hinterhaupt.
5. **Art. auricularis posterior; Hinter** der Ohrmuschel aufwärts.
6. **Art. maxillaris:** Zur Fissura spheno-maxillaris und
7. **Art. temporalis superficialis:** Zur Schläfe **vor** dem Ohr aufwärts.

Zur Unterbindung der Art. carotis communis wird die Haut am Vorderrand des Sternocleidomastoideus innerhalb des äußerlich sichtbaren Adamsapfels in einer Ausdehnung von etwa 10 cm gespalten. Die subkutan verlaufende Vena jugularis externa und der Nervus cutaneus colli wird geschont. Nach Durchtrennung der Fascia superficialis colli wird der Sternocleidomastoideus nach außen und der Musculus omohyoideus nach innen gezogen. Zwischen beiden Muskeln wird die tiefe Halsfaszie und schließlich die Gefäßscheide eröffnet. Jetzt wird die Art. carotis communis stumpf, bisweilen scharf frei präpariert und von lateral her mit der Unterbindungsnadel umfahren.

Cave: Verletzungen der Vena jugularis interna, die lateral und vorn verläuft und ebenso Verletzungen des zwischen beiden und hinten verlaufenden Nervus vagus.

Bei Unterbindung der Art. carotis interna wird genau so verfahren. Die Art. carotis externa wird oberhalb der Teilungsstelle der Karotiden unterbunden, wobei man sich tunlichst überzeugen muß, daß von dem zu unterbindenden Gefäß auch größere abgehen.

Die Art. carotis interna liegt immer lateral und hinten und hat keine Verästelung!

Bei stumpfen Halsverletzungen, die durch Verletzung von Blutgefäßen (s. o.) sowie von Zungenbein, Kehlkopf und Luftröhre gefährlich werden können, ist nicht so selten wegen Erstickungsgefahr die Tracheotomie angezeigt (s. Allg. Teil, Kap. K). Man sei in solchen Fällen mit der Ruhigstellung und Morphinpräparaten großzügig, vermeide aber stets Flüssigkeitszufuhr per os wegen der Aspirationsgefahr (Aspirationspneumonie).

Zu den stumpfen Halsverletzungen gehören in der Regel Erhängen, Erwürgen und Erdrosseln, die meist durch Erstickung in wenigen Minuten zum Tode führen. In frischen Fällen kann man durch künstliche Atmung mit oder ohne Tracheotomie noch einen Scheintoten retten. Außerdem sind Sauerstoffzufuhr und Herz- und Kreislaufmittel angezeigt.

Bei Verbrennungen am Hals ist vor allem auf richtige Stellung des Kopfes im Verband zu achten. Es besteht hierbei die Gefahr des Schiefhalses durch Narbenkontraktur. Der Verband ist also so anzulegen, daß er dem Narbenzug nach der verletzten Seite und nach der Brust zu entgegenarbeitet. Bei ausgedehnten Verbrennungswunden wird man ohne Hautplastik, die dem Facharzt überlassen bleibt, nicht auskommen.

2. Entzündungen des Halses

Die häufigsten Entzündungen am Hals sind *Furunkel* und *Karbunkel*, die ihren Lieblingssitz am Nacken haben, da dort der Kragen reibt. Die Behandlung erfolgt nach den üblichen, im allgemeinen Teil angegebenen Grundsätzen.

Zunächst ist auch hierbei stets die konservative Therapie angezeigt: Ruhigstellung, Umspritzung mit Penicillin, Wärmezufuhr. Schlecht ist der Ichthyolsalbenverband, die aktive Hyperämie wird besser mit Rotlicht und Kampfersalbe erzeugt. Bei empfindlicher Haut ist dringend vor der Anwendung von Heftpflaster zu warnen, besser ist der Bindenverband.

Bei Karbunkeln ist auch heute noch trotz Penicillin die chirurgische Behandlung im Sinne der Exzision des Karbunkels injiziert. Vor jedem chirurgischen Eingriff ist die Umgebung des Entzündungsherdes sorgfältig zu rasieren und die Entzündungsumgebung mit Zinkpaste abzudecken und so vor der Kontaktinfektion zu schützen. Nach der Exzision wird die frische Wunde mit Penicillintampon ausgestopft resp. mit Penicillin umspritzt. Ohne Penicillin geht es auch.

Unter dieser Therapie ist eine ambulante Behandlung des Karbunkels möglich und erfolgreich. Die bisweilen größeren Defekte nach Exzision eines Karbunkels überhäuten sich in der Regel rasch, und man kommt meist ohne Epidermistransplantation aus.

Ein besonders gefährliches Leiden ist die *Hals-* und die *Mundbodenphlegmone*, die am häufigsten fortgeleitet von benachbarten Eiterungen (Furunkel und Karbunkel, Erysipel, Angina, Parotitis und Nasen- und Nebenhöhleneiterungen, Otitis, Speiseröhrenverletzung, Zahnkaries, Retropharyngealabszeß, Wirbel- und Kieferosteomyelitis und Lymphdrüsenabszesse) entstehen kann. Die Symptome der Mundbodenphlegmone sind neben hohem Fieber und toxischen Allgemeinerscheinungen vor allem zirkumskripte Schwellung und Rötung unterhalb des Unterkiefers und Störung des Schluckaktes, des Sprechens und eine mehr oder minder starke **Kieferklemme** (Störung des Mundöffnens). Es droht bei der Mundbodenphlegmone stets die Mediastinitis, das Glottisödem, die Sepsis, die Gefäßarrosion und die Aspirationspneumonie. Die Prognose ist ernst, der Kranke gehört selbst bei Verdacht einer Mundbodenphlegmone in klinische Behandlung. Wegen Glottisödem ist oft die Tracheotomie bzw. Intubation erforderlich. Bei ausgeprägter Mundbodenphlegmone ist immer die Inzision vorzunehmen, und zwar so früh wie möglich, daneben wird selbstverständlich in hohen Dosen Penicillin verabfolgt.

Die Inzision erfolgt fingerbreit unterhalb und parallel dem Unterkieferrand, in genügender Ausdehnung notfalls vom Kinn herabreichend bis zum Jugulum, wobei Haut, Platysma und Faszie scharf durchtrennt werden. Das weitere Vorgehen geschieht dann stumpf mit Kornzange und Stieltupfer.

Bei der seltenen, unter dem Namen *Holzphlegmone* (**Reclus**) bekannten Form der Zellgewebsentzündung in Gestalt eines derben Infiltrates ist zunächst konservative Therapie anzuraten. Bettruhe ist auch hier erforderlich. Die Holzphlegmone ist meist durch Infektion mit wenig virulenten Keimen bei älteren Personen bedingt. Geht die Schwellung und derbe Infiltration unter der konservativen Therapie mit Bettruhe und Wärme nicht zurück, so ist auch hier die Inzision angezeigt.

Chronische Entzündungen am Hals gehen in der Regel, abgesehen von der Aktinomykose, von den Lymphdrüsen aus.

1. **Einfache hyperplastische Lymphome:** Sie finden sich meist bei Kindern im Anschluß an chronische Haut- und Schleimhautinfektionen.

2. **Tuberkulöse Lymphome:** Bei den tuberkulösen Lymphomen sind in der Regel mehrere Drüsen und Drüsengruppen gleichzeitig befallen.

Zu Beginn sind die Drüsen noch beweglich und weich-elastisch. Im weiteren Verlauf der Erkrankung verwachsen die Drüsen untereinander und auch mit der Haut. Bisweilen findet sich ein kalter Abszeß oder eine Fistel, aus der sich dünnflüssiges und fibrinöses Sekret entleert. Schmerzhaftigkeit und Fieber fehlen.

Die **Aktinomykose** beginnt als derbe Infiltration des subkutanen Gewebes und der Haut, die dann vom Unterkiefer auf den Hals übergreift. Die Infiltrationen erweichen an mehreren Stellen, die Erweichungsherde brechen durch, und es entleert sich ein dünnflüssiger körniger Eiter. Ausgangspunkt der Aktinomykose ist in der Regel ein kariöser Zahn, in den Aktinomyzeskeime eindringen. Zur Klärung der Diagnose ist der Nachweis von Strahlenpilz neben dem klinischen Verlauf wichtig.

3. **Syphilitische Lymphome:** Sie kommen als regionäre, indolente Bubonen, bei Primäraffekt am Mund, Nase, Rachen oder allgemein bei sekundärer Lues vor (WaR!).

4. **Lymphome bei Leukämie und Pseudoleukämie:** Multiple, weiche bis harte schmerzlose Drüsenschwellung, unter unveränderter Haut verschieblich oder nicht verschieblich (Blutbild!).

5. **Lymphome bei primären oder sekundären Sarkomen, branchiogenen Karzinomen, Karotisdrüsentumoren:** Differentialdiagnostisch ist noch zu denken an entzündete Strumaknoten oder isolierte Nebenkröpfe.

Therapeutisch empfehlen sich für die Praxis bei den einfachen hyperplastischen Lymphomen warme Umschläge, evtl. Salbenverbände, in hartnäckigen Fällen Reiztherapie. Lokalisierte Lymphome können selbstverständlich exstirpiert werden. Die tuberkulösen Lymphome bedürfen neben einer ähnlichen örtlichen Behandlung vor allem einer entsprechenden Allgemeinbehandlung des Grundleidens. Bei **kaltem Abszeß** im Bereich des Halses ist **nicht die Inzision,** sondern **stets die Punktion** vorzunehmen. Bei der Inzision droht die Sekundärinfektion mit Fistelbildung. Die Punktion hat entgegengesetzt der Schwerkraft von oben vom Gesunden her zu erfolgen. Bisweilen ist eine Röntgenbestrahlung angezeigt. Die syphilitischen Lymphome bedürfen der spezifischen Luesbehandlung. Die Leukämie und Pseudoleukämie, Lymphogranulomatose bedürfen der internen Behandlung, die Operation ist hier, abgesehen von der diagnostischen Exzision, kontraindiziert. Bei Aktinomykose empfiehlt sich neben der bekannten Jodtherapie in Form der Jodiontophorese die Aureomycintherapie bzw. Penicillintherapie.

3. Geschwülste des Halses

An zystischen Geschwülsten haben wir am Hals vorwiegend neben den schon erwähnten Abszessen folgende:

Mediale und *laterale Halszysten* (typische Lage und Cholesteringehalt), *zystische Lymphangiome* (schlaffe Konsistenz und Transparenz), *zystische Hämangiome* (typische Blauverfärbung, ausdrückbar), *Atherome* (in der Haut liegend) selten, *Dermoide* (tiefe Lage, tastbarer Breiinhalt), *Hygrome* (in der Zungenbeingegend), ferner *Strumazysten* (verschieblich mit dem Schluckakt, Tauchkropf) und *Aneurysmen* (pulsierend). Von den soliden Geschwülsten sind als gutartig neben den genannten Häm- und Lymphangiomen, *Lipome, Fibrome* und *Neurome* zu nennen. Von den bösartigen vor allem die *branchiogenen Karzinome* und die *Karotisdrüsengeschwülste*. Die meisten dieser genannten Tumoren gehören in fachärztliche, meist Klinikbehandlung. Bei der Entfernung der Halsgeschwülste ist vor allem auf Nerven und Gefäße zu achten. Die Halsvenen vor allem werden oft nicht gleich als solche erkannt, da sie durch Zug zu einem dünnen, blutleeren Gewebsstrang ausgezogen sein können. Gerade hier droht durch Luftembolie unter der Operation Lebensgefahr.

Bei den Lipomen denke man stets daran, daß sie gar nicht so selten diffus wachsen und ihre Entfernung dann technisch außerordentlich schwierig sein kann. Für die Praxis empfiehlt sich lediglich kleine oberflächliche Tumoren oder diagnostische Exzisionen unter strenger Asepsis auszuführen, was in der Regel leicht in Lokalanästhesie ausführbar ist.

Verletzungen, Fremdkörper, Entzündungen und Geschwülste des Kehlkopfes und der Luftröhre gehören in fachärztliche Behandlung und bedürfen nicht der Abhandlung im Rahmen der „Kleinen Chirurgie". Ebenso gilt dies für Fremdkörperverletzungen, Geschwülste und Stenosen der Speiseröhre.

Auch die Schilddrüsenerkrankungen, sofern sie der chirurgischen Therapie zugeführt werden können und sollen, bleiben der chirurgischen Klinik vorbehalten.

C. „Kleine Chirurgie“ des Thorax

1. Erkrankungen der Brustwand

An Mißbildungen der Brustwand sind am häufigsten die Trichter- und Hühnerbrust zu nennen. Die Trichterbrust besteht in einer tiefen Einziehung des unteren Abschnittes des Sternums. Sie kann angeboren oder durch länger einwirkenden Druck (bei Schustern, Töpfern usw.) erworben sein. Bei der Hühnerbrust, die durch Rachitis erworben ist, sind die seitlichen Thoraxpartien abgeflacht, bisweilen vertieft, das Sternum selbst dagegen tritt stark hervor. Auch die Wirbelsäulenverkrümmung (Kyphoskoliose) hat Brustkorbdeformitäten zur Folge. Ebenso kann es bei narbiger Pleuraschrumpfung als Folge eines lang dauernden Pleuraempyems zur Verkleinerung einer Brustkorbhälfte führen.

a) Verletzungen

Hieb-, Stich- und Schußwunden sind, penetrierend oder nicht penetrierend, wegen der möglichen Verletzung der Art. mammaria interna und der Interkostalarterien besonders zu beachten. Es kann dabei zu einer starken arteriellen Blutung aus der Wunde kommen, oder es blutet bei Verletzungen der Pleura in die Pleurahöhle hinein **(Hämatothorax).** Alle diese Fälle, wo Verdacht auf innere Verletzung besteht, oder die stark nach außen bluten, sind der fachärztlichen Behandlung zuzuführen. Die einfache Rippenprellung, wie wir sie bei Stoß und stumpfem Trauma besonders bei Jugendlichen auf Grund der natürlichen Elastizität des Brustkorbes sehen, wird oft von starkem Druckschmerz und Schmerzen beim Atmen, Husten und Niesen begleitet. Diese starke Schmerzhaftigkeit und Beweglichkeit darf nicht mit Fraktur verwechselt werden.

Zur Diagnose der Rippenfraktur gehört immer ein Röntgenbild! Die Behandlung der Thoraxprellung ist identisch mit der einfachen Rippenfraktur. In solchen Fällen, die in der eigenen Ambulanz sehr häufig sind, hat sich uns ein elastischer Thoraxverband in Form des Handtuchverbandes oder besser der Elastoplastverband bewährt. Die Anlegung eines Dachziegelverbandes ist bei der einfachen Thoraxprellung nicht erforderlich, wird aber vom Patienten angenehm empfunden. Wir lassen den Verband in der Regel 14 Tage bis 3 Wochen liegen. Bei der Rippenfraktur selbst findet sich klinisch, der Frakturstelle entsprechend, eine deutliche, sehr starke, lokalisierte Druckschmerzhaftigkeit. Besonders ist der indirekte Beugungsschmerz, der durch Druck und Gegendruck an den Endpunkten der Rippe entfernt von der Verletzungsstelle erzeugt wird, klinisch beweisend für Rippenbruch oder Infraktion der Rippe. Auffallend ist bei der Inspektion des Thorax ein deutliches Schonen der lädierten Thoraxseite (jede tiefe Inspiration wird vermieden); bisweilen kann man ein deutliches Krachen und Knacken mit der aufgelegten Hand und Nachgiebigkeit des Rippenfragmentes palpieren. Dies ist besonders dann der Fall, wenn zwei und mehr Rippen gebrochen sind. Bei jedem Verdacht auf Rippenbruch ist stets ein Röntgenbild anzufertigen. Aus unfallrechtlichen Gründen (Regreßansprüche) ist auch dann eine Röntgen-Thorax-Aufnahme vorzunehmen, wenn klinisch nur ein sehr geringer Verdacht auf Fraktur besteht. Bisweilen kommt es zu einem Hautemphysem, das leicht durch Palpation als Emphysem zu erkennen ist. Es kommt zustande entweder dadurch, daß ein Rippenfragment bei bestehender Pleuraverwachsung die Lunge direkt verletzt, so daß Luft aus der Lunge unter die Haut gelangt, oder es kommt bei vielen Pleuraverletzungen zustande, wenn die Fraktur einen Pneumothorax erzeugt hat, von dem dann die Luft bis unter die Haut vordringt. Das Hautemphysem bleibt gewöhnlich in der Nachbarschaft der Fraktur lokalisiert und geht durch Resorption der Luft bald zurück. In schweren Fällen, namentlich bei Rippenserienfrakturen, kann sich das Emphysem über große Strecken der Körperoberfläche ausbreiten (Gesicht, Hals, Thorax, Bauch, Rücken bis zu den unteren Extremitäten). Lebensgefahr besteht dann, wenn das Emphysem in das Mediastinum vordringt, was äußerlich schwere Atemnot hervorruft. Jede Hämoptoe, Hämato-Pneumothorax mit und ohne Hämoptoe gehören in klinische Behandlung und sind nicht Gegenstand einer ambulanten Therapie. Bisweilen erleben wir bei heftigem Stoß (Hufschlag, Boxschlag usw.) in die Gegend des Sternums einen schweren Schock mit Blutdrucksenkung, kleinstem Puls und vorübergehende Bewußtlosigkeit. Der schwere Zustand des Patienten ist meist vorübergehend. Nur selten tritt der Tod durch Herzstillstand ein. In diesen Fällen haben wir es mit einer **Commotio cordis** zu tun, die ebenfalls der Klinik zugeführt wird. Dasselbe gilt für die seltene **Compressio thoracis.** Hierbei treten, durch gewaltiges Zusammenpressen des Thorax bedingt, Zyanose des Kopf-Hals-Gebietes und zahlreiche kleine punktförmige Ekchymosen auf. Die Blutungen hören am Hals in Höhe des Hemdkragens auf und bilden sich nach einigen Tagen oder Wochen selbst zurück. Das Krankheitsbild selbst sieht bedrohlich aus, die Drucksteigerung in den oberen Venen, die zu den Extravasaten führt, führt aber nicht im Schädelinnern wegen des Binnendruckes dort selbst zu Blutaustritten. Die Therapie bei jeder Commotio-Compressio-thoracis besteht in Bettruhe, elastischen Brustverbänden und Sedativa; es ist zu achten auf Vermeidung einer posttraumatischen Broncho- oder Lobärpneumonie. Daher soll man solche Patienten von vornherein zu tiefen, bewußten Inspirationen anhalten. Kreislaufmittel in Form von Bohnenkaffee und Kampfer sind günstig.

b) Entzündungen

Furunkel und **Karbunkel** finden wir häufig am Rücken, an der Brust sowie an der Taille. Sie werden behandelt wie üblich (s. Allg. Teil, Kap. E 2a). Die akuten Phlegmonen der Brustwand gehen in der Regel von den axillaren Lymphdrüsen aus und breiten sich unter dem Musculus pectoralis major aus *(Subpektoralphlegmone)*. Der Ausgangspunkt einer solchen durchaus schweren Infektion ist oft eine unscheinbare Fingerverletzung, die über Lymphangitis und Lymphadenitis zu der fortschreitenden Brustwandphlegmone führt. Dabei besteht immer Schüttelfrost und septische Temperatur, örtliche Druckschmerzhaftigkeit, Ödem und Bewegungseinschränkung des Armes im Schultergelenk. Unter dem Pektoralisrand kann man leicht von der Achselhöhle her eine derbe Infiltration tasten. Auf den **Nachweis der Fluktuation** zu warten ist **falsch!** Diese kann lange auf sich warten lassen! In dubio Probepunktion!

Die Subpektoralphlegmone wird besonders gefährlich wegen der Gefahr der Fortleitung auf Pleura und Mediastinum und wegen der Sepsisgefahr. Eine Leukozytose im Blutbild ist immer nachweisbar. Die Behandlung besteht in **frühzeitiger** und **ausreichender Inzision, Gegeninzision** und **Drainage.** Lokal und parenteral kann selbstverständlich Penicillin appliziert werden. Die Schnittführung bei der subpektoralen Phlegmone geht nahe am Vorderrand der Achselhöhle und längs des Pektoralisrandes abwärts, die Pektoralismuskulatur wird durchtrennt oder zurückgehalten. In schweren Fällen sind weitere Schnitte nötig: unterhalb der Mamma sowie dorsal im Sulcus deltoideopectoralis. Eine sorgfältige Überwachung des Patienten ist in solchen Fällen erforderlich, einmal wegen der drohenden Sepsisgefahr und der evtl. Nachblutung. **Also:** Klinikeinweisung!

Differentialdiagnostisch ist bei einer Subpektoralphlegmone zu denken an Rippen- und Brustbeinosteomyelitis, ferner an subpleuralen- oder subphrenischen Abszeß; gegenüber einem kalten Abszeß bei Lymphdrüsen-Tbc. oder Rippen- und Brustbeinkaries ist Anamnese und Dauer des Leidens entscheidend. Die chronischen Entzündungen der Brustwand: Aktinomykose, Lues und vor allem Tuberkulose der Weichteile sowohl wie der Knochen sind für die Ambulanz **differentialdiagnostisch bedeutungsvoll, nicht therapeutisch.**

c) Geschwülste

Atherome, Angiome, Fibrome und Neurofibrome im Bereich der Thoraxwand bieten dasselbe klinische Bild wie an anderen Körperteilen und bedürfen bisweilen der chirurgischen Therapie (s. Allg. Teil, Kap. L). *Fibrome* kommen oft an der Thoraxwand gestielt vor, *Atherome* und *Dermoidzysten* sind nicht so selten, auch *Hauthörner*, *Talgdrüsenadenome* und *Keloide* werden bisweilen in der Sprechstunde des praktischen Arztes erscheinen und können dort gut entfernt werden. Die bösartigen Tumoren, *Sarkome*, ausgehend von der Haut, Faszie, Muskeln und Knorpelknochen gehören in klinische Behandlung, ebenso die *Karzinome*, die im Bereich des Thorax selten primär auftreten, sondern in der Regel von der Mamma fortgeleitet oder als Metastasen in Brustbein und Rippen auftreten. Die bösartigen Geschwülste gehören prinzipiell in Klinikbehandlung, zumal bei den primären Rippensarkomen oft partielle Brustwand-Resektionen vorgenommen werden müssen. Von den gutgartigen Tumoren kommen bisweilen sehr große *Lipome* in die poliklinische Sprechstunde, vor deren ambulanter Entfernung gewarnt werden muß! Namentlich dann, wenn sie nicht isoliert und solitär wachsen, sondern wie oft bei kindskopfgroßen Lipomen im Bereich des Rückens infiltrativ. Bei diffuser *Lipomatose* (z. B. Madelungscher Fetthals) ist stets die Klinikeinweisung vorzunehmen.

d) Interkostalneuralgie

In der praktischen ambulanten Chirurgie spielt aus differentialdiagnostischen Gründen eine wichtige Rolle die Interkostalneuralgie. Sie ist oft nur die Folge einer Erkrankung der Brustwand (Rippenverletzung, Tumoren) oder des Inhaltes (Pleuritis!). Von den allgemeinen Ursachen der Neuralgie abgesehen, sind folgende örtliche Leiden in Erwägung zu ziehen bzw. auszuschließen:

Pneumonie, Pleuritis, Aortenaneurysma, großer Rippenkallus, Tuberkulose, Lues, Wirbelerkrankungen (Spondylitis ankylopoetica), Tumoren und letztlich die Tabes. Für die Diagnose wichtig ist der anfallsweise Schmerz und Druckempfindlichkeit entsprechend dem Zwischenrippennervenverlauf. Es ist differentialdiagnostisch auch an beginnenden **Herpes zoster** zu denken. Tunlichst soll man kausal behandeln, d. h. bei Rippenkallus, Tumoren, Rippenkaries operativ, sonst bleibt nur die symptomatische Therapie übrig, wie sie bei Neuralgien üblich ist. Uns hat sich in der Ambulanz bei der Interkostalneuralgie sehr gut bewährt die Novocaininfiltration im Sinne der Leitungsanästhesie der Zwischenrippennerven. Führt diese nicht auf die Dauer zum Erfolg, ist ausnahmsweise die Exhärese oder Alkoholinjektion des betreffenden Nerven durchzuführen. Selbstverständlich in der Klinik.

2. Erkrankungen der Brustdrüse

a) Entzündungen der Brustdrüse

Ekzeme und Schrunden der Brustwarze, wie sie häufig im Wochenbett beim Saugakt durch Unsauberkeit vorkommen, behandelt man durch Alkoholumschläge, evtl. Penicillinsalbe oder Penicillinumspritzung. Kleine oberflächliche Abszesse im

Bereich der Mammille, die von Talg- oder Schweißdrüsen der Areola ausgehen, werden chirurgisch im Chloräthylrausch mit einem kleinen Bogenschnitt eröffnet, der genau am Rand der Areola angelegt wird. Die Wundhöhle wird drainiert mit einem kleinen, penicillingetränkten Mullstreifen. Die Brust wird selbstverständlich hochgebunden, der Bogenschnitt hinterläßt eine kosmetisch fast kaum störende unsichtbare Narbe. Die größte Bedeutung für den praktisch tätigen Arzt hat die akute **Mastitis.** Bedeutung deshalb, weil durch sachgemäße Behandlung, insonderheit *rechtzeitige* Inzision, ein langwieriges Krankenlager vermieden werden kann.

Wir unterscheiden neben der häufigen Mastitis suppurativa die Mastitis bzw. Mastopathia neonatorum und Adolascentium.

Die Erkrankung ist nicht durch Infektion ausgelöst, sondern hängt mit der Störung der Keimdrüsentätigkeit zusammen. Die Brustdrüsen der Neugeborenen beiderlei Geschlechts zeigen Rötung und Schwellung, bisweilen auch geringe Sekretmenge (Hexenmilch). Diese Mastopathia neonatorum wird ausgelöst durch Überproduktion von Hypophysenvorderlappenhormonen und weiblichem Mammahormon, die im Blut der schwangeren Frau nachweisbar sind. Sowie die Brustdrüse der Mutter nach Wegfall der Plazenta mit ihrem Wachstum aufhört und mit der Sekretion beginnt, so ähnlich scheint es auch in gewissen Fällen bei der kindlichen Mamma zu sein. Die Erkrankung ist harmlos, die Therapie besteht in feuchten Umschlägen.

Die **Mastopathia adolescentium** tritt bei Mädchen und bei Knaben kurz vor Beginn und während der Pubertät auf. Die Symptome sind Schwellung der Brustdrüse, die auf Berührung schmerzhaft ist und manchmal ein glasiges Sekret entleert. Auch hier ist das Leiden auf eine vermehrte Tätigkeit des Hypophysenvorderlappens zurückzuführen. In 2—3 Monaten geht die Schwellung der Brustdrüse meist zurück, und zwar in dem Maße, in dem die Keimdrüsen reifen und ihrerseits die Hypophysentätigkeit eindämmen. Bei Mädchen wird die Brustdrüse unter dem laufenden Einfluß des Ovar weiterentwickelt, beim Knaben hemmt das Testikelhormon das Wachstum der Brustdrüse. Bleibt bei einem Knaben eine dauernde Vergrößerung der Brustdrüse zurück, dann haben wir das Krankheitsbild der **Gynäkomastie** vor uns, bei dem oft auch regressive Veränderungen der Testikel zu finden sind. Ähnlich geht ja auch die Mammahypertrophie, und zwar die echte Drüsenhypertrophie mit einer Amenorrhoe einher. Hierbei ist die Therapie abwartend konservativ und überwiegend symptomatisch; bei der Gynäkomastie junger Männer hat sich uns die Rotlichtbestrahlung und lokale Applikation von männlichen Keimdrüsenhormonen in Form der Einreibung bewährt.

Die häufigste Erkrankung ist die **Mastitis puerperalis,** die in der Regel 14 Tage bis 3 Wochen nach der Entbindung auftritt, bedingt durch Schrunden und Fissuren beim Saugakt, durch die Eitererreger in die Tiefe gelangen. Aber auch die Milchstauung kann eine Mastitis purulenta begünstigen **(Stauungsmastitis).**

Wenn die Drüse zuviel Milch absondert, das Kind selbst die Brust nicht leer trinkt, kommt es zu Milchrückständen in den Milchgängen. Diese Milchrückstände geben den Bakterien einen günstigen Nährboden ab, so daß sich auch bis dahin harmlose saprophytere Keime rasch vermehren und so die Entzündung erzeugen. Die Erkrankung selbst beginnt oft mit Schüttelfrost. Mit hohem Fieber und heftigen Schmerzen kommen die Patientinnen in die Sprechstunde, und an einer Stelle der Mamma ist meist eine harte Infiltration mit Rötung und Schmerzhaftigkeit zu palpieren. Bei der Stauungsmastitis muß neben regelmäßigem Anlegen des Kindes die Brust zusätzlich mit einer großen Saugglocke abgesaugt werden, gleichzeitig ist die Brust hochzubinden. Unter der Saugglocke sollen, wenn sie Erfolg hat, die Schmerzen nachlassen und einem angenehmen Wärmegefühl weichen. Treten Schmerzen auf, ist der Unterdruck in der Saugglocke zu stark. Die Saugglocke bleibt 5 Minuten liegen, dann wird eine kurze Pause eingelegt und die Saugglocke ein zweites Mal angelegt. Geht die Entzündung unter dieser einfachen konservativen Therapie, Ruhigstellung und Entleeren der Brust nicht zurück, so muß, damit nicht eine neue Milchstauung zustande kommt, die Milchproduktion eingeschränkt werden. Dies wird erreicht durch Verordnen von Abführmitteln, parenterale Applikation von Kampfer und Flüssigkeitseinschränkung. Führen diese Maßnahmen insgesamt in wenigen Tagen nicht zum Abklingen der Entzündungserscheinungen, nimmt im Gegenteil die Schmerzhaftigkeit, Schwellung und das entzündliche Infiltrat in der Brust zu, so ist mit der Rückbildung des entzündlichen Prozesses nicht mehr zu rechnen, es ist mit Sicherheit anzunehmen, daß ein Eiterherd in der Mamma vorliegt, der **operativ** eröffnet werden sollte.

Zunächst ist vorübergehend die Punktion des Abszesses erlaubt mit gleichzeitiger Instillation von Penicillin in die Abszeßhöhle und gleichzeitige Umspritzung der Mamma. Dieser Eingriff wird ebenfalls im Chloräthylrausch oder Evipannarkose vorgenommen.

Gegebenenfalls kann man die Punktion mehrmals, zur Not einmal täglich, wiederholen. Es ist aber stets ratsam, nicht länger als 8 Tage diese Punktionen fortzusetzen, wenn bis dahin nicht ein deutlicher Rückgang der Entzündungserscheinungen festgestellt werden kann. In diesem Falle ist auch heute trotz Antibiotika die chirurgische Eröffnung des vorhandenen Abszesses angezeigt. Oft liegen ja mehrere Abszesse vor. In unserer Klinik wird die Radiärinzision der abszedierenden Mastitis abgelehnt. Wir führen prinzipiell bei der Mastitis purulenta die Aufklappung der Mamma nach BARDENHEUER durch. Bei diesem unterhalb der Mamma angelegten bogenförmigen Hautschnitt, der gute kosmetische Ergebnisse zeigt, ist es leicht, alle Abszesse von unten her retrograd zu eröffnen und zu drainieren. Gleichzeitig mit der Eröffnung und Drainage vom BARDENHEUER-Schnitt aus wird selbstverständlich lokal und parenteral Penicillin verabfolgt (Empfindlichkeit der Erreger prüfen!).

Es empfiehlt sich, jede Mastitis, die unter den oben angeführten zunächst immer anzuwendenden konservativen Maßnahmen nicht abheilt, in fachchirurgische, am besten klinische Behandlung zu überweisen. Die Aufklappung der Mamma nach BARDENHEUER empfiehlt sich immer wegen ihrer kosmetisch und auch sonst wirksamen chirurgischen Therapie selbst dann, wenn noch kein retromammärer Abszeß vorliegt. Jede unzureichende und spät inzidierte abszedierende Mastitis verlängert das Krankenlager, birgt Sepsisgefahr in sich und sollte aus diesem Grunde schon der klinischen Behandlung vorbehalten bleiben.

Die Drainage hat stets mit einem genügend dicken Gummirohr zu erfolgen, das durch Sicherheitsnadel, evtl. durch Hautnaht vor dem Herausfallen bewahrt wird. Daneben wird die Eiterhöhle lokal mit penicillingetränkter Mullgaze tamponiert; diese Tamponade wird spätestens nach zwei Tagen gewechselt, um ja eine Eiterverhaltung zu verhindern und um die örtliche Penicillinwirkung zu verstärken. Ebenso wird die Drainage laufend alle 2—3 Tage gewechselt, wobei lediglich je nach Stadium der Infektion die Drains gekürzt und durch dünnere ersetzt werden. Die weitere Wundheilung nach Entfernung der Drainage geschieht nach den Prinzipien der sekundär heilenden Wunde unter Benutzung von Salbenverbänden, wobei sich die Chlorophyllsalbe neben der BILLROTHschen Salbe bewährt hat. Während der ganzen Behandlung wird die Brust hochgebunden und in den ersten Tagen strenge Bettruhe eingehalten.

Unter den seltenen **chronischen Entzündungen** der Mamma ist differentialdiagnostisch neben der **Mastopathia chron. cyst.** an Tuberkulose, Syphilis und Aktinomykose sowie Echinokokkus und Zystizerkus zu denken.

Vor der Verwechslung schützt neben der Probeexzision die serologische Untersuchung. Bisweilen muß in solchen Fällen die erkrankte Brust samt Achseldrüsen entfernt werden, zumal sich Karzinome entwickeln können. Ein Primäraffekt oder luische Papel verbietet nebenbei das Anlegen des gesunden Kindes an die kranke Brust!

Die sogenannte **Mastodynie** bedarf der psychischen Behandlung, wenn wie so oft ein pathol.-anatom. Grund für die Brustschmerzen nicht auffindbar ist. Bisweilen handelt es sich um Mastoptose, Mastopathia cystica, Hämatome nach Brustprellung u. ä. Bei Mammahypertrophie oder Mastoptose, die oft miteinander verbunden sind, ist bisweilen eine chirurgische Behandlung erforderlich wegen der Entstellung, der Schmerzen oder des Ekzems.

In diesem Falle muß eine Mammaplastik, im Notfall die Amputation durchgeführt werden. Zurückhaltung ist bei jüngeren Frauen auch hier angezeigt wegen der evtl. drohenden Stillungsfähigkeit. Bei schwangeren Frauen bildet sich die Mammahypertrophie oft von selbst zurück.

Bei Mädchen in der Pubertät und bei Frauen während der Gravidität setzt physiologisch eine zunehmende Vergrößerung beider Mammae ein, die auf Vermehrung des Bindegewebes und des Drüsenparenchyms zurückzuführen ist. Wenn diese Vergrößerung über das normale Maß hinausgeht, können die Mammae eine beträchtliche Größe und Gewicht erreichen und durchaus stärkere Schmerzen verursachen. Wenn trotz konservativer Maßnahmen die Schmerzen nicht nachlassen, muß unter Umständen eine Mammaplastik vorgenommen werden. Eine ähnliche Mammaplastik wird aus kosmetischen Gründen bei der sogenannten Hängebrust, die durch Lockerung der Verbindung der Mamma mit der Pektoralisfaszie zustande kommt, vorgenommen.

b) Geschwülste der Brustdrüse

Absonderungen aus der Brustwarze finden sich bei endokriner Störung ebenso wie bei Eierstockaffektionen. Die *blutende Mamma*, bei der sich spontan oder auf Druck eine blutig-seröse Flüssigkeit aus der Brustwarze entleert, ist oft Folge einer zystischen Brustdrüsenerkrankung, aber auch leider ebenso oft Symptom des Zystepithelioms bzw. Karzinoms; sorgfältige Beobachtung und Untersuchung ist anzuraten! Von den gutartigen Geschwülsten haben wir es, von den Adenomen abgesehen, hauptsächlich bei der Mamma mit Fibroadenomen, Zystadenomen, mit der Mastitis chron. cystica und mit der Fibrosis mammae zu tun. Entscheidend für die Praxis allein ist die Frage: *gutartig* oder *bösartig!* Zunächst ist hier wie immer die Abgrenzung der Geschwulst gegenüber dem Nachbargewebe zu prüfen. In der Regel deutet freie Verschieblichkeit auf Gutartigkeit, diffuse Infiltration des Tumors auf Malignität hin. Bei den gutartigen diffusen Hyperplasien fehlt ein eigentlicher Tumor. Findet sich die Neubildung in beiden Mammae oder sind mehrere kleine gut bewegliche Geschwulstknoten in derselben Brust vorhanden, so ist hier die Gutartigkeit wahrscheinlich, aber nicht sicher. Bräunliches Sekret **(blutende Mamma!)** ist kein absolut sicheres Zeichen der Malignität, aber auf jeden Fall außerordentlich **suspekt!** Metastasen der regionären Lymphknoten sichern die Diagnose der Bösartigkeit, das Fehlen derselben spricht aber nicht dagegen!

Die **Mastopathia cyst. chron.** bzw. das **Zystadenom der Mamma** kommt bei älteren Frauen von 30 bis 50 Jahren vor.

Nicht gar so selten ist die Mastopathie *doppelseitig*, besonders im Beginn des Klimakteriums. Man findet klinisch multiple, derbe, bisweilen fluktuierende, druckempfindliche Tumoren, langsam wachsend, gegen Haut und Unterlage verschieblich ohne Lymphdrüsenbeteiligung; bisweilen entleert sich auch hier bei Druck auf die Brust eine bräunliche, blutige, seröse Flüssigkeit. Die konservative Therapie besteht aus Hochbinden der Brust, Rotlichtbestrahlungen, Einreibung mit Hormonsalbe, evtl. Röntgenbestrahlung. Namentlich sollte dies immer bei jüngeren Frauen und vor allem bei doppelseitiger Erkrankung der Mamma versucht werden. Bei der **geringsten Verdachtsdiagnose** einer **Karzinom**entwicklung kommt nur die operative Entfernung der Mamma in Frage! Bei älteren Frauen wird man sich dazu leichter entschließen als bei jüngeren, ebenso bei einseitigem Befall der Brust.

Man merke sich:

Besteht auf Grund der klinischen Untersuchung auch nur der geringste Verdacht einer Malignität, so wird **keine** Probeexzision vorgenommen, sondern die Klinikeinweisung durchgeführt, wo im Schnellschnittverfahren während der Operation die histologische Klärung des Tumors durchgeführt werden kann. Die Probeexzision ist unseres Erachtens überhaupt in der Praxis zu unterlassen! Sie hat auch bei anscheinend gutartigen Fällen ihre großen Nachteile!

So kann das Ergebnis der histologischen Untersuchung irreleiten, weil bei dem in Degeneration begriffenen Fibroadenom eine noch unveränderte Stelle in der Probeexzision entfernt wurde, oder es kann die bis dahin noch gutartige Geschwulst alsbald maligne ausarten. Zum anderen kann bei unvollständiger Exstirpation einer noch gutartigen Geschwulst diese schnell nachwachsen. Umschriebene Geschwülste oder Zysten der Mamma sollen stets, auch aus diagnostischen Gründen, **total** entfernt werden. Eine sogenannte Probeexzision ist höchstens und ausschließlich nur bei der diffusen Hyperplasie indiziert. Jeder in der Praxis exstirpierte, klinisch gutartige Mammatumor **muß** histologisch untersucht werden! Sollten sich dabei zum Erstaunen des behandelnden Arztes Verdachtsgründe auf Malignität ergeben, so ist ohne Zeitverlust die Radikaloperation in der Klinik zu veranlassen; denn selbst bei kleinsten malignen Tumoren ist die Exstirpation in toto nicht als ausreichender Eingriff anzusehen.

Die Exstirpation eines gutartigen Mammatumors, in der Regel also eines Fibroadenoms geschieht in örtlicher Betäubung, es empfiehlt sich auch hierbei aus kosmetischen Gründen die Aufklappung der Mamma nach BARDENHEUER. Spielen kosmetische Erfordernisse keine Rolle, so wird die Brust radiär zur Brustwarze durchtrennt. Danach wird der Schnitt durch das Gewebe bis zur Geschwulst oberflächlich geführt. Mit der Kugelzange wird die Geschwulst gefaßt und aus der Unterlage herauspräpariert. Danach wird sorgfältige Blutstillung durchgeführt, das klaffende Drüsengewebe wird mit durchgreifenden Katgutnähten verschlossen und so das Entstehen eines toten Raumes, der stets die Infektionsgefahr in sich birgt, verhindert. Der Eingriff wird durch die sorgfältig adaptierte Hautnaht beendet. Geschwülste in der Nähe des Warzenhofes werden mittels Areolaschnitt entfernt. Bei größeren und diffusen Tumoren der Mamma muß bisweilen namentlich bei älteren Frauen die ganze Mamma entfernt werden.

Wegen der großen praktischen Bedeutung empfiehlt es sich, die bösartigen Geschwülste der Brustdrüse ebenfalls zu besprechen, obwohl sie therapeutisch nicht in den Bereich des praktischen Arztes fallen, dafür aber um so mehr differentialdiagnostische Bedeutung in der Praxis erlangen. Wir kennen an bösartigen Geschwülsten der Brustdrüse vor allem die **Karzinome,** aber auch die Sarkome. Letztere sind selten. Sie sind oft auffallend groß und wachsen meist ohne Lymphdrüsenbeteiligung. Sie können im jugendlichen Alter und meist frühzeitig vorkommen. Karzinome sind bei Frauen außerordentlich häufig und treten meist im 5. bis 6. Lebensjahrzehnt auf. Auch Männer können in höherem Alter vom Mammakarzinom gelegentlich befallen werden. Als Ursache wird von den Patienten häufig ein Stoß oder Druck auf die Brust angegeben. Dieses Pseudotrauma ist aber meist nur der Anlaß für die Entdeckung des vorhandenen Tumors. Meist sitzt die bösartige Brustdrüsengeschwulst im **oberen äußeren Quadranten,** doppelseitiges Vorkommen ist selten und wohl meist in der Regel in vorgeschrittenen Fällen metastatisch vorhanden. Die Symptome des Mammakarzinoms sind unterschiedlich. **Charakteristisch** sind folgende **Symptome:**

Der Tumor wächst solitär, mehr oder weniger rasch, ist schmerzlos, meist, aber nicht immer unverschieblich gegen die Unterlage (im späteren Stadium auch gegen die Haut); er fühlt sich derb-höckrig an, im Endstadium schließlich perforiert der Tumor nach außen durch die Haut und zeigt Metastasen in den regionären Lymphdrüsen (am Pektoralisrand, seitlich von der Mamma, in der Achselhöhle, in der Infra- und Supraklavikulardrüse, später auch in der Achselhöhle oder in der Brust der anderen Seite sowie in inneren Organen: Lunge, Pleura, Knochen, Leber). Knochenmetastasen werden bisweilen durch das Röntgenbild zufällig entdeckt und machen starke Schmerzen des befallenen Knochens, evtl. Spontanfrakturen. Als Sonderform des Mammakarzinoms soll der Vollständigkeit halber erwähnt werden der sog. Panzerkrebs **(Cancer en curasse),** der **subkutan** verläuft, der **Pagetkrebs,** ein **intraepidermoidaler** mit chronischen **Hautveränderungen** ähnlich dem Brustwarzenekzem einhergehender Krebs und das **Carcinoma erysipelatosum,** ein Tumor, der mit erysipelatöser Hautrötung, überhaupt mit pseudoentzündlichen Erscheinungen einhergeht, selbst diffus infiltrierend wachsend, und ohne umschriebene Geschwulst in Wochenbett oder Schwangerschaft vorkommt.

Letzteres sowie das **Carzinoma elephantoides** hat eine fast infauste Prognose. Die Diagnose sollte immer auf Grund der geschilderten Symptomatik des Mammatumors möglichst frühzeitig gestellt werden; im Anfangsstadium einer malignen Brustdrüsenerkrankung ist die klinische Diagnose nicht leicht, es empfiehlt sich daher in der Praxis, jeden Knoten in der Mamma bei einer Frau über 40 Jahre prinzipiell als Karzinomverdacht anzusehen. Die Therapie des Mammakarzinoms besteht bei allen operablen Fällen in der möglichst frühzeitigen Radikaloperation, d. h. Entfernung der Mamma mit Fortnahme des großen und kleinen Brustmuskels und Ausräumen der Achseldrüsen. Diese Radikaloperation bleibt selbstverständlich der Klinik vorbehalten. Nach jeder Radikaloperation der Mamma ist dringend die regelmäßige **Nachkontrolle** der operierten Patienten zu empfehlen, und zwar mindestens **alle 3 Monate.** Rezidive erscheinen in der Regel in den ersten 6 Monaten und betreffen die Narbe, ihre Umgebung, Lymphdrüsen, Pleura, Knochen usw. Bei einem lokalen, am häufigsten in der Operationsnarbe auftretenden Rezidiv ist in der Regel die sofortige Exzision auszuführen. Dringend empfiehlt sich bei diesen Frauen die **Röntgenbestrahlung,** zu der wir uns hier grundsätzlich bekennen. Bei inoperablen Fällen wird die symptomatische Röntgenbestrahlung durchgeführt. Bisweilen, namentlich bei schmerzhaften Fernmetastasen im Knochen und in der Lunge usw., wird man ohne Morphinpräparate nicht auskommen. Einen verjauchenden perforierten Mammatumor wird man notgedrungen symptomatisch abtragen oder mit dem Thermokauter ausbrennen oder verätzen. Für das oft nach Radikaloperation der Mamma auftretende Lymphstauungsödem des Armes verordnen wir neben Hochlagerung, Wickelung mit elastischer Binde, Wärmebestrahlung, auch Unterwasserdruckmassagen, mit mäßigem Erfolg.

D. Kleine Chirurgie des Beckens und des Urogenitalsystems

Die Erkrankungen der Bauchorgane gehören nicht in das Gebiet der „Kleinen Chirurgie" und können hier nicht berücksichtigt werden. Ebenso gehören alle schweren Verletzungen, stumpf oder scharf, mit oder ohne Fraktur des Beckens und der Beckenorgane in Klinikbehandlung. Nur einige wenige Erkrankungen, die eine ambulante Behandlung erlauben, sollen nachfolgend abgehandelt werden.

1. Ischias

Die **Ischiasneuralgie** führt bekanntlich zu Schmerzen, die von der Gesäßgegend bis zu den Waden ausstrahlen, zum Schonen des Beines zwingen und in schweren Fällen zur Kontrakturstellung führen. Die Entzündung der Nervenscheide führt zur Druckschmerzhaftigkeit des Ischiasnerven, und zwar besonders an der Austrittsstelle unter dem Foramen ischiadicum magnum, neben der Spina ilica dorsalis, den Gefäßfalten, Oberschenkel-Hinterseite und unterhalb der Kniekehle am Wadenbeinköpfchen. Die Diagnose **„Ischias"** sollte immer eine Ausschlußdiagnose sein, d. h. es müssen vor allem Tumoren der weiblichen Genitalien, Mastdarm- und Prostatatumoren, aber auch Diabetes, Gicht und nicht zuletzt die Lues und Tabes ausgeschlossen werden. Bei älteren Männern ist differentialdiagnostisch beim Ischiassyndrom an arteriosklerotische beginnende Gangrän, ferner an Spondylosis tuberculosa, an Wirbelsäulenmetastasen und an Hüftgelenkserkrankungen zu denken; sogar Plattfußbeschwerden können ischiasähnliche Symptome hervorrufen. Vor allem eine doppelseitige Ischias ist so selten, daß hier stets an ein anderes Grundleiden gedacht werden muß. Kompressionszustände im Kaudalgebiet des Rückenmarkes kündigen sich oft als Ischiasschmerzen an. Durch sorgfältige Sensibilitätsprüfung und Röntgenuntersuchung der Lendenwirbelsäule ist ein Bandscheibenschaden *(Nucleus-pulposus-Hernie)* auszuschließen. Die Abgrenzung gegenüber Lumbago wird durch das *Minorsche Zeichen* erleichtert: Der Ischiaskranke beugt beim Aufstehen aus liegender Stellung das gesunde Bein und benutzt das kranke Bein nur zum Abstoßen, die ganze Körperschwere ruht also auf dem gesunden Bein; Lumbagokranke versuchen vor allem ihre schmerzhafte Rückenmuskulatur zu schonen und stützen sich daher beim Aufrichten mit den Armen an ihren Beinen entlang in die Höhe. Nach Versagen interner Therapie läßt sich die Injektionsbehandlung der Ischias ambulant durchführen. Man infiltriert den Ischiasnerven mit ½proz. Novocainlösung (40 ccm), die Einspritzung soll man tunlichst am Bett des Kranken, nicht in der Sprechstunde selbst vornehmen. In Bauchlage wählt man den Einstichpunkt in der Regel in der Gegend zwischen Trochanter major und Tuber ossi ischii. Bisweilen wird man die Novocaininjektion dort vornehmen, wo ein besonders starker Druckpunkt des Nerven vorliegt: z. B. in der Mitte des Oberschenkels oder am Capitulum fibulae. Wenn man mit der Kanüle den Nerven erreicht hat, spürt der Patient einen dem elektrischen Schlage ähnlichen Schmerz im Bein, der bis zum Zeh ausstrahlt.

Oft genügt **eine** Einspritzung, um die Beschwerden zu beseitigen. Manchmal sind mehrere Injektionen erforderlich, bisweilen versagt die Behandlung vollständig. Bei schweren Fällen kommt ein Versuch mit der epiduralen Injektion in Frage. Zu achten ist, daß die Kanüle nicht im Liquorraum liegt, es darf unter keinen Umständen Liquor aus der Kanüle abfließen. Evtl. kommt bisweilen die unblutige Dehnung des Nerven in Frage. Im Chloräthylrausch oder Evipannarkose wird das gestreckte

Bein maximal im Hüftgelenk gebeugt (Verstärkung des *Laségueschen Phänomens*). Das Bein wird bis zum Ende der Narkose in dieser Stellung gehalten.

Die **Neuralgie des N. cutaneus femoris lateralis** ist nicht so selten und wird bisweilen verkannt. Der Nerv entstammt den Segmenten L 2 bis L 3, verläuft vor der Crista ilica und geht unter dem Lig. inguinale durch und durchbohrt distal davon die Fascia lata am Oberschenkel. Nach mechanischen Schädigungen, aber auch ohne äußere Ursache entstehen Schmerzen, die oft mit Parästhesien verbunden sind. „*Meralgia paraesthetica*"; wenn hierbei Spondylitis, beginnender Senkungsabszeß und Tumoren ausgeschlossen sind, ist auch hier die Injektionsbehandlung indiziert und oft erfolgreich. Bleibt sie wirkungslos, so soll man den Nerven in örtlicher Betäubung nach dem Vorschlag Thierschs aufsuchen, mit der Kocherklemme fassen und herausdrehen.

2. Die Kokzygodynie

Hierbei handelt es sich um dumpfe quälende Steißbeinschmerzen, denen mannigfache Ursachen zugrunde liegen können. Oft finden wir die Kokzygodynie nach Steißbeinbrüchen, durch welche das Steißbein nach innen abgewinkelt wird und auf die Nn. coccygei drückt. Oft genügt auch ein stumpfes Trauma, Fall oder Schlag, um das Krankheitsbild hervorzurufen. Bei Frauen, die häufiger als Männer von diesem Leiden befallen sind, stellt sich die Kokzygodynie oft nach Entbindung ein, bei der das Steißbein übermäßig nach hinten gebogen, die Bänder gestreckt und die Nerven überdehnt oder gequetscht wurden. Bei jeder Kokzygodynie ist vor Stellung der Diagnose eine genaue **rektale** und vor allem bei Frauen eine **gynäkologische Untersuchung** erforderlich! Das Leiden entwickelt sich auch ebenso bei Neurasthenie und Hysterie. Die Behandlung besteht, wenn keine organischen Veränderungen vorliegen, in Kurzwellenbestrahlung, Sitzbädern und Belladonnazäpfchen. Die Behandlung wird sich oft lange hinziehen, Geduld ist für Arzt und Patient erforderlich. Auch Psychotherapie kann zum Erfolg führen. Liegt ein organischer Befund, Zustand nach Steißbeinfraktur oder Luxation vor, so kommt die Resektion des Steißbeines in Frage, aber nur dann, wenn die konservativen Maßnahmen nicht zum Erfolg führen. Der an sich leichte Eingriff soll stationär durchgeführt werden.

3. Der Dekubitus

Der Dekubitus oder **Druckbrand** entsteht durch unzweckmäßigen, schlecht gepolsterten oder zu engen Verband oder meist durch die eigene Körperschwere bei längerer Bettruhe abgezehrter, kachektischer Kranker, besonders bei gleichzeitiger Harn- und Stuhlinkontinenz. Unterstützend wirkt dabei eine Herabsetzung der örtlichen Widerstandskraft des Gewebes bei in der Regel schlechten Kreislaufverhältnissen. Bei Erkrankung und Verletzung des Rückenmarkes *(Querschnittslähmung)* tritt der Dekubitus rasch auf **(neurotrophischer Dekubitus)**. Bei Rückenlage des Kranken werden am häufigsten Kreuz- und Steißbeingegend, Gegend der Spina scapulae, der Dornfortsätze der Wirbelsäule, Ferse und Hinterhaupt betroffen. Bei Seitenlage die Trochantergegend. Die Drucknekrose beginnt in der Regel in der Subkutis. Die Haut wird sekundär befallen. Sie zeigt sich zunächst in einer Rötung und livid verfärbten Hautstelle. Innerhalb dieser zeigt sich nach kurzer Zeit eine Schmerzstelle und unter Eiterung kommt es im weiteren Verlauf zum Abstoßen dieser nekrotischen Stellen (s. Abb. 41, S. 119). Der Dekubitus kann bis zum Knochen heraufreichen und diesen auch mit befallen. Die beste Therapie ist die Prophylaxe. Häufiger Lagewechsel, glatte, weiche und trockene Unterlage ist erforderlich (Bettspanner); bei längerer Bettlägerigkeit muß der abgemagerte Patient auf ein Wasserkissen gelegt werden, die Fersen werden durch Gummi- oder Watteringe hohl gelegt, der Druck der Bettdecke kann durch Drahtreifen hintangehalten werden. Wichtig ist vor allem eine regelmäßige Hautpflege des Patienten mit Alkohol, Kampferspiritus oder Franzbranntwein und anschließendes Einpudern. Bei vorhandener Nekrose wird diese mit Puderverbänden trocken gehalten. Hat sich die Nekrose markiert, kann sie mit einem Scherenschlag abgetragen werden. Die Wundfläche wird nach den Prinzipien einer sekundär heilenden Wunde behandelt. Ausgedehnte und stark infizierte Dekubitusfälle gehören zweckmäßig in das Dauerwasserbett.

4. Erkrankungen des Mastdarmes und des Afters

Zu den häufigsten Erkrankungen im Bereich des Enddarmes und Afters, die im Rahmen der ,,Kleinen Chirurgie" zur Behandlung kommen, gehören die **Hämorrhoiden,** die **Analfissuren** und das **Analekzem (Pruritus ani).** Keine Diagnose und auch keine Behandlung der genannten Erkrankungen darf **ohne rektale Untersuchung des Enddarmes** gestellt resp. durchgeführt werden, damit niemals ein beginnendes Rektumkarzinom, auch nicht einmal ein Rektumpolyp **(Präkanzerose!)** übersehen wird! Es ist daher erforderlich, auf die rektale Untersuchung vorweg näher einzugehen!

Die **rektale Untersuchung** gehört zu den wichtigsten und leicht erlernbaren Untersuchungen, sie bedarf zu ihrer gründlichen Durchführung zunächst keines Instrumentes als des eigenen Fingers! (Zeigefinger). Leider geschieht es auch heute noch häufig, daß diese wichtige Untersuchung nicht nur wegen der Scheu des Patienten, sondern häufiger fast aus Bequemlichkeit des behandelnden Arztes unterlassen wird. Immer wieder werden Fälle bekannt, daß diese Untersuchungssünden verhängnisvolle Folgen für den Patienten gehabt haben, weil ein beginnendes oder mit Sicherheit noch operables Rektumkarzinom auf diese Weise übersehen wurde und der Kranke ohne sein Verschulden zu spät zur Operation erschien und das nur,weil eine sofortige digitale Untersuchung des Rektums unterlassen wurde!

Nur wenn in der Sprechstunde bei geringsten Beschwerden von seiten des Mastdarmes und des Anus **routinemäßig** die **digitale Untersuchung** durchgeführt wird, wird es gelingen, mit Sicherheit jedes Rektumkarzinom rechtzeitig zur Radikaloperation zu bringen. Die rektale Untersuchung geschieht planvoll. Begonnen wird ähnlich wie bei der gynäkologischen Untersuchung mit der Besichtigung des Anus und seiner Umgebung. Am günstigsten ist dabei die Knieellenbogenlage des Patienten. Ein Helfer hält dabei die Gesäßbacken leicht auseinander. Nachdem der Kranke sich beruhigt hat und so eine leichte Erschlaffung des Schließmuskels eingetreten ist, kann die Schleimhaut des Analringes in allen Einzelheiten genau besichtigt und krankhafte Veränderungen wie Hämorrhoiden, Fissuren, Fisteln, Prolaps usw. diagnostiziert werden. Danach erfolgt die digitale Austastung der Ampulle mit dem durch Fingerling oder Gummihandschuh geschützten Zeigefinger. Der untersuchende Finger und die Umgebung des Anus wird mit Borsalbe bestrichen, und **langsam und zart** wird dieser unter gleichzeitigem Pressenlassen des Patienten, wodurch der Sphinkter erschlafft, in den Anus eingeführt. Auf diese Weise ist die Untersuchung praktisch schmerzlos. Bei sehr empfindlichen Patienten, vor allem wenn entzündete Hämorrhoidalknoten oder Fissuren vorliegen, soll man die Analschleimhaut mit 2proz. Pantocainlösung bestreichen. Niemals darf man den Sphinkterwiderstand mit Gewalt zu überwinden suchen! Dies verursacht Schmerzen und Schmerzen führen zur weiteren Kontraktion des Sphinkters! Dadurch ist die Palpation von vornherein unsicher. Bei Männern palpiert man an der Vorderwand der Ampulla recti die beiden Prostatalappen und stellt ihre Größe und Konsistenz fest. Zu beiden Seiten der Prostata können die beiden Samenblasen getastet werden, wenn sie durch eine Erkrankung vergrößert sind. Hinter der Prostata tastet man an der Vorderwand des Mastdarmes die hintere Blasenwand als weiches und nachgiebiges Gebilde und noch etwas höher die Douglasfalte. Bei Frauen findet sich etwa in der Höhe wie die Prostata beim Mann die Portio uteri, oberhalb der Portio findet sich der DOUGLASsche Raum, der sich dem tastenden Finger als weiche und nachgiebige Resistenz anbietet. Unter Pressenlassen des Kranken stellen sich dem palpierenden Finger auch höher gelegene Abschnitte des Rektums dar. Nachdem die Vorderwand abgetastet ist, wird durch Drehung des Fingers die hinten gelegene Knochenresistenz des Steißbeines getastet und dessen Lage, Beweglichkeit und Druckempfindlichkeit geprüft. Oberhalb des Steißbeines gelangt der Finger in den Anfangsteil der Kreuzbeinhöhlung. An den Seitenflächen kommt man an die glatte Innenwand des kleinen Beckens heran. Der Finger kann die Rektumschleimhaut im ganzen Umkreis abtasten und prüfen, ob diese überall auf der Unterlage verschieblich ist oder ob sich irgendwo eine Verhärtung findet, die außerhalb von Prostata oder Uterus sitzt. Wir können ebenfalls palpieren, ob die Verhärtung der Schleimhaut angehört, ob die Schleimhaut geschwürig zerfallen ist oder ob die Verhärtung in der Rektumwand sitzt, die Schleimhaut selbst aber normal ist. Das geschwürig zerfallene Rektumkarzinom mit seinen aufgeworfenen Rändern bietet einen so charakteristischen Befund, daß ein Irrtum ausgeschlossen ist. Liegt ein Karzinom vor, wird man versuchen, die Grenzen des Tumors abzutasten, wird klären müssen, ob er beweglich oder mit den Nachbarorganen, Blase, Prostata, Vagina oder os sacrum bereits verwachsen ist. Bei der digitalen Untersuchung des Rektums können auch am tiefsten Punkt des Douglas Metastasen eines Ovarial- oder Magenkrebses als kleine harte Knötchen getastet werden, ebenso kann man nach vorangegangener Perityphlitis oder Pelveoperitonitis einen Douglasabszeß als weiche prall-elastische Vorwölbung der Douglasfalte nachweisen. Bei Frauen muß eine elastische Geschwulst des Douglas an Adnextumor, an Extrauteringravidität (Hämatom im hinteren Douglas) oder an eine Rectoflexio uteri gravidarum denken lassen. Fällt die digitale Untersuchung des Rektums vollkommen negativ aus, so muß bei begründetem Verdacht die weitere Untersuchung zwecks Klärung der Diagnose durchgeführt werden, vor allem dann, wenn die Patienten über häufigen Stuhldrang, Abgang von Blut, Eiter und Schleim klagen. In solchen Fällen muß unbedingt die digitale Untersuchung ergänzt werden durch die **Rektoskopie.** Diese ermöglicht uns, höher gelegene Rektumabschnitte bis 30 cm direkt zu betrachten. Vor jeder Rektoskopie muß der Kranke ordentlich abgeführt haben. Diese Untersuchung ist ebenfalls einfach, und jeder Arzt sollte sie beherrschen! Benötigt wird dazu ein Rektoskop, d. h. ein Metallrohr von 2 cm Durchmesser und 25—30 cm Länge. Das Metallrohr trägt außen eine Zentimetereinteilung. Zum Schutz der Schleimhaut beim Einführen des Rohres ist im Rohr ein Mandrin eingeschoben, der nach vorn zu das Rohr abrundend verschließt. Dieses abgerundete Rohrende wird reichlich mit Borsalbe bestrichen. In gynäkologischer Lage oder in Knieellenbogenlage wird das Rektoskop unter gleichzeitigem Pressenlassen des Patienten eingeführt und so weit vorgeschoben, wie es ohne Druck von selbst in das Rektum hereingleitet. Nun wird der Mandrin aus dem Rohr entfernt und die Lichtquelle am Rohrende aufgesetzt. Unter gleichzeitigem Einpumpen von Luft mittels Gummiballon bei eingeschaltetem Licht wird nunmehr ohne jede Gewaltanwendung das Rektoskop unter Leitung des Auges weiter vorgeschoben. In einer Tiefe von 12 cm erreicht das Rohr das untere Ende der Flexura sigmoidea (Colon pelvinum). Ansammlung von Sekret oder Blut werden mit langstieligem

Tupfer aus dem Blickfeld entfernt. Stets **langsam und zart** bei der Untersuchung vorgehen. Man versucht immer bis in die Tiefe von 25 resp. 30 cm vorzudringen, falls kein Hindernis vorhanden ist. Beim langsamen Zurückziehen des Rohres wird die Beschaffenheit der Scheimhautoberfläche genau inspiziert, wobei festzustellen ist, ob diese anämisch oder hyperämisch ist, ob sie leicht blutet, ob sie ödematös ist, ob geschwürig, oder ob Polypen zu sehen sind. Ein hochsitzendes Karzinom bietet einen so typischen Eindruck einer zerklüfteten, mit Blut und grauen nekrotischen Massen bedeckten Geschwürsfläche, daß man solch Karzinom, einmal gesehen, nie übersehen kann. Da der Darm durch das Karzinom nicht eingeengt ist, kann das Rektoskop am Karzinom vorbeigleiten und Lage und Ausdehnung des Prozesses genau festgestellt werden. Finden wir eine hyperämische und leicht blutende und von zahlreichen kleinen Ulzera besetzte Rektalschleimhaut, so haben wir das Bild der **Colitis ulcerosa.** Wiederholte Untersuchung kann hier das Fortschreiten des Prozesses verfolgen. Ferner bietet die Rektoskopie die Möglichkeit, bei einem auf Karzinom verdächtigen Prozeß mit einer Zange ein Gewebsstückchen zu entfernen und histologisch untersuchen zu lassen.

a) Hämorrhoiden

Die Hämorrhoidalvenen, die einerseits mit dem Stromgebiet der Vena cava, andererseits mit dem Pfortadergebiet in Verbindung stehen, werden während der Stuhlentleerung infolge Steigerung des intraabdominellen Druckes mächtig anschwellen, da ihr Abfluß behindert wird. Bei chronischer Obstipation kommt es zur Überdehnung der Venen des Plexus haemorrhoidalis, die dann auch außerhalb der Stuhlentleerung als blau-violette, weiche und durch Fingerdruck entleerbare Knoten vor der Analschleimhaut vorspringen und als **Hämorrhoiden** bezeichnet werden. Bisweilen erscheint beim Pressen an der Innenseite ein roter Streifen, der Mastdarmschleimhaut (Prolapsus ani). Die Beschwerden sind individuell verschieden, oft werden Hämorrhoiden als Zufallsbefund bei Personen gefunden, die nie davon irgendwie belästigt wurden. In der Regel bestehen anfangs bei dem Patienten leichtes Jucken und Brennen in der Aftergegend, Fremdkörpergefühl, Stuhldrang und Schleimhautabsonderung, vor allem dann, wenn die Hämorrhoiden prolabiert sind. Befallen werden Leute mit habitueller Obstipation oder die Hämorrhoiden treten auf als Folge von langdauernden Darmkatarrhen. Gravidität, intraabdominelle Tumoren begünstigen ebenfalls die Ausbildung von Hämorrhoiden, angeborene Dispositionen, Kostanomalien (schlackenreiche Kost) spielen eine Rolle.

Die Hämorrhoiden sind verschiedenen Komplikationen ausgesetzt, die sich früher oder später einstellen können; infolge der Schleimabsonderung, vor allem bei Analprolaps, entwickelt sich in der Umgebung des Anus ein **Ekzem,** das die Kranken Tag und Nacht nicht zur Ruhe kommen läßt. Unbewußtes und häufiges Kratzen führt um den After herum zu Exkoriationen und Schrunden, die zur Infektion Anlaß geben können. Im ungünstigen Falle kann sich hier ein **Analkarzinom** entwickeln!

Bei chronischen Obstipationen wird oft wegen der Schmerzen der Stuhl bewußt oder unbewußt zurückgehalten; dadurch kommt es leicht zu Einrissen an der Haut und Schleimhaut und zur Blutung. Diese kleine Wunde heilt nicht zu, weil sie durch die Stuhlentleerungen nicht zur Ruhe kommt und sich zudem noch infiziert. Die Wunde wird in eine von starren Rändern umsäumte leicht blutende Rinne umgewandelt, die wir als **Fissura ani** bezeichnen. Die Fissura ani bereitet dem Kranken bei jeder Stuhlentleerung heftigste Schmerzen und ist daher als qualvolles Leiden anzusehen. Bei Besichtigung der Analgegend wird diese krampfhaft zusammengezogen, und man sieht hinten zwischen z. B. 5—7 Uhr eine vorspringende infiltrierte

Schleimhautfalte, in deren Tiefe sich die Fissur verborgen hält. Man hat Mühe, die Fissur wegen des Sphinkterkrampfes darzustellen. Um gründlich untersuchen zu können, ist Umspritzung mit Novocainlösung angezeigt.

Die Hämorrhoidalknoten können sich entzünden, es kommt zur Thrombophlebitis. Breitet sich die Infektion in die Umgebung des Rektums aus, können periproktitische Abszesse und Phelgmonen entstehen; bei Eintritt der Hämorrhoidenthrombose und Entzündung wird der Knoten groß, hart und äußerlich schmerzhaft. Starke Tenesmen und quälendes Fremdkörpergefühl am After, klopfender Entzündungsschmerz vervollständigen das Bild des sog. „Hämorrhoidalanfalles". Dieser Zustand dauert meist 6—8 Tage. Bettruhe soll in solchem Falle immer eingehalten werden, schmerzstillende Belladonna-Anästhesin-Zäpfchen sind einzuführen.

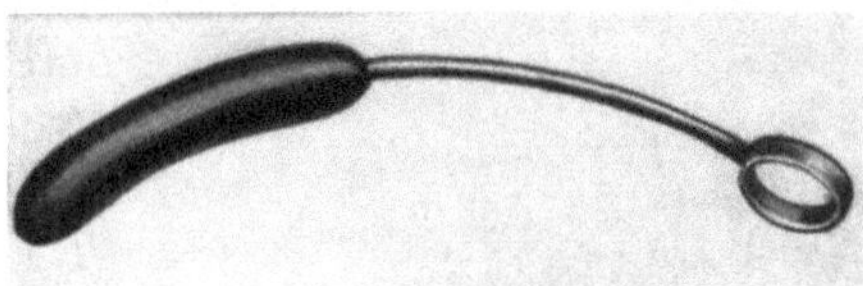

Abb. 53. Bougie

Die **Behandlung** von Hämorrhoiden im Anfangsstadium besteht in der Regel in Diät, Sorge für gute leichte Stuhlentleerung und lauwarmen Sitzbädern. Bei sitzender Beschäftigung ist körperliche Bewegung anzustreben. Besonders wichtig ist die sog. **Analtoilette** (Benutzung von weichem Toilettenpapier); stärker ausgebildete Hämorrhoiden werden mit Hämorrhoidalsalbe und Hämorrhoidalzäpfchen behandelt. Wenn stärkere Blutungen auftreten, wie vor allem bei inneren Hämorrhoiden, ist stets der Verdacht auf Tumor vorhanden. Bei Auftreten einer stärkeren Blutung muß der Kranke Bettruhe einhalten, möglichst mit hochgelagertem Becken; in schwersten Fällen empfiehlt sich die Rektumtamponade mit Jodoformgaze (im Rausch). Hämorrhoidenblutungen bilden immer eine Indikation zur baldmöglichsten Operation, ebenso wie wiederholte Entzündungserscheinungen und Prolapse. Die Hämorrhoidenoperation ist stets dem Fachchirurgen zu überlassen.

Es gibt zwei bewährte Methoden, die nach „von Langenbek" und die „Witehead-Methode"; vor allem die letztere führt bisweilen durch Narbenschrumpfung zur Stenose des Anus. Letztere ruft notgedrungen eine langwierige Nachbehandlung mit Dilatatoren (Bougies) hervor (Abb. 53). Schon aus diesem Grunde ist eine ambulante Operation tunlichst zu vermeiden. Umstritten ist auch heute noch die Injektionsbehandlung der Hämorrhoiden; durch Einspritzung verödender Mittel entweder in die Knoten selbst oder in das perianale Gewebe soll die Verödung der Hämorrhoiden hervorgerufen werden.

Aber auch hier droht die Gefahr der Nekrose, die im ungünstigen Falle zu schweren perirektalen Phlegmonen, die durch breite Inzisionen eröffnet werden müssen, führen. Auch tödlicher Ausgang solcher fortschreitenden perirektalen Phlegmonen sind beschrieben worden. Komplikationen und Mißerfolge dieser technisch einfachen Injektionsbehandlungen sind begreiflich, wenn man bedenkt, daß in der Analgegend nie absolut aseptisch gearbeitet werden kann. Aus diesem Grunde ist das Verödungsverfahren der Hämorrhoiden für die Praxis und Ambulanz ungeeignet. Bei prolabierten inneren Hämorrhoidalknoten kann, wenn der Prolaps frisch ist, die Reposition in Seitenlage des Kranken durchgeführt werden, indem man mit behandschuhtem und eingefettetem Finger unter Lokalanästhesie den prolabierten Hämorrhoidalknoten schonend zurückdrückt. Bei bereits erfolgter Nekrose eines solchen prolabierten Knotens wird jeder Eingriff unterlassen und die spontane Abstoßung unter Puderverbänden abgewartet.

b) Fissura ani

Für die Analfissur ist der außerordentliche, starke Schmerz beim Stuhlgang charakteristisch, der nicht wie bei dem Hämorrhoidenanfall in größeren Zeitabständen, sondern bei jeder Stuhlentleerung vorhanden ist. Jedesmal wird die Fissur von neuem aufgerissen; die Intensität der Schmerzen richtet sich dabei nach Volumen und Härte des Stuhles. Jede Berührung der Fissur löst eine sofortige schmerzhafte Sphinkterkontraktion reflektorisch aus. Anästhesie ist zur genauen rektalen Untersuchung in solchen Fällen erforderlich (Abb. 54). Fehlt jegliche Fissur, so handelt es sich wahrscheinlich um sogenannte „*Mastdarmneuralgie*", die man bisweilen bei neurasthenischen und hysterischen Personen findet. Sind die Beschwerden gering oder bestehen sie erst kurze Zeit, so kommt konservative Behandlung in Frage. Zu allererst wird die Stuhlentleerung durch diätetische Maßnahmen geregelt. In erster Linie muß durch Abführmittel für leichten Stuhl gesorgt werden. Nach der Stuhlentleerung sind Sitzbäder erforderlich, der oft lang anhaltende Nachschmerz muß mit Anästhesinzäpfchen bekämpft werden. Nervöse bzw. hysterische Kranke werden gleichzeitig vegetativ gedämpft (Bromural, Luminaletten usw.). Die **Sphinkterdehnung** ist am Platze, wenn die konservative Behandlung nach 10—14 Tagen nicht zum Erfolg führt. Am günstigsten wird die Sphinkterdehnung in örtlicher Betäubung vorgenommen; der Sphinktermuskel verliert durch die Dehnung für einige Tage seinen Tonus. Für die nächsten 3 Tage nach der Dehnung soll der Patient nur flüssige Kost zu sich nehmen, damit die Fissur durch fehlenden Stuhlgang und Ruhe Zeit zur Granulierung findet. Die Fissur selbst bedeckt man mit einem Anästhesinsalbenläppchen. Man dehnt mit Daumen und Zeigefinger beider Hände. Unter elastischem Ziehen wird vorsichtig der Widerstand des Sphinkters überwunden. Es genügt voll und ganz, die Dehnung so lange fortzusetzen, bis der deutlich fühlbare Widerstand des Muskels überwunden ist. Das ist in der Regel der Fall, wenn man zwischen den eingeführten zwei Fingern einen dritten hineinstecken kann. Zu schnelle oder zu starke Dehnung ist gefährlich, da sie zu dauernder Inkontinenz führen kann (Sphinkterzerreißung). Ältere Fissuren kann man nach Dehnung des Schließmuskels verschorfen, wodurch die Heilung oft sehr beschleunigt wird. Es ist auch ebenso statthaft, die Fissur keilförmig zu exzidieren und das Ulkus zu entfernen. Eine Schleimhautnaht ist nicht erforderlich. Auf Einführung eines Gummirohres in den After kann verzichtet werden. Ein leicht gefetteter Gazestreifen tut bessere Dienste. Bettruhe, flüssige Kost in den ersten 3 Tagen ist unbedingt anzuraten. Unter dieser operativen Behandlung sind die großen Schmerzen meist behoben, gewisse Restbeschwerden beim Stuhlgang und beim Sitzen bestehen aber oft noch wochenlang fort, weil die Neuralgie nur langsam abklingt. Es empfiehlt sich, den Kranken nach der Operation darauf hinzuweisen, daß die Beschwerden nur allmählich verschwinden werden.

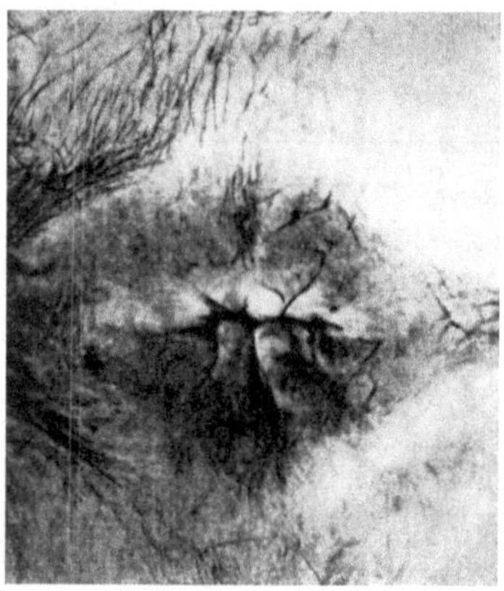

Abb. 54. Fissura ani und Pruritus ani

c) Perianales Ekzem — Pruritus ani

Bei Vorliegen des perianalen Ekzems muß zunächst entschieden werden, ob nicht eine Analfistel oder Fissur oder Oxyuren die Ursache des Ekzems sind. In diesem

Falle ist das Grundleiden zu behandeln. Für leichte Stuhlentleerung und Herabsetzung der Stuhlmenge durch zellulosefreie Kost ist zu sorgen. Der Kranke wird zur Disziplin angehalten, das nächtliche Kratzen zu unterlassen. Der Juckreiz wird bekämpft, indem die Gegend mit Desitinsalbe bestrichen wird und zwischen den Gesäßbacken ein mit kaltem Wasser gefülltes Fläschchen mit einer T-Binde befestigt wird. Nach jeder Stuhlentleerung **muß** das perianale Hautgebiet sorgfältig gewaschen und wiederum mit Salbe bestrichen werden. Nässende Ekzeme werden besser gepudert. Wenn der Kranke das nächtliche Kratzen nicht unterläßt, müssen energische Angehörige die Hände anbinden. Der **Pruritus ani,** eigentlich ein **Symptom** des chronischen Ekzems, wird neben anderen Erkrankungen ebenfalls bei Oxyuren, Fissuren und Fisteln angetroffen und erfährt die gleiche Behandlung wie das perianale Ekzem. Oft kann man den Juckreiz rasch beseitigen durch Umspritzung der harten Haut in der Analgegend mit 1proz. Novocainlösung. Günstige Erfahrungen mit Hormonbehandlung bei Pruritus ani und auch vulvae sollen vorliegen. Bei hartnäckigen Fällen empfiehlt sich ein Versuch mit Röntgenbestrahlung. Als Ultima ratio käme die Resektion der Hautnerven sowie Exzision des erkrankten Hautbezirkes in Frage.

d) Periproktitischer Abszeß

Der periproktitische Abszeß entsteht im Anschluß an eitrige Entzündungen der Bindegewebsräume, die den unteren Mastdarmabschnitt umgeben. Die eitrige Infektion ist meist Folge von Verletzungen, von denen die Mastdarmschleimhaut oft betroffen wird (harte Kotballen, Kratzen usw.), wobei zu Infektionen reichlich Anlaß gegeben ist. Der periproktitische Abszeß verläuft je nach Lage verschieden schwer. Alle **tiefliegenden** Eiterungen gehören besser in die Klinik! Die oberflächlichen submukösen und sich nach außen hin entwickelnden ischiorektalen Abszesse können ambulant behandelt werden. Entsprechend dem anatomischen Aufbau der Analgegend kann ein Abszeß in drei verschiedenen Gewebsschichten zur Entwicklung kommen:

a) Im subkutanen Fettgewebe der Analhaut und unter der Mukosa des Rektums = **subkutaner** bzw. **submuköser Abszeß;**
b) in der Fossa ischio rectalis, einem mit Fettgewebe ausgefüllten Raum, der medialwärts vom Sphinkter ani, nach oben vom M. levator ani, nach außen vom M. obturatur und vom os ischii begrenzt ist;
c) in der Fossa pelvirectalis, die oberhalb des M. levator ani gelegen ist und nach außen zu von der Fascia pelviparietalis begrenzt ist.

Die meisten Eiterungen dieser Art gehen naturgemäß von der Mastdarmschleimhaut aus und sitzen besonders gern im Bereich des M. sphinkter.

An dieser Stelle wird die Kotsäule beim Defäkationsakt besonders fest umschlossen, und die Möglichkeit zur Verletzung der Schleimhaut ist hier bei hartem Stuhlgang besonders groß. Am häufigsten von allen sind die submukösen periproktitischen Abszesse. Die Infektion beginnt in der Nähe des Afters dicht über dem Aftereingang und schreitet nach oben zu im submukösen, nach unten und außen im subkutanen Gewebe weiter. Bei der äußeren Untersuchung findet sich bisweilen keine oder nur eine sehr geringe Anschwellung. Der Kranke klagt über Schmerzen im Mastdarm. Bei der rektalen Untersuchung findet sich dann kurz hinter dem Anuseingang eine weiche Vorwölbung, die außerordentlich berührungsschmerzhaft ist. Wenn die submukösen periproktitischen Abszesse akut mit starken Schmerzen und unbewußter Stuhlverhaltung auftreten, liegt in der Regel eine Mischinfektion mit vorwiegend Kolibazillen und Staphylokokken vor. Entwickeln sich derartige Abszesse langsam, schleichend, fast schmerzlos, so muß differentialdiagnostisch immer an Tuberkulose gedacht werden. Bei akuten Entzündungen erfolgt gewöhnlich, wenn nicht rechtzeitig eröffnet wird, nach einiger Zeit der Spontandurchbruch des Eiters meist durch eine MORGAGNIsche Tasche, bisweilen auch durch die äußere Haut, selten durch die Rektalschleimhaut; im letzteren Falle bleiben Mastdarmfisteln zurück.

Der subkutane Abszeß sitzt dicht am After unter der äußeren Haut und bildet harte und schmerzhafte Infiltrate. Die Haut darüber ist wie bei jedem Abszeß gerötet, und bei der Palpation läßt sich auch manchmal Fluktuation nachweisen. Wird der subkutane und submuköse Abszeß nicht rechtzeitig eröffnet, dann breitet sich der Eiter in der Fossa ischii rectalis aus und kann in der Tiefe bis an den M. levator ani vorrücken. Erfolgt auch da der Durchbruch durch diesen Muskel, so führt dies notgedrungen zur Phlegmone der Fossa pelvirectalis. Diese Phlegmonen verursachen ein außerordentlich schweres Krankheitsbild mit hohem Fieber, Tenesmen und Miktionsbeschwerden. Bei der rektalen Untersuchung tastet der Finger ein sehr schmerzhaftes Infiltrat außerhalb des Schließmuskels, oder man findet das Infiltrat

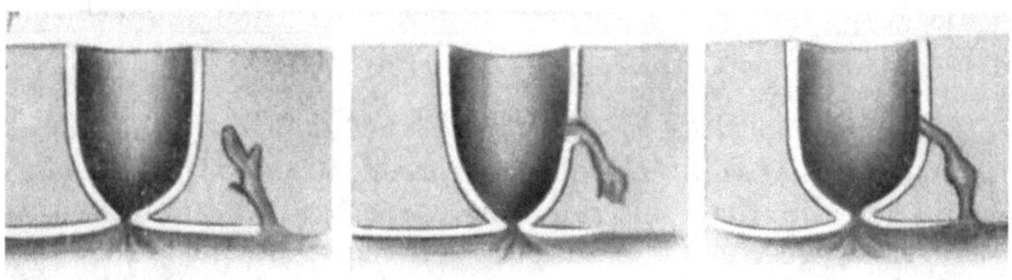

a) *b)* *c)*

Abb. 55. *a)* inkomplette äußere, *b)* inkomplette innere, *c)* komplette Analfistel

oberhalb des Sphinkters. Wenn der Eiter spontan nach außen oder nach dem Rektum zu durchbricht, so lassen das Fieber und die Schmerzen sofort nach, aber die Erkrankung selbst kommt nicht zur Abheilung; denn jeder periproktitische Abszeß hat die Neigung, auch nach Entleerung des Eiters fast immer eine Fistel zurückzulassen. Die Form der Mastdarmfistel hängt sehr von der ursprünglichen Lage des Abszesses und von der Richtung des Spontandurchbruches des Eiters nach außen oder ins Rektum ab. Wenn ein kleiner submuköser Abszeß in das Rektum durchbricht, so bildet sich die *innere Mastdarmfistel.* Bricht der dicht am Anus gelegene subkutane Abszeß nach außen durch, bildet sich die *äußere Mastdarmfistel.* Entleert sich der Abszeß aus der Fossa ischii rectalis nach außen, dann haben wir es mit einer **extrasphinktären äußeren Fistula ischiorectalis** zu tun. Bricht eine tiefe Phlegmone sowohl nach außen wie auch zum Rektum hin durch, entwickelt sich die unangenehmste Fistelform, die **Fistula ani completa.** Der Kranke selbst fühlt sich natürlich nach dem Spontandurchbruch des Abszesses leichter und ist in dem Irrglauben, daß nun die Erkrankung vollkommen ausheilt. Er bemerkt aber bald an der beschmutzten Wäsche, daß die Eiterung weiter anhält und daß nunmehr eine Fistel entstanden ist. Mit jedem Stuhlgang infiziert sich der Fistelgang neu, und es kommt immer wieder zu Reinfektionen, d. h. die Fistel heilt **spontan nie** aus (Abb. 55 a—c).

Zeitweise kann natürlich die Fistel verkleben, dann kommt es in der Regel zu einer Verhaltung mit entsprechender Allgemeinerscheinung, wie Fieber und Schmerzen und bald darauf zu einem erneuten Spontandurchbruch. Bei der kompletten Analfistel kommt es neben Eiter auch zu Stuhl- und Windabgang durch den Fistelgang. Solche Fisteln erfordern eine gründliche Operation, die besser der Klinik und dem Fachchirurgen überlassen bleiben sollte. Die Gefahr, daß aus einem periproktitischen Abszeß eine Fistel resultiert, kann nur beseitigt werden, wenn rechtzeitig und sachgemäß operiert wird. Die **rechtzeitige** Operation ist besonders zu betonen, da man oft einen kleinen Abszeß zunächst leicht für eine Infiltration hält und von der richtigen und rechtzeitigen Inzision auf Grund der Verkennung des Krankheitsbildes Abstand nimmt. Es ist **falsch,** bei „periproktitischen Infiltraten" auf die **„Reifung"** des Infiltrates zu warten! Dann ist es nämlich zur Inzision zu spät, weil unmittelbar zu diesem Zeitpunkt die Spontanperforation erfolgt. **Also:** Zur Vermeidung von Analfisteln ist die **rechtzeitige,** d. h. **frühzeitige** Inzision unbedingt erforderlich, auch dann, wenn mit Sicherheit ein Abszeß nicht palpabel ist! Die Eröffnung der oberflächlichen periproktitischen Abszesse erfolgt im Chloräthylrausch. Der Kranke liegt dabei in Steinschnittlage, wobei die gebeugten Beine ähnlich der gynäkologischen Untersuchungstechnik auf den Beinhaltern ruhen. Das Gesäß selbst wird bis an den Rand des Operationstisches vorgezogen. Die günstigste Schnittführung bei subkutanem und submukösem Abszeß ist der **bogenförmige** Schnitt außerhalb des Sphinkters und mit diesem parallel laufend. Er ist besser, als die Radiärinzision. Da über die Tiefenausdehnung des Abszesses mit Sicherheit vorher nichts ausgesagt werden kann, oft reichen unter der Haut gelegene Abszesse bis in die Fossa ischii rectalis, lassen sich diese mit dem bogenförmigen Schnitt, der extrasphinktär verläuft, stumpf mit der Kornzange am besten eröffnen. Der Schnitt muß ausgiebig und breit angelegt werden. Die Abszeßhöhle wird locker mit Jodoformgaze ausgelegt oder mit normaler Gaze unter gleichzeitigem Einstreuen von M.-P.-Puder. Damit die Wundränder nicht verkleben, empfiehlt es sich, ein elliptisches Gewebsstück zu exzidieren. Die Umgebung der Abszeßwunde muß dick mit Zinkpaste umstrichen werden. In der Nachbehandlung ist für leichten Stuhlgang durch milde Laxantia zu sorgen. Nach Entfernung des Streifens werden Sitzbäder angefangen, die mindestens nach jedem Stuhlgang, besser täglich einmal mindestens durchgeführt werden sollen. Die Heilungstendenz des periproktitischen Abszesses, der rechtzeitig und genügend weit eröffnet wurde, ist außerordentlich gut, da die lokale Gewebsresistenz und Durchblutung in der Analgegend ebenfalls gut ist. Bei den größeren Abszessen der Fossa ischii rectalis besteht auch bei rechtzeitiger Inzision die Gefahr, daß die Abszeßhöhle unter Zurücklassen einer Fistel ausheilt, einfach deswegen, weil die Abszeßwände nicht genügend zusammenrücken können, da die Fossa ischii rectalis einerseits von der starren Beckenwand, andererseits von der Rektalwand begrenzt ist. Um eine Fistel zu vermeiden, wird empfohlen, nach Eröffnung des Abszesses mit einem bogenförmigen Schnitt den **inneren** Hautwundrand als Lappen in der Tiefe der Wunde festzunähen. Hierdurch wird ein Klaffen der Wunde erreicht, und die Hautränder können nicht früher zusammenheilen, als bis der Abszeßgrund überhäutet ist. So kann die Entstehung einer Fistel verhindert werden (Abb. 56a, b).

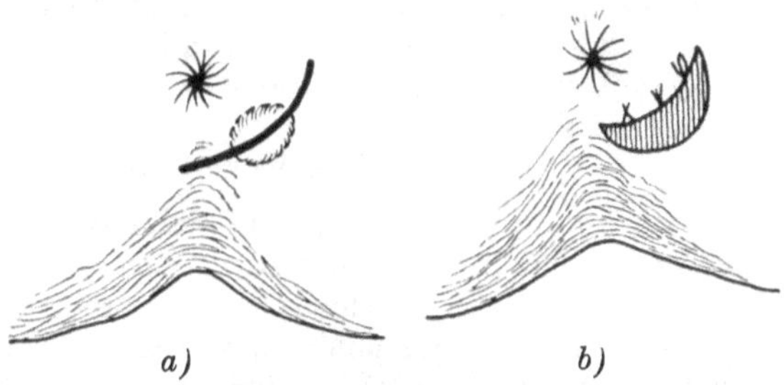

Abb. 56. *a)* Bogenförmiger Schnitt extrasphinktär, *b)* der eine Wundrand ist in der Tiefe der Wundhöhle durch Knopfnähte fixiert

Handelt es sich bereits um eine äußere oder innere Mastdarmfistel, so kann diese beseitigt werden, indem der Fistelgang selbst in eine **offene Rinne** umgewandelt wird. Eine chronische Mastdarmfistel wird also auf einer Rinnensonde mit dem Skalpell gespalten, wobei die den Fistelgang bedeckende Haut und Schleimhaut vollkommen durchtrennt werden muß. Dieser an sich kleine Eingriff kann in Lokalanästhesie durchgeführt werden. Nach Spaltung der bedeckenden Haut oder Schleimhaut werden die Wundränder auseinander gezogen und die Wundfläche des Fistelganges mit dem scharfen Löffel ausgekratzt oder mit dem elektrischen Messer verschorft. In die so entstandene frische Wunde wird ebenfalls wie beim frischen Abszeß ein Mullstreifen mit M.-P.-Puder oder auch ohne eingelegt. Jede komplette extrasphinktäre Fistel gehört in fachärztliche Klinikbehandlung.

Fisteln, die **chronisch** verlaufen und für den Patienten fast unbemerkt entstanden sind, sind in der Regel **tuberkulöser Natur.** Es ist aber falsch zu behaupten, alle Mastdarmfisteln seien tuberkulös und daher unheilbar. Auch tuberkulöse Fisteln können ausheilen, wenn die Primärerkrankung, die Tuberkulose, behandelt wird und das Allgemeinbefinden des Kranken nicht zu schlecht ist. In diesem Falle wird die tuberkulöse Fistel operiert und mit Erfolg behandelt werden können; man muß darauf achten, daß das gesamte tuberkulöse Granulationsgewebe im Fistelgang entfernt wird.

5. Abszesse der Sakral- und Gesäßgegend

Prinzipiell unterscheidet sich die Behandlung der Abszesse der Sakralgegend nicht von der Behandlung der Abszesse an anderen Körperstellen. In einer Hinsicht allerdings besteht ein Unterschied: nach Inzision eines Sakralabszesses, auch wenn sie noch so gründlich vorgenommen wurde, entwickelt sich oft eine Fistel. Die Fistelentwicklung hängt ähnlich wie beim periproktitischen Abszeß mit den anatomischen Verhältnissen dieser Gegend zusammen. Auch hier sind die Wände der Abszeßhöhle starr und unnachgiebig. Die Abszeßhöhle wird an ihrer Basis vom Kreuzbein und an den Seiten von einem derben fibrösen subkutanen Gewebe begrenzt. Man muß also bei Spaltung eines Sakralabszesses die Wundränder der Hautwunde beiderseits in der Tiefe der Wunde an das Periost des os sacrum annähen; dann können die Wundränder nicht vorzeitig zusammenwachsen, und die Wunde heilt ohne Fistel aus, da jetzt Epidermis von den Hautwundrändern über den Grund der Abszeßhöhle hinüberwächst. In ähnlicher Weise müssen auch Fisteln nach spontan perforierten Dermoidzysten behandelt werden, wobei alle von Epithel ausgekleideten Gänge entfernt werden müssen.

Die Abszesse der Gesäßgegend entstehen in der Regel nach intramuskulären Injektionen von Medikamenten. Unter hohem Fieber entwickelt sich in der Umgebung der Injektionsstelle ein schmerzhaftes Infiltrat mit Rötung und Ödem der Haut. Im Beginn des Infiltrates kann man durch Alkoholumschläge oder Rivanol in den ersten 2—3 Tagen den Versuch machen, das Infiltrat zum Rückgang zu bringen. Länger als 3 Tage abzuwarten unter konservativer Behandlung, hat keinen Sinn! Gehen Schwellung und Schmerzen nicht in wenigen Tagen zurück, dann muß der oft tief gelegene Glutäalabszeß durch breite Inzision und nachfolgender Streifentamponade eröffnet werden!

6. Erkrankungen des Urogenitalsystems

Hier werden nur die im Rahmen der „Kleinen Chirurgie" durchführbaren Eingriffe und ihre Indikationen besprochen.

a) Die akute Harnverhaltung

Die Beseitigung der **Harnverhaltung** ist ein wichtiger **dringlicher Eingriff,** den der praktische Arzt beherrschen muß! Die Harnverhaltung kann durch zahlreiche Ursachen ausgelöst werden. Man ist also gezwungen, bevor man den Kranken von seinem qualvollen Zustand befreit, eine kurze zielbewußte Untersuchung in jedem Falle durchzuführen. — Die häufigste Ursache für Harnverhaltung bei älteren Männern ist die **Prostatahypertrophie.** Die rektale Untersuchung klärt, ob eine Vergrößerung der Prostata vorliegt. Dabei ist daran zu denken, daß auch eine kleine Prostatageschwulst, meist Adenom, die bei der rektalen Untersuchung unauffällig ist, dem Harnabfluß doch hinderlich sein kann, wenn die Geschwulst vorwiegend gegen das Orificium urethrae vorspringt und so verlegt. Bei plötzlich ohne Vorboten auftretender Verlegung der Harnwege wird man, besonders, wenn tropfenweise Blut entleert wird, an einen Fremdkörper denken müssen (z. B. ein kleiner, in der Harnröhre eingeklemmter Blasenstein). Bei Blutungen kann es sich auch, abgesehen von Verletzungen durch vorangegangene ergebnislose Katheteresierungsversuche, um eine Geschwulst der Harnröhre handeln. Erzählt der Patient von „*unterbrochenem Harnstrahl*", konnte er in letzter Zeit nur in einer bestimmten Stellung urinieren, so denke man nicht nur an Blasenstein, sondern immer an in der Nähe des Blasenhalses gelegene polypöse Geschwülste, besonders, wenn stärkere Blutungen vorausgegangen sind. Aber auch Prostataabszesse und Samenblasenerkrankungen können diese Störung verursachen. Verhältnismäßig häufig ist die Harnverhaltung durch Harnröhrenstrikturen, vorwiegend nach überstandener Gonorrhoe; auch hier hilft die Anamnese weiter. Gibt der Kranke an, daß der Harnstrahl seit längerer Zeit allmählich mehr und mehr nachgelassen hat, so kommt in erster Linie die gonorrhoische Striktur in Betracht. Auch nach Trauma (Harnröhrenquetschung) kann eine Striktur auftreten. Kommen Kranke, ohne über Schmerzen zu klagen, mit übermäßig gefüllter Blase in die Sprechstunde, so ist dies in höchstem Maße auf Tabes bzw. Paralyse verdächtig.

Man muß also stets auch auf Tabes untersuchen. Man darf sich mit der Feststellung einer leicht vergrößerten Prostata nicht zufrieden geben. Gar nicht so selten werden Tabiker zur Prostatatektomie der Klinik überwiesen! Sowohl bei der Prostatahypertrophie wie auch bei Innervationsstörung **(Detrusorlähmung)** kommt es zu dem bekannten Symptom der *Ischuria paradoxa*, d. h. dem Harnträufeln bei hochstehender voller Blase. Zunächst wird man bei Harnverletzung mit Wärme auf die Blasengegend, evtl. Doryl intramuskulär und Aufdrehen eines in der Nähe befindlichen Wasserhahnes versuchen, eine spontane Urinentleerung zu erreichen. Wenn alle diese Mittel nicht nützen, was oft der Fall ist, dann muß der *aseptische Katheterismus* vorgenommen werden, vor allen Dingen dann, wenn die Blase weit oberhalb der Symphyse steht, wovon man sich leicht durch Perkussion des Unterbauches überzeugen kann. Zum *Katheterisieren* stehen uns weiche und Metallkatheter zur Verfügung, deren Stärke nach der CHARRIÈREschen Skala bestimmt wird. Charrière Nr. 1 entspricht hierbei einem Durchmesser von $1/3$ mm. Jede folgende Nummer ist um $1/3$ mm stärker, so daß z. B. Kathetergröße 20 einen Durchmesser von 20/3 mm $= 2/3$ cm entspricht.

Das Ende des Katheters, der Schnabel, ist entweder konisch abgerundet oder geknöpft, verläuft gerade oder ist seitlich abgebogen. Neben dem gewöhnlichen NÉLATON-*Katheter* hat sich der TIEMANN-*Katheter* sehr gut bewährt (Abb. 57). Mancher Mißerfolg beim Katheterisieren läßt sich durch Gebrauch dieses Katheters vermeiden. Auf Benutzung der halbstarren Seidenkatheter kann man im allgemeinen verzichten. Sie sind trotz ihrer Elastizität starr genug, um bei ungeeigneter Anwendung falsche Wege zu schaffen. Die *starren Metallkatheter* mit geradem Schaft, an dem sich ein gebogener Schnabel anschließt, finden im allgemeinen nur Anwendung, wenn das Katheterisieren mit weichen Kathetern nicht gelingt; z. B. bei Prostatahypertrophie sind gerade Metallkatheter mit MERCIER-Krümmung vorzuziehen.

Wir beginnen den Katheterismus stets mit dem weichen, vorher ausgekochten Gummikatheter von NÉLATON (s. Abb. 51, 1), weil seine Einführung am schonendsten durchführbar ist. Vor dem Gebrauch soll der Katheter durch Dehnen und Biegen auf seine Elastizität geprüft werden, namentlich unzweckmäßige längere Lagerung macht die Katheter rissig. Ein rissiger Katheter darf nicht verwendet werden, weil er evtl. mal in der Blase abbrechen kann. Sollten bei der Einführung Schwierigkeiten auftreten, so greife man zu dem weichen Gummikatheter von TIEMANN. Dieser läßt sich leichter einführen, weil er an seinem vorderen Ende einen etwas abgebogenen Gummifortsatz trägt, mit dessen Hilfe dieser Katheter auch bei Strikturen noch seinen Weg in die Blase findet. Wichtig ist, daß der Katheter **zart** und **langsam** mit Geduld und Vorsicht in die Harnröhre vorgeschoben wird. Das Ende des Katheters wird zuvor in Alkohol, besser in steriles Glyzerin eingetaucht.

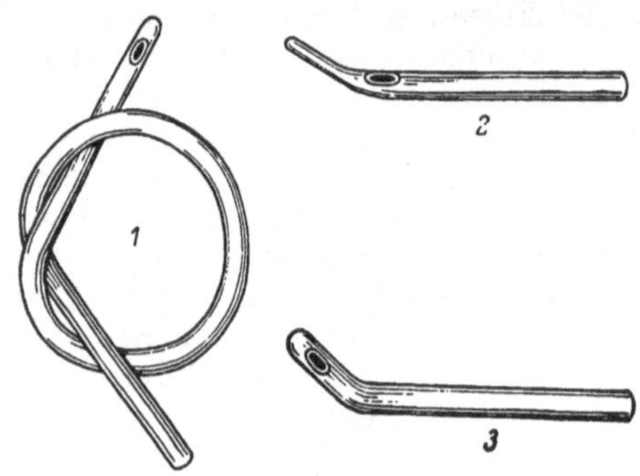

Abb. 57. Verschiedene Katheterformen: 1. NÉLATON-Katheter, 2. TIEMANN-Katheter, 3. MERCIER-Katheter

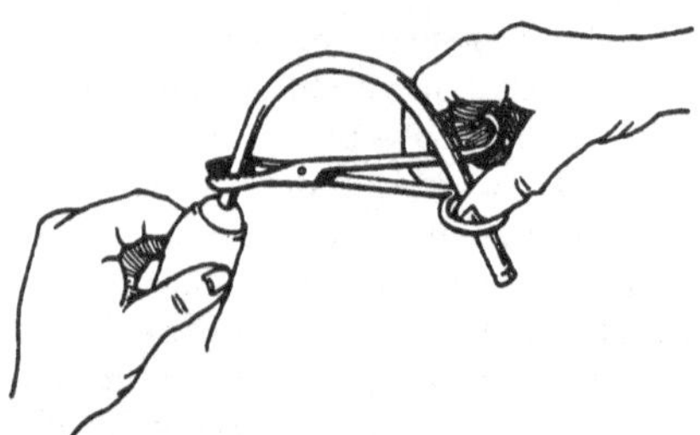
Abb. 58. Einführung des Katheters

Der **Katheterismus** muß unter Wahrung **strengster Asepsis** vorgenommen werden, wenn man nicht den Kranken durch Keimverschleppung in die Blase und durch die daraus sich entwickelnde schwere Zystitis bzw. Zystopyelitis gefährden will. Der Katheter darf niemals mit dem bloßen unreinen Finger angefaßt werden. Man zieht entweder keimfreie Gummihandschuhe an oder führt den Katheter unter Zuhilfenahme einer Pinzette oder besser Kornzange ein, ohne mit den Fingern den Katheter zu berühren. Vor der Einführung des Katheters muß die äußere Öffnung der Harnröhre mit einem Sublimattupfer kurz desinfiziert werden. Bei empfindlichen Kranken ist die Harnröhre vorher mit ½ proz. Pantocainlösung zu anästhesieren, indem 10 ccm mit einer Harnröhrenspritze (mit stumpfem Olivenansatz) in die Harnröhre eingespritzt und die größeren Harnröhrenöffnungen 10 Minuten zwischen Daumen und Zeigefinger verschlossen oder durch die Penisklemme abgeklemmt werden. Dann wird der ausgekochte Katheter mit zwei Pinzetten oder Klemmen gefaßt, ein Katheterende in Glyzerin oder Öl eingetaucht und darauf mit der Klemme gefaßt, während das äußere Ende, das ja nicht steril bleiben kann, zwischen den Fingern mit dem Klemmengriff eingeklemmt wird (s. Abb. 58). Auf diese Weise kann der Katheter mit Hilfe der Klemme gut in der rechten Hand gehalten werden, während die linke Hand den Penis anhebt. Der Katheter wird nun bis zur Hälfte eingeführt, worauf sein äußeres Ende nicht mehr festgehalten werden muß. Nunmehr schiebt die Klemme den Katheter so lange weiter, bis der Ablauf von Urin das Eindringen des Katheters in die Harnblase anzeigt. Das häufigste Hindernis ist hierbei in der Prostatagegend und am Blasenhals, wenn der Sphinkter sich krampft, zu überwinden. In der Regel wird man mit dem weichen Gummikatheter von 20—22 Charrière-Stärke in die Blase gelangen. Nur wenn es nicht gelingt, mit einem weichen Katheter das Hindernis zu überwinden, ist man gezwungen, zu halbsteifen und steifen Metallkathetern zu greifen. Diese sind aber gefährlicher, weil man mit ihnen bei robustem Vorgehen leicht einen falschen Weg erzeugen und die Harnröhre verletzen kann, was sich durch Abgehen von Blut aus der Urethra äußert. Die halbsteifen Katheter sind aus Seidengespinst hergestellt und mit Lack überzogen. Sie haben am Katheterende ihre steife Mercierkrümmung und werden mit der Krümmung nach vorn gerichtet eingeführt. Unter starker Senkung des äußeren Katheterendes erreicht dieser nach Überwindung der Harnröhrenenge schließlich die Blase. In der Praxis ist das Katheterisieren mit **starren** Kathetern immer ein **Risiko!** Vor **dünnen** Kathetern ist zu warnen. Man hält sich in diesem Falle an die **paradox** klingende **Regel:** „Gelangt man mit einem **dicken** Katheter **nicht** in die Blase, so nehme man einen noch **dickeren!**"

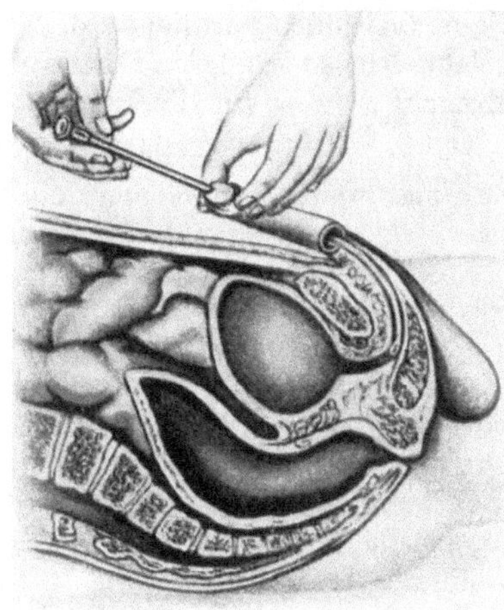

Abb. 59.
Einführung eines Metallkatheters (schematischer Sagittalschnitt)

Ein dickes Instrument ist nämlich imstande, hindernde Falten zu glätten und wegzuräumen. Ein stärkerer Druck verteilt sich auf eine größere Fläche und ist somit auch weniger gefährlich (Abb. 59). Mit einem dünnen Metallkatheter eine Stenose zu passieren, durch die ein weicher Katheter nicht hindurchgeht, ist ein Kunststück, das nur dem Erfahrenen gelingen kann und die nicht selten **„falschen Wege"** in der Praxis zeigen, wie schwer die Kunst des Katheterisierens zu erlernen ist. Dem starren Katheter wird im Gegensatz zum weichen der Weg durch den Arzt gewiesen. Den kleinen Abweichungen der Katheterspitze, die in Besonderheiten der Harnröhre ihren Grund haben, muß man mit **weicher Hand** nachgehen. Der Kranke liegt dabei auf dem Rücken mit erhöhtem Becken. Die Beckenerhöhung muß bei Prostatahypertrophie besonders hoch sein. Der Arzt steht an der linken Seite des Patienten. Im übrigen gilt da dasselbe wie bei Einführen eines weichen Katheters. Ist der Urin entleert, so wird der Katheter langsam und schonend in umgekehrter Folge der einzelnen Bewegungsphasen entfernt. Keinesfalls darf man aber zuviel Versuche machen und unbedingt den Katheterismus erzwingen wollen, weil man die Urethra dadurch mit Sicherheit verletzen würde, und es zu den bösartigen Komplikationen der Urinphlegmone kommen kann (Abb. 60). Die Urininfiltration, die oft zu schwerer fortschreitender, bisweilen jauchiger Phlegmone führt, beeinträchtigt das Allgemeinbefinden außerordentlich. Die Patienten haben dabei schwere Schüttelfröste mit septischen Temperaturen, die Zunge ist trocken, die Weichteile am Perineum und am Skrotum und am Penis, die Leistengegenden schwellen an und sind äußerlich druckschmerzhaft, die Haut ist an diesen Stellen gerötet, manchmal von schwarzbrandigen Flecken durchsetzt. Es besteht oft Unmöglichkeit, zu urinieren. Wenn ein solcher Zustand besteht, ist die sofortige chirurgische Behandlung erforderlich! Im Zustand

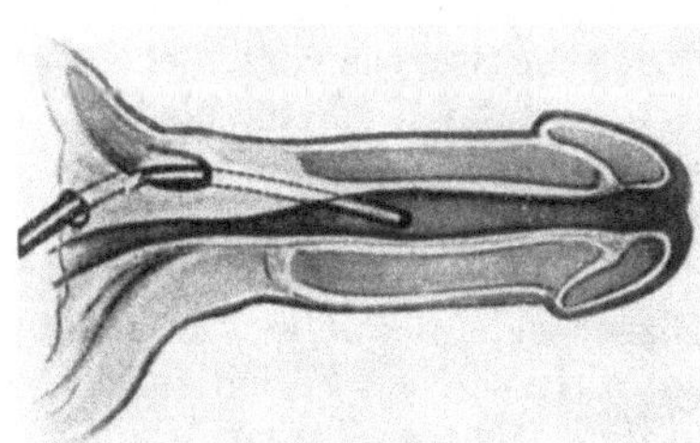

Abb. 60. „Via falsa" des Katheters (schematisch)

der **Urinphlegmone** ist der Katheterismus angebracht. Hier muß eine Inzision am Damm angelegt werden, die genau in der Mittellinie vom Ansatz des Skrotums bis kurz vor die Analöffnung reicht. Diese Inzision wird unter Auseinanderhalten der Wundränder in die Tiefe geführt, Weichteilabszesse und die Urethra eröffnet. Durch eine geschaffene Öffnung der Urethra wird der Katheter in die Blase eingeführt. Von dieser Inzision aus werden unter Zuhilfenahme der Kornzange die Ausläufer der Phlegmone in beiden Leistengegenden und am Skrotum durch breite Gegeninzisionen parallel zu den Samensträngen freigelegt und Gummiröhrchen eingelegt. Nur so kann das Fortschreiten der Urinphlegmone verhindert werden. Dieser Eingriff ist aber für die Praxis ungeeignet.

Bei **Strikturen** der Harnröhre, besonders nach Gonorrhoe, wird es oft passieren, daß man weder mit weichen, noch mit halbsteifen oder Metallkathetern die Striktur passieren kann. Es muß hier dringend davor gewarnt werden, mit Metallkathetern eine solche Harnröhrenstenose gewaltsam überwinden zu wollen. Vielmehr empfiehlt es sich, zunächst zu *filiformen Bougies* zu greifen und damit einen ganz zarten Druck auf die Stenose auszuüben. Gleichzeitig muß man den Kranken zum Urinieren auffordern. Die Bougies bestehen aus Seidengespinst, sind sehr biegsam und lassen sich vorn (mit steriler Pinzette) umbiegen, so daß eine Art Mercierkrümmung entsteht. Oft gleitet bereits das erste Bougies in die Blase, in anderen Fällen wiederum müssen mehrere Bougies eingeführt werden, bis schließlich ein Bougie die Stenose passiert und in die Blase eindringt. Ist der Kranke dann soweit, daß neben dem Bougie ein Urinieren erfolgt, so kommt es meist ohne weiteres auch nach Entfernung der filiformen Sonde zum spontanen Urinieren; wenn erforderlich, kann am nächsten Tage der Katheterismus versucht werden, der dann häufig gelingt. Ist der Kranke nicht imstande, an dem filiformen Bougie entlang Urin zu lassen, so wird an das äußere Ende des Bougies ein nicht zu dicker halbstarrer Katheter mit einem Blendengewinde angeschraubt. Ohne die Gefahr einer „*Via falsa*" kann man nunmehr den Katheter durch die Stenose vorschieben, was oft überraschend leicht gelingt. Die Blase entleert sich, und der Katheter bleibt tunlichst zur Erweiterung der Stenose noch einige Zeit, etwa eine halbe Stunde, liegen.

Man beachte, daß eine überdehnte Blase, namentlich bei älteren Prostatikern, **nicht** auf einmal **ganz entleert** wird, weil hierdurch eine mächtige Hyperämie der Blasenschleimhaut erzeugt wird, die in extremis zu einer Blutung **„e vacuo"** führen kann. In solchen Fällen entleert man zuerst nur die Hälfte und den Rest allmählich in den nächsten Tagen. Ist der Urin infolge Infektion und Zersetzung übelriechend, dann entleert man ihn portionsweise und ersetzt seine Menge durch physiologische Kochsalzlösung. Bei frischen Harnröhrenverletzungen soll in der Praxis möglichst **nicht** katheterisiert werden. Frische Harnröhrenverletzungen gehören in fachärztliche Behandlung!

Bei infizierter Blase und schwierigem Katheterismus (alte Prostatahypertrophie, Harnröhrenstriktur usw.) ist anzuraten, zur Vermeidung eines wiederholten Katheterismus den einmal eingeführten Katheter als *Dauerkatheter* in der Blase liegen zu lassen. Will man einen Dauerkatheterismus durchführen, so benutzt man dazu immer einen weichen Gummikatheter, der mit einem Glasstöpsel oder Holzstöpsel verschlossen wird, wodurch der Urin in Intervallen abgelassen werden kann. Metallkatheter dürfen **unter keinen Umständen** in der Harnröhre lange liegen gelassen werden, weil sie zu Dekubitalgeschwüren der Urethralschleimhaut Anlaß geben können. Ebenfalls dürfen auch nicht halbsteife Seidenkatheter verwandt werden, weil sich der Lack von der Oberfläche löst und der nunmehr rauhe Katheter zur Reizung der Harnröhrenwand führt. Damit der Dauerkatheter aus der Blase nicht herausfällt, wird er sorgfältig am Penis befestigt. Ein einfaches Verfahren zur Befestigung eines Dauerkatheters besteht darin, daß um das vordere Katheterende ein starker Seidenfaden geknüpft wird, die Fäden werden lang gelassen, der Penis wird mit Mastisol bestrichen und hierauf mit den Fäden zusammen mit Gaze umwickelt. Evtl. kann noch ein Heftpflasterstreifen über die nach vorn eingeschlagenen Fäden geklebt werden.

Bei Frauen ist das Anlegen eines Verweilkatheters wesentlich einfacher. Man führt in die Blase einfach den durch eine Hohlsonde gespannten und gestreckten Katheter nach Casper oder Pezzer ein; beide brauchen nicht besonders befestigt zu werden, weil durch die flügelförmigen Fortsätze des Blasenendes der vor allem gebräuchliche Pezzer-Katheter in der Blase festgehalten wird. Will man den Katheter entfernen, dann braucht man nur einen Zug am Katheter auszuüben.

Ein Dauerkatheter soll nach einigen Tagen gewechselt werden, weil er sich beim längeren Verweilen durch Inkrustationen verstopfen kann. Oft wird der Verweilkatheter deshalb nicht lange vertragen, weil er als Fremdkörper die Blasenschleimhaut reizt und bei Männern mit infizierter Blase die Infektion entlang der Vasa deferentia weiter kriecht, so daß leicht eine doppelseitige Epidydimitis entsteht. Um diese Epidydimitis bei Kranken zu verhindern, bei denen ein Verweilkatheter angelegt werden muß, wird prophylaktisch der Samenleiter beiderseits unterbunden. Die Technik der Unterbindung des Samenleiters *(Vasektomie)* ist einfach, der Eingriff wird in örtlicher Betäubung vorgenommen; für die ambulante Praxis kommt aber diese Operation nicht in Frage.

b) Blasenspülung

Eine Blasenspülung wird entweder zum Zwecke der Reinigung der Blase oder zur Behandlung bei Zystitis vorgenommen. Die Blase wird gereinigt mit **Aqua dest.** oder 3proz. **Borwasser.** Auch eignet sich Lösung von **Hydr. arg. oxycyanatum 1:4000;** zur Behandlung wird **1‰ige Argent.-nitric.-Lösung** genommen. Die weichen Gummikatheter, die in der Regel 100 ccm fassende Metallspritze und die Spülflüssigkeit müssen steril sein; letztere muß außerdem lauwarm sein. Nachdem der Katheter in die Blase eingeführt ist, wird der Urin entleert, die gefüllte, und von Luftblasen befreite Spritze an den Katheter angesetzt und die Flüssigkeit eingespritzt. Dann wird die Spritze abgenommen, so daß die Flüssigkeit ablaufen kann. Das Einspritzen und Ablaufenlassen wiederholt man so lange, bis die Spülflüssigkeit klar zurückkommt. Die eingespritzte Flüssigkeitsmenge soll beim Kranken keine Schmerzen oder Harndrang hervorrufen. Man darf also nicht zuviel Flüssigkeit auf einmal einspritzen. Bei Spülung mit Arg. nitr. muß man auf die Wäsche und Kleider achtgeben, da sich Flecke von Arg. nitr. nicht oder nur sehr schwer aus der Wäsche entfernen lassen.

c) Die Punktion der Harnblase

Die Blasenpunktion ist angezeigt, wenn man bei hochgradig gefüllter Harnblase, also bei der akuten Harnverhaltung, die Spontanentleerung resp. die Katheterisierung nicht durchführen kann. Dieser Zustand wird am häufigsten herbeigeführt, wie schon oben erwähnt, durch Prostatahypertrophie, durch Harnröhrenstriktur und durch Verletzung der Urethra.

Die **Punktion** wird am zweckmäßigsten mit einer geraden, nicht zu dicken Kanüle, am günstigsten eignet sich die Lumbalpunktionskanüle, vorgenommen. Sie läßt sich schonend einführen; der Eingriff an sich ist ungefährlich. Ungeeignet sind die sog. „*Blasentrokars*", weil die überdehnte Blase ja möglichst *langsam* entleert werden soll (Abb. 61). Außerdem hat die Punktion mit einer dünnen Kanüle den Vorteil, daß man sie nach Belieben wiederholen kann. Manchmal hat die Punktion auch den Erfolg, daß danach eine Spontanentleerung wieder möglich resp. ein Katheterismus wieder durchführbar wird. Bei der Punktion selbst liegt der Kranke auf dem Rücken, die Haut oberhalb der Symphyse wird rasiert und mit Benzin oder Alkohol gereinigt. Gleichzeitig muß man sich durch Perkussion vom Hochstand der Blase überzeugen; nunmehr tastet man mit dem linken Zeigefinger die Symphyse ab, sticht mit der rechten Hand die Punktionsnadel dicht oberhalb der Symphyse, genau in der Medianlinie, mit einem Ruck senkrecht in die Tiefe. Sobald sich aus der freien Bewegungsmöglichkeit der Kanüle ergibt, daß man in der Blase ist, wird der Stachel der Kanüle

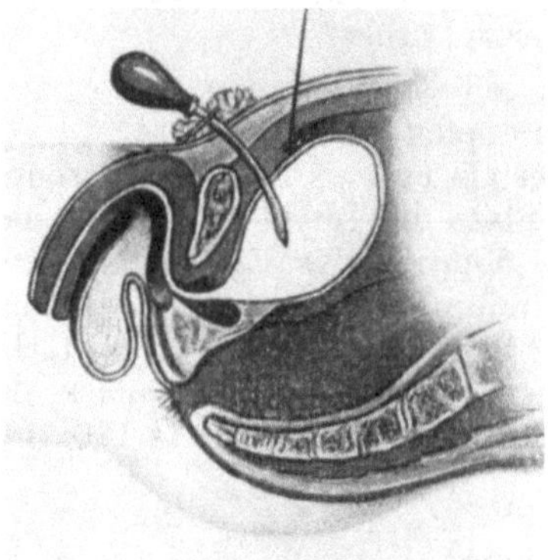

Abb. 61

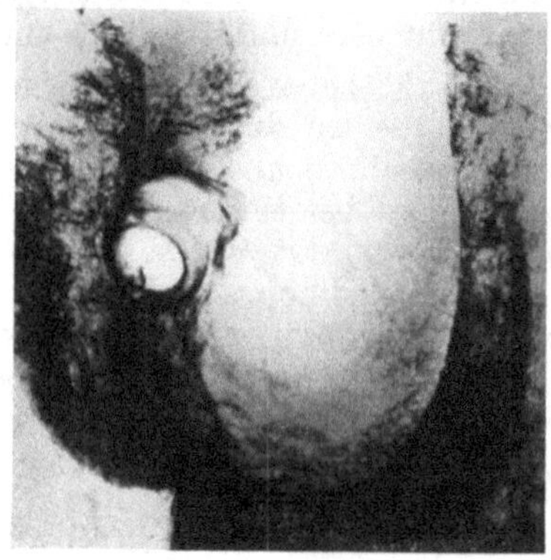

Abb. 62

Abb. 61. Schematische Darstellung im Sagittalschnitt der Blasenpunktion mittels Trokar, der möglichst nicht benutzt werden soll (s. Text)

Abb. 62. Hydrozele

herausgezogen, worauf sich der Urin entleert. Empfehlenswert ist, an die Punktionsnadel einen Gummischlauch anzuschließen, so daß der Urin in ein Gefäß abgeleitet werden kann. Wenn man sich mit der Kanüle dicht oberhalb der Symphyse in der Mittellinie hält, besteht keine Gefahr, das Peritoneum zu verletzen, weil sich die Umschlagsfalte des Peritoneums bei gefüllter Blase stets mehrere Zentimeter oberhalb der Symphyse befindet. Nach Beendigung der Punktion wird die Kanüle herausgezogen und die Einstichstelle mit Heftpflasterverband (Hansaplast) bedeckt.

d) Die Punktion der Hydrozele

Die **Hydrozele,** eine Flüssigkeitsansammlung in der Tunica vaginalis des Hodens, ist gelegentlich angeboren; sie bildet sich bei solchen Kindern häufiger, die an Phimose leiden. In der Regel, im späteren Alter, entsteht sie meist nach Trauma oder durch benachbarten entzündlichen Prozeß. Durch Palpation und Prüfung der Lichtdurchlässigkeit wird die Diagnose in der Regel leicht zu stellen sein (Abb. 62). Vor Verwechslung mit Hernien schützt das Fehlen eines Stieles sowie der Klopfschall. Die Transparenz wird am besten im dunkleren Raum mit Taschenlampe geprüft, die hinter das Skrotum gehalten wird. Bei stark verdickter Wand oder nach Blutungen in den Hydrozelensack fehlt oft die Transparenz. Aber die ei- bzw. birnenförmige Gestalt, die glatte Oberfläche und die elastische Konsistenz der Hydrozele lassen diagnostische Irrtümer immer vermeiden. Die beste Behandlungsart der Hydrozele ist ohne Zweifel die Radikaloperation. Die Punktion der Hydrozele führt zu keiner endgültigen Heilung; aus diesem Grunde wird die Punktion heute selten geübt, zumal die Radikaloperation keinen großen Eingriff darstellt. Immerhin kommt die Punktion als Therapie der Hydrozele bei Kranken mit hohem Alter in Frage, die sich zur Radikaloperation nicht entschließen können und lieber zweimal im Jahr zur Punktion beim Arzt erscheinen. Die **Punktion** muß, um den Hoden nicht zu verletzen, der sich meist an der hinteren Wand befindet, stets an der Vorderwand des Skrotums vorgenommen werden. Nach entsprechender Reinigung der Skrotalhaut an der vorher bestimmten Punktionsstelle wird die betreffende Skrotalhälfte mit der linken Hand umfaßt, die Haut dabei angespannt und mit der rechten Hand ein dünner Trokar oder dicke Punktionskanüle an dieser Stelle mit einem kurzen Ruck in den Hydrozelensack eingestochen (Abb. 63). Es ist empfehlenswert, die Punktionsstelle mit ½proz. Novocainlösung vorher unempfindlich zu machen. Nach Ablaufen der Hydrozelenflüssigkeit wird die Kanüle bzw. der Trokar mit einem Ruck herausgezogen und die Punktionsstelle mit einem Heftpflasterverband bedeckt. Man soll dem Kranken raten, für die nächsten Tage nach der Punktion ein Suspensorium zu tragen. Zu warnen ist vor allen Injektionen in den Hydrozelensack, sei es Karbollösung, Jodtinktur, Alkohol, Formalin o. ä. Bei einer Hydrocele communicans, bei der eine breite Verbindung der Tunica vaginalis mit der Bauchhöhle besteht, läßt sich der seröse Erguß durch leichten Druck auf den Hydrozelensack in die Bauchhöhle entleeren. Hier soll ebenso wie bei gleichzeitig bestehender Hernia inguinalis **keine** Punktion der Hydrozele vorgenommen werden.

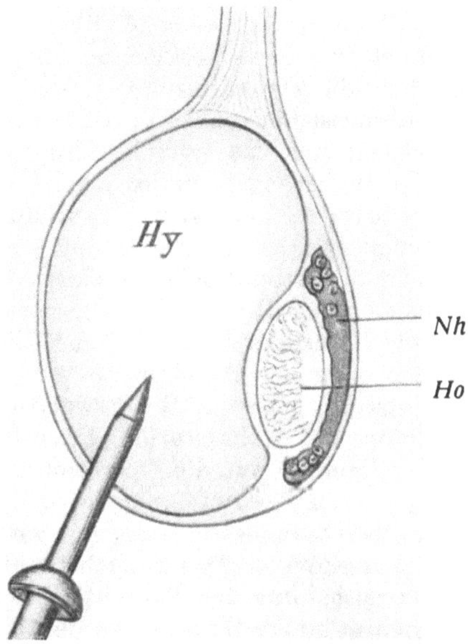

Abb. 63. Schematische Darstellung im Sagittalschnitt der Hydrozelenpunktion; *Hy* = Hydrozele, *Nh* = Nebenhoden, *Ho* = Hoden

e) Der Leistenhoden

Die Hoden sind zu Beginn des 9. Fötalmonats bei ihrem „*Deszensus*" auf dem Grund des Skrotums angelangt. In nicht seltenen Fällen tritt dieser Zustand erst Wochen oder Monate nach der Geburt ein, gelegentlich bleibt der Deszensus aus. Man unterscheidet eine Retention und eine Ektopie des Hodens, die doppelseitig oder einseitig (häufiger rechts) vorhanden sein kann. Bei der Retention ist der Hoden bei seinem Abstiegsweg als Leistenhoden oder sogar als Bauchhoden zurückgeblieben. Bei der Ektopie erfolgt die vergebliche Wanderung des Hodens auf nicht normalem Wege, z. B. bei der Ektopia ing. bzw. perinealis oder der selteneren Ectopia cruralis. Typisch für diese Hemmungsbildung ist die Kürze der Samenstränge und ihrer Gefäße. Oft mit einem Leistenhoden verbunden ist ein angeborener Leistenbruch. Wichtig ist die Tatsache, daß ein nicht an normaler Stelle befindlicher Hoden verkümmert und in seltenen Fällen (Bauchhoden!) sogar **maligne** degeneriert! Bei geringgradiger Hemmung des „Deszensus testis" kann man die Hormonbehandlung versuchen. Bei stärkerer Hemmungsbildung wird man jedoch nicht viel von der Hormontherapie erwarten können. Der beste Zeitpunkt für in solchen Fällen stets indizierte Operation liegt zwischen dem 6. und 12. Lebensjahr.

f) Die Phimose

Eine Phimose geringeren Grades ist fast allen männlichen Neugeborenen eigen und physiologisch. Bei kleinen Kindern ist die Vorhaut häufig durch Verklebung mit der Eichel verwachsen, wodurch ein Zurückschieben der Vorhaut unmöglich wird. Bei den physiologischen Formen ist eine ärztliche Behandlung nicht erforderlich. Man kann diese Verklebung leicht lösen, indem man eine Hohlsonde zwischen Vorhaut und Glans einschiebt und vorsichtig um die Glans herumführt. Dadurch werden alle Verklebungen ringsherum bis zum Sulcus coronarius gelöst. Wichtig ist, daß man den Müttern Anweisung gibt, die Vorhaut täglich zurückzuschieben, damit sich nicht eine neue Verklebung bildet. Wird die Lösung der Verklebung unterlassen, bleibt die Vorhautöffnung zu eng, so daß sich die Vorhaut bei zunehmendem Wachstum meist nur schwer oder gar nicht über die Eichel zurückschieben läßt, dann entwickelt sich das typische Krankheitsbild, nämlich die **Phimose.** Hierbei wird die Urinentleerung behindert; bei hochgradiger Phimose fließt der Urin nur tropfenweise ab, sammelt sich im Vorhautsack an und führt dort zur Ablagerung von Konkrementen. Durch Zersetzung des Harns kommt es zur Entzündung des inneren Vorhautblattes *(Balanoposthitis)* und nachfolgender Schrumpfung des inneren Vorhautblattes. Hochgradige Phimosen können infolge der erschwerten Harnentleerung zur Harnrückstauung bis ins Nierenbecken führen und durch übermäßige Anstrengung der Bauchpresse wird der Entstehung von Leisten- und Nabelhernien Vorschub geleistet. Bei Erwachsenen bewirkt die Phimose eine erhebliche Behinderung der Kohabitation. Bei allen älteren Kindern und Erwachsenen kommt bei der Phimose nur die Operation in Frage. Kleine Knaben werden in Äthernarkose operiert und Erwachsene in örtlicher Betäubung, wobei der Penis an der Wurzel mit Novocainlösung umspritzt wird, wobei man mit etwa 80 ccm der $\frac{1}{2}$proz. Lösung gut auskommt. Das einfachste und technisch leichteste Verfahren besteht in der **Dorsalspaltung der Vorhaut** in der dorsalen Mittellinie, wobei sowohl das äußere wie das innere Blatt bis an den Sulcus coronarius durchschnitten wird. Dieses Verfahren eignet sich besonders bei der atrophischen Form der Phimose. Es wird auf einer Hohlsonde, die zwischen Vorhaut und Glans in der Mittellinie bis zum Sulcus vorgeschoben wird, das eine Blatt einer geraden Schere eingeführt und dann mit einem Scherenschlag das ganze Präputium gespalten. Vorher muß man sich überzeugen, daß die eine Branche der Schere auch wirklich zwischen Glans und Präputium und nicht etwa in der Harnröhre liegt. Da die Schnittränder die Neigung haben, im Wundwinkel miteinander zu verwachsen, bildet man dort aus dem inneren Vorhautblatt das sogenannte Roser*sche Dreiecklāppchen* in einer Länge von höchstens 1 cm, das nach außen umgelegt und in den Wundwinkel des äußeren Vorhautblattes eingenäht wird, wodurch mit Sicherheit ein Wiederverwachsen der Schnittränder verhindert wird. Entlang der übrigen Schnittränder wird das äußere mit dem inneren Vorhautblatt durch Katgut-Knopfnähte vereinigt. Als Verband genügt ein Salbenstreifen, der über die Naht gelegt wird. So einfach diese Operation ist, sind die Patienten mit dem Ergebnis unzufrieden, weil der Überschuß an Vorhaut in Form einer häßlichen Schürze unschön wirkt. Daher ist bei Phimosen mit langer hypertrophischer Vorhaut die **Umschneidung = Zirkumzision** zu empfehlen, die erstmalig von Dieffenbach angegeben wurde. Hierbei zieht man die lange Vorhaut möglichst weit nach vorn und schneidet sie vor der Kuppe der Glans ab, worauf die Wundränder des äußeren und inneren Vorhautblattes durch Katgut-Knopfnähte unter sich vernäht werden. Der Schnitt durch die Vorhaut wird dabei schräg angelegt, damit von dem stets kürzeren Teil der Vorhaut, wo das Frenulum ansetzt, nicht zuviel fortgenommen wird. Ein Salbenverband beendet den kleinen Eingriff.

Von den **plastischen Verfahren** hat sich die Operationsmethode nach SCHLOFFER am meisten eingebürgert, weil sie verhältnismäßig einfach durchführbar ist. Bei diesem Verfahren wird die Verengung der Vorhaut beseitigt, die Vorhaut selbst jedoch erhalten. Die Schlofferoperation gibt kosmetisch recht befriedigende Resultate. Die Vorhaut wird vorher gegen die Peniswurzel angespannt. Von einem Punkt, welcher dorsal am freien Rand der Vorhautöffnung liegt, wird zunächst mit dem Skalpell nur das äußere Vorhautblatt eingeschnitten, und zwar schräg in einem Winkel von ungefähr 45° zur Penislängsachse. Dann wird mit der geraden Schere das innere Vorhautblatt gespalten, und zwar in senkrechter Richtung zum ersten Schnitt, d. h. also in einem Winkel von 45° zur Penislängsachse nach der anderen Seite. Die Länge der Schnitte hängt von dem Grad der Enge der Praeputiumöffnung ab. Wenn jetzt die beiden Wundflächen senkrecht zur Penislängsachse durch Zug am Einschnittpunkt entsprechend dem freien Rand der ursprünglichen Präputiumöffnung nach beiden Seiten ausgezogen werden, dann lassen sich die zu dem Rhombus verzogenen Vorhautblätter mit Katgutnähten quer zusammen nähen. Die Narbenlinie wird ebenfalls mit Salbenläppchen bedeckt.

g) Die Paraphimose

Unter Paraphimose verstehen wir einen Zustand, der entsteht, wenn bei enger Vorhaut diese gewaltsam über die Glans zurückgestreift wird und dann infolge Enge des inneren Vorhautblattes die Vorhaut sozusagen eingeklemmt wird und sich nicht mehr nach vorn zurückschieben läßt. Zu Beginn ist die Reposition leicht, aber schmerzhaft, und wird deswegen vom Kranken oft unterlassen. Nach einiger Zeit führt die Umschnürung der Eichel zur Stauung, die nunmehr jede Reposition durch den Kranken selbst unmöglich macht. Der einschnürende Teil der Vorhaut ist schlecht durchblutet und wird oft gangränös. Klinisch bemerkt man hinter der geschwollenen blau-rot verfärbten Glans halskrausenartig zwei zirkuläre ödematöse Wülste. Der vordere Wulst entspricht dem inneren, der hintere dem äußeren Vorhautblatt. Zwischen den beiden Wülsten liegt der Schnürring vollständig versteckt. Eine solche Paraphimose verursacht heftige Schmerzen, und da Gangrängefahr besteht, ist eine baldige Behebung des Zustandes angezeigt. Oft wird in Äthernarkose die unblutige Reposition der zurückgeschobenen und schnürenden Vorhaut gelingen. Nach der Reposition soll der Kranke möglichst Bettruhe einhalten und kühle Bleiwasserumschläge durchführen, damit die Schwellung zurückgeht. Einige Wochen später soll dann im **nicht** entzündeten Gebiet die Phimosenoperation erfolgen. Nur wenn die unblutige Reposition nicht gelingt, muß der schnürende Präputialring dorsal gespalten werden. Die beiden Wülste werden durch Auseinanderdrängen zur Ansicht gebracht, unter dem Schnürring eine Hohlsonde geschoben und in der Penislängsachse mit dem Messer durchschnitten, worauf die Einklemmung sofort nachgiebt. Die kurze Inzision wird nach hinten und vorn verlängert, worauf die Reposition der Vorhaut ohne weiteres gelingt, spritzende Gefäße werden umstochen, geringere venöse Blutungen stehen bei Abdeckung der Wunde mit Jodoformgaze. Die Inzisionswunde wird nicht genäht und bleibt offen. Gangränöse Stellen der Vorhaut werden mit Dermatol- oder Sulfonamidpuder trocken verbunden. Sind Schwellung und Entzündung zurückgegangen, muß auch hier die Phimose behoben werden, um die Bildung einer neuerlichen Paraphimose zu verhindern.

E. „Kleine Chirurgie" der oberen Extremitäten

I. Verletzungen

1. Schultergegend

Die hauptsächlichsten Verletzungen der Schultergegend betreffen die *Scapula-Clavicula,* wie z. B. Schulterverrenkung, Oberarmhalsbruch, Schulterprellung u. ä. Bei jeder Untersuchung der Schultergegend ist der Oberkörper völlig **frei** zu machen. Schlüsselbein, Schulterblattwinkel, Oberarmkopf- und -hals sind sorgfältig abzutasten, nachdem vorher durch Inspektion Formveränderungen, Schwellung, Hautverfärbung, Wunden usw. festgestellt wurden. Dann wird die Beweglichkeit geprüft. Immer beide Arme vergleichen! Finger öffnen und schließen, Ellbogen strecken und beugen. Bei gebeugtem Ellenbogen das Handgelenk nach der Streck-, Beuge-, Speichen- und Ellenseite bewegen lassen. Vorderarm nach innen und außen drehen (Pro- und Supination); beide Arme heben lassen 1. hinter den Kopf *(Außendrehung)* und 2. auf das Kreuz legen *(Innendrehung).* Die Streckfähigkeit des Vorderarmes wird bei seitlich rechtwinklig gehobenem Oberarm und herabhängendem Vorderarm geprüft. Danach Puls der Art. radialis (auf beiden Seiten!) prüfen! Nervenprüfung, **motorisch:** N. radialis = Streckung der Fingergrundgelenke und des Handgelenkes, N. medianus = Beugung des Zeigefingers und Opposition des Daumens, N. ulnaris = Fingerspreizung, Beugen in den Fingergrundgelenken bei Streckung der Mittel- und Endgelenke. Nervenprüfung, **sensibel:** Berührungsempfindlichkeit prüfen, ferner Wärme- und Kälteprüfung.

a) Schulterprellung

Die Schulterprellung ist die einfachste Verletzung. Sie kommt zustande durch Sturz auf die Schulter, durch Schlag mit stumpfem Gegenstand, Herauffallen von Gegenständen usw. Manchmal finden sich Hautabschürfungen, manchmal eine Schwellung, selten mal ein Bluterguß, bisweilen ist gar nichts zu sehen. Bei größerem Bluterguß muß immer der Verdacht auf Fraktur wach werden. Selbständige Beweglichkeit ist bei der einfachen Schulterprellung fast immer möglich, oft allerdings verlangsamt oder eingeschränkt. Die passive Beweglichkeit ist in frischen Fällen immer möglich, häufig aber dann schmerzhaft. Die Stelle der Schulterprellung ist immer druckschmerzhaft.

b) Schulterzerrung

Die Schulterzerrung kommt zustande durch Sturz auf die Hand oder bei Drehung des Armes z. B. beim Hängenbleiben. Äußerlich ist nichts zu sehen, die aktive Beweglichkeit ist manchmal frei, meist aber doch behindert. Charakteristisch für die Schulterzerrung ist folgendes: Der Verletzte hebt den Arm aktiv bis knapp unter die Horizontale, weiter geht es dann nicht; wenn man über diese Stelle hinweghilft, dann kann der Arm plötzlich weiter frei aktiv erhoben werden. Die Hauptdruckpunkte bei der Schulterzerrung finden wir entlang der langen Bizepssehne im Sulcus intertubercularis (zwischen Proc. tuberculum majus und minus humeri), knapp unter dem Proc. coracoides und am Ansatz des M. deltoides. Bei jeder Kontusion und Distorsion der Schulter ist immer das Vorhandensein einer Fraktur auszuschließen, was unter *Nuranwendung* klinischer Untersuchungsmethoden (**ohne** Röntgenbild) nicht immer möglich ist. So können z. B. kleine Knochenabsprengungen, aber auch eingekeilte subkapitale Humerusfrakturen mal übersehen werden!

Das **Wichtigste** bei der **Behandlung** der Schulterprellung und Zerrung ist die **Erhaltung und Erzielung der freien Beweglichkeit!** Das Wichtigste ist die Vermeidung einer auch nur geringen *Schulterversteifung!* Die Mitella, nicht mit Unrecht „*Leichentuch des Schultergelenkes*" genannt, darf nur wenige Tage getragen werden! Man soll frühzeitig von vornherein mit aktiven und passiven Bewegungsübungen, letztere **unter Vermeidung von Schmerzen,** Heißluft, Diathermie, evtl. feuchtwarme Umschläge, beginnen. Manchmal wirken Fango-Schlammpackungen recht gut bei der Wiederherstellung der freien Beweglichkeit. Massage ist **nicht** zweckmäßig! Wenn die Beweglichkeit nicht innerhalb einiger Tage wiederhergestellt ist, so muß der Arm auf einer Abduktionsschiene gelagert und ununterbrochen ruhiggestellt werden, sonst ist die Versteifung in ungünstiger Stellung die unweigerliche Folge der dann unzweckmäßigen Therapie; in solchen Fällen empfiehlt es sich, den Kranken an die Klinik bzw. fachärztliche Behandlung abzugeben.

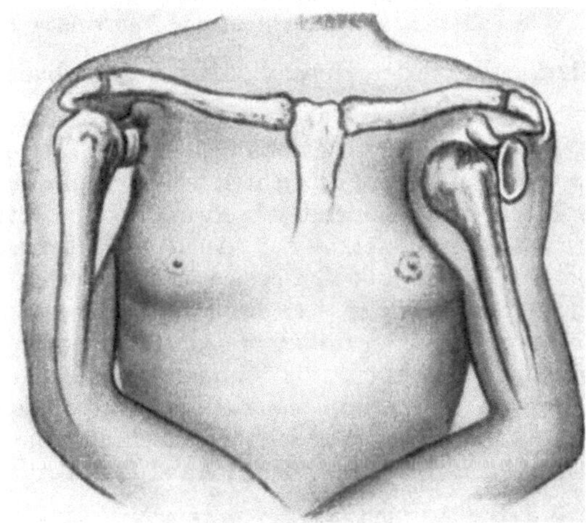

Abb. 64. Luxatio subcoracoidea sive praeglenoidalis

c) Schulterverrenkung

Die häufigste stumpfe Verletzung der Schultergegend ist die Schulterverrenkung, die **Luxatio humeri.** Sie ist die **häufigste Luxation überhaupt!** Zur Schulterverrenkung kommt es durch Sturz auf die Hand oder Ellenbogen bei abgespreiztem Arm oder beim Hängenbleiben des Armes. Die Schulterpfanne stellt nur ein Sechstel der Kopfgelenksfläche dar! Das klassische Bild der Schulterluxation ist:

1. Der Oberarm steht vom Oberkörper weg.
2. Der Patient hält mit der gesunden Hand den Vorderarm der verletzten Seite oder stützt diesen auf den Oberschenkel auf.
3. Die normale Schultervorwölbung fehlt.
4. Die Schulterpfanne ist leer, man spürt unter dem Akromion eine Höhle.
5. Die Oberarmachse zieht unter die Schulter nach innen von der Schulterhöhe.
6. Bei Bewegungsversuchen ist der Oberarm in Abduktionsstellung **„federnd fixiert"!,** d. h. wenn man den Arm bewegt, was Schmerzen verursacht, so geht er immer wieder in die ursprüngliche Lage federnd zurück.
7. Der Oberarmkopf ist häufig unter dem Rabenschnabelfortsatz zu tasten.

Am häufigsten ist die indirekte Luxation. Bei 95% aller Fälle erfolgt die Schulterluxation nach **vorn,** als *Luxatio-subcoracoidea,* seltener als Luxatio axillaris (Abb. 64). Die Verrenkungen betreffen meist Personen zwischen 40 und 60 Jahren, Männer sind vier- bis fünfmal häufiger betroffen als Frauen, Kinder äußerst selten. Gegenüber den vorderen und unteren Verrenkungen, die als **indirekte** durch Überanstrengung zustande kommen, entsteht die seltene hintere Schulterverrenkung, meist durch direkte heftige Gewalteinwirkung, wenn irgendein Stoß den Humeruskopf von vorn nach hinten herausdrückt.

Ein Röntgenbild ist immer bei jeder Luxation anzufertigen! Bei der häufigsten Form der *Luxatio subcoracoidea* oder *praeglenoidalis* steht der Oberarmkopf **vor** der

Pfanne unter dem Rabenschnabelfortsatz. Bei der Luxatio axillaris, die wir häufig bei älteren Menschen finden, ist oft dabei das Tuberculum majus abgerissen. An **Komplikationen** finden wir:

1. Druck auf die großen Gefäße.
2. Druck auf Nerven; wichtig ist hier die Prüfung der Beweglichkeit von Finger und Handgelenk sowie der Berührungsempfindung. Am häufigsten wird der N. axillaris gelähmt, was aber erst nach dem Einrichten geprüft werden kann. Manchmal besteht vollständige Plexuslähmung. Die Lähmungen erholen sich in der Regel in einigen Wochen vollständig.
3. Gleichzeitige Knochenabrisse, vornehmlich bei älteren Leuten, Bruch unter dem Oberarmkopf = *Luxationsfraktur!* Diese gehört in fachärztliche Behandlung. Die **Behandlung** der Schulterluxation besteht in der **frühzeitigen Reposition!**

Merke: Vor jeder Reposition ist der Radialispuls und die Fingerbeweglichkeit zu prüfen!

Bei vorhandenen Lähmungen ist der Verletzte oder die Angehörigen davon zu unterrichten. Das Einrichten selbst kann in örtlicher oder Allgemeinbetäubung erfolgen. Die schonendste und einfachste Methode ist die Reposition nach HIPPOKRATES. Der Verletzte liegt hierbei auf einer Decke am Boden oder auf einem Ruhebett. Der Arzt faßt den gestreckten luxierten Arm, legt seine unbeschuhte Ferse in die Achselhöhle des Verletzten und unter vorsichtigem, langsam zunehmendem Zug (nicht ruckartig!), Außenrotation und Fersendruck schnappt der luxierte Humeruskopf meist hörbar in die Pfanne wieder ein. Die nächste praktisch geübte Methode ist die nach KOCHER. Man faßt schräg vor dem Kranken stehend, der liegt oder in halbsitzender Stellung sich befindet, mit einer Hand den rechtwinklig gebeugten Ellenbogen, mit der anderen Hand den Vorderarm.

4 Zeiten werden hierbei unterschieden:

Tempo 1: Der Ellenbogen wird an den Leib herangedrückt **(Adduktion)**.

Tempo 2: In dieser Stellung wird durch Seitwärtsführen des Vorderarmes eine weitgehende Außenrotation des Schultergelenkes durchgeführt **(Außenrotation)**.

Tempo 3: **In dieser Stellung** wird nun der Arm nach vorn hochgehoben **(Elevation)**. Bei diesem 3. Manöver soll der Kopf unter deutlich hörbarem und fühlbarem Knacken in die Pfanne zurückspringen.

Tempo 4: Der Oberarm wird nunmehr nach innen gedreht durch Hinüberlegen der Hand auf die gesunde Schulter **(Innenrotation)**. Diese Bewegung beweist die gelungene Reposition, sie ist **unmöglich**, wenn die Reposition **nicht** gelungen ist!

Mit diesen beiden Einrenkungsmethoden kommt man in praxi immer aus. Wichtig ist eine absolute Schmerzlosigkeit und damit Entspannung der Schultermuskulatur. Wichtig ist, nach jeder Einrichtung den Arm heben zu lassen, um zu prüfen, ob der N. axillaris funktioniert! Immer auch ein Röntgenbild hinterher anfertigen lassen! Durchleuchtung genügt nicht!

Für die Nachbehandlung gibt man unabhängig von Alter und Art der Luxation immer eine Mitella für 3, höchstens 5 Tage.

Kalte Umschläge auf die Schulter werden vom Patienten angenehm und schmerzlindernd empfunden. Während der Ruhigstellung in der Mitella werden bereits Finger, Handgelenke und Ellenbogen selbständig aktiv bewegt. Nach 3 Tagen soll man erstmalig probieren, wie weit der Patient aktiv die Schulter bewegen kann. Gelingt dies, was bei jüngeren Patienten die Regel ist, vollständig, so erübrigt sich jede weitere Behandlung. Kann der Arm nicht aktiv gehoben werden, so wird er ähnlich wie bei der schweren Distorsion auf Abduktionsschiene gelagert, und gleichzeitig wird mit aktiven und passiven Bewegungsübungen begonnen. Auch hier hat die Nachbehandlung das Ziel, die Schulterversteifung zu verhindern. Die Schiene muß so lange bleiben, bis der Arm 30° von der Schiene gehoben werden kann. Auch nach Abnahme der Schiene werden die Bewegungsübungen fortgesetzt. Alle Luxationen **mit Abriß des Tuberculum majus** werden nach der Resorption am besten für 3 Wochen auf der Oberarmabduktionsschiene fixiert und während dieser Zeit alle anderen Gelenke, Finger, Hand und Ellenbogen bei liegender Schiene **fleißig bewegt!** Nach Abnahme der Schiene muß vermehrt mit aktiven und passiven Bewegungsübungen fortgefahren werden. Gilt **nicht** für alte Leute!

Bei der habituellen Schulterluxation kommt meist nur die erste Verrenkung durch starke Gewalteinwirkung zustande. Die späteren Verrenkungen kommen immer häufiger und schon bei belanglosen Bewegungen des Armes zustande. Hier ist die Reposition oft sehr leicht und ohne Betäubung durchführbar. Manche Patienten mit habitueller Schulterluxation können die Verrenkung auch selbst einrichten. Das zweckmäßigste in solchen Fällen ist die Operation. Das empfehlenswerteste Verfahren ist das nach Eden. Hierbei wird ein Tibiaspan an die Vorder- und Unterseite des Schultergelenkes extra- oder intraartikulär eingeschoben. Die Ursachen für die habituelle Luxation sind konstitutionelle Momente, gelegentlich aber auch eine Absprengung vom Pfannenrand. Durch Fixation nach der Verrenkung läßt sich die habituelle Luxation **nicht** vermeiden.

Die Verrenkung im Schulter-Schlüsselbeingelenk = Luxatio acromio-clavicularis. Sie entsteht durch Sturz oder Auffallen von Gegenständen auf die Schulter. Klinisch besteht eine mäßige Schwellung und eine mehr oder weniger deutliche Stufenbildung über dem Gelenk. Die Beweglichkeit im Schultergelenk ist eingeschränkt. Komplikationen gibt es hierbei praktisch nicht. Im Röntgenbild springt das Schlüsselbein nach oben vor, meist besteht eine Diastase im Gelenk, selten eine Verkürzung (Verschiebung des Schlüsselbeines über das Akromion). Die Behandlung kann in Ruhigstellung mit Mitella für einige Tage bestehen; operative Verfahren, Drahtumschlingung, Plastiken kommen für frische Fälle nicht in Frage. Nicht erkannte oder nicht behandelte Verrenkungen ziehen häufig eine Arthrosis in dem betreffenden Gelenk mit Schmerzen und herabgesetzter Kraft im Arm nach sich. Die Beweglichkeit ist kaum eingeschränkt.

Die Verrenkung im Brustbein-Schlüsselbeingelenk = Luxatio sternoclavicularis. Sie entsteht durch Sturz oder Schlag auf die Schulter. Die Verletzung ist selten. Zum Glück kommt es hierbei meist zur Verschiebung des Schlüsselbeines nach vorn und oben, selten nach unten und hinten. Die Reposition ist nicht schwer — Zug an der Schulter und Druck auf das Schlüsselbein —, die Retention jedoch sehr. Falls keine Druckerscheinungen auf die Umgebung (Luftröhre, N. vagus), bestehen, reponiert man und gibt dann eine Armschlinge und läßt die Schulter einige Tage in Ruhigstellung. Bei Druckerscheinung auf Luftröhre und Mediastinum ist sofortige Klinikeinweisung angezeigt.

d) Schlüsselbeinbruch

Er entsteht durch Sturz oder Schlag auf die Schulter, häufig bei Kindern als Infraktion. Es gibt **Biegungs-, Quer-** und **Drehbrüche.** Der häufigste Sitz ist in der Mitte oder an der Grenze vom mittleren zum äußeren Drittel. Dank der oberflächlichen Lage der Clavicula ist die Fraktur an der typischen Dislokation klinisch leicht zu erkennen. Durch die Wirkung des M. sternocleidomastoideus wird das zentrale Fragment gehoben, während das laterale periphere Fragment durch den M. subclavius nach unten verlagert wird. Eine Nervenfunktionsprüfung ist auch hier durchzuführen, damit keine Plexusschädigung übersehen wird, die evtl. mal durch Druck des lateralen Fragmentes auf den darunterliegenden Plexus brachialis zustandekommen kann! Das Schlüsselbein selbst ist geschwollen, druckschmerzhaft bis zur Schulter, häufig ist eine Stufe oder ein Knick an der Bruchstelle zu tasten. Wenn keine Komplikationen vorliegen, kann die Behandlung ambulant durchgeführt werden. Die **Reposition** ist auch hier bei einer Klavikulafraktur **leicht, schwierig** dagegen die **Retention.** Für die Behandlung sind ungefähr 100 Verbände angegeben worden. Schlecht ist der DESEAULTsche Verband und ähnliche Verbände, da sie das Schultergelenk ruhigstellen und bei älteren Leuten mit Sicherheit zur Schulterversteifung führen. Bei Kindern kommt es zum Absinken des äußeren Bruchstückes. Von dem früher bei uns stets angewandten Tornisterverband sind wir abgekommen, da die Erfahrung zeigt, daß diese Verbände noch keine 3 Tage liegenbleiben, sie verrutschen namentlich bei Kindern mit Sicherheit. Wir stellen heute für eine Woche den Schlüsselbeinbruch bei Erwachsenen, länger bei Kindern in der Mitella ruhig und fangen danach an mit aktiven und leichten passiven Bewegungsübungen. Oft wird unter dieser Behandlung das Schlüsselbein mit einer Stufenbildung verheilen; aus kosmetischen Gründen kann später der überschießende Kallus oder die Stufe an der Frakturstelle abgemeißelt werden. Schlüsselbeinpseudarthrosen sind selten, kommen sie vor, kann man bei jüngeren Menschen die Schlüsselbeinnagelung (in der Klinik) durchführen. Wenn schon beim Schlüsselbeinbruch nur selten eine Heilung in anatomischer Stellung erzielt werden kann, so muß auf jeden Fall ein gutes *funktionelles* Ergebnis erzielt werden, d. h. eine Schulterversteifung muß unter allen Umständen vermieden werden. Also auch hier **frühzeitige Bewegungsübungen** und nur **kurze Ruhigstellung!**

e) Schulterblattverletzungen

Brüche des Schulterblattes entstehen durch direkte Gewalteinwirkung; klinisch findet sich Schwellung, Bewegungsbehinderung der Schulter, Schmerz, evtl. Krepitation. Diese Frakturen heilen bei einfacher Ruhigstellung ohne ernste Komplikationen. Auch Abbrüche der Schulterblattgräte, des Akromions und selten des Rabenschnabelfortsatzes heilen meist knöchern oder fibrös ohne funktionellen Schaden aus. Frakturen mit Gelenkbeteiligung gehören in fachärztliche Behandlung! Die Gelenkfläche muß hier ohne Stufenbildung zur Ausheilung kommen. Frühzeitige Bewegungsübungen in der Schulter sind hier wie bei der Schulterverrenkung am Platze. Die Gefahr ist hier ebenfalls die drohende Schulterversteifung.

f) Die subkapitale Humerusfraktur

Die Brüche des Oberarmhalses rechnet man am besten mit zu den Verletzungen der Schultergegend. Sie entstehen fast überwiegend bei alten Leuten in der Regel durch Sturz auf die Schulter direkt oder indirekt als Stauchungsfraktur durch Sturz auf Ellenbogen und Hand. Sie können leicht ambulant in der Praxis behandelt werden. Die Diagnose kann klinisch mitunter Schwierigkeiten machen. Wir finden eine Schwellung und diffusen Druckschmerz über der Schulter besonders über dem Oberarmkopf, bei sorgfältigem Betasten kann man die Abknickung des Armes unterhalb der Schulterwölbung feststellen, während — im Gegensatz zur Schulterverrenkung — die Schulterwölbung selbst erhalten ist.

Die Oberarmachse geht von vorn gesehen gelenkeinwärts. Der Oberarm ist verkürzt und zeigt meist eine abnorme Beweglichkeit, die aber bei eingekeilten Brüchen fehlt. Es besteht ein ausgesprochener lokaler Druckschmerz, besonders an der Innenseite des Oberarms an der Achselhöhle, ferner Stauchungsschmerz und Unmöglichkeit, den Arm zu heben. Die Bewegung des Ellenbogens ist an den Endpunkten schmerzgehemmt, hält man den Oberarm jedoch fest, so wird die Bewegung frei. Komplikationen sind hierbei praktisch nicht zu erwarten. Das Röntgenbild klärt die Diagnose mit Sicherheit. Frakturen am **Collum anatomicum** sind als Epiphysenfrakturen bei Kindern zu finden. Fachchirurgische Behandlung ist hierbei erforderlich!

Viel häufiger sind die Frakturen am **Collum chirurgicum.** Die typische Fraktur der alten Leute ist die intratuberkuläre Fraktur, in der Regel meist ohne Achsenknickung und eingestaucht.

Wenn eine Achsenknickung besteht, so soll diese im Rausch oder in örtlicher Betäubung durch Beugen des Oberarmes nach der entsprechenden Seite korrigiert werden. Danach wird der Arm in der Mitella für höchstens 7 Tage ruhiggestellt. Gleich am nächsten Tag soll mit aktiven Bewegungsübungen von Fingern und Handgelenk begonnen werden. Nach Abnahme der Mitella, spätestens nach 7 Tagen, kommen selbsttätige Übungen des Ellenbogens und der Schulter hinzu. Letztere Bewegungen müssen durch passive Bewegungsübungen durch Hilfspersonen verstärkt werden. Der Arm soll hierbei nach vorn, seitlich und rückwärts gehoben werden. Vor Massage ist zu warnen! Jede passive Bewegungsübung darf nur soweit forziert werden, daß sie keine Schmerzen verursacht. Nach Ablauf von 5 Wochen etwa, auch schon früher, sind unterstützende Maßnahmen zur schnelleren Erzielung einer Beweglichkeit in der Schulter mit Wärme, später Diathermie, durchaus angezeigt. Ein eingekeilter subkapitaler Humerusbruch wird nicht gelöst, sondern bleibt in dieser Einkeilung stehen. Die Heilungsdauer, da es sich überwiegend um alte Menschen handelt, ist durchschnittlich 8—12 Wochen, evtl. länger. Wichtig ist auch hier, den Patienten in nicht zu langen Zeitabständen zu bestellen und die Fortschritte seiner Bewegungsübungen planmäßig zu überwachen und einzuleiten.

Riß der langen Bizepssehne tritt gewöhnlich beim Heben einer schweren Last, manchmal aber auch ohne besonderes Trauma auf. Der Betreffende verspürt einen Riß in der Schulter, und klinisch ist der typische Wulst des Bizepsmuskels tiefer gerutscht; er sieht dann auch nicht mehr länglich aus, sondern ist kugelig. Der Riß kommt durch langsames Durchscheuern der Sehne im Sulcus intertubercularis häufig auf Grund von rheumatischen oder arthrotischen Veränderungen zustande. Dieser Zustand ist daher in der Regel **keine Unfallfolge.** Die Behandlung ist, da Beweglichkeit und Kraft erhalten bleiben, in der Regel nicht notwendig. Bei jüngeren Leuten mit herabgesetzter Kraft kann man operativ vorgehen, wobei der Rest der langen Bizepssehne einfach an die kurze angenäht wird.

g) Die Schulterversteifung = Schulterkontraktur

Sieht man von den entzündlichen Prozessen, die die Schulter betreffen, ab (siehe nächstes Kapitel), so ist die Schulterversteifung eine Verletzungsfolge oder Folge von schlechter und zu langer Ruhigstellung der Schulter in Adduktion. Klinisch kann der Arm nicht voll gehoben werden, bisweilen nicht einmal bis zum rechten Winkel. Außen- und Innenrotation sind eingeschränkt, es besteht eine Inaktivitätsatrophie der Schultermuskulatur, die Schulter ist bei Bewegung schmerzhaft, aber auch in der Ruhe; häufig klagen die Patienten über besonders starke nächtliche Schmerzen. Der Betreffende ist arbeitsunfähig. Nach schweren Luxationsfrakturen, Verbrennungen, schweren Muskelwunden usw. ist eine Schulterversteifung kaum zu vermeiden. Häufiger sieht man aber die Schulterversteifung nach Verletzungen außerhalb der Schulter, z. B. bei Radius- oder Fingerbrüchen, nach Panaritium und Weichteilverletzungen der Hand und des Unterarmes. Hier liegt eine **vermeidbare** Ursache vor! Der Verletzte hat den Arm zu lange und unnötigerweise in der Schlinge getragen und die Schulter nicht bewegt! Das Wichtigste ist hier: **Vorbeugung!** Der Verletzte muß von Anfang an seinen Arm mehrmals am Tage vollkommen bewegen, den Arm hinter den Kopf heben und auf das Kreuz legen. Die Behandlung der völligen Schulterversteifung ist schwierig und unerfreulich. Evtl. kommt mal eine Mobilisation in Narkose mit entsprechender Nachbehandlung in Frage. Wenn die Mobilisation geglückt ist, wird der Arm auf einer Abduktionsschiene gelagert und von dieser aus aktive und passive Bewegungsübungen durchgeführt. Daher Achtung auf vermeidbare Schulterversteifungen!

2. Oberarm

Oberarmschaftbruch. Da die subkapitale Humerusfraktur bei den Schulterverletzungen besprochen worden ist und die suprakondyläre Humerusfraktur bei den Verletzungen des Ellenbogens besprochen wird, bleibt hier nur der Oberarmschaftbruch zu erörtern. Es kommen hier alle Bruchformen, offen und geschlossen, vor. Die Entstehungsursache ist meist Sturz oder direkte Gewalteinwirkung. Die **klassischen Fraktursymptome** sind in der Regel **immer feststellbar:**

Deformität mit Verkürzung, Achsenknickung, abnorme Beweglichkeit, Krepitation, starker Bluterguß, vollkommene Funktionshemmung. Als Komplikation ist zu nennen die Radialislähmung; ferner ist der Radialispuls zu prüfen. Die Stellung der Fragmente hängt, abgesehen von der Art des Traumas, von der Schwerkraft und der Muskelzugwirkung ab. Die Mm. pectoralis und latissimus dorsi versuchen, das obere Fragment nach innen zu drehen und der Deltoideus zu abduzieren. Je nach Lage der Frakturlinie weichen das obere Ende des distalen Fragmentes nach innen, bei Abduktionsfrakturen nach außen ab.

Die Therapie ist zweckmäßig eine fachchirurgische, stationäre! Es kommt bei jüngeren Patienten der Abduktionsgips oder Lagerung auf Abduktionsschiene mit Heftpflasterextension in Frage. Am ungünstigsten und am schwierigsten zu behandeln sind die Querbrüche, die bei stärkerer Verschiebung eine Olecranondrahtextension erforderlich machen (*Cave:* Ulnarisschaden!). Evtl. kommt in solchen Fällen die KÜNSTSCHER-Nagelung in Frage. Alle diese Verfahren gehören in die Klinik!

3. Ellenbogen

a) Frakturen

Unter der Haut gut zu betasten ist das Olecranon, die Oberarmkondylen, bei entspannter Vorderarmmuskulatur gut tastbar das Capitulum radii. Von grundsätzlicher Bedeutung für die Ellenbogengelenksverletzung ist das gegenseitige Verhältnis des Kondylen-Olecranondreiecks (HUETER). Bei gestreckt herabhängendem Arm liegen die Kondylen und die Olecranonspitze in der gleichen Horizontalebene. Bei rechtwinkliger Beugung des Ellenbogens bilden die drei Punkte normalerweise ein **gleichseitiges Dreieck.** Ferner wird die Ellenbogenbeweglichkeit geprüft, Drehbewegungen nach innen und außen, Beugen und Strecken; alle Prüfungen haben stets im Vergleich mit der gesunden Seite zu erfolgen!

Bei Brüchen am unteren Humerusende ist von grundsätzlicher Bedeutung, ob eine Verletzung des Ellenbogengelenkes vorliegt oder nicht. Alle Gelenkfrakturen scheiden von vornherein als Behandlungsobjekte für den praktischen Arzt aus. Stehen die erwähnten Knochenpunkte am Ellenbogengelenk richtig und sind nicht druckempfindlich, ist aber oberhalb davon abnorme Beweglichkeit oder Krepitation nachweisbar, so handelt es sich mit großer Wahrscheinlichkeit um einen suprakondylären Bruch des Humerus ohne Mitbeteiligung des Gelenkes.

Der suprakondyläre Bruch. Er entsteht besonders bei Jugendlichen, meist als **Extensionsfraktur.** Er ist der häufigste Bruch der Kinder! Dabei zeigt das obere Bruchende mit der Spitze nach der Ellenbogenbeuge. Die Bruchlinie verläuft von hinten oben nach unten vorn. Der Vorderarm erscheint nach Art der Luxatio antebrachii posterior nach hinten verschoben. Seltener ist die Flexionsfraktur, die durch Fall auf den gebeugten Ellenbogen entsteht, wobei das proximale Fragment nach hinten ausweicht. Das untere Fragment weicht dann entsprechend dem Bruchmechanismus nach vorn ab. Vom anatomischen Standpunkt aus werden diese Frakturformen als einfache suprakondyläre Frakturen bezeichnet; nicht selten sind sie durch Einbruch ins Ellenbogen**gelenk kompliziert** als sogenannte **T-** oder **Y-Brüche.** Klinisch findet sich starke Schwellung des Ellenbogens, Bewegungseinschränkung und Schmerzen. Im Röntgenbild läßt sich die Fragmentstellung genau feststellen. An Komplikationen finden sich relativ häufig:

1. Mitverletzung der Haut = komplizierter Bruch.
2. Drückt die Vorderkante des proximalen Fragmentes
   a) auf die Art. cubitalis (Blauverfärbung der Finger, Parästhesien, Radialispuls nicht palpabel)
   b) auf Nerven, insbesondere auf den N. medianus (fehlender Faustschluß am Zeigefinger und Sensibilitätsstörungen).

Arterien und Nerven können durch die Bruchstücke auch eingeklemmt werden. Die Behandlung beim suprakondylären Bruch besteht auf jeden Fall in **sofortiger Einrichtung.** Sonst besteht die **Gefahr der ischämischen Störung!** Die Reposition geschieht in örtlicher Betäubung oder in Narkose. Man geht folgendermaßen vor:

Längszug in der Richtung des Oberarmes am Unterarm, Gegenzug am Oberarm. Der Vorderarm steht in voller Pronation, senkrecht nach vorn zur Körperlängsachse (Korrektur der Innendrehung). Dann werden noch die Bruchstücke mit den Fingern zurecht gedrückt, vor Anlegen des Gipsverbandes empfiehlt sich die Röntgenkontrolle mittels Kryptoskop. Dann wird ein Oberarmgipsverband bei voller Pronation des Armes angelegt. Nach Festwerden des Gipses **Röntgenkontrolle!** Ist ein zirkulärer Gipsverband angelegt worden, der in unserer Klinik verboten ist, muß dieser auf jeden Fall **sofort** der ganzen Länge nach bis auf die Haut **gespalten** werden! (Genaue Beobachtung des Blutumlaufes). Nur in dringenden Fällen (Landpraxis usw.) soll die Versorgung in der Sprechstunde und bei entsprechender Erfahrung des Arztes durchgeführt werden. Bei den suprakondylären Knochenbrüchen, besonders des Kindesalters, droht die **Myositis ossificans** des M. brachialis und eine Schädigung der Ellenbogengefäße und Nerven mit Gefahr der **ischämischen Muskelkontraktur!** Die Ruhigstellung ist je nach der Art des Bruches und Alter des Patienten 4—7 Wochen. Danach aktive Bewegungsübungen und Heißluftbehandlung; gewarnt werden muß vor allen Massagen und passiven Bewegungsübungen wegen erwähnter Komplikationen!

Der Biegungsbruch der Erwachsenen entsteht in der Regel durch Sturz. Solche Brüche reichen **oft in das Gelenk (T-Y-V-Brüche).** Sie gehören immer in fachärztliche Behandlung. Druck auf Gefäße oder Gefahr der ischämischen Muskelstörung kommt bei der Fraktur der Erwachsenen nicht vor. Die Behandlung ist ähnlich wie beim Überstreckungsbruch.

In der Sprechstunde kann noch der **Abriß des Epicondylus medialis humeri** behandelt werden (Abb. 65 a und b). Er kommt zustande durch Sturz und Umbiegen des Armes nach der Radialseite zu. Das abgerissene Stück ist meist um einige mm von der ursprünglichen Stelle gegen das Handgelenk verschoben. Klinisch besteht Bewegungseinschränkung des Ellenbogens, Schwellung und Druckschmerzhaftigkeit an der Innenseite, am Epicondylus medialis. Die Behandlung erfolgt hier in Ruhigstellung mittels dorsaler Oberarmgipsschiene bei mittlerer Drehung des Vorderarmes für 3 Wochen. Ein Entfernen oder etwa operatives Annageln des abgerissenen Epikondylus ist ungünstig.

Bruch des Olecranon ohne Diastase wird ebenfalls mit dorsaler Oberarmgipsschiene für 3–4 Wochen bei rechtwinklig gebeugtem Ellenbogen und mittlerer Drehung des Vorderarmes behandelt. **Klinisch** besteht Schwellung des ganzen Ellenbogens, bisweilen auch nur über dem Olecranon und ausgesprochener Druckschmerz am Olecranon. Ferner Bewegungseinschränkung. Entscheidend ist das Röntgenbild! Bei liegender Gipsschiene auch hier von vornherein Bewegungsübungen aller nicht ruhiggestellten Gelenke, vor allem Fingergrund-, Hand- und **Schultergelenk!** Nach Gipsabnahme die übliche Nachbehandlung. Heißluft und Bewegungsübungen, keine Massage. Bei **Brüchen mit Diastase** fühlt man bei möglichst gleichen klinischen Erscheinungen einen deutlichen Spalt zwischen den Bruchstücken. Hier ist Klinikeinweisung erforderlich! In der Klinik selbst wird nach Abklingen der akuten Erscheinungen und weitgehender Resorption des Frakturhämatoms die operative Behandlung *(Drahtnaht)* durchgeführt.

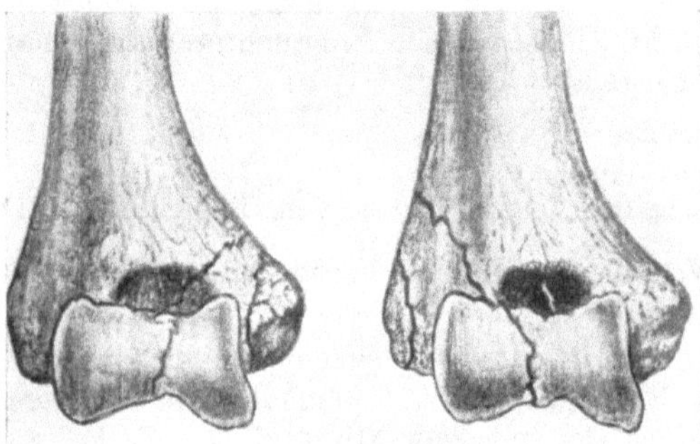

a) *b)*

Abb. 65. Fraktur des Kondylus und Epikondylus humeri; *a)* medial, *b)* lateral

Bruch des Speichenköpfchens = Bruch des Capitulum radi ohne wesentliche Dislokation. Er wird ebenfalls mit Oberarmgipsverband für 3 Wochen bei rechtwinklig gebeugtem Ellenbogen und mittlerer Drehung des Unterarmes ruhiggestellt. Nachbehandlung wie bei den anderen Frakturen. Klinisch findet man hier auch eine Schwellung des ganzen Ellenbogens, wobei der Druckschmerz und die Hauptschwellung an der Speichenseite über dem Speichenköpfchen nachweisbar ist. Ferner besteht Bewegungseinschränkung. Das Röntgenbild sichert die Diagnose. Bei Frakturen mit starker Verschiebung des Radiusköpfchens kommt fachärztliche bzw. Klinikbehandlung in Frage! (Evtl. Entfernung des Bruchstückes.)

b) Stumpfe Verletzungen

Die Ellenbogenluxation. Die Ellenbogenverrenkung kommt ebenso wie die Fraktur durch Sturz zustande. Sie tritt in mannigfachen Formen auf, denn Ulna wie Radius können gemeinsam oder für sich nach verschiedenen Richtungen luxieren. Die häufigste Form ist die **Luxatio posterior.** Sie hat die größte praktische Bedeutung, weil sie ohne weiteres vom praktischen Arzt behandelt werden kann, während die anderen Arten der Luxatio cubiti doch häufig von Ellenbogenverletzungen begleitet sind (Bruch des Olecranon oder des inneren Epicondylus humeri). Bei der Luxatio posterior wird die Oberarmtrochlea über dem Hypomochlion der Olecranonspitze aus der Pfanne des oberen Ellenendes herausgehebelt, zerreißt vorn die Gelenkkapsel und tritt vor dem Proc. coronoides der Elle, der Vorderarm gleitet also nach hinten. Im frischen Zustand vor Auftreten der Schwellung sieht man die charakteristische Formveränderung:

Das Olecranon springt nach rückwärts vor, das Speichenköpfchen nach der Speichenseite zu. Die entsprechenden Gruben sind deutlich zu sehen. Die Olecranonspitze steht **über** der Verbindungslinie der Epikondylen. Weitere Formen sind: gemeinsame Luxation von beiden Vorderarmknochen nach lateral, nach medial und nach vorn. Äußerst selten ist die Verrenkung nach der Ellenseite zu. Allen Verrenkungen typisch ist die „*federnde Fixation*", in der Regel ungefähr bei 130°; ein weiteres Beugen oder Strecken ist sehr schwer möglich und äußerst schmerzhaft. Die aktive Bewegung ist aufgehoben. Kurze Zeit später tritt starke Schwellung auf. Die **Symptome** der typischen Überstreckungsverrenkung, der Luxatio antebrachii posterior, sind:

1. Der Arm steht in federnder Fixation in einer Streckstellung von etwa 130—140° mit proniert gehaltenem Vorderarm.
2. Delle über dem Olecranon: zu beiden Seiten der Trizepssehne tastet man außen das vorstehende Capitulum radii und innen die leere Fossa semilunaris.
3. An Stelle der regelrechten Ellenbogenkontur sieht man einen fersenartigen Vorsprung. Das Verhältnis der Kondylen zur Olecranonspitze ist gestört, in der meist vorhandenen Streckstellung steht das Olecranon wesentlich höher als die Kondylenebene.

Differentialdiagnose: gegen suprakondylären Humerusbruch: Hier ist die Ellengelenkspfanne nicht leer. Statt federnder Fixation besteht abnorme Beweglichkeit. Bei vorsichtiger Palpation läßt sich der Frakturspalt des Humerus oberhalb des Ellenbogengelenkes tasten. An *Komplikationen* sind zu nennen:

1. Gleichzeitige Knochenabrisse
   a) Abscherung des Proc. coronoides ulnae,
   b) Abscherung eines Knochenstückes des Speichenköpfchens [a) und b) kommen häufig gemeinsam vor],
   c) Abriß des Epicondylus medialis humeri, der in der Regel handwärts verschoben ist.
2. Druck auf die Art. cubitalis (eine Zerreißung ist äußerst selten): Finger blau, Parästhesien, Puls an der Art. rad. nicht tastbar, sehr starke Schmerzen infolge der Ischämie!
3. Druck auf Nerven, am häufigsten auf den N. medianus!

Bei den letzteren beiden Komplikationen ist **sofortige Reposition erforderlich!** Vor jeder Einrichtung Röntgenbild! (um Knochenmitverletzung zu erkennen).

Alle Luxationen des Ellenbogengelenkes mit obengenannten Komplikationen, vor allem mit Knochenabbrüchen, sind **nicht** für die Praxis geeignet und gehören in fachärztliche Behandlung!

Die **Einrichtung** einer typischen Ellenbogenluxation erfolgt bei **Zug** und **Gegenzug** am besten in leichter Beugung des Ellenbogengelenkes. Der Verletzte liegt auf dem Tisch — in der Regel genügt örtliche Betäubung —, der Arzt stellt sein Bein auf einen Stuhl und legt den verrenkten und rechtwinklig gebeugten Arm um sein Knie. Mit der einen Hand faßt der Arzt den Oberarm, mit der anderen den Unterarm und zieht an ihm, während sein Knie einen geringen Druck auf das untere Humerusende des Kranken ausübt. Dieser Druck (Gegenzug) kann auch durch eine Hilfsperson ausgeübt werden. Niemals Einrichten durch Hebelung! Sofort nach der Reposition Röntgenbild anfertigen lassen! Je nach Schwere der Bänderzerreißung wird für 1—4 Wochen ruhiggestellt. Die Ruhigstellung erfolgt am besten mit dorsaler Gipsschiene, die in der Regel 3 Wochen etwa liegen bleibt. Nach Abnahme des Gipsverbandes sofort aktive und passive Bewegungsübungen, zuvor werden Finger und Schultern von Beginn an bewegt. Jede Massage und gewaltsame Bewegung ist äußerst schädlich (Gefahr der Myositis ossificans!)

Kontusion und Distorsion. Ellenbogenkontusionen und **Ellenbogendistorsionen** sollen **nur** diagnostiziert werden, wenn eine Fraktur sicher ausgeschlossen werden kann. Epiphysenlösungen bei Kindern, intraartikuläre Verletzungen, Brüche der Trochlea oder des Capitulum humeri laufen oft unter der harmlosen Diagnose **„Kontusion"!** Auch das Röntgenbild kann bisweilen im Stich lassen, wenn es sich lediglich um Knorpelverletzungen handelt. Mit der Diagnose Kontusion oder Distorsion oder mit deren Prognose sei man vorsichtig. Am Gelenk bestehen klinisch meist Schwellung, Bewegungseinschränkung, Schmerzen, diffuse oder umschriebene Druckempfindlichkeit. Am häufigsten sind Extensionsdistorsionen, die durch Überstreckung des Armes am Ellenbogengelenk entstehen. Infolge von Einrissen im Bereich der vorderen Gelenkkapsel, bisweilen auch der Seitenbänder, findet sich eine für die Verletzung typische Schmerzhaftigkeit beim Versuch völliger Streckung. Die Behandlung besteht zunächst in kurzer Ruhigstellung des Gelenkes durch Schiene oder Mitella (höchstens 1 Woche) und kalten Umschlägen. Danach ist die Schmerzhaftigkeit meist behoben, so daß mit der aktiven Nachbehandlung, Heißluft und Bewegungsübungen, begonnen werden kann. Auch hier sei vor Massage und passiven Bewegungsübungen dringend gewarnt. Muskelverknöcherung und Gelenkversteifung sind oft die Folge.

Die Epicondylitis humeri wird ähnlich behandelt. Sie entsteht in der Regel durch Überanstrengung, bisweilen auch mal durch direktes Trauma. Die **Symptome** sind: Druckschmerzhaftigkeit im Bereich der Epikondylen, wobei mal der äußere, mal der innere, mal beide Kondylen befallen sein können. Gleichzeitig bestehen oft ausstrahlende Schmerzen im ganzen Arm. Die Behandlung ist auch hier eine dreiwöchige Ruhigstellung in Oberarmgipsschiene. In letzter Zeit wird die Novocainumspritzung des betroffenen Epikondylus empfohlen. Die Therapieerfolge sind aber nach unseren Erfahrungen nicht so überzeugend, als daß man künftig auf die Ruhigstellung verzichten könnte.

4. Vorderarm

a) Weichteilverletzungen

Bei Wunden am Vorderarm gilt wie bei allen Weichteilwunden, das im „Allgemeinen Teil" Gesagte. Zu beachten ist jedoch, daß sich insbesondere hinter Biß- oder Quetschwunden im oberen Vorderarmdrittel oft weitgehende Muskelzerreißungen besonders bei kleinen Wunden verbergen.

b) Sehnenscheidenentzündung (Tendovaginitis crepitans)

Zur Sehnenscheidenentzündung am Vorderarm und vor allem im Bereich des Abductor und Extensor policis longus und brevis kommt es bei Überanstrengung der Hand, insbesondere des Daumens. Man spürt bei der Untersuchung bei Bewegung des Daumens und der Hand ein trockenes Reiben über beiden Sehnen an der radialen Streckseite des Vorderarmes. Die Behandlung besteht in Ruhigstellung mit dorsaler Gipsschiene unter Einschluß des Daumens für 3 bis 4 Wochen. Bestrahlungen und Einreibungen helfen nichts. Bisweilen sieht man einen Erfolg bei Umspritzung der Sehnenfächer mit Novocain (1proz., 10—20 ccm). In jüngster Zeit wird mit wechselndem Erfolg bei uns die sogenannte **Neuraltherapie** der Tendovaginitis crepitans angewandt. Hier werden im hyperästhetischen Hautbezirk 1 bis höchstens 2 ccm eines Gemisches von Novocain, Kalzium und Aqua dest. zu gleichen Teilen **intrakutan** gespritzt. Größere Erfahrungen über die Neuraltherapie liegen zur Zeit noch nicht vor. Es hat aber den Anschein, daß mit dieser Therapie die Behandlungsdauer der Tendovaginitis crepitans wesentlich abgekürzt werden kann.

c) Frakturen

Vorderarmbrüche, die das Ellenbogengelenk mit betreffen, sind für die ambulante Behandlung ungeeignet, aber auch bei den Schaftbrüchen ist in dieser Beziehung eine sorgfältige Auswahl erforderlich, denn Einschränkung oder Aufhebung der Pro- und Supination, Pseudarthrosenbildung, Brückenkallus u. a. sind häufige Folgen unzureichender Behandlung. Alle Vorderarmbrüche mit seitlicher Dislokation und Verkürzung werden tunlichst dem Facharzt zugeführt, da die Reposition und Retention hier oft schwer zu erreichen ist. Es bleiben eigentlich für die ambulante Behandlung nur die „*Knickungen*“ der Vorderarmknochen ohne nennenswerte Verschiebung ad latus und die bei Kindern häufigen *Grünholzfrakturen* für die Praxis als geeignete Behandlungsobjekte übrig. Die Reposition erfolgt im Rausch; durch **vorsichtiges Biegen** des Unterarmes wird der Knick an der Bruchstelle ausgeglichen; diese Reposition kann nicht **langsam** und **vorsichtig** genug vonstatten gehen, damit das gefürchtete Aufeinandergleiten der Bruchenden nicht etwa nachträglich eintritt. Es empfiehlt sich, die eigenen Hände, die den gebrochenen Unterarm umfassen, auf eine feste Unterlage zu stützen. Dann ist man in der Lage, bei plötzlichem Nachgeben der Knochen an der Bruchstelle die eigene Kraft sofort zu bremsen und das unerwünschte vollständige Frakturieren der Knochen zu verhüten. Als ruhigstellender Verband wird eine dorsale Gipsschiene angelegt, die von den Metakarpalköpfchen bis zum oberen Drittel des Oberarms reichen muß. Das Ellenbogengelenk wird dabei rechtwinklig gebeugt, die Hand steht in Supination. Der Daumen wird leicht gestreckt und abduziert. **Röntgennachkontrolle** nach Gipsanlage ist **unmittelbar** und nach einigen Tagen **nochmals** erforderlich! Die Finger werden von vornherein bewegt, ebenso die Schulter. Nach 3—4 Wochen kann bei einer einfachen kindlichen Grünholzfraktur die Gipsschiene entfernt und mit der aktiven Nachbehandlung wie üblich begonnen werden. Ist der Bruch nach 4 Wochen nicht fest, so denke man an Muskelinterposition und andere Komplikationen und gebe den Kranken an die Klinik ab. Brüche eines Vorderarmknochens sind meist günstiger, weil der unversehrte Knochen als Schiene dient. Hier fehlt auch in der Regel eine stärkere Dislokation, aber auch Fälle mit erheblicher Verschiebung, mit Muskelzwischenlagerung usw. kommen vor. Eine schwierig zu behandelnde Verletzung ist der Bruch der Speiche im Bereich der unteren Hälfte mit gleichzeitiger volarer Luxation des distalen Ulnaköpfchens. Hier ist eine Fixation in Überkorrektur notwendig, die durch Gipsschiene bei stärkster Volarflexion des Handgelenkes gelingt. Leicht bleiben hier Störungen der Pro- und Supination zurück. Die Behandlung solcher Verletzungen sollte man dem Fachchirurgen überlassen.

5. Handgelenk

a) Prellungen und Zerrungen

Auch hier gilt, daß die Diagnose **Handgelenkskontusion** oder **Distorsion** erst dann gestellt werden darf, wenn ein Bruch ausgeschlossen werden kann (Speichen-, Handwurzelknochen!). Häufiger sind die Distorsionen als die durch direkte Gewalteinwirkung entstandenen Kontusionen. Klinisch findet sich Schwellung, Bewegungseinschränkung, diffuser oder umschriebener Druckschmerz am Handgelenk. Das **Röntgenbild** ist **negativ.** Die Fingerbeweglichkeit ist häufig schmerzhaft und eingeschränkt. Öfters besteht ein Gelenkserguß, der besonders neben den Strecksehnen die Kapsel vorwölbt und sich mehr oder weniger deutlich durch Fluktuation zu erkennen gibt. Stets muß bei der Palpation die gesunde Seite zum Vergleich herangezogen werden. Der Mannigfaltigkeit der Entstehungsweise der stumpfen Handgelenksverletzungen entspricht eine große Verschiedenheit der Schädigung. Eine ins einzelne gehende Diagnose ist trotz Röntgenuntersuchung oft schwierig (Dehnungen und Einrisse im Bandapparat, an den Sehnen sowie Knorpelverletzungen). Die genaue Diagnose der Art der Handgelenksdistorsion ist, wenn nur das Vorliegen eines Bruches ausgeschlossen ist, von weniger großer Bedeutung. Die Behandlung der Handgelenksdistorsion und -kontusion besteht in leichteren Fällen aus kalten Umschlägen, später Heißluft. In schweren Fällen empfiehlt sich die Ruhigstellung für 8–10 Tage mittels Schiene, und danach wird sofort mit leichten Bewegungsübungen des Handgelenkes begonnen. Bisweilen bleibt trotz richtiger Behandlung ein Gefühl der Schwäche im Handgelenk zurück. In diesem Falle ist die Verordnung eines Handgelenkriemens aus Leder oder derbem, elastischem Stoff anzuraten.

b) Die perilunäre Verrenkung der Hand

Sie ist eine **häufig übersehene Verletzung.** Der klinische Befund ist dem einer schweren Zerrung vergleichbar. Die Luxation ist weder äußerlich zu sehen noch zu tasten. **Charakteristisch** ist lediglich das **seitliche Röntgenbild:** das **os capitatum** steht **hinter** dem Mondbein. Die Gelenkfläche des Mondbeines ist leer. Dieses selbst ist manchmal hohlhandwärts gekippt. An Komplikationen finden wir selten Druck auf den N. medianus, manchmal besteht dabei auch ein Bruch des Kahnbeines = **Verrenkungsbruch nach** DE QUERVAIN. Das körpernahe Bruchstück des Kahnbeines bleibt hierbei mit dem Mondbein in Verbindung, das körperferne wird mit dem anderen Handwurzelknochen luxiert. Die Behandlung ist bei der unkomplizierten perilunären Luxation Ruhigstellung mit dorsaler Gipsschiene für 3 Wochen nach erfolgter Reposition. Beim Verrenkungsbruch muß mindestens 10 Wochen ruhiggestellt werden!

c) Der typische Radiusbruch

Der Bruch der Speiche an typischer Stelle ist der **häufigste Knochenbruch überhaupt!** Er entsteht meist indirekt durch Fall auf die Volarfläche der zum Schutz ausgestreckten und dorsal flektierten Hand. Das periphere Radiusfragment wird dabei in dorsaler und meist auch radialer Richtung verschoben. Dadurch kommen Handwurzel und Handgelenk in pathologische Adduktionsstellung. Der Handteil ist dorsal und radial verschoben, so daß von oben gesehen eine **bajonettförmige Knickung** erscheint, in dem die Vorderachse nicht durch den Mittelfinger, sondern ulnarwärts vorbei durch den 4. Finger zieht. Von der Seite gesehen besteht eine typische „Gabelrücken"-Stellung, in dem die Vorderarmachse an der Bruchstelle nach aufwärts abgeknickt ist (Abb. 66, 67).

Die Diagnose ist aus dieser typischen Handstellung, aus der Weichteilschwellung und aus dem umschriebenen Druckschmerz dicht oberhalb des Handgelenkes in der Regel schon klinisch leicht zu stellen. Das Röntgenbild erhärtet die klinische Diagnose und darf nie unterlassen werden. Irgendwelche Komplikationen, wie Druck auf den N. medianus oder die Art. radialis sind in praxi kaum beobachtet worden. Die Therapie besteht bei Brüchen ohne Verschiebung in Anlegung einer dorsalen Gipsschiene für 3–4 Wochen. Brüche mit Verschiebung, die weitaus häufigste Art des Radiusbruches, erfordern die Reposition. Die Reposition ist durchaus nicht immer so leicht und mühelos wie zuweilen angenommen wird. Sie geht auch durchaus nicht immer „mit einem kleinen Ruck". Die Reposition wird entweder im Chloräthylrausch oder in örtlicher Betäubung vorgenommen. Eine gute Stellung der Bruchenden muß *in jedem Fall erzwungen werden.* In leichten Fällen geht dies auch ohne Assistenz; in der Regel ist aber eine Hilfsperson nötig, die den Ober- und Unterarm faßt und so einen Gegenzug ausübt. Der Gehilfe muß den Oberarm bei rechtwinklig gebeugtem Ellenbogengelenk im Gegenzug festhalten. Der Arzt selbst faßt die verletzte Hand „*wie zur Begrüßung*" mit seiner rechten Hand und zieht in der Achse des Unterarmes, um so die Verhakung der Bruchenden zu lösen. Nunmehr erfolgt eine kräftige Volarflexion, Ulnarabduktion und Pronation der Hand. Der Daumen der linken Hand des Arztes drückt das dorsal abgewichene periphere Radiusfragment

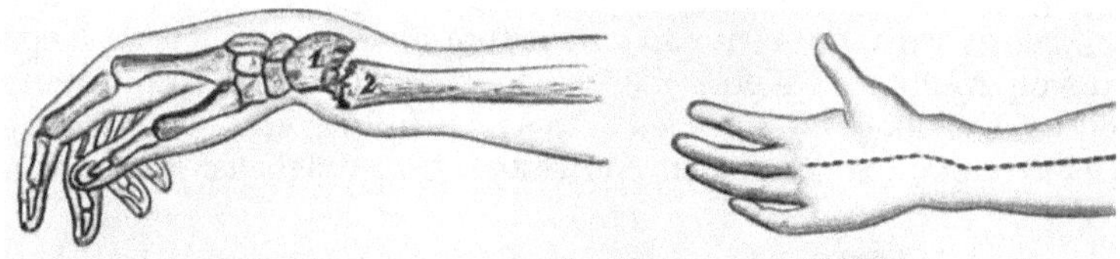

Abb. 66. Typischer Radiusbruch (schematisch)

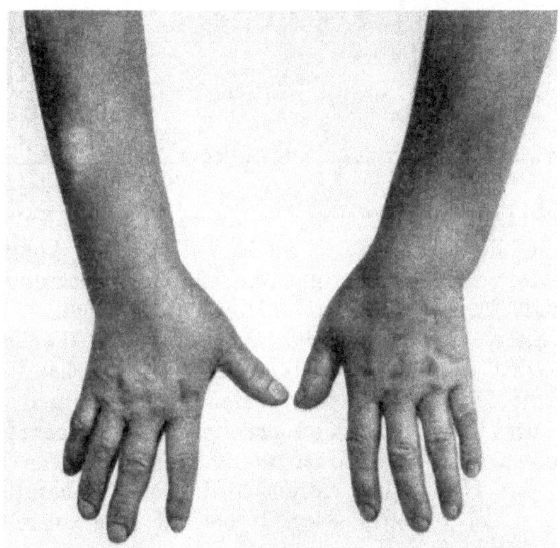

Abb. 67. Radiusbruch (klinisch)

kräftig in die Tiefe. Nach dieser Manipulation ist in der Regel die Reposition gelungen und die Bruchfragmente haben sich in der richtigen Stellung wieder verhakt. Zu empfehlen ist hierbei noch die sog. „*Stauchung*" der Radiusfragmente. Zur Not kann man als Hypomochlion das auf einen Stuhl gestellte Bein benutzen. Die Ruhigstellung geschieht bei allen typischen Radiusbrüchen durch eine **dorsale Gipsschiene**, die möglichst breit, d. h. die lateralen Ränder des Unterarmes umfassend, angelegt werden soll und bis in Höhe der Interdigitalfalten reichen muß (Abb. 68). Die Stellung des Handgelenkes selbst ist dabei nicht von ausschlaggebender Bedeutung, das wichtigste ist eine tadellose Reposition. Die Gipsschiene wird mit einer Mullbinde angewickelt, wenn diese Mullbinde stark mit Gips imprägniert ist, wird sie sofort nach Anlage des Gipses aufgeschnitten und die Gipsschiene erneut durch eine trockene Mullbinde angewickelt. Dies ist wichtig als Vorsichtsmaßnahme für die Blutzirkulation. Anschließend erfolgt Röntgenkontrolle. Ist die Stellung schlecht, wird sofort nochmals reponiert! Zu beachten ist ferner, daß die Binde in der Hohlhand nicht über die Beugefalten hinausgeht, an der Streckseite entsprechend der Länge der Gipsschiene bis zu den Interdigitalfalten reicht und proximalwärts Schiene und Binde den Ellenbogen freilassen. Einige Tage nach der Reposition wird die Gipsschiene durch eine zirkuläre Gipsbinde sicher fixiert. Die Nachbehandlung beginnt eigentlich bereits am Tage der Reposition, und zwar mit der Aufforderung an den Kranken, die Finger, die der Verband freiläßt, zu bewegen. Bei Schwellung der Finger lagert man den Arm hoch. Eine Armschlinge ist tunlichst zu vermeiden! Wenn sie angelegt wird, dann nur für die ersten 5—7 Tage, niemals länger! Gleichzeitig wird von Anfang an sofort mit selbsttätigen Bewegungsübungen aller nicht ruhiggestellten Gelenke, insonderheit Finger, Schulter und Ellenbogengelenk begonnen. Der Verletzte soll **mit dem verletzten Arm möglichst viel machen, ihn so**

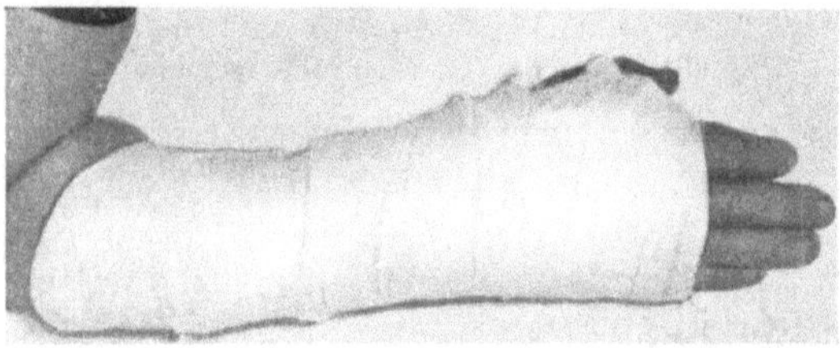

Abb. 68. Zustand nach Reposition und Anlegung einer dorsalen Gipsschiene

oft wie möglich bewegen! (z. B. Essen, Kämmen usw.). 8 Tage später wird eine erneute Röntgenkontrolle durchgeführt. Ist es zur erneuten Abknickung gekommen, so muß diese korrigiert werden, was gewöhnlich ohne Betäubung durch einfaches Zurechtbiegen gelingt. Der Gipsverband bleibt in der Regel 4 Wochen liegen, bei alten Leuten oder bei starker primärer Dislokation 5—6 Wochen. Nach Abnahme des Gipsverbandes wird sofort die physikomechanische Behandlung aufgenommen. Dazu gehören: warme Handbäder, aktive Bewegungsübungen und ferner passive Bewegungsübungen und leichte Massage. Brüche, die in fehlerhafter Stellung heilen, führen in der Regel zu einer mehr oder weniger ausgeprägten Einschränkung der Gebrauchsfähigkeit der Hand. Die durchschnittlichen Behandlungsergebnisse der Radiusfraktur dürften bei größerer Sorgfalt bei der Reposition besser sein, als sie heute noch zum Teil sind.

d) Der Kahnbeinbruch

Der Kahnbeinbruch wird häufig übersehen! Er ist nicht so selten und entsteht meist durch Fall auf die Hand ähnlich dem typischen Radiusbruch. Bisweilen kommt er mit dem Radiusbruch gemeinsam vor. Zu jeder Untersuchung einer „scheinbaren Handgelenksdistorsion“ gehört ein prüfender Druck auf die Gegend der **„Tabatière“**. Auch Schmerz bei Stauchung der drei ersten Mittelhandknochen muß den Verdacht auf Navikularefraktur erwecken. Klinisch besteht hierbei Schwellung und Druckschmerz über der Radialseite des Handgelenkes, selten der Finger. Im Röntgenbild sieht man am häufigsten einen queren Spalt, der das Kahnbein in zwei gleich große Stücke teilt. Es kommen aber auch Zertrümmerungsbrüche und Rißbrüche der distalen Gelenke, der sogenannten Tuberositas, vor. Wichtig ist die Technik der Röntgenaufnahme **in drei Ebenen!** Sonst kann es passieren, daß der Bruch im Röntgenbild nicht zur Darstellung kommt. Die Verletzung ist nicht harmlos! Bei ungeeigneter Behandlung kommt es selten zu knöcherner Wiedervereinigung der Bruchstücke, sondern es stellen sich häufig im Laufe der nächsten Monate nach dem Unfall unter zunehmenden Schmerzen und Bewegungseinschränkung arthritische Veränderungen ein, die evtl. zur Operation, d. h. zur operativen Entfernung des nicht geheilten Kahnbeines führen können. Der Bruch bedarf, wenn er heilen soll, mindestens einer Ruhigstellung in dorsaler Gipsschiene von 6—8 Wochen. Besser ist eine längere Ruhigstellung, evtl. bis zu 12 Wochen! Ist der Bruch mit Pseudarthrose geheilt, so macht sich dies in Schmerzen, verminderter Kraft und sekundärer Arthrose bemerkbar. Die frühere Annahme, daß die Brüche immer zur Pseudarthrose führen, ist unrichtig. Die Pseudarthrose kann vermieden werden durch **exakte und genügend lange Ruhigstellung!**

e) Brüche der übrigen Handwurzelknochen

Sie sind relativ selten. Man muß bei jeder Handgelenksdistorsion damit rechnen und nur die Röntgenuntersuchung kann die Diagnose klären. Die nächst häufigste Verletzung im Bereich der Handwurzelknochen ist der Abriß des streckseitigen Bandansatzes **am os triquetrum,** ferner kann bisweilen, aber selten, jeder einzelne Handwurzelknochen brechen. Dislokation gibt es hierbei in der Regel nicht. Die Behandlung besteht hierbei in Ruhigstellung mit dorsaler Gipsschiene für 3—4 Wochen.

Der Bruch des **os lunatum** kommt nach schwerer Gewalteinwirkung vor, fehlt diese, so denke man an die **Lunatummalazie.** Der **Mondbeintod** (= Lunatummalazie) ist keine Verletzungsfolge, sondern eine Erkrankung. Er entwickelt sich bisweilen bei jüngeren Menschen ohne jedes Trauma. In leichteren Fällen bestehen klinisch oft keinerlei Erscheinungen. Die Veränderungen werden vielmehr röntgenologisch als reiner Zufallsbefund entdeckt. In schweren Fällen bestehen Schmerzen, Bewegungseinschränkung und Verdickung des Handgelenkes. Manchmal ist eine geringfügige Verletzung, Zerrung oder Prellung des Handgelenkes vorangegangen, was die Beschwerden auslöst. *Röntgenologisch* finden sich die charakteristischen **Veränderungen:** Strukturverdichtung, Formveränderungen, Verbreiterung und Zusammensinken. Die Behandlung besteht in Ruhigstellung mit dorsaler Gipsschiene bei frischen Fällen. Bei chronischen Beschwerden kann durch einen Lederriemen um das Handgelenk Besserung erzielt werden. Oft bleiben aber doch dauernde, zeitweise sich steigernde Beschwerden. Ein Versuch mit operativer Entfernung des os lunatum ist in diesem Falle angezeigt. Sie kann aber eine Beschwerdefreiheit nicht garantieren.

6. Hand

a) Weichteilverletzungen

Sogenannte Bagatellverletzungen an der Hand sind besonders gefährlich und daher äußerst sorgfältig zu beobachten und zu behandeln, da sie andernfalls zu schweren Infektionen, ja zur Sepsis führen können. Besonders gefährlich sind die Stiche mit schmutzigem Werkzeug an der Beugeseite der Finger, hierbei dringt oft Schmutz in die Tiefe, wobei evtl. Gelenke und Beugesehnenscheiden eröffnet und so zu Gelenksempyem und zur Sehnenscheidenphlegmone Anlaß geben können (s. Kapitel Entzündungen).

Bei Zufallswunden sei darauf hingewiesen, daß auch kleine Schnitte und kleine Riß-Quetschwunden des öfteren die Sehnenscheiden der Beugesehnen oder der Fingergelenke eröffnen können. Besonders zu beachten sind in dieser Hinsicht die Wunden über den Fingerknöcheln. Durch genaue operative Wundversorgung (s. Allg. Teil) ist festzustellen, ob Sehnenscheiden oder Gelenke eröffnet, Knochen,

Sehnen oder Nerven mitverletzt sind. Die Sehnennaht gehört in fachärztliche Behandlung! Zu unterscheiden ist zwischen Sehnendurchtrennung und Sehnenverletzung = teilweise Durchtrennung bei erhaltener Funktion. Bei starker Verschmutzung oder Quetschung soll von der primären Sehnennaht tunlichst Abstand genommen werden. Die Prognose der Strecksehnennaht, primär oder sekundär, ist günstig, die der Beugesehnen fast immer schlecht.

b) Knochenbrüche der Mittelhand

Brüche der Mittelhandknochen sind häufig. Sie kommen durch direktes Trauma, Schlag oder Stoß oder Quetschung zustande. Eine Dislokation ist kaum vorhanden, da die benachbarten unverletzten Mittelhandknochen als Schiene wirken. Ferner halten die kleinen Handmuskeln die Bruchstücke in ihrer Lage. Wegen der oberflächlichen Lage der Mittelhandknochen macht die Diagnose selten Schwierigkeiten. Eine sichtbare Deformität fehlt meist. Das wichtigste Symptom ist neben dem direkten lokalen Druckschmerz vor allem der Stauchungsschmerz und die Handrückenschwellung. Bei Verkürzung des gebrochenen Metakarpus tritt bei geschlossener Faust der betreffende Fingerknöchel aus der Reihe zurück. Die Fingerbewegung ist immer schmerzhaft. Zu unterscheiden haben wir Schaftbrüche mit und ohne Dislokation, Brüche der Köpfchen der Mittelhandknochen, besonders des II. und V. Metakarpus, und vor allem die sogenannte BENNETsche Fraktur. Die BENNETsche Fraktur ist ein Schrägbruch an der Basis des Metakarpus I und bedarf wegen der Mitbeteiligung des Gelenkes der besonderen Aufmerksamkeit. In praxi werden diese Frakturen gar nicht so selten mit Distorsionen des Daumengelenkes verwechselt. Die Behandlung muß sich den Bruchformen anpassen, Schaftbrüche ohne Verschiebung werden 3–4 Wochen mit Gipsschiene ruhiggestellt, Dislokationen selbst müssen vorher beseitigt werden, wozu im allgemeinen örtliche Betäubung ausreicht. Bei Fraktur des Köpfchens mit Dislokation ist die Reposition besonders sorgfältig durchzuführen, damit keine Bewegungsstörung im Fingergrundgelenk zurückbleibt. Brüche mit Dislokation werden mindestens 4 Wochen ruhiggestellt; eine Röntgenkontrolle ist nach 8 Tagen erforderlich, um bei evtl. Dislozieren eine Zweitreposition durchzuführen. Nach Abnahme des Gipses werden aktive Bewegungsübungen, warme Handbäder und Heißluft als die Maßnahmen der Wahl von uns angesehen. Gewaltsame Bewegungsversuche und Massage sind schädlich. Die BENNETsche Fraktur wird unter Zug am Daumen bei leicht gebeugtem Grund- und Handgelenk sowie **gleichzeitigem Druck mit dem Daumen auf die Basis des Metakarpus I** (Einrichtung der Verschiebung) eingerichtet. Ruhigstellung erfolgt mit dorsaler Gipsschiene, die zwischen Daumen und Zeigefinger gespalten und um den Daumen herumgeschlagen wird. Über der Basis des Metakarpus I wird eine flache Delle unter leichtem Druck anmodelliert. Die Ruhigstellung erfolgt auch hier für 4 Wochen; ebenfalls ist Röntgenkontrolle nach 8 Tagen evtl. nach 14 Tagen nochmals erforderlich. Schaftbrüche des Metakarpus I werden mit demselben Gipsverband versorgt.

Die **Fingergrund-** und **-mittelgliedfrakturen** entstehen ebenfalls durch Sturz, Quetschung und Schlag. Diese Frakturen sind häufig offen. Gar nicht so selten sind mehrere Finger gleichzeitig verletzt. Klinisch besteht auch hier schmerzhafte Bewegungseinschränkung, Schwellung, Verbiegung (gewöhnlich nach dorsal offener Winkel), häufig auch Torsion, direkter Druck-, Zug- und Stauchungsschmerz. Es kommen alle Bruchformen mit und ohne Verschiebung vor. Ein Röntgenbild klärt die genaue Stellung der Fragmente. Die Behandlung ist auch hier wieder:

1. Reposition in örtlicher Betäubung durch Zug am verletzten Finger und Gegenzug am Oberarm bei gebeugtem Ellenbogengelenk.

2. Anlegen einer dorsalen Gipsschiene am Vorderarm und volarer Fingerschiene, die an der Gipsschiene mit Gipsbinde fixiert wird. Die Fingerschiene wird proximal vom Bruch nach volar gebeugt und dadurch der dorsale Knick des Bruches ausgeglichen. Das Fing erend glied wird mit Heftpflaster an die Schiene befestigt. Ein Drahtzug durch die Fingerkuppe wird nicht mehr durchgeführt. Röntgenkontrolle erfolgt auch hier unmittelbar nach dem Einrichten sowie 8 und 14 Tage später. Ruhigstellung erfolgt für 4 Wochen. Sofort nach der Ruhigstellung beginnt die Bewegungsübung aller nicht ruhiggestellten Gelenke. Keine Armschlinge! Nach Abnahme des ruhigstellenden Verbandes wird mit verstärkten aktiven und schonenden passiven Bewegungsübungen begonnen.

Bei **Frakturen der Fingerendglieder** findet man dieselben klinischen Erscheinungen wie bei den Frakturen der anderen Fingerglieder mit Ausnahme der Knickung. Röntgenaufnahme sichert die Diagnose. Bei den relativ häufigen Brüchen der Nagelplatte **(Nagelkranzfraktur)** stellt man für einige Tage den Finger ruhig, macht feuchte Umschläge und legt dann einige Heftpflasterstreifen zirkulär um das Fingerendglied. Die Brüche heilen häufig mit Pseudarthrose aus, was aber praktisch belanglos ist. Luxationsfrakturen an der Basis eines Fingergliedes lassen sich häufig nur schwierig einrenken und hinterlassen in der Regel eine bleibende Bewegungseinschränkung im Gelenk.

c) Daumen-Fingerluxation

Am häufigsten ist die Verrenkung im **Daumengrundgelenk.** Sie erfolgt meist nach dorsal, wobei die erste Phalanx gegen die Metacarpi dorsal flektiert erscheint. **Klinisch** hat man das charakteristische Bild mit „federnder Fixation“ und in frischen Fällen deutliche Stufenbildung am Grundgelenk. Diese Luxation ist aus drei Gründen bedeutungsvoll: Sie ist häufig (fast 5% aller Verrenkungen!), die Reposition ist bisweilen schwierig und die Verletzung führt, wenn nicht erkannt und falsch behandelt, zu schwerer Gebrauchseinschränkung der Hand. Volare Luxation des Daumens ist so selten, daß sie praktisch bedeutungslos ist.

In der Regel geschieht die dorsale Luxation durch Überstreckung des Daumens, wobei der volare Bandapparat dicht am Metakarpus reißt, zum Teil aber an der luxierten Phalanx haften bleibt, was die Reposition erschweren kann. Die Sesambeine befinden sich an normaler Stelle oder auf der Rückseite des Metakarpus, wo sie umgedreht und zwischen die Gelenkflächen gelagert sein können, was wiederum die Reposition erschwert. Oft ist nur ein Sesambein, und zwar das radiale, verlagert.

Wichtig ist, daß die Sehne des M. flexor policis longus während der Verrenkung auf die Innenseite des Metakarpusköpfchens gleitet, dieses umschließt und so die Einrenkung außerordentlich erschweren kann. Klinisch unterscheiden wir bei der dorsalen Luxation zwei Stellungen des Daumens: die **Hyperextension** und die **Flexion.** Diese Stellung ist die ungünstigere *(Luxatio complexa)*. Die Reposition gelingt nicht immer auf Anhieb, Schmerzausschaltung ist daher erforderlich (Umspritzung oder Rausch). Die Einrichtung erfolgt durch Zug und Beugung oder Überstreckung. Gelingt sie nicht, so liegt offenbar eines der oben erwähnten Repositionshindernisse vor, oder es besteht die erwähnte Flexionsstellung. In diesem Falle versucht man, mit kräftigem Zug in der Verlaufsrichtung des Daumens eingeklemmte Teile der Kapsel usw. zu lösen. Während dieser Zug andauert, wird das Grundglied maximal überstreckt, und zwar zur Entspannung des M. flexor policis longus unter Beugung des Endgelenkes. Dabei hält die linke Hand des Arztes den Metakarpus I und stellt ihn **vor** die Mittelhand. So gelingt es meist durch Drehbewegung bei der Überstreckung und anschließender Abwärtsbewegung des Daumens, die Repositionshindernisse auszuschalten und die Reposition doch noch zum Erfolg zu führen. Nach der Reposition stellt man mittels dorsaler Gipsschiene bei geringer Beugung des Daumens im Grundgelenk ruhig. Die Ruhigstellung bleibt 8—14 Tage und dann wird mit aktiven Bewegungsübungen begonnen. Massage und passive Bewegungsübungen sind auch hier schlecht, weil hier oft eine Verdickung und Bewegungseinschränkung zurückbleibt. In der Regel bildet sich eine bestehende Bewegungseinschränkung nach mehreren Wochen zurück.

Die **Diagnose der Verrenkung der Finger** oder **Fingerglieder** ist leicht. Finger und Fingerglieder werden ebenfalls meist durch Überstreckung luxiert, wobei auch hier eine dorsale Verschiebung des distalen Fingergliedes entsteht. Aber auch volare und seitliche Verrenkungen kommen vor. Die Reposition ist in der Regel leicht und erfolgt durch Zug und Gegenzug sowie durch direkten Druck auf die luxierte Phalanx. Nach der Reposition wird der Finger für 8 Tage auf Schiene in physiologischer Mittelstellung ruhiggestellt. Feuchte Umschläge in den ersten Tagen wirken schmerzlindernd und werden vom Patienten angenehm empfunden. Nach Beendigung der Ruhigstellung wird auch hier mit aktiven Bewegungsübungen begonnen.

d) Der Strecksehnenabriß

Er entsteht bei Hängenbleiben der Fingerspitze (Ballspielen, Bettenmachen usw.). Klinisch hängt die Fingerspitze herab, steht in Mittelstellung und kann nicht aktiv gestreckt, wohl aber gebeugt werden. Man unterscheidet einen **Strecksehnenriß** und den **Ausriß des Strecksehnenansatzes** am Endglied (Unterscheidung im **Röntgenbild**). Die Behandlung erfolgt auch hier in Ruhigstellung mit volarer Gipsschiene in Überstreckung des Endgliedes. Beim Knochenausriß für 4 Wochen, beim Strecksehnenriß für 6 Wochen!

e) Zerrungen und Bänderrisse an den Fingergelenken

Sie entstehen meist indirekt durch Sturz. Das betreffende Gelenk ist geschwollen und bewegungseingeschränkt. Das Röntgenbild ist negativ, mit Ausnahme der Fälle, bei denen ein Seitenband völlig zerrissen ist. In diesen Fällen zeigt das *„gehaltene Bild"* (Aufklappen nach der gesunden Seite) den Gelenkspalt auf der betreffenden Seite bis auf ein mehrfaches der gesunden Seite verbreitert. Hier muß man mit Gipshülse für 4 Wochen ruhigstellen. Bei den normalen Zerrungen genügt eine Fingerschiene für einige Tage, feuchte Umschläge, später evtl. für kurze Zeit Wickeln des Fingers mit elastischer Binde oder zirkulärem Heftpflasterverband.

Merke: **Die Fingerruhigstellung ist immer in Mittelstellung anzulegen.**
Schädlich sind ferner Massage und passive Bewegungsübungen!

Wichtig zu wissen ist, daß diese einfachen Distorsionen und Kontusionen der Fingergelenke häufig lange Zeit Schmerzen und Bewegungseinschränkung verursachen und so die Gebrauchsfähigkeit des Fingers und der gesamten Hand herabsetzen können.

Bei **Quetschungen** der Endglieder mit Nagelabhebung oder Nageleinrissen empfiehlt es sich, in Leitungsanästhesie den Nagel abzuheben. Anschließend wird der Finger für einige Tage auf Fingerschiene in physiologischer Mittelstellung ruhiggestellt, das Nagelbett mit Anästhesiensalbenverband bedeckt. Ebenso wird man oft bei subungualem Hämatom wegen starker Spannungsschmerzen oder beginnender Infektion des Hämatoms gezwungen sein, den ganzen Nagel zu entfernen. Anschließend erfolgt auch hier Ruhigstellung und Salbenverband.

f) Handrückenödem und Bewegungseinschränkung der Finger nach Verletzungen

Das frische traumatische Handrückenödem im Verlauf von Verletzungen geht stets von selbst und auf Grund geeigneter Behandlungsmaßnahmen **(Ruhigstellung)** zurück. Es geht nicht zurück, wenn es massiert wird! Das chronische, sich über Monate oder Jahre erstreckende Handrückenödem nach kleineren Verletzungen ist Zeichen einer neurotischen Komponente oder eines Artefakt! Die chronische Handrückenschwellung als Zeichen gestörten Blutumlaufes und röntgenologisch nachweisbaren starken Kalkschwunds und Bewegungseinschränkung der Finger wird am besten mit dorsaler Gipsschiene, Hochlagerung des Armes und Bewegungsübungen der Finger behandelt.

II. Entzündungen

1. Entzündungen der Achselhöhle

In der Achselhöhle sitzen vorzugsweise die **Schweißdrüsenabszesse,** die sehr zu Rückfall und Fortschreiten in die Umgebung neigen. Beim Schweißdrüsenabszeß handelt es sich in der Regel um eine Staphylokokkeninfektion; nicht selten sind zu gleicher Zeit beide Achselhöhlen befallen. Die Erkrankung beginnt ähnlich wie ein Furunkel, dann entsteht ein *intrakutaner* und *subkutaner* Abszeß, der sich nach kürzerer oder längerer Zeit schließlich nach außen entleert. Ausgelöst wird die Erkrankung häufig durch übermäßiges Schwitzen, wodurch es zunächst zur Mazeration der Haut kommt. Durch Scheuern und Kratzen infiziert sich die so geschädigte Haut, und die Infektion breitet sich in den Ausführungsgängen der Schweißdrüsen weiter aus. Durch Kontaktinfektion bei Perforation eines Abszesses wird schließlich die ganze Achselhöhlenhaut in eine harte knollige oberflächliche und teilweise erweichte und schmerzhafte Platte verwandelt. Die Behandlung eines Abszesses ist wegen der Hartnäckigkeit und Rezidivfreudigkeit nicht nur für den Kranken eine Qual, sondern auch ein ,,Crux medicorum". Wenn man sich zur Inzision entschließt, so muß auf jeden Fall die Achselhöhle sorgfältig rasiert werden, um eine Schmierinfektion an den Haarbälgen zu vermeiden. Die Inzision selbst wird im Chloräthylrausch vorgenommen und muß jede Eiterverhaltung beseitigen. Der Schnitt muß quer angelegt werden, weil Längsnarben später nach ihrer Schrumpfung das Armheben erschweren. Am besten hat sich uns bei der chirurgischen Behandlung der Schweißdrüsenabszesse die **totale Exzision** der behaarten Achselhöhlenhaut bewährt. Die resultierende strahlige Narbe stört bei Bewegung des Armes nicht, wenn nur rechtzeitig mit Armbewegungen begonnen wird. Dagegen ist die einfache Inzision nur selten vom Erfolg gekrönt. Häufig sieht man nach der einfachen Inzision immer wieder Rezidive, die bei der Totalexzision der behaarten Achselhöhlenhaut nicht gesehen werden. Auf jeden Fall ist die Hautumgebung dick mit Zinkpaste zu bestreichen und vor Wundsekret zu schützen. Die Wunde selbst wird mit einem sterilen Salbenverband bedeckt, wobei die Art der Salbe nicht so entscheidend ist, wie die Wahrung der Asepsis beim Verbandswechsel. Wir benutzen Penicillinsalbe und neuerdings Chlorophyllsalbe. Manchmal leistet im Beginn eine einmalige Röntgenbestrahlung mit einer stärkeren Hautdosis Gutes, sie bringt die Infiltrate zum Rückgang und führt zur Verödung der Schweißdrüsen. Eine Umspritzung mit Penicillin kann ein Rezidiv nicht verhindern. Eine Kalamität bedeutet noch die Fixation des Verbandes in der Achselhöhle. Heftpflaster reizt und führt über Hautentzündung zum Übergreifen der Infektion auf die gesunde Haut. Umgekehrt muß der Verband festsitzen, damit er nicht scheuert und das empfindliche entzündete Gewebe nicht reizt. Der einfachste und beste Verband besteht aus dem Achselteil eines alten Hemdes an den vier Bänder genäht sind, die am Hals der gesunden Seite und am Brustkorb festgeklebt sind. Dieser Verband hält den Mull in der Achselhöhle fest, drückt nicht und kann, wenn er verschmutzt ist, leicht gewaschen werden.

Die Lymphdrüsen erkranken in der Achselhöhle häufig akut bei Infektionen am Arm oder im Brustbereich (Panaritium, Mastitis, Schweißdrüsenabszeß usw.). Sie erkranken chronisch bei Tuberkulose. Wenn es zur Einschmelzung und Abszeßbildung einer oder mehrerer entzündeter Lymphdrüsen kommt, so muß punktiert werden, besser ist aber auch hier die Inzision mit Einlegen eines Streifens in die Abszeßhöhle. Dieser Streifen wird mit 50000 I.E. Penicillin getränkt. Der Arm soll für einige Tage im Armtragetuch ruhiggestellt werden. Unter dieser Therapie heilen die Lymphdrüsenabszesse relativ schnell ab. — Eine *ernstere* Erkrankung ist die **Subpektoralphlegmone** und der Subpektoralabszeß. Sie geht gewöhnlich von Furunkel oder Lymphadenitis aus; die Symptome sind im Anfang undeutlich, es stellt sich aber bald eine typische Behinderung der Schulterbeweglichkeit ein. Abduktion und Adduktion des Armes gehen nur durch Mitbewegen des Schultergürtels vor sich. Dagegen ist Vorwärts-, Rückwärts- und Drehbewegung fast frei. Jede Anspannung des M. pectoralis wird vermieden. Schon zu dieser Zeit bemerkt man eine Vorwölbung der Pektoralisgegend und kann evtl. bei adduziertem Arm in der Tiefe Fluktuation nachweisen. In solchem Falle ist auf jeden Fall eine ausgiebige **Inzision** angezeigt. Abwarten ist zwecklos und bringt nur die Gefahr einer weiteren Ausdehnung der Infektion auf die Thoraxwand und evtl. Mediastinitis mit sich. Der Eingriff selbst wird in Narkose vorgenommen; am äußeren Rand des M. pectoralis major wird ein ausreichender Hautschnitt angelegt. Unter Leitung des Auges wird der Muskelrand freigelegt und mit der Kornzange stumpf unter dem M. pectoralis vorgegangen, bis sich der Eiter in oft unerwartet großer Menge entleert. Durch Spreizen der Kornzange wird die Öffnung erweitert und ein weiches Gummidrain nicht zu tief eingelegt (Gefahr der Arrosionsblutung); man kann auch an Stelle eines Drain einen mit Penicillin getränkten Streifen (früher Jodoformgazestreifen) einlegen. Die Wundumgebung soll dick mit Zinkpaste bestrichen werden, und der Arm wird im Armtragetuch besser in Abduktion ruhig gestellt. Die Subpektoralphlegmone gehört unseres Erachtens, in den ersten Tagen zumindest, in Klinikbehandlung; außerdem gehört ein gutes Maß chirurgischer Erfahrung zur operativen Behandlung einer solchen Phlegmone oder Abszesses dazu!

2. Die Schultergelenksentzündung und andere entzündliche Erkrankungen der oberen Extremitäten

Im Vordergrund steht auch hier die **eitrige** Entzündung des Schultergelenkes. Sie entwickelt sich einmal direkt durch penetrierende Verletzung, zum anderen fortgeleitet bei benachbarter Weichteil- oder Knocheneiterung und schließlich auch mal metastatisch bei septischer Allgemeininfektion. Die *Symptome* sind Fieber und starke Schmerzen, Zwangsstellung in Adduktion, Bewegungseinschränkung, starke Druckempfindlichkeit, Gelenksschwellung am vorderen und hinteren Rande des Deltamuskels sowie in der Achsel. Im Zweifelsfalle muß eine Probepunktion unter allen Kautelen des Asepsis durchgeführt werden. Die Therapie besteht in Punktion und Instillation von Penicillin in das Gelenk. Die eitrige Arthritis gehört in Klinikbehandlung!

Viel häufiger in der ambulanten Sprechstunde ist die **chronische Arthritis** meist auf dem Boden von Rheuma, evtl. mal Tuberkulose, ferner die **Arthrosis deformans** und **neuropathica.** Sie ist ein häufiges Leiden in der ambulanten Sprechstunde. Nach Möglichkeit wird man kausal behandeln. Ruhigstellung der Schulter soll möglichst unterlassen werden, wenn sie durchgeführt wird, nur für einige Tage! Wärmezufuhr in Form des Lichtbügels, Kurzwelle, Einreibungen, Fango-Schlammpackungen, leichte Massage und vor allem passive und aktive Bewegungsübungen werden in der Regel eine Besserung bedingen. Bei der ausgesprochenen Arthrosis deformans hält meist die Besserung nicht allzu lange an. In solchen Fällen soll man versuchen, die Schmerzen durch *Novocainumspritzung* **neben** und **in** das Gelenk zu beseitigen, wodurch oft überraschende, länger anhaltende Besserung erzielt wird.

Eine ähnliche Therapie ist bei der sogenannten DUPLAYschen Krankheit, der **Periarthritis humeroscapularis,** angezeigt. Sie tritt häufig bei älteren und dazu veranlagten Leuten auf, und zwar überwiegend rechts und entwickelt sich manchmal im Anschluß an Arthritis oder auch nach Verletzung, wie Schulterprellung, Distorsion, Luxation usw. Bisweilen sieht man bei der Periarthritis im Röntgenbild eine *Bursitis chronica calcaria* der benachbarten Schleimbeutel am Akromion und Deltamuskel, auch Kalkschatten an der Kapsel, an Bändern und Sehnen. Die Genese ist nicht einheitlich. Es besteht eine schmerzhafte Bewegungshinderung der Schulter mit zunehmender Kapsel-Bänder-Schrumpfung. **Diagnostisch wichtig** ist der **Druckschmerz zwischen** *Akromion* und *Tuberculum majus* und die Bewegungsbehinderung besonders nach hinten und oben! Die Behandlung ist ähnlich wie bei der chronischen Arthritis, oft sieht man Erfolg nach ein- oder mehrmaligen Röntgentiefenbestrahlungen.

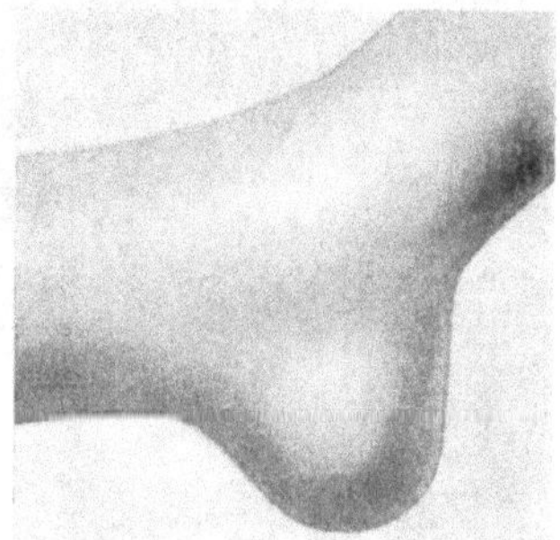

Abb. 69. Bursitis olecrani (halbschematisch)

Bisweilen finden sich in der Schultergegend **chronische Schleimbeutelentzündungen,** die, wenn kein Trauma oder sonstige Entzündungen vorangegangen sind, meist eine tuberkulöse Genese haben. Die Behandlung ist symptomatisch. Wärmezufuhr wird die Bursitis zum Rückgang bringen, zumindest die Schmerzhaftigkeit lindern. Nebenbei muß das Grundleiden behandelt werden.

Ein harmloses Leiden ist das sog. **Skapulakrachen.** Sind Exostosen an Rippen oder Schulterblatt die Ursachen des Krachens, so wird man sie gegebenenfalls abmeißeln können. Differentialdiagnostisch muß an Reibegeräusche bei chronischer Arthritis gedacht werden. Bei Schulterblattbruch oder Pleuritis sicca schwindet das Schulterblattkrachen bei ruhiggestelltem Schulterblatt, also bei einwärts gedrehtem, nach hinten gebrachtem und gestrecktem Arm.

Weichteilentzündungen am Oberarm bieten differentialdiagnostisch und klinisch nichts Besonderes. Es kommen Furunkel, Abszesse und Phlegmonen vor, die Behandlung richtet sich nach dem Grundleiden (s. Allg. Teil).

Bei **Lymphangitis** und **Lymphadenitis** = streifenförmige Rötung und Entzündung der Lymphbahnen und schmerzhafte Schwellung der Lymphdrüsen (Ellenbogen und Achselhöhle) wird der Arm mit Oberarmschiene ruhiggestellt und kühle Umschläge mit Rivanol oder verdünntem Alkohol, im Notfall genügt auch Wasser, durchgeführt. Man muß sich darüber im klaren sein, daß Lymphangitis und Lymphadenitis nur Symptome sind, der Primärherd muß gesucht und behandelt werden!

Von den Entzündungen am *Ellenbogengelenk* wird am häufigsten die Bursa olecrani befallen. Die **Bursitis olecrani** entsteht am häufigsten fortgeleitet durch Eiterprozesse der Umgebung oder durch direkte Verletzung. Man findet am Ellenbogen eine umschriebene schmerzhafte Schwellung und Rötung hinter dem Olekranon, die Beweglichkeit des Ellenbogengelenkes ist wenig oder gar nicht beeinträchtigt. Dies spricht allein schon gegen eine intraartikuläre Infektion (Abb. 69).

Die **Behandlung** besteht bei nicht eitriger Einschmelzung zunächst in Ruhigstellung des Ellenbogengelenkes und Rivanolumschlägen. Bei eitriger Bursitis ist die Inzision erforderlich, wobei am günstigsten der Schleimbeutel in ganzer Ausdehnung breit gespalten wird. Nach Abfluß des Eiters wird in die Inzisionswunde ein Penicillin-Mullstreifen eingelegt; anschließend muß der Arm in Oberarmschiene bei rechtwinklig gebeugtem Ellenbogengelenk für einige Tage ruhiggestellt werden. Nach Abklingen der Entzündung ist der Schleimbeutel zu exstirpieren, um einem Rezidivieren der Entzündung vorzubeugen. Die operative Behandlung eitriger Schleimbeutelentzündungen an anderen Stellen der Extremität (Schulter, Knie) soll dem Fachchirurgen überlassen werden!

An *Entzündungen* im Bereich des **Vorderarmes** interessiert im Rahmen der „Kleinen Chirurgie“ die in letzter Zeit zunehmende häufige Erkrankung der **Sehnenscheidenentzündung = Tendovaginitis crepitans** des Vorderarmes. Die akute Entzündung der Sehnenscheiden befällt am häufigsten die Strecksehnen des Vorderarmes; die Patienten klagen über Schmerzen im Handgelenk und im distalen Drittel des Unterarmes. Legt man die Hand auf den Handrücken und Unterarm des Kranken und fordert ihn zur gleichzeitigen Streckbewegung der Hand auf, so fühlt man eine deutlich **knarrende Bewegung** der Sehnen in den Sehnenscheiden (= *Tendovaginitis crepitans*). Die Erkrankung tritt vor allem nach Überanstrengung auf, z. B. bei Waschfrauen, Schmieden, Stenotypistinnen, Klavierspielern. Durch die übermäßige Inanspruchnahme der Sehnen kommt es vorübergehend zu einem serösen Reizerguß in den Sehnenscheiden und bald darauf zur Fibrinablagerung. Diese Fibrinablagerungen bedingen bei der Bewegung das Knarren und die seröse Entzündung, die Schmerzen. Die Behandlung besteht in Ruhigstellung der Hand und des Unterarmes am besten mit dorsaler Gipsschiene für 3—4 Wochen. Evtl. empfiehlt sich die Umspritzung der Sehnen mit Novocain oder die sogenannte **Neuraltherapie,** bei der mehrere Hautquaddeln mit *Novocain, Kalzium* und *Aqua dest.* (zu gleichen Teilen) gesetzt werden (s. S. 192).

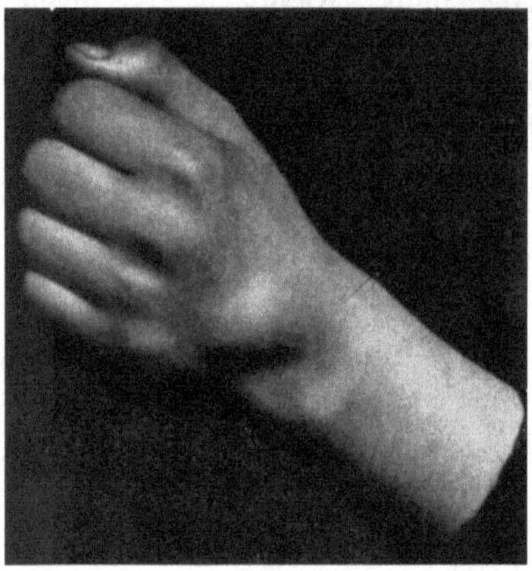

Abb. 70. Ganglion; li. Handgelenk

Das **Ganglion** (Überbein) ist eine häufige Erkrankung am Handgelenk (Abb. 70). Unter Ganglion wird eine umschriebene zystische Geschwulst verstanden, die sich meist in der Umgebung eines Gelenkes entwickelt, der Inhalt besteht aus einer zähflüssigen fadenziehenden Masse. Die Form ist kugelig bis eiförmig. Die Konsistenz ist weich-elastisch, ganz kleine Ganglien können bisweilen auch hart sein. Die Haut **über** einem Ganglion ist stets unverändert und gut verschieblich (im Gegensatz zum **Atherom!**). Die Ganglien sind auf der Unterlage meist nicht verschieblich, da sie häufig mit den benachbarten Sehnenscheiden oder mit der Gelenkkapsel verwachsen sind. Bevorzugt befallen sind jugendliche Frauen im Alter von etwa 20 Jahren. Für die Entstehung des Ganglions spielen wiederholte kleinere oder ein einmaliges schweres Trauma und Überanstrengungen eine Rolle. Die Gelenkfunktion wird selten gestört. Die Ganglien wachsen im allg. langsam, später tritt ein leichtes Schwächegefühl des Handgelenkes ein. Der typische Sitz ist die Radialseite des Handgelenkrückens zwischen den Streckseiten des Zeigefingers und den Sehnen des Extensor carpi radialis longus und brevis. Die **einfachste** Methode bei der **Behandlung** eines Überbeines ist die **Sprengung der Kapsel** des Ganglions. Sie gelingt meist leicht, wenn man die Hand des Kranken über das Knie des Operateurs so hinüberlegt, daß das Ganglion am obersten Punkt prall gespannt hervorspringt und dann auf das Ganglion einen kräftigen Schlag führt. Sobald die bindegewebige Kapsel des Ganglion gesprengt ist, läßt sich die gallertartige Masse durch Massage in der Umgebung verteilen. Nach der Zerdrückung des Ganglions soll für einige Tage ein Kompressionsverband angelegt werden. Gelingt die Zerquetschung des Ganglions nicht, z. B. an der Vorderseite des Handgelenkes, so kann man ein feines Tenotom subkutan an das Ganglion heranführen, indem das Messer in einiger Entfernung vom Ganglion eingestochen und die Kapsel des Ganglions breit durchschnitten wird. Eine Venenmitverletzung muß vermieden werden. Danach kann der gallertartige Inhalt ausgedrückt und durch Massage subkutan verteilt werden. Der Nachteil dieser Methoden der unblutigen Zerquetschung resp. der subkutanen Diszision der Ganglien liegt in der Häufigkeit der Rezidive. Radikaler ist die Methode der operativen Exstirpation des Ganglions. Wenn man sich dazu in der Praxis entschließt, ist **absolute Asepsis** einzuhalten! Die Ganglien stehen häufig mit dem Handgelenk und auch mit den Sehnenscheiden in Verbindung, beide könnten unter der Operation eröffnet werden! Die radikale Exstirpation des Ganglions läßt sich gut in örtlicher Betäubung durchführen. Die Zyste wird durch einen quer über den Handrücken verlaufenden Hautschnitt freigelegt, der Schnitt folgt der Spaltrichtung der Haut, Längsschnitte hinterlassen unschöne breite Narben. Während der Freilegung des Ganglions müssen benachbarte Sehnen mit stumpfen Häckchen von der Assistenz beiseite gehalten werden. Das Ganglion wird bis zu seinem Stiel an der Gelenkkapsel verfolgt. Häufig wird nach Entfernung des Ganglions an der Gelenkkapsel ein Defekt zurückbleiben. Dieser Defekt braucht nicht genäht zu werden. Auch kann nach sorgfältiger Blutstillung auf Subkutannaht verzichtet werden. Eine gut adaptierte Hautnaht beendet den Eingriff. Nach der Exstirpation ist das Handgelenk durch Unterarmschiene für einige Tage ruhigzustellen. Will man die Eröffnung des Gelenkes vermeiden, was für die Praxis auf jeden Fall anzuraten ist, so ist das Vorgehen von Neumüller und Orator aus der Klinik Eiselsberg anzuraten. Hierbei wird die obere Wand des Ganglions in örtlicher Betäubung nach Freilegung des Ganglions mit Kreuzschnitt eröffnet, der Zysteninhalt entleert und die durch den Kreuzschnitt gewonnenen vier Zipfel der oberen Zystenwand nach außen umgeklappt und mit dünner Katgut-Naht im subkutanen Gewebe fixiert. Auf diese Weise wird der Hohlraum der Zyste mit dem resorptionsfesten Subkutangewebe in Verbindung gebracht. Die Hautnaht beendet diesen Eingriff. Ein leichter Kompressionsverband und Ruhigstellung auf Kramer-Schiene für einige Tage genügt.

3. Das Panaritium

Unter den Entzündungen an Hand und Finger spielt das *Panaritium* in praktischer Hinsicht eine ganz bedeutende Rolle. Keine Erkrankung im Bereich der „Kleinen Chirurgie" ist so häufig und so vielgestaltig wie die akut entzündlichen Prozesse an Hand und Finger und bei keiner anderen Erkrankung hängen Verlauf und Wiedererlangung der schnellen Arbeitsfähigkeit in solchem Maße von der richtigen Erkennung und zielbewußten Behandlung ab wie beim Panaritium. Die Panaritien entstehen in der Regel durch kleine unbedeutende Verletzungen, viel seltener nach großen Quetsch-, Riß- oder Schnittwunden. Eine oberflächliche Epidermisverletzung genügt, um den Infektionserreger, den Staphylokokken und Streptokokken den

Weg ins Subkutangewebe zu bahnen. Oft gelangen die Keime mit Fremdkörpern, vor allem kleinen Holzsplittern in die Tiefe. Gemäß den Entstehungsursachen finden wir die Panaritien überwiegend im jugendlichen und mittleren Lebensalter und überwiegend bei Handarbeitern und Hausfrauen. Aus diesem Grunde ist die rechte Hand auch meist häufiger betroffen als die linke. Die Streptokokken-Panaritien sind pronostisch ungünstiger als die Staphylokokkenpanaritien. Beim Streptokokkenpanaritium finden wir spärlich dünnen serösen Eiter, bei der Staphylokokkenfinfektion meist reichlich rahmig gelben Eiter. Daneben spielen noch Colibazillen, Pneumokokken, Pyocyaneus eine wenn auch geringe Rolle. Fingerphlegmonen bei Ärzten, Pflegern und Sektionspersonal verlaufen deswegen häufig so schwer, weil hier gewöhnlich hochvirulente, vom menschlichen Entzündungsherd ausgehende Keime wirksam werden.

Anatomische Besonderheiten bedingen es, daß Eiterungen an Finger- und Mittelhand anders und schwerer verlaufen, als an sonstigen Körperstellen. Die Haut an der Beugeseite der Finger ist derb und wenig verschieblich, das Unterhautzellgewebe straff. Vom Korium (Stratum reticulare) führen feste Bindegewebszüge in die Tiefe, zum Periost (Endglied), zu den Sehnenscheiden bzw. in der Hohlhand zur Palmaraponeurose. Diese Bindegewebszüge lassen eine seitliche Ausbreitung der Eiterung nicht zu. Die dicke Haut, namentlich beim Handarbeiter, verhindert in der Regel die Spontanentleerung des Abszesses. Folglich muß die Entzündung mit zunehmendem Druck gezwungenermaßen ihren Weg nach innen nehmen, und es werden notgedrungen die Sehnenscheiden, der Knochen und die Gelenke befallen. Ein weiterer Grund für das so häufig fortschreitende Panaritium liegt an dem schädigenden Druck, den der Entzündungsherd bei der Benutzung der Hand erleidet. An der Dorsalseite der Finger und der Hand ist die Haut weicher, verschieblicher, die Bindegewebszüge verlaufen schräg zur Oberfläche und der Eiterherd ist mechanischen Schädigungen in geringerem Maße ausgesetzt. Daher hat die Entzündung hier eine bedeutend geringere Tendenz, sich nach innen fortzuentwickeln. Sie verläuft gutartiger und ist praktisch identisch mit dem Furunkel. Man sollte tunlichst **nur** die **Volarinfektion** der Finger und Hand als **Panaritium** bezeichnen, nicht die Eiterung an der **Dorsalseite.** Hier handelt es sich in der Regel, da Haare vorhanden sind, um **Furunkel!**

Symptome: Der Kranke verspürt bald nach Beginn der Erkrankung einen bohrenden und klopfenden Schmerz, der sich beim Herunterhängen der Hand infolge Zunahme der Blutfüllung und damit der Spannung im Entzündungsgebiet noch steigert. Aus diesem Grunde hält der Patient von sich aus die Hand mit dem erkrankten Finger ängstlich in die Höhe und unterstützt hierbei die kranke Hand mit der gesunden. Aus dieser Haltung heraus kann der Arzt schon aus der Entfernung die Diagnose: „*Panaritium*“ stellen. Der Sitz des Schmerzes entspricht der Ausbreitung des Panaritiums. Die Grenzen der Entzündung lassen sich durch den **Sondendruckversuch** am sichersten feststellen. Mit einer Knopfsonde wird vorsichtig der Finger von der Hohlhand her seitwärts abgetastet. Die Stelle des stärksten Schmerzes entspricht mit Sicherheit dem Abszeß resp. der Nekrose. Der erkrankte Finger ist geschwollen, die Haut gerötet und warm. Man darf aber nicht verkennen, daß die Schwellung nur geringe diagnostische Bedeutung im Hinblick auf die Lokalisation des Herdes hat. Dies trifft besonders zu bei den Infektionen der Mittelhand. Bei *Schwielenabszessen* und tiefen *Hohlhandphlegmonen* zeigt sich eine besonders starke Schwellung am **Handrücken,** weil hier die Haut weicher und das Unterhautfettgewebe sehr locker ist (Abb. 71). Man findet in solchen Fällen eine ausgedehnte blau-rote Schwellung am Handrücken selbst, der eigentliche Sitz der Eiterung zeigt in der Regel keine sichtbaren Entzündungserscheinungen (Abb. 72); die derbe Haut der Hohlhand und ihre feste Verbindung zur Palmaraponeurose lassen hier keine entzündliche Ödementstehung zu. Die Funktion des Fingers ist beim Panaritium je nach Sitz und Ausdehnung mehr oder weniger hochgradig gestört. Der Kranke vermeidet jede Bewegung und Berührung und hält den Finger von sich aus in Mittelstellung. Je nach Sitz des Entzündungsherdes lassen sich verschiedene **Formen des Panaritiums** unterscheiden:

Das **Panaritium subepidermoidale** oder **cutaneum,**
das **Panaritium subunguale** und **parunguale (Paronychie),**
das **Panaritium subcutaneum** (praktisch das **bedeutungsvollste**),
das **Panaritium tendinosum (Sehnenscheidenphlegmone),**
die **Hohlhandphlegmone,**
das **Panaritium ossale** und das **Panaritium articulare.**

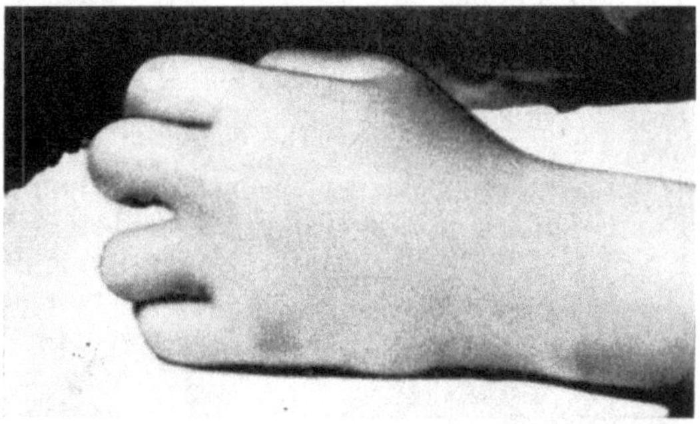

Abb. 71. Handrückenödem bei Schwielenabszeß

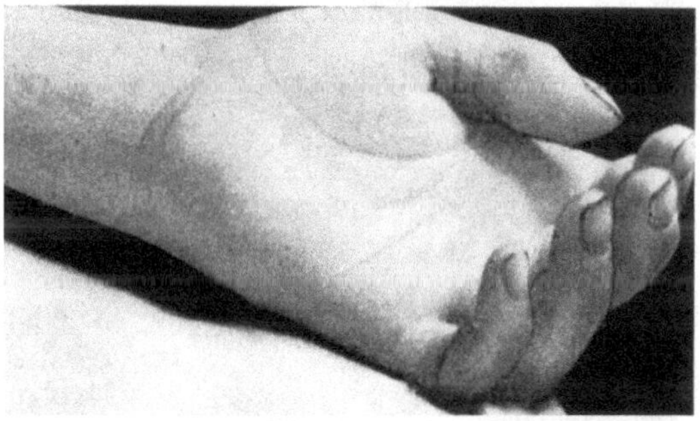

Abb. 72. Derselbe Schwielenabszeß (Hohlhandseite)

Ferner wird zu den Panaritien noch der **Interdigital-** oder **Schwielenabszeß** gerechnet. Von diesen Formen der Fingereiterung soll nur Gegenstand der Behandlung durch den praktischen Arzt das Panaritium cutaneum, subcutaneum, die Paronychie, das Panaritium subunguale und evtl. noch der Schwielenabszeß sein. Das Panaritium tendinosum, ossale, articulare und die Hohlhandphlegmone gehören auf jeden Fall in fachärztliche Behandlung!

Der Arzt muß sich aber selbst bei der Behandlung des Panaritium cutaneum und des häufigsten aller Panarizien, des **Panaritium subcutaneum,** seiner großen Verantwortung bewußt sein!

Die **sicherste Behandlung** des Panaritium ist auch heute noch die **operative!** Oft wird in der Praxis durch unsichere Verfahren wie heiße Handbäder, Biersche Stauung, Alkoholumschläge oder womöglich (ganz schlecht) Essigsaure-Tonerde-Umschläge, Kurzwelle, Röntgenbestrahlung usw. wertvolle **Zeit verloren,** in der der eitrige Prozeß auf die Umgebung übergreifen kann, so daß aus einem noch gut zu behandelnden Panaritium subcutaneum eine schwere Erkrankung (Sehnenscheiden- und Knochenpanaritium) wird, eine Erkrankung, die mit Sicherheit die Funktion des Fingers aufs schwerste bedroht!

Der **operative Eingriff** muß vom praktischen Arzt so **früh wie möglich** und **ausgiebig** vorgenommen werden. Der **erste Eingriff** muß **genügend** und **ausreichend** sein, so daß eine Nachinzision auf jeden Fall vermieden wird! **Dies** ist aber **niemals der Fall,** wenn in praxi ein kleiner winziger Hautschnitt, womöglich nur eine **Stichinzision in Vereisung** durchgeführt wird! In solchen Fällen wird es immer zum Fortschreiten der Eiterung kommen, was notgedrungen die Nachinzision erforderlich macht. Das ist immer ein Zeichen für einen unzureichenden und damit falschen ersten Eingriff! Zur zielsicheren und gründlichen operativen Behandlung des Panaritium gehört in erster Linie eine gute und **vollkommene Schmerzausschaltung.** Mangelhafte Betäubung führt zu unzureichender Schnittführung. Der Eingriff wird immer im Chloräthylrausch durchgeführt, nur bei Panaritien im Bereich des Endgliedes kann man auf die Leitungsanästhesie nach OBERST zurückgreifen. Wichtig für die Leitungsanästhesie ist, daß nach Legung der Betäubung mindestens 10 Minuten mit der Operation gewartet wird. Ferner gehört zur zielbewußten operativen Behandlung die **Blutleere und die Assistenz!** Bei einem rechtzeitig und ausreichend behandelten Panaritium lassen die Schmerzen nach wenigen Stunden nach!

a) Die Nagelbetteiterung (Paronychie)

Bei der **Paronychie** und beim **Panaritium subunguale** handelt es sich um eitrige Entzündungen im Bereich des Nagelbettes bzw. der Nagelfalz, die durch Verunreinigung bei kleinen Einrissen, durch Verletzungen (bei **Maniküren** mit unreinen Instrumenten) oder durch Eindringen von Fremdkörpern ins Nagelbett entstehen. Nicht selten werden Paronychien gleichsam als Berufskrankheit bei Zuckerbäckern und Bierbrauern beobachtet (Abb. 73). Klinisch besteht eine halbmondförmige, schmerzhafte Rötung und Schwellung und klopfender Schmerz in der Umgebung des Nagelraumes. Später wird die Stelle gelb-eitrig, es kommt zur Einschmelzung, bei Druck auf den verdickten Nagelfalz entleeren sich einige Tropfen Eiter. Beim Panaritium subunguale, das durch Fremdkörper verursacht ist oder durch Vereiterung eines Nagelhämatoms oder Übergreifen einer Paronychie auf das Nagelbett entsteht, ist der Nagel äußerst druckempfindlich und durch den unter ihm angesammelten Eiter vom Nagelbett abgehoben. Häufig nimmt der Nagel eine gelbliche Verfärbung an (Durchschimmern des Eiters); wird der Eiter **nicht** rechtzeitig entleert, so greift die Eiterung notgedrungen **in die Tiefe** über, so daß sich aus der harmlosen Paronychie oder subungualem Panaritium ein schweres **Knochenpanaritium** des Endgliedes oder auch Gelenkpanaritium entwickeln kann!

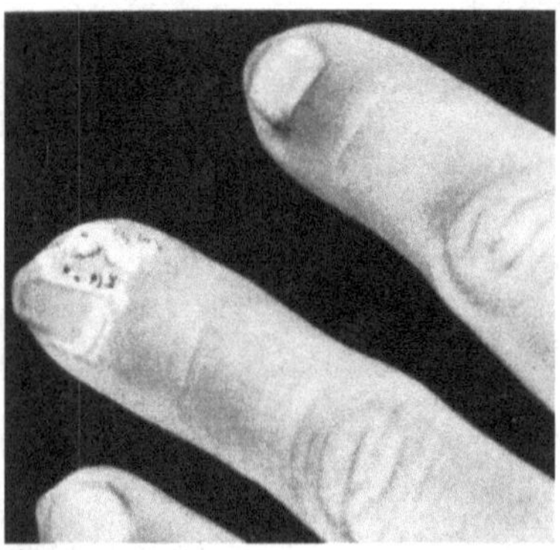

Abb. 73. Paronychie nach partieller Nagelentfernung beim Bäcker

Die **Behandlung** besteht im Beginn in Ruhigstellung des Fingers mit Fingerschiene in physiologischer Mittelstellung und heiße Seifenbäder. Die Ichthyolsalbe hat sich uns als Zugsalbe nicht bewährt, weil sie zu übermäßiger Reizung der umgebenden Haut führt. Besser benutze man als Zugsalbe die Kampfersalbe. Unter dieser Behandlung kann die Entzündung zur Ausheilung kommen und der Nagel erhalten bleiben. Andernfalls, bildet sich die Entzündung innerhalb von 48 Stunden **nicht** zurück, dann soll die Eiterblase in Leitungsanästhesie oder im Chloräthylrausch abgetragen und eine bogenförmige Inzision entsprechend der Schwellung entlang dem Nagelsaum, 2—3 mm von ihm entfernt, angelegt werden. Auf diese Weise wird der Abszeß eröffnet und entleert. Anschließend wird ein kleiner penicillingetränkter Streifen in die Inzisionswunde gelegt und der Finger ruhiggestellt. Bewährt hat sich hierbei der Rivanolverband. Beim *Panaritium subunguale*, bei dem der Nagel von der Matrix abgehoben ist, ist dieser meist verloren und die beste **Be-**

handlung ist hier die **Entfernung des Nagels.** Sie allein gewährleistet einen guten Abfluß des Eiters und verhindert ein Fortschreiten der Eiterung in die Tiefe und Ausbildung eines Knochenpanaritiums. Bei der Nagelentfernung ist der **ganze** Nagel zu entfernen. Es ist unnütz, etwa nur den halben Nagel entfernen zu wollen. Man hat darauf zu achten, daß keine Nagelreste unter dem Nagelfalz zurückbleiben, da diese mit Sicherheit die Eiterung unterhalten. Bei der Nagelentfernung wird in Leitungsanästhesie oder im Chloräthylrausch der kranke Finger mit der linken Hand festgehalten, das spitze Blatt einer geraden Schere wird in die Mittellinie des Nagels flach unter dem Nagel bis zur Nagelwurzel vorgeschoben und der Nagel in der Mitte längs gespalten. Jede Nagelhälfte wird dann mit einem Kocher gefaßt und vorsichtig nach außen herausgedreht und so entfernt. Das freiliegende Nagelbett wird mit einem *Anästhesiensalbenverband* bedeckt und der **Finger** auf Fingerschiene **ruhiggestellt.** Die Regeneration des neuen Nagels dauert etwa 3—4 Monate.

b) Das Panaritium cutaneum oder subepidermoidale

Dieses Panaritium ist im allgemeinen harmlos, es ist gekennzeichnet durch eine von einem geröteten Hof umgebene Eiterblase.

Häufig ist das subepidermoidale Eiterbläschen Ausgangspunkt einer *Lymphangitis.* Mit oder auch ohne Betäubung kann die Eiterblase abgetragen werden und mit Salbenverband und Ruhigstellung heilt in der Regel das Panaritium ab. Nicht selten verbirgt sich aber hinter der Eiterblase ein tiefer gelegenes **subkutanes Panaritium,** das man daran erkennt, daß nach Abtragen der Eiterblase eine feine Öffnung zu dem tiefer gelegenen Herd führt. In solchem Falle liegt eigentlich ein subkutanes Panaritium vor, das die bedeckende Haut nach außen nicht völlig perforiert; sondern nur die Epidermis in Form einer Blase abgehoben hat. Starke Schmerzen und Entzündung der Umgebung der Eiterblase müssen von vornherein den Verdacht auf eine solche Kombination von Panaritium cutaneum und subcutaneum hinlenken. Wir nennen diese Form des Panaritiums ein **Kragenknopf-Panaritium.** Hier gilt als Behandlung das im folgenden Gesagte.

c) Das Panaritium subcutaneum

Bei subkutanen Panaritien findet sich entsprechend dem eitrigen Prozeß eine harte Verdickung und derbe Infiltration der Haut. Meist findet sich zusätzlich ein Ödem besonders am Fingerrücken, das aber nicht über den richtigen Sitz der Erkrankung täuschen darf. Zur Sicherheit ist der **größte lokale Druckschmerz** mit der Knopfsonde zu ermitteln; der allein zeigt uns den Sitz des Herdes und gibt uns so die Stelle kund, an der die Inzision vorzunehmen ist. In der Regel entsteht das subkutane Panaritium als **Folge von kleinen Verletzungen,** Stichen, Schwielen usw. Der Patient klagt über heftige, klopfende, sogar die Nachtruhe raubende Schmerzen. Wenn ein Patient zum Arzt kommt mit der Angabe, die ganze Nacht nicht geschlafen zu haben, so ist der **operative Eingriff immer indiziert.** Hier wäre es völlig falsch, die Behandlung noch weiter mit konservativen Maßnahmen fortzusetzen; die Folge wäre mit Sicherheit ein Fortschreiten des Eiterprozesses in die Tiefe und Übergreifen auf die Sehnenscheide, Knochen und Gelenk, womit die Funktion des Fingers und die Erhaltung des Fingers selbst außerordentlich in Frage gestellt ist.

Diese Ausbreitung des Prozesses ist besonders zu fürchten bei subkutanem Panaritium am Daumen und am Kleinfinger, weil, entsprechend der Anatomie der Sehnenscheiden dieser Finger, der Prozeß infolge der Verbindung der Sehnenscheide von Digitus I und V mit den beiden großen karpalen Sehnenscheiden ungehindert auf den Unterarm übergreifen kann (**V- und Y-Phlegmone**). Die Y-Phlegmone ist eine außerordentlich ernst zu nehmende Erkrankung, die in früheren Zeiten häufig zum Verlust der Extremität führte, ja oft das Leben des Kranken bedrohte. Das waren die Fälle, die den Ausspruch ZUR VERTHS rechtfertigten: Am Panaritium sterben mindestens ebenso viel Menschen wie an der Appendizitis! Vor diesen Komplikationen schützt nur die rechtzeitige und ausreichende Eröffnung des subkutanen Panaritiums!

Die an der Finger**streckseite** sitzenden subkutanen Eiterprozesse (**Furunkel**) sind weniger gefährlich, weil hier die Eiterung, auch wenn sie nicht rechtzeitig operativ behoben wird, zwar entlang der Streckseiten weiterwandern und eine dorsale Handphlegmone hervorrufen kann, aber doch kaum damit den Knochen oder das Gelenk angreift. Außerdem gibt es an der Streckseite keine Sehnenscheidenphlegmone, weil hier keine Sehnenscheiden vorhanden sind.

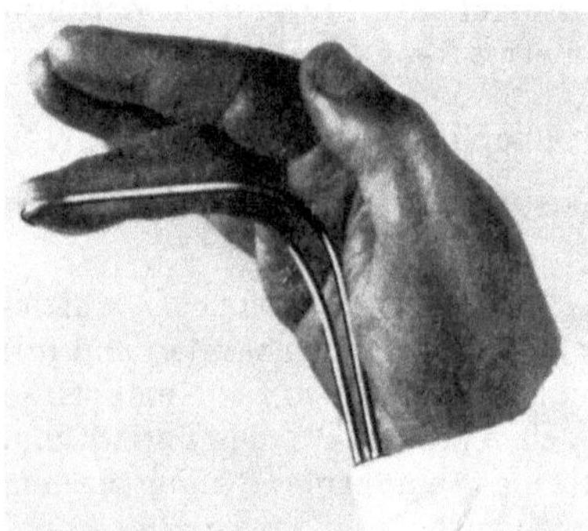

Abb. 74. Physiologisch richtige Ruhigstellung des Fingers mittels BÖHLERscher Fingerschiene

Wir können pathologisch-anatomisch zwei Formen des subkutanen Panaritium unterscheiden: Eine „*trockene*“, bei der gelb-grün gefärbte Nekrose im subkutanen Gewebe eingelagert ist, und eine „*abszedierende*“, die schnell zur Verflüssigung führt. Die zweite Form verläuft klinisch tatsächlich gutartiger, weil sie meist früher zur Perforation nach außen führt, während bei der langsamen Einschmelzung der nekrotischen Form viel eher mit Mitbeteiligung von Sehnenscheiden, Knochen und Gelenken gerechnet werden muß.

Die **Behandlung des subkutanen Panaritium** besteht auch heute noch trotz Penicillin und anderer Antibiotika in der **rechtzeitigen** und **ausgiebigen Inzision** bzw. bei der nekrotisierenden Form in der **Exzision der Nekrose.** Die Inzision wird vorgenommen:

1. im Chloräthylrausch oder Evipan-Kurznarkose,
2. in Blutleere,
3. unter Hilfe eines Assistenten!

Die Haut wird in Längsrichtung durchtrennt, wobei eine ovaläre Exzision der Wundränder vorgenommen wird. Man muß bei der Schnittführung acht geben, daß die Zwischen-Fingerspalten geschont werden und keine Sehnenscheiden der Beugeseite unnötig eröffnet werden. Nach Freilegung des Abszesses bzw. der grün-gelblich schimmernden Nekrose wird diese exzidiert resp. der Abszeß entleert. In die Wunde selbst wird ein Streifen aus Mullgaze, der evtl. mit etwa 25000 Einheiten Penicillin getränkt ist, eingelegt, der Finger steril verbunden und auf Fingerschiene ruhiggestellt (Abb. 74). Unnötig, ja falsch ist der Salbenverband!

Wenn die Nekrose **in toto** exstirpiert worden ist, dann liegt hier eine frische Wunde vor. Frische Wunden werden nie mit Salben bedeckt! Sitzt das Panaritium im Bereich der Fingerkuppe, kann man, um die Greiffläche des Fingers zu schonen, eine bogenförmige Inzision, 3 mm vom Nagelrand entfernt, durchführen und so das subkutane Gewebe freilegen. Wenn unter **exakter Blutleere** und **ausreichender Assistenz,** die allein die Gewähr bieten, daß der Operateur genügend Überblick in der Tiefe hat, die Nekrose in toto exstirpiert und der Abszeß entleert wurde, erübrigt sich mit Sicherheit eine Nachinzision oder etwa eine ausgedehnte Penicillinnachbehandlung! Wir brauchen auch heute bei einem chirurgisch exakt und richtig behandelten subkutanen Panaritium **kein Penicillin.** Wir haben auch in der ambulanten Chirurgie keinen großen Erfolg von der Penicillin**umspritzung** des beginnenden subkutanen Panaritiums gesehen, im Gegenteil, die Panaritien mußten mit Sicherheit spätestens nach 48 Stunden doch noch inzidiert werden.

Eine Sonderform des subkutanen Panaritiums ist die sogenannte **Interdigitalphlegmone = Schwielenabszeß.** Der Abszeß entwickelt sich unter den Arbeitsschwielen nach kleinen Blasen oder kleinen Verletzungen an der Basis der Finger in der Hohlhand. Es besteht Spannungsschmerz, Schwellung und Rötung am **Handrücken,** Druckschmerz, Bewegungseinschränkung der Finger und Störung der Nachtruhe. Die Eiterung breitet sich im lockeren Gewebe der Schwimmhaut zwischen den Fingern aus und schreitet nur ausnahmsweise gegen die Hohlhand fort. Die Sehnenscheiden der Beugesehnen werden von der Eiterung nur selten ergriffen, höchstens bei fortgeschrittenen Fällen. Am Handrücken befindet sich oft ein starkes Ödem, während im Vergleich dazu die Schwellung in der Hohlhand weit weniger zum Vorschein kommt. Die Finger werden in Spitz- und Beugestellung gehalten. Die starke Schwellung am Handrücken darf nicht dazu verleiten, dort die Inzision anzulegen, der Eiterherd wird vielmehr am zweckmäßigsten durch einen Querschnitt freigelegt, der proximalwärts von der Fingerbasis in der Hohlhand angelegt wird. Wenn die ausgiebige Freilegung des Herdes es notwendig macht, sollen auf dem Querschnitt noch zwei senkrechte Schnitte in Richtung der Interdigitalfalten gesetzt werden. Das Durchschneiden der Zwischenfingerfalte ist zu vermeiden; nach ovalärer Ausschneidung der Wundränder wird die Wundhöhle locker mit Penicillinstreifen ausgelegt. Evtl. muß man eine Gegeninzision an der Streckseite machen, durch die eine Gummilasche oder ein halbiertes Gummidrain gezogen wird. Die Hand wird mit Handschiene **ruhiggestellt.**

Die **Hohlhandphlegmone,** sowohl die oberflächliche wie die tiefe, ist gekennzeichnet durch eine pralle Spannung der ganzen Hohlhand, starkes Handrückenödem, Rötung, die Finger stehen unbeweglich in Beugestellung **(Krallenstellung).** Passive Bewegungen sind schmerzhaft, und die Hohlhand ist außerordentlich druckempfindlich. Meist besteht hohes Fieber. Entspricht der Hauptdruckschmerz (Knopfsonde!) dem Verlauf der Sehnenscheiden, so ist mit einer Sehnenscheiden-Phlegmone zu rechnen. Bei der reinen Hohlhandphlegmone ist die Druckschmerzhaftigkeit gleichmäßig über die Hohlhand verteilt. Die Hohlhandphlegmone ist ein sehr ernst zu nehmendes und die spätere Funktion der Finger stark beeinträchtigendes Ereignis, das zielbewußte Behandlung erforderlich macht. Es besteht hierbei immer die Gefahr der Vorderarmphlegmone. Die Fälle mit Hohlhandphlegmone gehören in fachärztliche besser sogar in Klinikbehandlung.

d) Das Panaritium ossale

Das Panaritium ossale entsteht meist im Verlauf von subkutanen Panaritien auf Grund kleiner Stichverletzungen und tritt im wesentlichen im Bereich der Endglieder der Finger auf. Die Diagnose eines Knochenpanaritiums ist nicht schwer. Es besteht eine außerordentliche spontane Schmerzhaftigkeit. Die **Endphalanx** ist **kolbig aufgetrieben,** gerötet und bewegungseingeschränkt (Abb. 75). Die Druckempfindlichkeit ist ringsum gleich stark, jedes Betasten der Finger löst einen typischen Schmerz aus. Wird das Knochenpanaritium zu spät oder ungenügend behandelt, so entsteht eine Fistel an der Fingerspitze, die Schmerzhaftigkeit läßt jetzt allmählich nach. Zu dieser Zeit ist der Knochen meist ganz oder teilweise sequestriert.

Nach etwa 4—6 Wochen löst sich der abgestorbene Knochenteil und wird abgestoßen. Wenn eine totale Sequestrierung erfolgt ist, kommt es nicht zur Regeneration des Knochens. Die **Behandlung** erfolgt ebenfalls in Narkose, evtl. kommt hier Leitungsanästhesie in Frage. Die Endphalanx wird durch Längsschnitt bis zum Knochen gespalten **(Froschmaulschnitt vermeiden!)**. Die Nekrose, die unmittelbar dem Knochen aufsitzt resp. zum Teil im Knochen enthalten ist, wird mit scharfem Löffel entfernt, anschließend wird ein penicillingetränkter Streifen in die Inzisionsöffnung gelegt. Damit die Wunde nicht vorzeitig verklebt, wird auch hier eine ovaläre Ausschneidung der Wundränder vorgenommen. Die Ruhigstellung erfolgt am besten mit dorsaler Gipsschiene. Tägliche Penicillingaben intraossär sind wünschenswert und helfen die Regeneration des sequestrierten Knochens beschleunigen resp. überhaupt erst ermöglichen. Besondere Aufmerksamkeit verdient das Knochenpanaritium des **Endgliedes des Daumens!** Hier muß unter allen Umständen eine frühzeitige und ausgiebige chirurgische und Penicillinbehandlung einsetzen, weil von vornherein eventueller Verlust des Daumengliedes zu schwerer, beeinträchtigter Funktion des Daumens und der Hand führt.

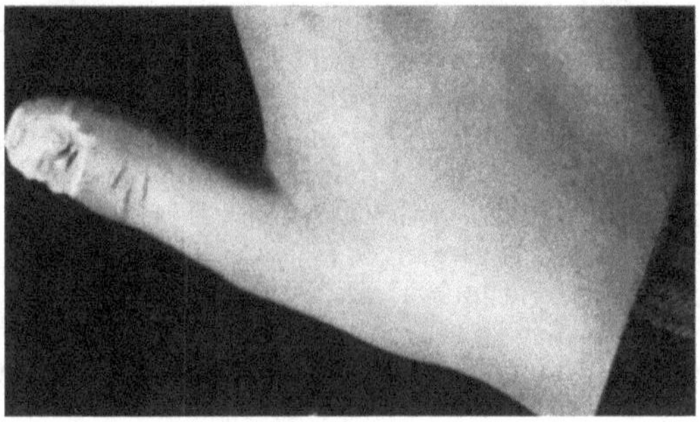

Abb. 75.
Älteres Knochenpanaritium nach Paronchyie (zu späte Nagelentfernung infolge Indolenz des Patienten)

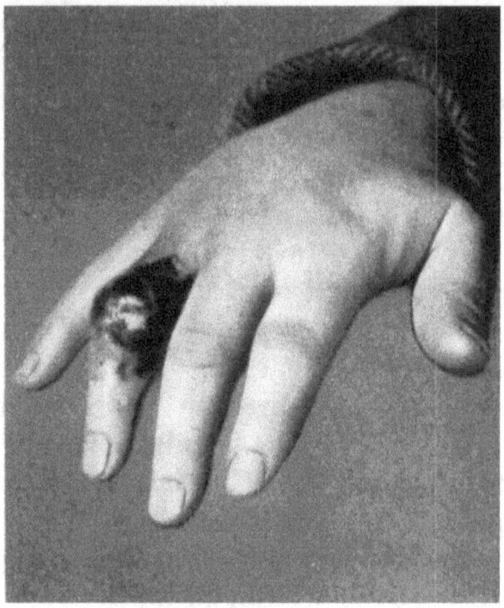

Abb. 76.
Infizierter Gichtknoten am Mittelgelenk des 4. Fingers. D. D. wichtig gegen Gelenkpanaritium!

e) Panaritium articulare

Das Gelenkpanaritium entsteht fast ausschließlich durch kleine infizierte Stichverletzungen, die das Gelenk betroffen haben. Bisweilen kommt es auch hier zum Gelenkempyem durch Fortleitung der Eiterung eines Knochen- oder Sehnenscheidenpanaritium in der Nähe des Gelenkes. Ist das Gelenk im wesentlichen allein betroffen, so entsprechen Rötung und Schwellung der Ausdehnung der Gelenkkapsel. Das Gelenk ist mit eitrig trübem Exsudat gefüllt und wölbt sich besonders an der Streckseite unter Verstreichung der Querfalten vor. Der Patient hält den Finger in mittlerer Beugestellung fixiert, jede Bewegung und Berührung wird ängstlich wegen außerordentlicher Schmerzhaftigkeit vermieden. Gewöhnlich besteht außerdem Temperatur. Ein typisches Symptom, das in unklaren Fällen immer geprüft werden sollte, ist der **Stauchungsschmerz.** Differentialdiagnostisch kommt vor allem der heuzutage seltene *akute Gichtanfall* in Frage, der dem Gelenkpanaritium sehr ähnlich sein kann. Bei Gicht pflegen allerdings die Schmerzen am Tage nachzulassen und die Rötung überschreitet in der Regel die Gelenkgegend (Abb. 76).

Man muß sich eine gewisse Beobachtungszeit lassen, um nicht ein Gichtgelenk fehlerhafterweise zu eröffnen. Auch eine akute rheumatische Arthritis kann, wenn sie ausnahmsweise mal nur ein Fingergelenk betrifft, dem Gelenkpanaritium ähnlich sehen. Dasselbe gilt für gonorrhoeische Metastasen, ebenfalls ein seltenes Ereignis.

Tuberkulose hat einen schleichenden Beginn und chronischen Verlauf, sie dürfte deswegen kaum Anlaß zu Verwechslungen bieten. Die **Behandlung** des Gelenkpanaritiums besteht in **absoluter Ruhigstellung** und **Punktion** des Gelenkes, Ablassen des Eiters und Instillation von 50000 Einheiten Penicillin. Dies muß unter Umständen mehrmals wiederholt werden. So wird es oft bei rechtzeitigem Beginn der Behandlung gelingen, die Infektion zu bekämpfen und die Beweglichkeit des Fingers zu erhalten. Kommt es zur Knorpelnekrose im Gelenk, was immer dann der Fall sein wird, wenn das eröffnete Gelenk freiliegt, so stößt sich der nekrotische Knorpel ab und eine Versteifung des Fingers ist im weiteren Verlauf die Folge.

f) Das Panaritium tendinosum (Sehnenscheidenphlegmone)

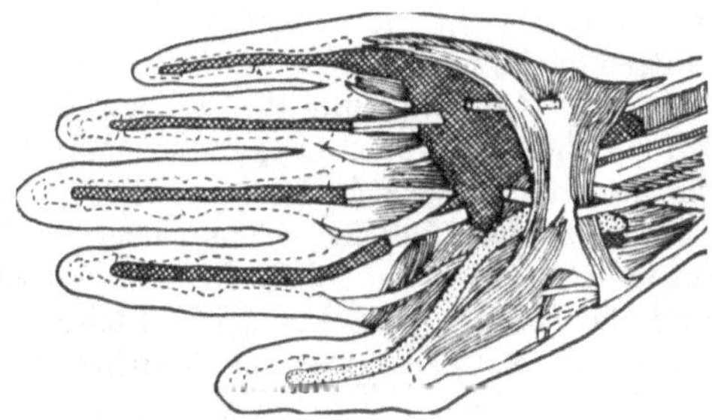

Abb. 77. Schematische Darstellung des Verlaufes der Sehnenscheiden der Hohlhand

Die Sehnenscheidenphlegmone entsteht infolge Verletzung der Sehnenscheiden nach tiefgehender Stichverletzung oder gar nicht so selten aus einem verschleppten oder fehlerhaft behandelten subkutanen Panaritium. Die Ausdehnung der Sehnenscheidenphlegmone entspricht der anatomischen Lage der Sehnenscheide. Die Sehnenscheiden der Beuger des II. bis IV. Fingers verlaufen gleichartig, beginnen am proximalen Drittel der Endphalanx und enden 1—2 cm proximalwärts vom Fingergrundgelenk, einer Stelle, die meist einer quer laufenden Hohlhandfalte entspricht, im distalen Teil der Sehnenscheide befindet sich nur eine Sehne, sonst verlaufen beide Beugesehnen in gemeinsamer Scheide. Die Sehnenscheiden stellen ziemlich feste Kanäle dar, die lediglich über dem Gelenk dünner und damit faltbar sind. An beiden Enden der Sehnenscheide geht der innere Synovialüberzug in Gestalt einer Falte auf die Sehne über, so daß ein vollkommen geschlossener Hohlraum entsteht. Die Sehnenscheiden des Daumens und des Kleinfingers zeigen eine Besonderheit, die außerordentlich wichtig für den Ablauf einer Infektion dort ist:

Die **Synovialsäcke** gehen **in die Hohlhand** über. In der Sehnenscheide des Daumens verläuft nach Klapp nur **eine Sehne,** die des Flexor policis longus. Das proximale Ende des radialen Synovialsackes (Daumenbeugersehnenscheide) reicht etwas über den Proc. styl. radii hinaus. Noch etwas weiter proximalwärts etwa 2 cm oberhalb des Proc. styl. ulnae erstreckt sich der ulnare Synovialsack der Sehnenscheide der Beuger des 5. Fingers (Abb. 77). Von größter klinischer Bedeutung ist die Tatsache, daß bei den eng benachbarten dünnwandigen Synovialsäcken eine Infektion der Sehnenscheide leicht auf die andere übergreift, daß also die Phlegmone der Sehnenscheide des Daumens leicht zu einer solchen des 5. Fingers führen kann und umgekehrt. Auf diese Weise entsteht die mit Recht gefürchtete **„V-Phlegmone"**. Die Sehne selbst wird durch diese Phlegmone schwer geschädigt, und zwar in erster Linie durch Unterbrechung ihrer Ernährung. Ist die Ernährung der Sehne unterbunden, so fällt sie der Nekrose anheim!

Die klinischen Symptome der Sehnenscheidenphlegmone sind im Beginn der Erkrankung Schwellung und Rötung der Beugeseite, ein Ödem der Streckseite fehlt meist. Die Zwischenfingerfalten sind verstrichen, das Endglied des erkrankten Fingers ist meist frei. Der Finger wird in Beugestellung fixiert gehalten, es besteht ein starker Druckschmerz entlang der Beugesehne. Dieser Druckschmerz ist auch dann lösbar, wenn zunächst nur ein Teil der Sehnenscheide befallen ist.

Eine Fluktuation ist, solange der Eiter die Sehnenscheide nicht durchbrochen hat, in der Regel auslösbar. Nach wenigen Tagen ändert sich das klinische Bild, Schwellung und Rötung betreffen den ganzen Finger und ein Fingerödem tritt auf. Gleichfalls ist meist der Handrücken ebenfalls geschwollen und gerötet. Leicht kommt es auch zur Lymphangitis und Lymphadenitis. Die Allgemeinerscheinungen sind besonders stark bei der V-Phlegmone. Oft geht ein Schüttelfrost mit Beginn der Infektion einher. Die Sehnenscheidenphlegmone ist als eine schwere und gefährliche Erkrankung zu werten. Was die Funktion des Fingers angeht, ist die Prognose stets zweifelhaft. Durchbricht die Phlegmone die Sehnenscheiden, so kommt es zur Hohlhandphlegmone bzw. zur tiefen Unterarmphlegmone. Hier ist die Funktion der Hand, evtl. sogar die Erhaltung des ganzen Armes in Frage gestellt. Die Behandlung der Sehnenscheidenphlegmone gehört nicht mehr zur ambulanten Chirurgie, nur als Notoperation unter schwierigen äußeren Bedingungen ist der Eingriff in der Praxis erlaubt! Gerade bei der Sehnenscheidenphlegmone ist die schon oben aufgestellte Forderung nach ausgiebiger Schmerzausschaltung, Assistenz und Blutleere im besonderen Maße zu beachten. Die Inzision erfolgt im Bereich der Phlegmone durch zwei seitliche Einschnitte. Die Sehnenscheide wird in ganzer Ausdehnung des Hautschnittes eröffnet. Bei Sehnenscheiden des Daumens und des Kleinfingers verlaufen die Schnitte in der Hohlhand dicht am Rand des Thenars bzw. Hypothenars. Man darf mit der Schnittführung hierbei nicht zu weit an das Lig. carpi herangehen, weil hier ein stärkerer motorischer Ast des N. medianus verläuft. Die Sehnenscheiden werden immer dann eröffnet, wenn sie mit Sicherheit infiziert sind. Anschließend wird in die Inzisionswunde ein penicillingetränkter Tampon eingelegt. Die **Ruhigstellung** ist unbedingt erforderlich und erfolgt am besten mit dorsaler Finger-Hand-Gipsschiene in Mittelstellung. Ist die Sehne bereits nekrotisch geworden, so darf die Sehne nicht entfernt werden, es kommt sonst zum Zurückrutschen des Sehnenstumpfes hohlhandwärts und damit fortschreitender Infektion auf den Vorderarm! Wenn die Sehne noch nicht ergriffen ist, wird es unter Penicillintherapie und Ruhigstellung in Verbindung mit der rechtzeitigen Inzision zur Erhaltung der Sehne und damit der Funktion des Fingers kommen. Wird die Beugesehne jedoch nekrotisch, so stößt sie sich ab. In solchen Fällen kommt es zur Versteifung des Fingers.

Ein steifer Finger ist meist für die Funktion der übrigen Finger hinderlich, er soll in der Regel abgesetzt werden. Die sekundäre Absetzung von versteiften Fingern nach Verlust der Beugesehnen soll erst dann durchgeführt werden, wenn die Entzündungserscheinungen voll abgeklungen sind. Besteht noch irgendeine offene entzündete Stelle, so muß die Amputationsstelle am Finger **offen** bleiben. Es darf in solchen Fällen **keine** Hautnaht durchgeführt werden.

Behandlungsfehler bei Panaritien und Sehnenscheidenphlegmonen:

1. Zu spätes Spalten.
2. Schlechte oder ungenügende Betäubung **(Vereisung)**.
3. Keine Blutleere und keine Assistenz.
4. Ungenügende Eröffnung des Eiterherdes.
5. Ungenügende Drainage.
6. Unterlassung einer physiologischen richtigen Ruhigstellung nach der Spaltung.
7. Zu häufiges Verbinden!
8. Versteifung gesunder Finger und Schulter infolge mangelnder Bewegung der nicht befallenen Gelenke! (Abb. 78).

Man beachte, daß bei Ruhigstellung eines oder mehrerer Finger die übrigen Finger und Gelenke des Armes von Anfang an aktiv bewegt werden, um Versteifungen zu vermeiden! Insbesondere achte man auf die **Schulter**beweglichkeit! Nicht so selten sieht man gerade bei älteren Patienten Schulterversteifungen nach Panaritiumbehandlung! Die Nachbehandlung hat zwei Ziele:

1. Die Wiederherstellung der Beweglichkeit des erkrankten Fingers.
2. Die Erhaltung der Beweglichkeit der gesunden Finger.

Es wird sich nicht immer vermeiden lassen, daß ein am Panaritium erkrankter Finger manchmal für immer funktionsbeschränkt bleibt. Es kann und muß aber vermieden werden, daß bei Erkrankung eines Fingers alle übrigen mit versteifen. Der erste Verband bei Panaritien bleibt, vorausgesetzt, daß die Schmerzen nach dem Eingriff nachgelassen haben, ruhig 3—4 Tage liegen. Danach kann man, um den ersten Verbandswechsel schmerzlos zu gestalten, den Verband im warmen Wasserbade abweichen, wobei sich auch die eingelegte Tamponade lockert. Der weitere Verbandwechsel erfolgt in der Regel jeden 3. Tag in gleicher Weise. Zeigt die Wunde gute Granulationen, hat sie sich wesentlich verkleinert, so kann die Ruhigstellung durch Schiene beendet werden. Zur Säuberung der Fingerwunde und Anregung der Granulationen hat sich die Chlorophyllsalbe hervorragend bewährt. Der erste Verbandswechsel wird in der Regel mit penicillingetränktem Tupfer oder Streifen und Schiene ausgeführt. Bei Sehnenscheidenphlegmonen und starken Handrückenödemen haben sich neben der direkten Penecillinbehandlung des Entzündungsherdes (Sehnenscheiden, Knochen, Gelenke) auch der Rivanolverband der Hand bei gleichzeitiger Ruhigstellung mittels Unterarmschiene bewährt. Bei Anlegen feuchter Verbände ist der wasserdichte Stoff zu vermeiden. Einige Tage später, wenn die kollateralen Entzündungserscheinungen abgeklungen sind, kann mit Penicillin oder anderen Antibiotika bzw. Sulfnamiden und später mit indifferenten Salbenverbänden weiter behandelt werden. **Wichtig** ist vor allem die **Ruhigstellung.** Im Beginn der Behandlung, namentlich bei Sehnenscheidenphlegmonen, Knochen- und Gelenkpanaritien, ist über die lokale Ruhigstellung hinaus **Bettruhe** anzuordnen! Überhaupt heilen mit Sicherheit alle Panaritien bei Bettruhe schneller. Die Bettruhe muß eingehalten werden bei Temperaturerhöhung, Lymphangitis und Lymphadenitis. Alle schweren Formen von Fingereiterungen gehören in fachärztliche, am besten Klinikbehandlung! (Abb. 79 a, b).

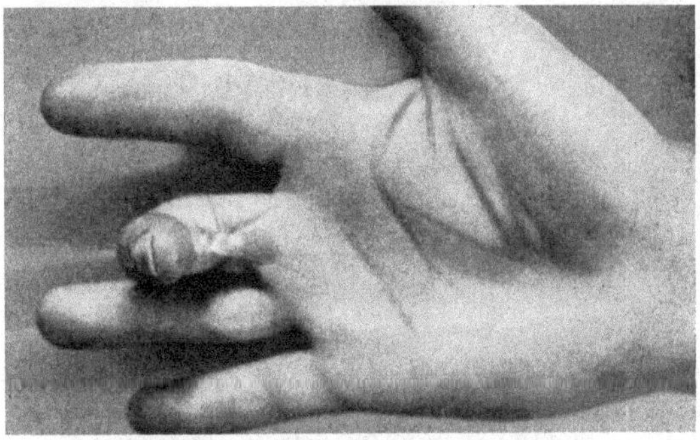

Abb. 78. Versteifung des Mittelfingers durch Beugekontraktur nach Sehnenscheidenphlegmone

4. Spezifische Infektionen

Von den **tuberkulösen Knochenerkrankungen** fällt allein die sogenannte **Spina ventosa** in das Gebiet der „Kleinen Chirurgie“. Sie bevorzugt die Fingerphalangen und Metakarpalknochen, seltener wird sie mal an Zehen und Mittelfußknochen angetroffen. Gewöhnlich werden Kinder und Jugendliche befallen. Die Erkrankung beginnt typisch für Tuberkulose zumeist an den *Metaphysen* (Diaphysenenden), erfaßt aber bald darauf die ganze Markhöhle. Es entsteht ein tuberkulöses Granulationsgewebe, das auf die Kortikalis übergreift. Diese wird verdünnt und faßförmig auseinandergetrieben. Es kommt jetzt zur *Periostitis tuberculosa*, das Periost antwortet auf diesen Reiz mit Knochenneubildung. Das Ergebnis ist ein aufgeblähter Knochen, der die Bezeichnung „*Winddorn*" trägt. Klinisch sind die erkrankten Fingerglieder ringsum stark geschwollen, die Haut ist ödematös und mehr oder weniger gerötet. Die Bewegung des Fingers ist eingeschränkt, dagegen bleibt die Sehnenfunktion meist ungestört. Bei weiterem Fortschreiten der Erkrankung kann es zur Einschmelzung kommen, Fluktuation wird nachweisbar und schließlich kommt es zur spontanen Perforation der Haut. Die Folge ist die tuberkulöse **Fistel.** Bisweilen knickt die Phalanx seitlich ein, behält jedoch in der Regel auf Grund der Regenerationsfähigkeit des Periost auch nach Entfernung des Sequesters seine Form.

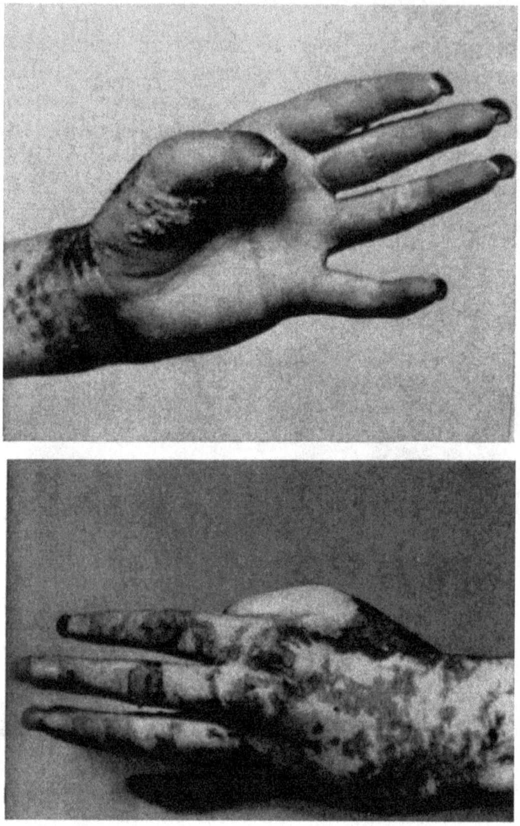

a) *b)*

Abb. 79. *a)* volar, *b)* dorsal als Kuriosum die Hand eines 22 jährigen Pat. mit Knochenpanaritium des Daumens (!), der sich „erfolgreich" der Behandlung 5 Monate entzog! Völlige Atrophie aller Handwurzel- und Fingerknochen, Zerstörung der End- und Grundphalanx dig. I. Beachte die langen Fingernägel und die Schmutzimprägnierung der Haut!

Seltener ist die **periostale Form** der Spina ventosa, die im Gegensatz zu der myelogenen Form bevorzugt Erwachsene befällt. Das klinische Bild ähnelt dem eben geschilderten, jedoch fehlt hier meist die Knochenneubildung. Eine sichere Unterscheidung beider Formen ist nur röntgenologisch möglich. Differentialdiagnostische Schwierigkeiten sind in der Spina ventosa nicht vorhanden. Die Schmerzlosigkeit der Erkrankung und der chronische Verlauf läßt ein Knochenpanaritium oder eine Sehnenscheideninfektion ausschließen. Lediglich die **Dactylitis luetica** sieht der Spina ventosa ähnlich. Anamnese und Wassermann klären jedoch die Diagnose.

Die **Behandlung der Spina ventosa** ist konservativ. Der Finger wird in Mittelstellung durch Gipsschiene ruhiggestellt, geringe Röntgenbestrahlung und selbstverständlich Allgemeinbehandlung bringen den Finger meist zur Heilung. Nur wenn Fisteln, Abszesse oder bereits erfolgte Sequestrierung (Röntgenbild) vorliegt, so wird operativ vorgegangen. Unter genauer Asepsis wird der erkrankte Knochen durch Schnitt seitlich der Streckseiten freigelegt und mit Luer oder Hohlmeißel eröffnet. Der Sequester wird entfernt, die Markhöhle mit dem scharfen Löffel ausgekratzt, in die Wunde wird ein kleiner mit Antibioticis (PAS) getränkter Streifen eingelegt, wenn keine Fistel bestand, kann die Wunde primär verschlossen werden.

Die **Tuberkulose der Fingergelenke** wird meist bei älteren Personen bei gleichzeitiger Lungentuberkulose beobachtet. Die Metakarpophalangealgelenke sind häufiger befallen als die Zwischenfingergelenke. Neben dieser primär synovialen Tuberkulose gibt es noch die Sekundärinfektion eines Fingergelenkes bei Spina ventosa.

Das erkrankte Gelenk ist *spindelförmig* aufgetrieben, gering druckempfindlich und bewegungseingeschränkt. Ein Gelenkerguß ist meist vorhanden. Nehmen die Veränderungen zu, so stellt sich Krepitation ein. Infolge Zerstörung der Gelenkkapsel lassen sich die benachbarten Knochen verschieben, evtl. sogar subluxieren. Im Endstadium bilden sich in der Regel tuberkulöse Gelenkfisteln. Die Behandlung ist weniger aussichtsreich als bei der Spina ventosa. Man wird das Fingergelenk in Mittelstellung durch Gipsschiene ruhigstellen und günstigenfalls die Ausheilung in Versteifung abwarten. Meist wird bei älteren Personen diese Therapie nicht zum Ziele führen, hier ist dann die Exartikulation des Fingers angezeigt.

Die Sehnenscheidentuberkulose. Sie entsteht entweder **sekundär** infolge benachbarter Knochen- oder Gelenktuberkulose oder **primär hämatogen,** bisweilen auch nach Verletzung. Oft tritt sie multipel auf, z. B. an beiden Händen gleichzeitig oder an Hand und Fuß. Die Sehnenscheidentuberkulose zeigt verschiedene Formen wie **Fungus, Erguß** und **Verkäsung.** Die erkrankten Sehnenscheiden bzw. Synovialsäcke treten in ihrem Verlauf deutlich hervor. Ein häufiges und für die Tuberkulose typisches Symptom liefern die deutlich zu palpierenden **Corpora oryzoidea = Reiskörper.** Ist die gemeinsame Scheide der Fingerbeuger befallen, so entsteht bei der Palpation das charakteristische „*Hindurchfluktuieren*“, da sich die Erkrankung durch das Lig. carpi transversum hindurch nach dem Unterarm erstreckt. In diesem Falle spricht man von tuberkulösem **„Zwerchsackhygrom“.**

Am **Handrücken** ist der gemeinsame **Synovialsack des 2.—4. Fingers** am häufigsten erkrankt. Wenn die Erkrankung umschriebene Stellen befällt, die besonders stark und scheinbar allein vorgewölbt sind, ist bisweilen eine Verwechslung mit Ganglien möglich. Die Behandlung besteht bei den serösen Formen in Entleerung des Inhaltes durch Punktion. Man kann auch das Hygrom streng aseptisch eröffnen, die Corpora oryzoidea vorsichtig auslöffeln und die Wunde durch Naht schließen, anschließend Ruhigstellung.

Bei der fungösen und verkäsenden Form muß die radikale Exstirpation der erkrankten Sehnenscheide besonders bei Personen im arbeitsfähigen Alter vorgenommen werden. Die Operation ist technisch nicht einfach und man sollte sie dem Facharzt überlassen.

F. Kleine Chirurgie der unteren Extremitäten

I. Verletzungen

Bei **Verletzungen des Beines** muß die Untersuchung tunlichst im Stehen bei *völliger Entkleidung* vorgenommen werden. Formveränderungen, Muskelschwund usw. lassen sich im **Vergleich mit der gesunden Seite** durch die Inspektion feststellen. Das TRENDELENBURGsche Symptom wird geprüft, indem der Verletzte auf dem gesunden Bein steht und das kranke hebt und umgekehrt. Bleiben beim Stehen auf dem kranken Bein beide Hüften in gleicher Höhe, so ist das TRENDELENBURGsche Symptom **normal = negativer Trendelenburg.** Sinkt jedoch die kranke Seite ab, so spricht man vom **positiven Trendelenburg.** Der TRENDELENBURG ist positiv bei angeborener Hüftgelenksluxation, bei Schenkelhalspseudarthrosen, bei Teillähmung und ist ein Beweis dafür, daß entweder der knöcherne Halt im Bereich der kranken Seite fehlt und daß die Hüftmuskulatur zu lang oder insuffizient ist. Anschließend wird die Beweglichkeit der Hüfte geprüft; bei der Untersuchung **im Liegen** werden alle Gelenke, von den Zehen angefangen, geprüft. Beide Beine abspreizen, beide Beine nach innen und außen drehen lassen, Beugung jeder einzelnen Hüfte bei Streckung der anderen. In **Seitenlage** läßt sich die Überstreckbarkeit prüfen, Ober- und Unterschenkelumfang vergleichend messen usw.

1. Hüfte

a) Hüftgelenkskontusion

Hüftgelenkskontusionen sind **primär häufig,** namentlich bei älteren Patienten vom eingekeilten Schenkelhalsbruch nur durch das Röntgenbild zu unterscheiden. Bei jugendlichen Personen können die durch Trauma ausgelösten Beschwerden ihren Grund in einer bereits bestehenden *Coxitis tuberculosa* oder einer *PERTHESschen Erkrankung* haben. Bei älteren Personen muß differentialdiagnostisch auch an die *Arthritis deformans* der Hüfte gedacht werden. Bei nennenswerter Bewegungsbehinderung der Hüfte, insbesondere bei der Abduktion muß zum Ausschluß eines Knochenbruches immer ein **Röntgenbild** angefertigt werden, um ja nicht einen **Schenkelhalsbruch** zu übersehen. Oft können Patienten mit eingekeiltem Schenkelhalsbruch auftreten und sogar noch einige Schritte gehen! Die **Behandlung** der einfachen Hüftgelenks**kontusion** besteht in einigen Tagen Bettruhe; danach kann der Patient aufstehen, Heißluft-Bestrahlung und Bewegungsübungen unterstützen die Nachbehandlung.

Prellungen des Oberschenkels und der Hüfte führen oft zu ausgedehnten **Blutergüssen,** die sich lange halten und dann serös werden. Hier muß unter **aseptischen Kautelen der Erguß abpunktiert werden,** anschließend erfolgt ein Kompressionsverband. Läuft der Erguß nicht nach, so kann die Resorption durch Wärme gefördert werden.

b) Hüftgelenksverrenkung

Die Hüftgelenksverrenkungen gehören in der Regel in die Klinik. Im Notfall kann die Reposition aber auch in der Praxis vorgenommen werden, wenigstens bei der häufigen Verrenkung nach hinten. Die Hüftgelenksverrenkung kommt in der Regel durch Gewalteinwirkung (Verschüttung o. ä.) zustande. Charakteristisch ist die typische Stellung des Beines bei den verschiedenen Formen der Verrenkung. Die häufigste Form ist die **Luxatio ilica und Luxatio ischiadica** (*Luxatio posterior,*

Abb. 80). Hierbei steht der Oberschenkelkopf hinten und oberhalb der Pfanne. Das Bein steht **adduziert** nach **innen rotiert** und **gebeugt.** Das gebeugte Knie des luxierten Beines liegt über dem gesunden Knie. Streckung in der Hüfte ist unmöglich, es besteht **federnde Fixation.** Bei der **Luxatio ischiadica** steht der Oberschenkelkopf auf dem **Sitzbein** (Abb. 81). Das klinische Bild ist der Luxatio ilica (s. o.) ähnlich, jedoch besteht **keine Verkürzung.** Bei der **Luxatio obturatoria** steht der Kopf am Foramen obturatorium, das Bein ist **gebeugt** gehalten (Abb. 82). Auch diese Art Verrenkung gehört zur **hinteren** Verrenkung. Bei der seltenen **Luxatio pubica** sitzt der Kopf

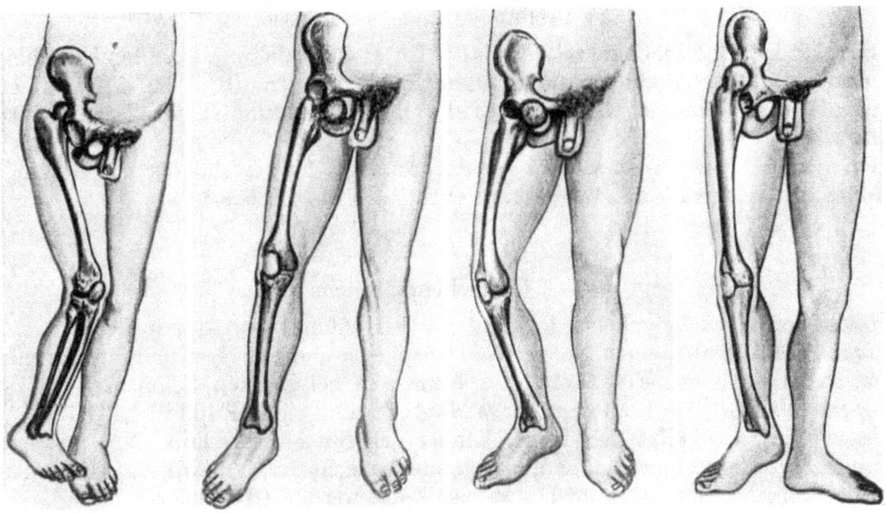

Abb. 80 Abb. 81 Abb. 82 Abb. 83

Abb. 80. Luxatio ilica posterior (schematisch)
Abb. 81. Luxatio infrapubica (schematisch)
Abb. 82. Luxatio suprapubica (schematisch)
Abb. 83. Luxatio supraglenoidalis (schematisch)

vor dem oberen Schambeinast und ist hier in der Leistengegend zu tasten. Das Bein ist unwesentlich verkürzt, annähernd in Streckstellung und nach außen rotiert (Abb. 83).

Die **Behandlung** besteht in der Einrenkung. Vorbedingung zur Einrenkung ist **tiefe Narkose** und genügende Fixation des Beines. Dazu wird der entkleidete und bereits narkotisierte Patient auf ein Brett am Boden gelegt und mit Gurten oder Leinentüchern festgebunden. Dadurch ist das Becken genügend fixiert. Zur Einrenkung tritt der Arzt mit beiden Füßen auf das Brett (wodurch dessen Verschiebung verhindert wird), ergreift das rechtwinklig gebeugte Bein am Ober- und Unterschenkel und zieht senkrecht aufwärts mit starkem Zug. Dadurch wird in der Regel die Verrenkung behoben. **Wichtig ist kräftigster Zug!** Evtl. vorsichtige Drehung des Beines. Der Oberschenkelkopf springt mit deutlich hörbarem Ruck in die Pfanne ein.

Bei der seltenen Luxatio pubica muß in der Längsachse des Körpers gezogen werden.

Nach der Reposition muß unbedingt eine **Röntgenkontrolle** vorgenommen werden. Die Nachbehandlung soll immer in der Klinik durchgeführt werden. Sie besteht in

14 Tagen Bettruhe, Massage und passive Bewegungsübungen haben zu unterbleiben. Nach 14 Tagen darf der Patient aufstehen und gleichzeitig aktive Bewegungsübungen durchführen. Die **Pfannenbodenbrüche** und die sogenannte **„zentrale Luxation"** des Hüftgelenkes werden bei schweren Traumen (Sturz aus großer Höhe) gesehen. Röntgenologisch exakt diagnostizieren und der Klinik überweisen!

2. Oberschenkel

Für **Wunden und Infektionen** gilt das im *„Allgemeinen Teil"* Gesagte.

a) Prellungen und Blutergüsse

Sie sind am Oberschenkel *relativ häufig.* Unter **Bettruhe** und **feuchten Umschlägen** in den ersten Tagen klingen die akuten Erscheinungen ab, nach 5 Tagen etwa wird die Resorption des Blutergusses durch Wärmezufuhr (Lichtkasten usw.) beschleunigt.

Dringend zu warnen ist hierbei vor der Massage. Es besteht hier die Gefahr der Fibrose mit späterer Kalkeinlagerung, evtl. sogar Verknöcherung!

b) Frakturen

α) Oberschenkelbrüche

Oberschenkelbrüche gehören **in klinische Behandlung!** Der Arzt in der Praxis hat lediglich die Aufgabe, einen Notverband anzulegen und den Transport ins Krankenhaus zu veranlassen. Eine evtl. Morphiumgabe bei starken Schmerzen ist ohne weiteres erlaubt. Über Anlegung eines Notverbandes siehe Kapitel: „1. Hilfe".

Auch Oberschenkelbrüche kleiner Kinder gehören in die Klinik. Nur im Notfall kann mal, vorausgesetzt, daß eine genügende Aufsicht durch die Eltern gewährleistet ist, in vertikaler Extension im Hause behandelt werden **(Baumelbeinchen).**

Hierbei wird das Bein des Kindes im Hüftgelenk nahezu rechtwinklig gebeugt, im Knie gestreckt und senkrecht exendiert, wobei die Stärke der Extension nur soweit gehen darf, daß das Gesäß gerade noch auf der Matratze aufliegt. Die Belastung erfolgt in der Regel mit 2, höchstens 3 kg. Die Gegenextension wird durch das Körpergewicht des Kindes bewirkt. Säuberung der Kinder ist möglich, ohne daß am Verband gerückt wird. Die Fraktur ist in der Regel in 4 Wochen verheilt, es ist aber doch zu empfehlen, bei Kindern, die schon laufen können, diese mindestens noch 14 Tage im Bett zu lassen, also insgesamt 6 Wochen nach dem Unfall. Erst dann ist der Kallus mit Sicherheit fest.

β) Schenkelhalsbrüche

Der **Bruch des Schenkelhalses** ist der typische Bruch der **alten Leute.** Klinisch ist er zu erkennen an den Schmerzen in der Hüfte und an der Unmöglichkeit, das Bein selbständig von der Unterlage zu erheben. Das Bein liegt in **Außenrotation,** meist besteht eine **Verkürzung,** der **Trochanter major** steht über der Roser-Nélatonschen Linie. Bei **eingekeiltem** Bruch ist die Funktion des Beines oft überraschend wenig gestört, so daß hier das Röntgenbild Klärung bringen muß.

Der praktische Arzt wird tunlichst den Schenkelhalsbruch der Klinik oder dem Hospital überweisen. Oft kommt er aber bei der angespannten Bettenlage der Klinik in die Lage, bei sehr alten Patienten, bei denen eine Reposition oder Nagelung nicht in Frage kommt, die Behandlung zu übernehmen, die sich in erster Linie auf die Pflege des Kranken und auf die Verhütung von Komplikationen beschränkt. Häufigste Komplikationen des alten Schenkelhalsbruches ist die *Bronchopneumonie* und der *Dekubitus*. Das gebrochene Bein wird zwischen zwei Sandsäcken gelagert und unter das leicht gebeugte Kniegelenk wird ein Kniepolster gelegt. Sorge zu tragen ist für regelmäßige Atemgymnastik als Pneumonieprophylaxe, Herzbehandlung usw. Nach wenigen Tagen soll, sobald die Hauptschmerzen nachgelassen haben, der Kranke aus dem Bett herausgesetzt werden. Viel mehr ist in praxi nicht zu tun.

3. Kniegelenk

Das Kniegelenk ist infolge seines Baues und seiner starken Beanspruchung häufigen Schädigungen ausgesetzt. Die Diagnostik ist hier nicht leicht, insbesondere bei unklaren Beschwerden. Die **Untersuchung** des Kniegelenkes hat nach einem bestimmten Schema zu erfolgen, beide Beine werden von der Zehe bis zur Leistenbeuge freigemacht; stets **vergleichen** mit der **gesunden Seite!**

1. Man läßt den Verletzten normal und auf den Zehenballen gehen.
2. Inspektion von vorn und hinten, ab und auf, Achsenknickung, Zustand der Muskulatur, Senkfuß, Krampfadern usw.
3. Besichtigung von der Seite, ob beide Knie voll durchgestreckt werden können.
4. Knie beugen lassen!
5. Auf einem Bein stehen lassen.
6. Im Liegen Besichtigung, ob die Kniegelenkskontur verändert ist, ob sich die Kniescheibe gut abzeichnet oder nicht.
7. Oberschenkelmuskulatur beiderseits maximal anspannen lassen.
8. Prüfung der Beweglichkeit von Zeh, oberem und unterem Sprungelenk, sowie der Hüfte.
9. Bein gestreckt heben lassen (Prüfung der Funktion des Streckapparates).
10. Prüfen, ob passive Bewegung möglich ist. Angabe der Beweglichkeit in Winkelgraden, normal 180°—40°.
11. Prüfe auf Tanzen der Patella (*Ballotement*).
12. Prüfung der Beweglichkeit der Kniescheibe, Prüfen von Ab- und Anspreizen: Man hält mit einer Hand das Knie außen oder innen, die andere Hand zieht den Unterschenkel nach außen oder innen. Dabei kann leicht das **Aufklapphänomen** geprüft werden. Normalerweise ist das Knie in Streckstellung fest, in leichter Beugestellung etwas seitengelockert. Bei Riß des inneren Seitenbandes, z. B. kann das Knie nach außen aufgeklappt werden.
13. Prüfung auf **Schubladenphänomen**. In leichter Beugestellung bei aufgestelltem Fuß wird mit beiden Händen der Unterschenkel erfaßt und nach vorn und rückwärts gegenüber dem Oberschenkel verschoben (positiv bei **Kreuzbandverletzung**).
14. Prüfe auf Druckschmerz, Betasten des Kniegelenksspaltes innen und außen, Betasten des Schienbein- und Oberschenkelendes.
15. Achten auf Geräusche bei Bewegungen, z. B. Knirschen, Reiben und Krachen bei der *Arthrosis deformans*.
16. Röntgenuntersuchung stets veranlassen.

Wegen der Schwierigkeit der Diagnose am Knie sollen erst immer alle diagnostischen Hilfsmittel angewandt und dann erst die Diagnose gestellt werden!

a) Wunden am Knie

Typisch für Wunden am Knie ist neben der so häufigen **Hautabschürfung** über der Kniescheibe, vor allem bei Kindern, die **Kniehackverletzung.** Oft besteht nur eine kleine Wunde, die aber häufig das Gelenk eröffnet. Ebenso häufig wird die Gelenkseröffnung übersehen und dann unzweckmäßig behandelt.

Alle Wunden in der Umgebung des Kniegelenkes sind immer **verdächtig auf Gelenkmitbeteiligung,** die Diagnose läßt sich oft erst bei der operativen Wundversorgung stellen. Schlecht ist hierbei die Naht ohne gründliche operative Versorgung und schlecht ist das Unterlassen der Ruhigstellung. Die **richtige Behandlung** jeder Wunde am Knie ist die **exakte operative Wundversorgung** mit Hautnaht und **absoluter Ruhigstellung bei Bettruhe.** Veraltete Fälle werden lediglich ruhiggestellt, Hautabschürfungen bedürfen nur eines Schutzverbandes.

b) Kniegelenkserguß

Der **traumatische Kniegelenkserguß** ist oft Folge einer Kniegelenks**kontusion.** Die **Kontusion** läßt sich immer dann feststellen, wenn Zeichen eines direkten Traumas nachweisbar sind. Bei der **Distorsion** des Kniegelenkes ist die Haut über dem verletzten Gelenk zunächst unverändert. Der **Druckschmerz** trifft hier besonders die **Seitenbänder** und da wiederum vor allem das **innere.** Bisweilen lassen sich jedoch Kontusionen und Distorsionen klinisch nicht voneinander trennen. Klinisch ist das Knie meist verdickt, es besteht mäßige Beuge- und Streckhemmung, die Patella **tanzt** und häufig findet sich ein diffuser Druckschmerz rund um das Knie. Der **Erguß** ist häufig **blutig-serös** oder **schleimig-serös.** Bei **starkem Erguß** nach Trauma soll am 3. oder 4. Tag frühestens **punktiert** werden. Bei frühzeitiger Punktion, etwa am Unfalltag selbst, besteht die Gefahr der **Nachblutung. Bettruhe** ist unbedingt für eine Woche einzuhalten. Danach kann der Patient aufstehen unter gleichzeitiger Wickelung des Knies mit elastischer Binde. Kommt es zu einem erneuten Auftreten des Ergusses, so muß wiederum Bettruhe eingehalten werden. Zur Behebung des Muskelschwundes wird nach Abklingen des Ergusses mit aktiven Bewegungsübungen und Gymnastik begonnen. Bei der **Punktion** ist peinlichste **Asepsis** zu wahren. In örtlicher Betäubung wird eine kurz geschliffene, nicht zu dünne Kanüle am Kreuzungspunkt des oberen und seitlichen Knieseitenrandes eingestochen und der Erguß abgelassen bzw. mit der Spritze abgezogen. Besteht ein Bluterguß, ist auf Fetttropfen zu achten (intraartikulärer Knochenbruch!). Ein steriler **Druckverband** beendet den Eingriff.

Die erste Aufgabe des Arztes besteht bei jeder Kontusion und Erguß des Kniegelenkes im Erkennen von Komplikationen, wie Abriß des Kreuzbandes oder Seitenbandes oder Meniskusverletzung. Die **Meniskusverletzung** betrifft in der Regel junge Personen. Bei rascher Drehung oder Bewegung, bei schnellem Aufstehen aus Hockstellung usw. verspürt der Patient plötzlich einen starken Schmerz und ist sofort im Gebrauch des Kniegelenkes behindert. Bald nach solch einer Meniskusluxation, die am häufigsten den **inneren** Meniskus betrifft, stellt sich der Erguß ein. An der Innenseite ist ein deutlich umschriebener Druckschmerz am medialen Gelenkspalt nachweisbar. Bei jedem Verdacht auf Meniskuseinklemmung oder Verletzung ist der Patient fachärztlicher Behandlung zuzuführen. Riß des inneren Seitenbandes, ebenso Verletzung der Kreuzbänder gehören ebenfalls in Klinikbehandlung bzw. in fachärztliche Behandlung. Die **Behandlung** erfolgt in der Regel durch **Ruhigstellung** in Gipshülse für 6—8 Wochen. Zu warnen ist in der Nachbehandlung auch hier wiederum vor gewaltsamem Streckversuch des Kniegelenkes, vor passiven Bewegungsübungen und Massage! (Gefahr der Entwicklung des STIEDAschen Schattens!)

c) Kniegelenksluxation

Sie kommt durch langsame gewaltsame Verdrehung des Beines zustande. Am häufigsten ist die **Verrenkung nach außen vorn.** Der Unterschenkel steht hierbei in Außenrotation und Valgusstellung. An *Komplikationen* sind zu nennen: die **offene Verrenkung** bei sehr starker Verschiebung, **Druck** auf die **Art. poplitea** und auf den **N. peroneus.** Vor der Reposition ist auf jeden Fall der Puls der Art. dorsalis pedis, die Zehenbeweglichkeit und die Sensibilität des Unterschenkels zu prüfen! Die **Einrenkung** erfolgt am besten in Narkose unter gleichzeitigem Zug und Drehung des Unterschenkels bei gebeugtem Knie. Anschließend nach erfolgter Reposition **Röntgenkontrolle** und Anlegen einer **Gipshülse** oder evtl. eines festen Zinkleimverbandes in leichter Beugestellung für 5 Wochen. Im Gipsverband sollen die Patienten baldigst mit dem Gehen beginnen, nach Abnahme des Verbandes erfolgten Bewegungsübungen, Gymnastik, Wärme. Keine forzierten passiven Bewegungsübungen, keine Massage!

d) Fraktur der Kniescheibe

Die **Patellarfraktur** entsteht meist durch Sturz auf das Knie; *klinisch* besteht starke **Schwellung** und **Erguß** und die **Unfähigkeit,** das Bein gestreckt zu heben. Bisweilen kann man in frischen Fällen eine Delle an der Patella feststellen und die Diastase der Bruchstücke beim Querbruch tasten. Wir unterscheiden **Quer-, Stück- und Sternbrüche.** Für den praktischen Arzt kommen nur die Fälle zur Behandlung in Frage, die **ohne** Verschiebung der Bruchstücke einhergehen. In **Streckstellung** wird das Kniegelenk **durch Gipshülse** ruhiggestellt. Nach Ablauf von 4 bis 6 Wochen wird die Gipshülse abgenommen und durch Bewegungsübungen, Heißluft (keine Massage!) die Beweglichkeit des Kniegelenkes wieder hergestellt. **Patellarfrakturen mit Diastasen** der Fragmente gehören in die **Klinik** zwecks **operativer** Behandlung. Differentialdiagnostisch wichtig ist die angeborene **Patella bipartita.** Sie wird häufig mit altem Kniescheibenbruch verwechselt. Für die differentialdiagnostische Klärung ist wichtig, daß die **Patella bipartita** häufig **beiderseits** vorhanden ist und in der Regel am äußeren oberen Rande sitzt, ferner sind die Ränder **glatt** und sklerosiert.

e) Verrenkung der Kniescheibe

Sie ist sehr häufig, wir finden sie meist bei jungen Mädchen mit lockerem Bandapparat und X-Beinen. Auch Schlottergelenke und Kniegelenksergüsse können die Luxation der Kniescheibe begünstigen. Bei mittlerer Beugung rutscht die Kniescheibe nach außen (**Außenverrenkung**) oder sie dreht sich um die Längsachse und stellt sich am inneren Rand so auf, daß die Gelenkfläche nach außen sieht (**vertikale Verrenkung**). Das Knie steht hierbei in leichter Beugung und kann weder gestreckt noch gebeugt werden. Die Diagnose ist bei der oberflächlichen Lage der Kniescheibe leicht, das Röntgenbild bestätigt in der Regel den klinischen Befund. Die **Reposition** ist manchmal ohne Narkose durch Strecken des Kniegelenkes und Hinüberdrücken der Kniescheibe möglich. Bei empfindlichen Patienten wird im Rausch bei gestrecktem Knie und gebeugtem Hüftgelenk die Reposition vorgenommen.

Anmerkung:

Die **habituelle Kniescheibenluxation** kann mit Erfolg operiert werden. Sie sollte der Klinik auf jeden Fall zugeführt werden.

Nach der **Reposition** genügt das Tragen einer elastischen **Kniegelenksstütze** oder Anlegen einer elastischen Binde für 3—4 Wochen. Alle **Frakturen** im Bereich des **Kniegelenkes** mit Gelenkbeteiligung, Tibiakopffraktur, suprakondyläre Femurfraktur usw. gehören in fachärztliche, besser in Klinikbehandlung.

Freie Gelenkkörper (Gelenkmaus) sind bisweilen Folge von Absprengungen der Gelenkknorpel, häufiger jedoch pathologischer Natur (**Osteochondritis dissecans**). Zur Diagnose ist meist die Luftfüllung des Gelenkes notwendig (**Pneumoradiographie**). Die freien Gelenkkörper sollen und können **operativ entfernt** werden; schiebt man die Entfernung zu lange hinaus, so führt sie mit Sicherheit sekundär zur Arthrosis deformans des Kniegelenkes.

Bei der **Arthrosis deformans** handelt es sich um eine **Abnutzungserscheinung** am **Gelenkknorpel;** klinisch findet sich das typische **Reibegeräusch** beim Bewegen im Kniegelenk, röntgenologisch sieht man meist eine deutliche Verschmälerung des Kniegelenkspaltes und mehr oder weniger ausgeprägte Randzacken und Randwulstbildungen. Die **Behandlung** ist **undankbar,** man kann lediglich durch Kurzwellen, Fango-Packungen und Einreibungen und neuerdings mit der Neuraltherapie eine gewisse Besserung dabei erzielen, die aber meist nur vorübergehend und von nicht allzu langer Dauer ist.

4. Unterschenkel

a) Wunden

Für die Behandlung der Wunden am Unterschenkel gelten die im „Allgemeinen Teil“ besprochenen Grundsätze.

Eine *Besonderheit* ist hierbei zu erwähnen. Infolge der schlechteren Durchblutung des Unterschenkels und Fußes ist die **Heilungstendenz** der Unterschenkelwunden primär **schlecht;** unbedingte **Bettruhe** bis zum vollkommenen Abheilen der Wunden ist einzuhalten! Aufstehen und Herumlaufen begünstigen die Entstehung einer *Wundinfektion*! Anzuraten ist ferner bei der primären Wundversorgung eine **lockere Hautnaht,** die gegebenenfalls jederzeit entfernt werden kann. Sekundär heilende Wunden im distalen Drittel des Unterschenkels ebenso wie am Fuß neigen oft zu **chronischem Verlauf,** d. h. zur **Ulkusbildung.** Um eben die Ulzeration zu vermeiden, ist unbedingte **Bettruhe** einzuhalten!

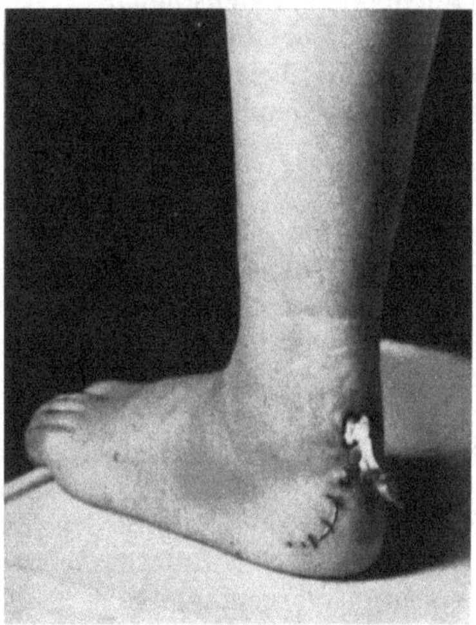

Abb. 84. Zustand nach Achillessehnennaht mit sekundärer Nekrose der Achillessehne

b) Prellungen, Blutergüsse und Quetschungen

Sie werden zunächst durch Bettruhe, Hochlagern des Unterschenkels und mit feuchten Umschlägen behandelt (Wasser, besser verdünnter Alkohol). Oft empfiehlt es sich, einige Tage später einen *Elastoplastverband* oder *Zinkleimverband* anzulegen. Hierdurch werden die Verletzten in der Regel schmerzfrei und sofort gehfähig.

c) Der Riß der Achillessehne

Er ist eine häufige **Sportverletzung,** die besonders im mittleren Alter vorkommt und nach scharfem Laufen bei plötzlicher Abkühlung auftritt. **Klinisch** besteht die Unfähigkeit, auf den Zehenspitzen zu gehen; man palpiert eine **deutliche Stufe** oberhalb der Ferse. Bei unvollständigem Riß der Achillessehne kommt der Unterschenkelgehgips in leichter Spreizfußstellung für 4—6 Wochen als Behandlung in Frage. Bei vollständigem Riß Einweisung in die Klinik zwecks Naht! (Abb. 84).

d) Frakturen

Schienenbeinkopfbrüche. Die Schienenbeinkopfbrüche entstehen durch Sturz aus großer Höhe. Es besteht Unfähigkeit, das Bein zu belasten und gestreckt zu heben. Das Knie ist dabei stets geschwollen, in seiner Beweglichkeit stark eingeschränkt. Es gibt **Y-, V- und T-Brüche** mit und ohne Verschiebung. Die Fraktur reicht **immer** in das Kniegelenk. Im Gelenk selbst befindet sich Blut mit Fett. Für den praktischen Arzt kommen nur die Brüche in Frage, die ohne nennenswerte Verschiebung der Bruchstücke einhergehen. In solchen Fällen wird ein Oberschenkelgehgips angelegt, evtl. genügt Oberschenkelgipshülse. Dieser Gipsverband bleibt 6 Wochen liegen (Abb. 85).

Unterschenkelbrüche. Bei Unterschenkelbrüchen muß die Entkleidung des Verletzten besonders **vorsichtig** erfolgen, damit kein spitzes Bruchende die Haut über dem Schienbein durchspießt! Evtl. müssen Stiefel und Hosen aufgeschnitten werden.

Die Diagnose selbst ist leicht; stets muß die Nervenfunktion geprüft werden, denn in der Regel bricht die Fibula proximalwärts von der Tibia, so daß das Fibulaköpfchen leicht den *N. peroneus* in Mitleidenschaft ziehen kann. Die Unterschenkelfrakturen gehören in fachärztliche Behandlung, in der Regel in die Klinik! Nur wenn keine Dislokation besteht, kann der praktische Arzt mit Oberschenkelgehgips die Behandlung übernehmen. Der Gips bleibt 6—8 Wochen liegen, nach Abnahme des Gipsverbandes ist für einige Wochen ein Zinkleimverband anzulegen. Alle Frakturen des Unterschenkels, ob *Quer-*, *Biegungs-*, *Dreh-*, *Stück-* oder *Trümmerbrüche*, gehören in fachärztliche Behandlung! Bei Verkürzung gehören die Unterschenkelfrakturen in die Extensionsbehandlung, die ebenfalls nur fachgemäß in der Klinik durchgeführt werden kann. Beim nicht dislozierten Bruch kann sofort das Bein eingegipst werden, der Gips muß aber auf jeden Fall **sofort** und **vollkommen bis auf die Haut gespalten** werden! Erst nach Abklingen der Schwellung, etwa nach 14 Tagen, wird ein Gehgipsverband angelegt. Eine **Röntgenkontrolle** ist zu dieser Zeit unbedingt notwendig; Gefahr der Sekundärverschiebung! Ein Unterschenkelbruch ohne Verschiebung ist in der Regel nach 6—8 Wochen fest, bei Verschiebung braucht der Bruch mindestens 12 Wochen zum Festwerden! Nach Festwerden des Bruches wird zur Vermeidung von Schwellungen ein Zinkleimverband angelegt und mit den üblichen Nachbehandlungsmethoden begonnen. Beim **isolierten Bruch des Fibulaschaftes,** der durch direkte Gewalteinwirkung entsteht, finden sich klinisch Schwellung, Druckschmerzhaftigkeit und Unmöglichkeit, mit dem Fuß aufzutreten. Das Röntgenbild klärt die Diagnose. Bei dieser Fraktur genügt das Anlegen eines Zinkleimverbandes für 4 Wochen, evtl. ist mal ein Gehgips für 3—4 Wochen erforderlich.

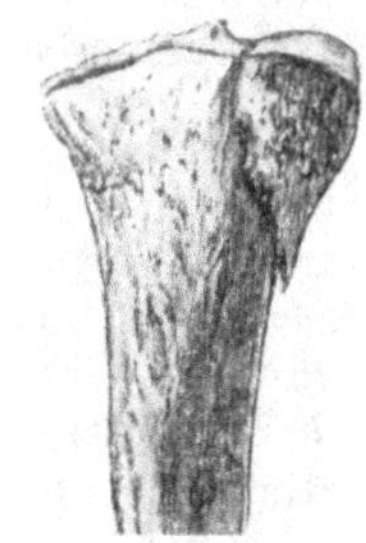

Abb. 85. Tibiakopffraktur (schematisch)

5. Sprunggelenk

a) Distorsion

Die **häufigste Verletzung** am Sprunggelenk ist die **Sprunggelenksdistorsion.** Sie entsteht durch gewaltsames Verdrehen des Fußes gegenüber dem Unterschenkel oder umgekehrt. Es besteht eine mehr oder minder ausgeprägte **Schwellung,** meist des **äußeren Knöchels,** schmerzhafte Bewegungseinschränkung und manchmal Unmöglichkeit, aufzutreten, ferner ist ein mehr oder minder starker Druckschmerz unterhalb des äußeren Knöchels und vorn vorhanden. **Wichtig ist,** stets nachzusehen, ob eine **Bandlockerung** besteht oder nicht. Ferner muß das **Röntgenbild** eine Fraktur ausschließen! Die **Adduktionsdistorsionen** sind häufiger. Dementsprechend findet sich der Bluterguß und der Hauptschmerz im Bereich unterhalb des äußeren Knöchels. Die *seltenen Abduktionsdistorsionen* gehen mit Außenrotation der Fußspitze und Dorsalflexion einher. Man prüfe auch, ob nicht vielleicht ein schmerzhafter Plattfuß oder womöglich eine beginnende Tuberkulose hinter der vermeintlichen Distorsion sich verbirgt.

Die **Behandlung** bei der einfachen Distorsion ohne nennenswerten Bluterguß besteht in feuchten Umschlägen für einige Tage, anschließend Anlegen einer elastischen Binde oder einer elastischen Fußgelenksstütze. Heißluft unterstützt die Resorption des Ergusses. **Falsch** ist auch hier die Anwendung von **Massage!** In der Regel können die Verletzten spätestens nach einer Woche in festem Verband gut laufen. Bei schweren Distorsionen mit erheblichem Bluterguß und Bänderzerreißung ist bisweilen die Anlage eines Gipsverbandes erforderlich. Der Gehgips bleibt hier

für 6 Wochen liegen! Eher ist der **Bandapparat nicht fest!** Vor Anlage des Gehgipses sind tunlichst für einige Tage Bettruhe und feuchte Umschläge anzuordnen, um den Erguß schneller zur Resorption zu bringen. In der Nachbehandlung ist auf aktive Bewegungsübungen und Wärmezufuhr der größte Wert zu legen. Evtl. sind bei vorhandenem Knickfuß entsprechende Einlagen zu verordnen. Eine schwere Distorsion mit Verletzung des Bandapparates kann eine langwierigere Nachbehandlung verursachen als eine Knöchelfraktur!

Prellungen des Sprunggelenkes und Fußes entstehen in der Regel durch direkte Gewalteinwirkung. Die klinischen Symptome sind hier ähnlich wie bei den Zerrungen, dagegen Gefahr einer Bandschädigung sehr gering. Die **Behandlung** erfolgt in den ersten Tagen mit **feuchten Umschlägen,** danach kann der Patient nach Anlage eines Elastoplastverbandes laufen.

b) Knöchelbrüche

Sie sind **schwere Verletzungen,** die Behandlungsergebnisse sind auch heute im Durchschnitt nur teilweise befriedigend. Viele Kranke erlangen die volle Gehfähigkeit nie wieder! Diese Tatsache muß gebührend hervorgehoben werden, weil oft die *irrtümliche* Vorstellung besteht, daß ein Knöchelbruch harmlos ist! Die klinischen Behandlungsergebnisse beim Knöchelbruch sind entschieden besser als die hausärztlichen und ambulanten! Eine Besserung dieser Ergebnisse wird nur erzielt werden können, wenn die schweren, mit Luxationen einhergehenden Knöchelbrüche der Klinik überwiesen werden oder, wo das nicht möglich ist, der Arzt seine **Repositionsversuche röntgenologisch kontrolliert!** Bei unzureichend reponierten Fällen sind diese so früh wie möglich der Klinik zu überweisen!

Der Knöchelbruch entsteht gewöhnlich durch *Umknicken.* Dieses ,,*Umknicken*" erfolgt häufiger nach **außen (Abduktions-** bzw. **Pronationsfraktur),** wobei der innere Knöchel unweit seiner Spitze abreißt, während das Wadenbein meist einige cm oberhalb an seiner schwächsten Stelle abgeknickt wird. Die **Adduktions- bzw. Supinationsfraktur** (das ,,*Umknicken" nach innen*) ist seltener; hierbei wird der äußere Knöchel abgerissen und der innere Knöchel abgescheert. Nur die **Knöchelfrakturen,** die **ohne Dislokation** einhergehen, können **Gegenstand der Behandlung** durch den praktischen Arzt sein! Bisweilen kommt es dabei gleichzeitig zu einer Verschiebung des Fußes nach außen, so daß die **Talusrolle nach außen** verschoben wird **(typische Luxationsknöchelfraktur).** Diese Frakturen erfordern zu ihrer Behandlung eine **große Erfahrung,** exakte Reposition und Retention, ständige Röntgenkontrolle! Erfolgt keine exakte Reposition, kommt es mit Sicherheit zu einer schweren Arthrosis im Sprunggelenk, die sich für den betreffenden Patienten verhängnisvoll auswirkt.

Die **Diagnose** stützt sich einmal auf den umschriebenen **Druckschmerz** der beiden Knöchel, auf die starke Schwellung **(Hämatom)** und beim Verrenkungsbruch auf die laterale Verschiebung des Fußes, die deutlich zu sehen ist.

Handelt es sich um einen Knöchelbruch **ohne** Dislokation, so wird sofort **primär** ein Unterschenkelgips angelegt, der unmittelbar danach **vollkommen aufgeschnitten** wird! Nach Abklingen der Schwellung, etwa nach 8—10 Tagen, wird dann ein Unterschenkelgehgips angelegt unter gleichzeitiger **Röntgenkontrolle!** Dieser Gehgips bleibt 4—5 Wochen liegen und wird dann abgenommen. Danach Anlegen eines Zinkleimverbandes und Beginn mit Laufübungen! Der Zinkleimverband verhindert das Auftreten von Weichteilschwellungen! In Notfällen muß der praktische Arzt in der Lage sein, Luxationsfrakturen sachgemäß zu behandeln! Es ist aber durchaus nicht immer leicht, eine gute Reposition bei den Malleolarfrakturen zu erzielen; es genügt z. B. bei einer Abduktionsfraktur keineswegs, den Fuß in starke Supination zu bringen und in dieser Stellung zu fixieren! Vielmehr muß die Reposition an der Bruchstelle selbst eingreifen. Talus und Calcaneus und Malleolengabel müssen ihre normale Stellung zueinander zurückhalten! Ein Klaffen der Malleolengabel muß beseitigt werden. Dies kann aber nur im Chloräthylrausch bei voller Entspannung der Muskulatur mit genügender Ruhe und Sicherheit ausgeführt werden! Der Assistent hält den Unterschenkel, um den notwendigen Gegenzug ausführen zu können. Der Arzt selbst faßt mit der einen Hand den Fußrücken, mit der anderen die Ferse und übt einen kräftigen Längszug in Verlängerung des Unterschenkels aus. Oft gleicht sich die Dislokation dabei bereits aus; ist das nicht der Fall, muß mit Seitendruck nachgeholfen werden. **Man merke sich: Wenn die Reposition mißlungen ist, gehört der Kranke in Klinikbehandlung!** Die **Ruhigstellung** erfolgt, wie oben geschildert, im **aufgeschnittenen,** später **Gehgipsverband.**

6. Fuß

a) Wunden

Für Wunden und Infektionen gilt dasselbe wie für die untere Extremität. Es muß immer **Bettruhe** eingehalten werden; bei Stich- und Schnittverletzungen der Fußsohle wird die Einstichstelle exzidiert, Schutzverband und Tetanusserum geben!

b) Zerrungen und Prellungen

des Fußes zeigen nahezu dieselben klinischen Erscheinungen wie die Distorsionen und Kontusionen des Sprunggelenkes. Nur ist der **Sitz** am Fuß meist an der **Außenkante** im Bereich des **Mittelfußes.** Die **Behandlung** ist dieselbe wie die beim Sprunggelenk erörterte!

c) Frakturen

Die wichtigsten **Knochenbrüche am Fuß:**

Der **Kalkaneusbruch.** Er entsteht meist nach Fall aus großer Höhe. **Klinisch** besteht Unmöglichkeit, den Fuß zu belasten; die Ferse und die Knöchelgegend ist geschwollen; die **Ferse** ist deutlich **verkürzt** und **verbreitert.** Charakteristisch für den Kalkaneusbruch ist der **Druckschmerz beim Zusammendrücken des Fersenbeines mit Daumen und Zeigefinger!** Die Kalkaneusfraktur wird häufig übersehen! Das **Frakturhämatom** erscheint in der Regel **nach** einigen Tagen! Der Fersenbeinbruch gehört in Krankenhausbehandlung! Oft ist **traumatischer Plattfuß** die **Folge** eines selbst ordnungsgemäß behandelten Kalkaneusbruches! Das zweckmäßigste in der Nachbehandlung ist neben Gymnastik die Verordnung von Einlagen und in erster Zeit evtl. Anlage eines Zinkleimverbandes (nach der Gipsabnahme!).

Verrenkungsbrüche und Luxationen im Bereich der Fußwurzelknochen gehören in die Klinik. Die Verrenkung des Fußes unter dem Sprungbein, die **Luxatio pedis subtalo,** bietet ein charakteristisches Bild: sie erfolgt gewöhnlich nach **außen** und **hinten.** Die Haut spannt sich über den inneren Knöchel. Die **Reposition** erfolgt bei gebeugtem Knie, indem man den Fuß mit beiden Händen **so anfaßt** wie beim **„Ausziehen eines Schaftstiefels“. Komplikationen** bei den Verrenkungen der Fußwurzelknochen sind:

Zerreißung der Haut = **offene Verrenkung; Knochenabrisse** und Knochenbrüche **(Luxationsfrakturen)**; ferner **Druck** oder **Zerreißung der Hauptgefäße.** Hierbei sehen die **Zehen** blaß oder **blau** aus.

In diesem Falle ist **sofortige Reposition** erforderlich, damit sich die Gefäße evtl. wieder erholen!

Brüche der Mittelfußknochen. Sie entstehen entweder durch direkte Gewalt oder indirekt durch einen ungeschickten Sprung oder nach angestrengtem Marsch (selten). **Klinisch** findet sich **Schwellung,** später **Blauverfärbung** und **Unfähigkeit** aufzutreten. An der betreffenden, zum Mittelfußknochen gehörenden Zehe kann man einen typischen Zug- und Stauchungsschmerz neben dem lokalen Druckschmerz am Bruch auslösen. **Röntgenaufnahme!** Die **Behandlung** besteht in der **Reposition** und Anlegen eines **Unterschenkelgehgipses** für 4 Wochen. Auch bei Brüchen ohne Verschiebung, selbst bei einfachen **Fissuren** der Mittelfußknochen, ist ein **Gipsverband** für mindestens 4 Wochen erforderlich! Durch **Überbeanspruchung** *(Marschieren, Laufen)* entsteht als **Ermüdungsfraktur** die sogenannte **„Marschfraktur“**, die in der Regel den 2. Mittelfußknochen betrifft. Ist im Röntgenbild keine Fraktur bzw. Fissur nachweisbar, sondern sieht man nur periostale Auflagerungen, so spricht man von **„Marschschaden“; Behandlung** besteht auch hier im **Gehgips.** In der Nachbehandlung kommen neben physikalischen Maßnahmen Zinkleimverband und evtl. Einlagen in Frage.

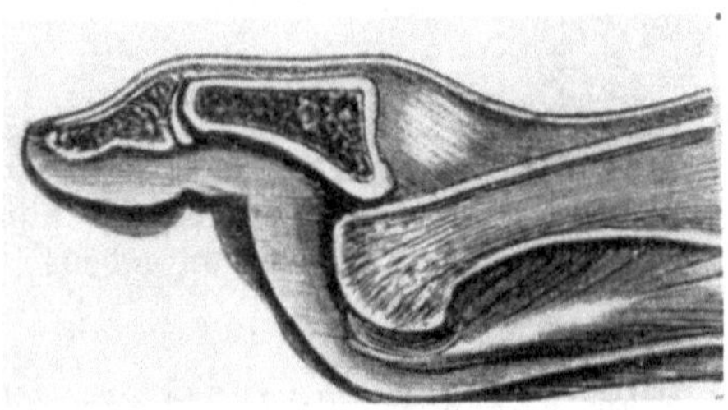

Abb. 86. Luxation im Großzehengrundgelenk (schematisch)

Zehenbrüche. Klinisch zeigen sich hier die **typischen Frakturzeichen:** *Schwellung, Blauverfärbung, Druckschmerz.* **Das Röntgenbild klärt die Diagnose.** Die **Brüche der 2.—5. Zehe** sind harmlos; es genügt, wenn die gebrochene Zehe gemeinsam mit der Nachbarzehe mittels Heftpflasterstreifen umwickelt wird. Nach 3 Wochen etwa ist die Zehenfraktur fest. Der **Bruch des Grundgliedes der großen Zehe** verdient dagegen mehr Beachtung, besonders, wenn eine Verschiebung der Fragmente stattgefunden hat, weil für das Abwickeln des Fußes beim Gehen die Großzehe von einer gewissen Bedeutung ist. Bei **Verschiebung muß reponiert** und **gegipst** werden. Wenn ein Gips angelegt wird, so muß auch bei einer Grundgliedfraktur der Großzehe ein **Unterschenkelgehgips** für 4 Wochen angelegt werden! Bei Fraktur des Endgliedes der Großzehe wird wie bei anderen Zehenfrakturen vorgegangen, d. h. die Großzehe wird an der Nachbarzehe mit Heftpflaster fixiert. Bei Fußrückenschwellung soll möglichst ein Zinkleimverband angelegt werden.

Zehenverrenkungen. Sie zeigen klinisch das typische Bild und werden so früh wie möglich mit oder ohne örtliche Betäubung reponiert. Die reponierte Zehe wird mit zirkulärem Heftpflaster für einige Tage, wie oben beschrieben, ruhiggestellt (Abb. 86).

II. Infektionen und andere chirurgisch wichtige Erkrankungen der unteren Extremität

Ähnliche **Eiterprozesse** wie am Ober- und Unterarm und an den Fingern kommen selbstverständlich auch im Bereich der unteren Extremität vor. Es handelt sich hierbei um **Furunkel,** die gern am Oberschenkel sitzen, **Abszesse, Phlegmonen;** letztere gehen meist von infizierten Stich- oder Schürfwunden aus. **An den Füßen** kommt es oft zur Eiterung von **Schwielen** und **Hühneraugen.** Die **häufigste Kokkeneiterung** im Bereich des Fußes ist ohne Zweifel die **infizierte Scheuerblase** bei unpassendem Schuhwerk. Sie befindet sich in der Regel in Höhe des Ansatzes der Achillessehne. Die **Behandlung** ist durchaus gleich der Behandlung ähnlicher Infektionen an anderen Körperstellen, nur ist an der unteren Extremität vor allem auf

Bettruhe und **Hochlagerung** zu achten! Die Behandlungsdauer und der Behandlungserfolg wird allein dadurch wesentlich verbessert bzw. verkürzt.

Die **Lymphangitis** und **Lymphadenitis** im Bereich des Unter- und Oberschenkels resp. der Schenkelbeuge sind in der Regel Folge solcher infizierter Stich- oder Scheuerwunden im Bereich des Fußes. Oft führen auch **Interdigitalekzeme** zwischen den Zehen zu Lymphangitis und Lymphadenitis. Die **Behandlung** bei der Lymphangitis bzw. Lymphadenitis besteht in **Bettruhe, Hochlagern** der Extremität und **feuchten Umschlägen,** am besten mit verdünnter $\frac{1}{2}$‰iger *Rivanollösung.* Ist es zur **Abszedierung** der infizierten Lymphdrüse in der Schenkelbeuge gekommen, so muß der Eiter durch **Inzision** nach außen entleert werden! Danach heilt die Inzisionswunde *(unter Bettruhe!)* meist komplikationslos und relativ rasch ab.

Im Bereich des Kniegelenkes kommt es namentlich bei Scheuerfrauen zu der **Entzündung des Schleimbeutels = Bursitis praepatellaris** (Abb. 87). Die **Bursitis** kann **akut,** entweder serös oder eitrig, oder **chronisch** (häufig) nach wiederholten kleinen Traumen auftreten *(„Scheuerfrauenknie“).* Die Diagnose der Bursitis ist leicht. Bei **chronischen,** speziell **tuberkulösen** Fällen, entwickeln sich oft *Reiskörperchen,* die bei genügender Verkalkung auch im Röntgenbild erkennbar werden. Bei allen chronischen Fällen von Bursitis kommt es zu mehr und weniger starker Bandverdickung. In **akuten Fällen** besteht die **Behandlung** in Bettruhe, Hochlagerung des Beines und feuchte Umschläge mit Rivanol. Ist bereits eine **Abszedierung der Bursa** eingetreten, so muß notgedrungen durch genügende Inzision und nachfolgender Drainage der Eiter entleert werden. Bei allen subakuten und chronischen Fällen, auch bei der Tuberkulose, ist die **Exstirpation** die Therapie der Wahl! Die **Exstirpation** der Bursa praepatellaris wird am besten dem Fachchirurgen überlassen, da anatomisch verschiedene Variationen vorkommen, die evtl. den an sich kleinen Eingriff außerordentlich erschweren können. Außerdem besteht immer die Gefahr der Wundinfektion, da prinzipiell jede Bursitis, auch die chronische, als infiziert gelten muß!

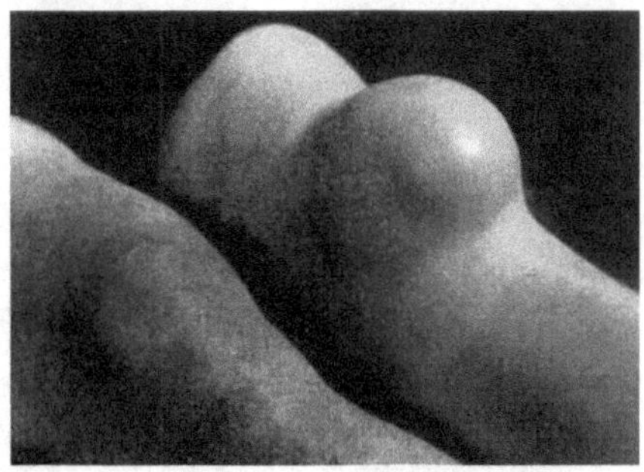

Abb. 87. Typische Bursitis praepatellaris

Die **Osteomyelitis** des Ober- und Unterschenkels gehört in klinische und fachärztliche Behandlung!

III. Krampfadern und ihre Folgezustände

Krampfadern (Varizen) sind knollige, spindelförmige Erweiterungen und Schlängelungen der Venen, die vorwiegend an den unteren Extremitäten und da wiederum überwiegend am Unterschenkel vorkommen; sie entstehen gewöhnlich auf Grund konstitutioneller Veranlagung, ferner durch toxische oder hormonelle Fehlsteuerung (Abb. 88). Es kommt infolge der aufrechten Haltung des Menschen zu einem ständig erhöhten Druck im Venengebiet; dieser Druck wird noch gesteigert, wenn infolge Erweiterung der Venen die Venenklappen ihre Schlußfähigkeit verlieren. Jetzt lastet der Druck der ganzen Blutsäule von der unteren Hohlvene über die Schenkelvenen bis zu den erkrankten Venen am Unterschenkel. Häufig haben Kranke mit Varizen ähnliche Leiden auch an anderen Körperstellen (z. B. *Hämorrhoiden*). Die Varizen sind keine sogenannten Alterserscheinungen! Sie treten meist schon im jugendlichen Alter in ihren Anfängen in Erscheinung. Betroffen ist in erster Linie das Stromgebiet der *Vena saphena magna* und *parva*. Hinzu kommt noch ein gewisser Berufsschaden; vornehmlich werden Berufe von Krampfaderleiden betroffen, die ein anhaltendes Stehen erfordern (Köche, Kellner, Bäcker, Verkäufer, Pfleger und Chirurgen). Die sogenannten *tiefen Krampfadern*, besser **tiefe venöse Insuffizienz,** sind in der Regel die Ursachen für die oberflächliche Insuffizienz, d. h. der sichtbaren Varizen. Man kann **3 Gruppen** von Krampfadern unterscheiden, zwischen denen fließende Übergänge bestehen:

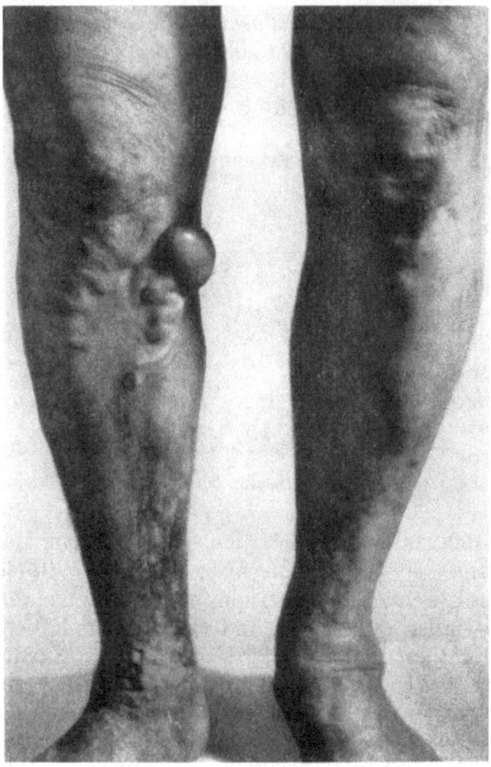

Abb. 88. Starke, knollige Varizen, vorwiegend re. Unterschenkel (beachte die Plattfüße als Ausdruck allgemeiner Bindegewebsschwäche)

1. **Idiopathische Varikosis**
   a) **gleichmäßige Erweiterung** der Vena saphena und ihrer Hauptäste **ohne** *Insuffizienz* der Vv. communicantes, **eigentliche idiopathische Varicosis,**
   b) **umschriebene Krampfaderknoten,** die oft beträchtliche Größe annehmen und häufig an der Innenseite dicht unter oder in der Kniekehle liegen, **mit** *Insuffizienz* der Vv. communicantes (Abb. 88).
2. **postphlebitische venöse Insuffizienz** (*postthrombotisches Syndrom*)
   Hierbei handelt es sich um eine **tiefe Veneninsuffizienz** unter Einbeziehung des oberflächlichen Systems *nach einer abgelaufenen Thrombophlebitis.*
   Diese Form finden wir besonders im **distalen Drittel** des Unterschenkels und am Fußrücken.
   Der **Hauptstamm der Vena saphena** ist bei diesen sog. „*diffusen Krampfadern*" ohne wesentliche Veränderung.
3. **Idiopathische tiefe Veneninsuffizienz**
   Hierbei ist die Ursache meist Überanstrengung, körperliche Erschöpfung, Eiweißmangel usw.

Die Kranken klagen zu Beginn des Leidens über schnelle Ermüdbarkeit, „*über Schwere in den Beinen*", über das Gefühl der Spannung in der Haut und über Juckreiz. Manchmal treten auch neuralgieartige, ischiasähnliche Schmerzen auf. Durch die **venöse Stase** kommt es zu **Ernährungsstörungen** der Haut; Ekzeme und blaurote Verfärbung der Haut tritt auf, die Haut verdünnt sich und wird leicht verletzbar. Hand in Hand damit geht eine **Bindegewebsvermehrung** im Subkutangewebe vor sich, wodurch die Haut mehr und mehr an Elastizität verliert. Das Subkutangewebe schwindet, die Varixknoten verbacken mit der wenig widerstandsfähigen Haut und ein geringfügiges Trauma, eine kleine Schürfwunde führt zur **Thrombose** eines erweiterten Gefäßes und damit zur **Exulzeration.** Durch **sekundäre Infektion** kommt es dann zum **Unterschenkelgeschwür** (Abb. 89).

Die **Unterschenkelgeschwüre** haben eine außerordentliche **schlechte Heilungstendenz.** Diese schlechte Heilungstendenz ist **bedingt durch venöse Stase, arteriovenöse Kurzschlüsse** im Ulkusgebiet, dadurch mangelnde Arterialisierung **(O_2-Mangel)** und schlechter Stoffwechselaustausch! (Abb. 90 a—c). Ferner kann ein mit der Haut verbackener oder im Ulkusbereich liegender Varixknoten durch Platzen erhebliche *Blutungen* hervorrufen; die Blutung steht allerdings durch Hochlagern des Beines und Anlegen eines Kompressionsverbandes leicht. Die **Rötung** im *Krampfadergebiet* ist Ausdruck eines starken **Endothelschadens,** der zu Blutaustritt führt. Dieses wird später in Hämosiderin umgewandelt und führt zur *braunen Pigmentierung* (= **braune Induration);** Juckreiz und Kratzeffekte schaffen Eingangspforten für Infektionserreger, die zur *Phlebitis* und *Thrombophlebitis* führen. **Chronische Unterschenkelgeschwüre,** die sich über Jahre hinziehen, dienen ebenfalls als Ausgangspunkt von **Komplikationen,** häufig sind *Periphlebitis*, *chron. Lymphangitis*, **(Fokalinfekt.!),** *Unterschenkelerysipele* und *Phlegmonen* die Folge davon.

Die **Behandlung** der Krampfadern ist außerordentlich langwierig und schwierig; die Methoden haben in den letzten Jahren verschiedentliche und wesentliche Änderungen erfahren. In früheren Jahren wurden teilweise sehr große Eingriffe von den Chirurgen bevorzugt (BABCOCK-, TRENDELENBURG-, KOCHER-*Operationen* u. a.), in jüngerer Zeit begnügt man sich mit kleinen ambulanten Eingriffen, die in der Regel dasselbe erreichen. Die **Unterbindung** des Hauptstammes der Vena saphena an der Einmündungsstelle in die Vena femoralis nach dem Vorschlag v. TRENDELENBURG wird heute bei der **idiopathischen Varikosis** (MOSCOWICZsche Operation) geübt. Die **Entfernung** der erweiterten Venen nach dem Vorschlag von MADELUNG von einem langen Hautschnitt aus ist nicht mehr üblich. Alle diese Verfahren sind umständlich, erfordern lange Klinikaufenthalte und sind zudem mit einer Mortalität von fast 2% belastet.

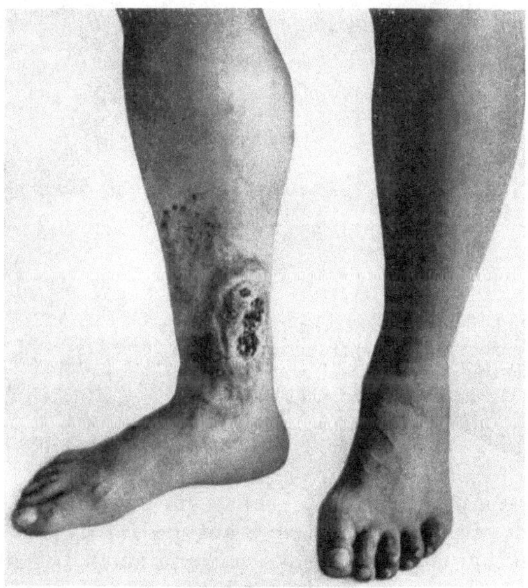

Abb. 89. Ulcus cruris varicosum (Sitz an typischer Stelle im distalen Drittel; Innenseite des Unterschenkels)

In den letzten Jahren wird nach dem Vorschlag der Dermatologen LINSER und NOBLE die **intravariköse Verödungstherapie** viel auch in der chirurgischen Ambulanz angewandt. Während LINSER noch 1% **Sublimatlösung** empfahl, wird heutzutage vielfach **hochprozentiger Traubenzucker** oder **Kochsalzlösung** verwandt. Am besten werden die handelsfertigen Präparate wie Varicocid (Natriumsalz von Fettsäuren des Lebertrans) u. ä. angewandt. Man muß relativ **dicke, kurzgeschliffene Kanülen** zur Punktion benutzen; vor der Vornahme der Injektion zur Verödung der Venen muß die Extremität rasiert und die Haut mit Alkohol gereinigt werden. Oberhalb der für die Injektion vorgesehenen Stelle wird keine Stauungsbinde angelegt. Es wird in die Vene eingestochen, und zwar **distal des Ulkus;** durch Aspiration überzeugt man sich, ob die Nadel wirklich intravenös liegt. Danach wird die Extremität hochgelagert, damit sich die Varizen entleeren können. **Proximal von der Injektionsstelle** wird die Vene ausgestrichen und dann die Lösung langsam injiziert.

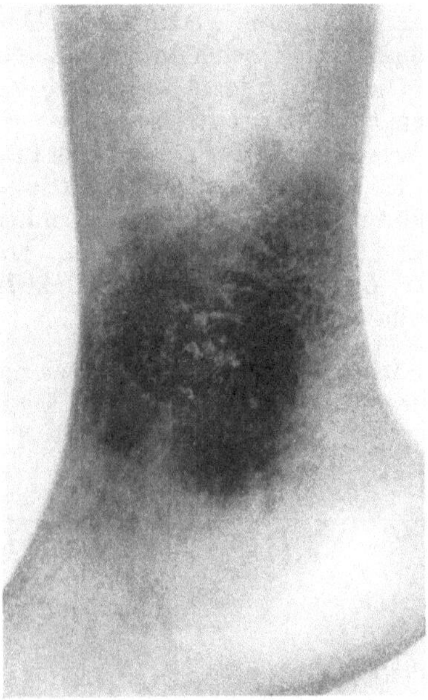

Abb. 90a

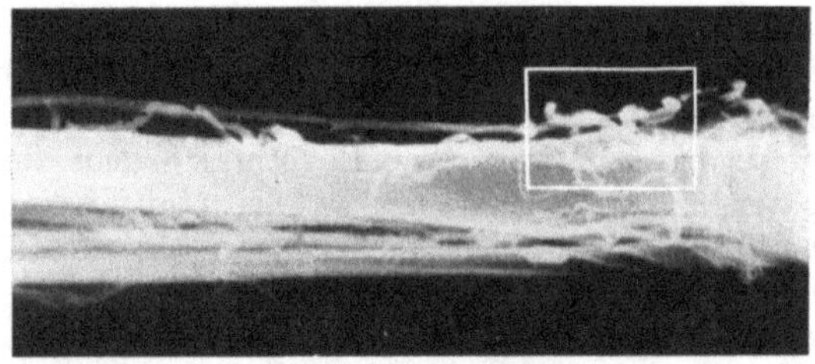

Abb. 90b

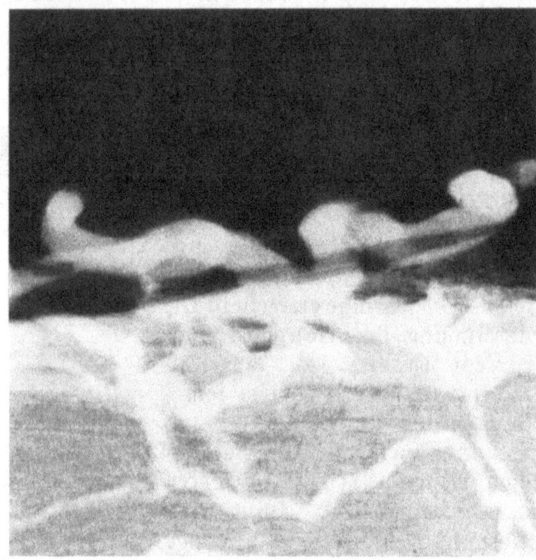

Abb. 90c

Abb. 90a—c. Fast abgeheiltes Ulcus cruris mit Sklerosierung und Pigmentierung der Haut, 90 b zeigt das Venogramm und 90c vergrößert aus diesem Venogramm das „*Ulkuskissen*"

Das **Ausstreichen der Vene** ist für den Erfolg der Verödung wichtig, weil so die verödende Flüssigkeit besser auf die *Intima der Vene* einwirken kann. Nach der Injektion muß der Kranke einige Minuten liegenbleiben und der Unterschenkel wird mit elastischer Binde komprimiert. Auf diese Weise bleiben die Hautvenen komprimiert und die Intima verbackt miteinander, und es kommt nicht zu einem schmerzhaften thrombotischen Inhalt. Es verödet immer nur **der Teil** der Venen, **dessen Intima** von dem Injektionsmittel am stärksten geschädigt wurde. An dieser Stelle entsteht ein fest anhaftender Thrombus, der sich allmählich organisiert, bisweilen dehnt sich die Thrombose distalwärts und auch proximalwärts aus; diese fortschreitende Thrombophlebitis ist nicht besorgniserregend, weil es sich hierbei um eine „*aseptische Entzündung*" handelt. Die **aseptische Thrombose** ist ja mit der Injektionsbehandlung **beabsichtigt!** Auch braucht aus diesem Grunde keine prophylaktische Unterbindung der Vena saphena wegen Emboliegefahr vorgenommen zu werden.

In der Regel muß aber die Injektion nach einigen Wochen wiederholt werden, da nur kurze Venenpartien veröden. Bei ausgedehnten Varizen sind oft zahlreiche Injektionen erforderlich, bis man zum Ziel kommt.

Nicht alle Fälle sind für die Injektionsbehandlung geeignet. Während der **Schwangerschaft** entstehende Krampfadern sollen **nicht mit Einspritzungen** behandelt werden, sie verschwinden oft später spontan. **Kontraindikation** ist ferner **obliterierende Arteriosklerose, Diabetes** und andere Allgemeinerscheinungen. Vor allem ist eine **akute Thrombophlebitis** für die Injektionsbehandlung nicht geeignet! Nicht dagegen spricht höheres Alter.

Am Oberschenkel werden ebenfalls keine Injektionen vorgenommen. Nach der Injektionsbehandlung soll der Patient 2—3 Tage Bettruhe einhalten mit hochgelagertem Bein, danach kann er ohne weiteres mit gutsitzender elastischer Binde aufstehen und umhergehen.

Die **Krampfaderbehandlung** ist **langwierig** und stellt an Arzt und Patient große Anforderungen an Geduld. Ein wahres **„Crux medicorum"** aber sind die **Folgezustände des Krampfaderleidens,** vor allem das Unterschenkelgeschwür. Das **Ulcus cruris varicosum** zeichnet sich vor allem durch mangelhafte Heilungstendenz aus. Es nimmt immer seinen Ausgang von Varizen. Kleine Traumen, Kratzeffekte usw. verursachen ein oberflächliches Geschwür, das sich bisweilen im Anfang bei noch leidlich lebensfähiger Haut wieder schließen kann. Bei zunehmender Induration der schlecht ernährten Haut, bei neuen Schädigungen wird die Heilungstendenz immer geringer, und es verbleibt ein zunächst noch flaches Geschwür mit verdicktem Rand. Trotz Behandlung vergrößern sich solche Ulzera und können bisweilen $^2/_3$ und mehr des ganzen Unterschenkelumfanges annehmen. Solche **Ulzera** zeigen **mannigfaltige Gestalt:** Vom einfachen flachen Ulkus und granulierenden Wundgrund bis zum tiefgreifenden Geschwür mit schmutzig belegtem, nekrotischem Grund, wallartig verdickt, bisweilen unterminierte, zuweilen serpiginös verlaufende Ränder kommen alle möglichen Zwischenstufen vor. Verschlechtert wird die Heilungstendenz durch die hierbei immer vorhandene **Mischinfektion.** Häufig finden sich neben den Staphylokokken Streptokokken, Kolibazillen und **Pyozyaneus. Differentialdiagnostisch** ist die Unterscheidung eines kallösen Ulcus varicosum vom luetischen oder karzinomatösen Ulkus nicht immer leicht. **Für Syphilis** sprechen die wie mit dem Locheisen **ausgestanzten Ränder,** der gelblich und speckig belegte Grund des Geschwüres und weißliche glänzende Narben in der Umgebung, die von früheren ähnlichen Geschwüren herrühren. Auch **der Sitz des Geschwüres** gibt differentialdiagnostische Hinweise. Die **Krampfadergeschwüre** sitzen meist im **distalen Drittel,** während die **luetischen Ulzera** im **proximalen Abschnitt** des Unterschenkels sitzen, ja bisweilen den Oberschenkel befallen. Die Form des **karzinomatösen Ulkus** ist am Anfang uncharakteristisch, da auch das variköse Ulkus derbe Ränder besitzt. **Ein Ulkus ist aber bei negativem WaR und zweckmäßiger Behandlung auf Karzinom verdächtig, wenn sich ein exophytisches Wachstum zeigt!!** Die Diagnose wird daher im allgemeinen meist sehr spät gestellt; man sollte in allen unklaren Fällen eine **rechtzeitige Probeexzision** aus den Randabschnitten des Ulkus vornehmen!

Die **Behandlung des Ulcus cruris** stellt an den Arzt eine sehr schwierige Aufgabe. Die **wichtigste Maßnahme** für den Arzt ist **Sauberkeit** und **Verbesserung der Durchblutung!** In erster Linie muß also dafür Sorge getragen werden, daß die Infektion des Geschwüres beseitigt wird; dazu dienen zur mechanischen Reinigung schlechthin feuchte Umschläge mit physiologischer evtl. hypertonischer Kochsalzlösung, Hochlagern des Beines und Bettruhe. Von der Penicillinbehandlung darf bei der immer vorhandenen Mischinfektion nicht allzu viel erwartet werden. Uns hat sich **zur schnelleren Reinigung des Ulkusgrundes** der elastische Verband mit **0,5proz. Essigsäure — 40%-Glyzerin-Lösung** bewährt. Unter dieser Behandlung waren die Ulzera, bei gleichzeitiger **Bettruhe,** nach wenigen Tagen sauber, und der vorher schmutzig belegte Geschwürsgrund zeigte frische und rosige Granulationen. Ist das Ulkus sauber, so behandeln wir mit Chlorophyllsalbe und gleichzeitigem Abdecken der Ulkusränder mit Zinkpaste, der Fuß und Unterschenkel wird bis zum Knie fest mit elastischer Binde gewickelt, und der Patient darf mit diesem so gewickelten Bein umherlaufen. Mit dieser Behandlung haben wir in jüngster Zeit recht gute Erfolge bei der so schwierigen „*Ulzera-cruris-Behandlung*" erzielt.

Nur wenn trotz exakter disziplinierter Behandlung des Ulkus keine Heilung, im Gegenteil ein Fortschreiten oder Stagnieren des Ulkusprozesses eintritt, wird der Patient in stationäre Behandlung übernommen und die Exzision des indurierten Gebietes bei gleichzeitiger Korrektur des venösen Abflusses **(Verödung oder Entfernung alter Varizen)** und freie Hauttransplantation vorgenommen.

Ebenso hat sich in den letzten Jahren eine grundlegende Änderung in der Behandlung der **Thrombophlebitis** vollzogen. **Früher** wurde jeder Patient bei Auftreten einer **Phlebothrombose** oder **Thrombophlebitis** wochenlang ins Bett gelegt, wobei das Bein auf BRAUN*scher Schiene* ruhiggestellt und feuchte Umschläge laufend angelegt wurden. Der Kranke wurde ängstlich angewiesen, sich ruhig zu verhalten, um ja nicht eine *Lungenembolie* auszulösen! **Heute** wird die **Thrombophlebitis** unter Kontrolle des **Prothrombin-Spiegels** sofort mit antithrombotischen Mitteln **(Heparin, Athrombon, Dicumarol)** behandelt. Bei Thrombophlebitis hat sich neben den antithrombotischen Mitteln die „*i.m.-Injektion*" von **Irgapyrin** bewährt. Nach einigen Tagen Bettruhe und feuchten Umschlägen klingt die Thrombophlebitis und die Schmerzen nach wenigen Tagen ab. Evtl. Temperaturen fallen zur Norm ab, und meist **nach einer Woche** kann der Patient **unter festem Bandagieren des Beines** (gleichzeitige Prothrombinbestimmung!) aufstehen und umherlaufen! Seit Einführung der Antithrombotika sind Lungenembolien zur großen Seltenheit geworden. Diese Therapie ist aber z. Z. **nur für klinische Fälle** durchführbar, in der Praxis wird man wegen des Fehlens geeigneter Laborräume und Personal damit nicht arbeiten können. Hier dürfte bei oberflächlicher Thrombophlebitis und Thrombose die alte Behandlung angezeigt sein, d. h. das Bein wird hochgelagert, feuchte Umschläge bringen die Entzündung zum Abklingen. Wenn alle Entzündungserscheinungen abgeklungen sind, soll man den Patienten unter Anlegen eines **elastischen Verbandes, der vom Fuß bis zum Knie reicht,** aufstehen lassen. Evtl. kommt in solchen Fällen die Anlage eines Zinkleimverbandes in Frage, der 3—4 Wochen liegenbleiben kann, vor allem bei adipösen Patienten, die sich nicht selbst bandagieren können *(Schwangere)*.

Nimmt aber Fieber, Schwindelgefühl, Ödem und Schmerzhaftigkeit zu, entwickelt sich ein derbes Infiltrat mit nachfolgender Fluktuation, so muß der **thrombophlebitische Abszeß** in Narkose breit **eröffnet** werden. Diese Fälle eignen sich kaum für die Praxis und sind dem Fachchirurgen zu überweisen.

IV. Durchblutungsstörungen und Nekrosen an den unteren Extremitäten

In der Praxis sind die Fälle von Durchblutungsstörungen mit oder ohne Gangrän relativ häufig. Auch hier gibt es **verschiedene Ursachen,** die zu Nekrosen führen können. Als solche sind zu nennen: **Verletzungen, Abschnürung der Gliedmaßen,** zu **enger Gipsverband, arterielle Embolie,** thermische und chemische Schädigungen **(Erfrierung, Verbrennungen, Verätzungen),** Erkrankung der **Gefäßnerven,** die zu Gefäßspasmen führen und schließlich die Erkrankungen der **Gefäßwand** selbst. Die **chronischen Gefäßwanderkrankungen** sind in der Regel auf **Arteriosklerose, Diabetes** oder **Syphilis** zurückzuführen. Häufig schließt sich die Nekrose an eine unscheinbare Verletzung oder Entzündung *(Schuhdruck, eingewachsener Nagel,*

Paronychie) an. **Ursache** ist in der Regel **Verschluß der Hauptgefäße.** Oft klagen die Patienten **zu Beginn einer Gangrän** über **ischämische, schmerzhafte Anfälle** im Bereich des Fußes und Unterschenkels. Besonders starke Anfälle bei älteren Personen **(Nachtschmerz!)** sind immer der **Prägangrän** verdächtig! Bevor eine Nekrose klinisch manifest wird, werden die peripheren Abschnitte der Extremität **blaß oder zyanotisch,** die Hauttemperatur ist herabgesetzt. Ferner bestehen Paraesthesien, die Zehen werden gefühllos und schwerer beweglich. Hinzu kommt ein **Weichteilödem,** und schließlich zeigen sich an der Hautoberfläche **Blasen** *(abgestorbene Epidermis).* **Diese Prägangränzeichen** halten lange Zeit an, bevor eine schwarze Stelle meist an der Zehenkuppe auftritt. Diese vergrößert sich dann rasch und wird endlich völlig schwarz und gefühllos. Oft ist an der Art. dorsalis pedis, A. tibialis posterior, A. poplitea **kein Puls** fühlbar (Abb. 91).

Bei **symmetrischem** Auftreten muß man an die **Raynaudsche Erkrankung** denken. Letztere befällt meist *jugendliche,* anämische *Personen* und betrifft überwiegend Frauen. Die durch **Arteriosklerose** verursachte **Nekrose** findet sich bei alten Leuten **(Altersbrand),** bei denen an den peripheren Arterien die Sklerose zu fühlen bzw. im Röntgenbild die Kalkeinlagerungen in der Gefäßwand zu sehen sind. Fast gleiche Gefäßveränderungen finden wir auch bei der **diabetischen Nekrose (Harn immer auf Zucker untersuchen!).** Die **diabetische Gangrän,** auch andere Formen arterieller Verschlüsse, schließen sich oft an die Operation eines eingewachsenen Nagels oder Hühnerauges an! Vor jeder Nagelentfernung soll der Fußpuls kontrolliert werden, um vor einer Gangränauslösung sicher zu sein! **Jeder Diabetes** bedeutet eine **schwere Komplikation,** die den Verlauf der Gangrän ungünstig beeinflußt. Häufig zeigt hier die Nekrose die Neigung, in einen **feuchten Brand** überzugehen! Nekrose auf **luetischer Basis** findet sich bei Kranken jüngeren und mittleren Alters **(WaR!);** die **spez. Behandlung der Lues** zeigt oft einen Rückgang und **Abheilen der Nekrose.**

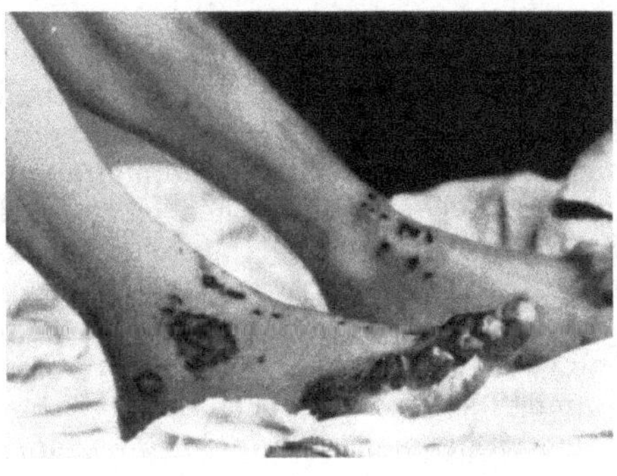

Abb. 91. Trockene Gangrän der Zehen

Die **Nekrose bei Trombangitis obliterans** von WINIWARTER besteht in **chron. Entzündung der Gefäßwand** mit zunehmendem **Verschluß der Gefäßlichtung.** Sie findet sich überwiegend bei männlichen Personen, wobei sie meist von den Zehen ihren Ausgang nimmt **(juvenile Spontangangrän).** Die Behandlung richtet sich nach dem Stadium der Erkrankung. Sobald nur die Prodromalerscheinungen bestehen, besteht Aussicht, durch Verbesserung der Durchblutung nicht nur die Schmerzen zu lindern, sondern häufig den drohenden Ausbruch der Gangrän zu verhüten. **Alle Mittel, die zur Hyperämie führen,** sind am Platze, dazu **gehören:**

Physikalische, wie Heißluft und **medikamentöse,** wie Padutin, Eupaverin und Natr. nitrosum 0,2 auf 10,0 s. c. Eupaverin muß in hohen Dosen mehrmals täglich i. v. verabfolgt werden. Uns hat sich folgendes **Behandlungsschema bei der Prägangrän** bewährt: **Täglich eine Ampulle Megaphen i. m.,** jeden **zweiten Tag** eine **Ampulle Depot-Padutin forte i. m.** und zusätzlich jeden 10. Tag bei Männern, die das Gros der Patienten darstellen, eine Amp. Oestrastilben forte i. m.! Besonders auffällig ist die durchblutungsfördernde Wirkung der **Megaphen-Therapie!** Man ist versucht, hier von einer **medikamentösen Stoffwechselsenkung** und damit von einer **Kompensation des Sauerstoffmangels** zu sprechen! **Bei akuten Fällen (drohende Gangrän, heftige ischämische Schmerzen)** hat sich uns die **intraarterielle Injektion von Novocain, Acetylcholin, Euphyllin, Eupaverin** und zusätzlich die **intraarterielle Sauerstoffinsufflation** hervorragend bewährt! Nebenbei wird bei Patienten **unter 60 Jahren** die **lumbale Grenzstranginjektion mit 20–40 ccm 1proz. Novocainlösung durchgeführt** (3mal wöchentlich). **Das wichtigste aller therapeutischen Maßnahmen** ist: die **Beseitigung des ischämischen Schmerzes!!!**

Daneben ist die **Behandlung des Grundleidens** anzuraten; so wird man bei Arteriosklerose Jodpräparate verabfolgen, bei Diabetes den Diabetes bekämpfen bzw. einstellen und bei Lues selbstverständlich eine antiluetische Behandlung durchführen.

Hat sich bereits eine Gangrän eingestellt, so muß die Therapie anstreben, daß die Nekrose solange wie möglich **trocken** bleibt und nicht weiter schreitet, damit die Abgrenzung des nekrotischen Abschnittes gegen das lebensfähige Gewebe in Ruhe abgewartet werden kann. Die Absetzung eines nekrotischen Gliedes oder Gliedteils soll dem Facharzt bzw. der Klinik überlassen bleiben. Die Verbände bestehen in **trockenen Puderverbänden** (Dermatolpuder oder M.-P.-Puder oder Penicillinpuder). Die Sulfonamidpuder haben den Vorzug, weil sie erwartungsgemäß eine Infektion der Nekrose zumindest hintanhalten, wenn sie sie schon nicht völlig verhindern können. Zeigen sich Zeichen eines feuchten Brandes, bei dem eine Infektion mit Fäulnisbakterien vorliegt, durch die das nekrotische Gewebe in eine zundrige weiche zerfallene Masse umgewandelt wird, besteht die große Gefahr, daß sich die Infektion schnell ausbreitet, zur jauchigen Phlegmone und evtl. durch Einbruch in die Blutbahn zur **schwersten Sepsis** führt, die das Leben bedroht! Hier muß die **baldige Entfernung** des nekrotischen Gewebes bis zum gesunden angestrebt werden unter gleichzeitiger Behandlung der Mangeldurchblutung (s. o.).

Diese Fälle gehören **unverzüglich** in fachärztliche, besser **Klinikbehandlung,** weil sie eine rasche Entscheidung erfordern. Die Entscheidung des Facharztes besteht lediglich darin, in welcher Höhe die erkrankte Extremität abgesetzt werden muß. Nach unseren früheren Erfahrungen war dies meist im distalen Oberschenkeldrittel der Fall. Zur Zeit wird auf Grund der oben angegebenen Therapie die Amputation auf den rein nekrotischen Teil beschränkt, ohne daß höhere Gliedabschnitte geopfert werden müssen, **ein Erfolg,** wie er bis vor kurzem bei der Gangrän nicht möglich war!

G. Deformitäten und geschwulstähnliche Bildungen der Extremitäten

In diesem Kapitel sollen nur einige **typische Deformitäten** der Hand und des Fußes, soweit deren Behandlung zum Aufgabenbereich der „Kleinen Chirurgie" zugerechnet werden kann, beschrieben werden.

Von den angeborenen **Fingerdeformitäten** gehören allein die Syn- und Polydaktylie zum Aufgabenbereich der „Kleinen Chirurgie". Schwere Mißbildungen, wie Verkrümmung und Fehlen einzelner und mehrerer Phalangen, Metacarpalia oder Handwurzelknochen, Spalthand, Riesenwuchs einzelner Finger usw. gehörten nicht in die Behandlung des praktischen Arztes.

1. Die Syndaktylie

Sie entsteht durch fehlende Trennung einzelner Finger, die normalerweise Ende des 2. bzw. Anfang des 3. Embryonalmonats vor sich geht. Zwei oder mehrere Finger bleiben bei dieser Mißbildung ganz oder teilweise durch Schleimhaut miteinander verbunden. Die **Behandlung** muß immer eine **operative** sein. Sie ist *nicht einfach,* besonders, wenn die Haut sehr knapp ist oder eine Syndaktylie mehrerer Finger besteht. Es sollten also von vornherein nur diejenigen Fälle ambulant behandelt werden, bei denen nur eine Syndaktylie mit reichlicher Schwimmhaut vorhanden ist.

Umständlichere Plastiken, so das Verfahren von Didot und Nélaton sind für die Praxis nicht geeignet. In der **Nachbehandlung** muß vor allem eine **Kontrakturstellung** verhindert werden; diese tritt leicht ein, wenn nicht genügend Hautdeckung vorhanden war und größere Wundflächen per granulationem zuheilten. Aktive und passive Bewegungsübungen nach einiger Zeit, heiße Bäder sind erforderlich und evtl. monatelang fortzusetzen. Unseres Erachtens ist die **Behandlung** der **Syndaktylie** dem Fachchirurgen besser zu überlassen!

2. Die Polydaktylie

Sie tritt in verschiedenen Formen und Graden auf. Entweder ist das überzählige Glied durch eine Hautbrücke mit der ansonsten normalen Hand verbunden oder es besteht eine knöcherne bzw. gelenkige Verbindung mit einem Finger oder mit der Mittelhand. Es können auch schwere Formveränderungen des Hauptfingers und Doppelung des Mittelhandknochens bestehen. Das Abtragen einer häutigen Polydaktylie bereitet keine Schwierigkeit, aber auch die Entfernung von knöchernen Doppelmißbildungen können in der „Kleinen Chirurgie" behandelt werden, wenn die anderen Finger ansonsten normal entwickelt sind, d. h. daß nach Fortnahme des Zwillingsfingers normale Verhältnisse entstehen. Eine besondere **Verantwortung** trägt der Arzt, der die Behandlung der Polydaktylie des **Daumens** übernimmt! (Abb. 92). Zuvor muß **stets** ein **Röntgenbild** angefertigt werden. Dieses klärt, ob die überzählige Phalanx mit eigener Gelenkfläche aufsitzt oder ob die Grundphalanx der beiden Zwillingsdaumen eine *gemeinsame Basis* besitzt! Im letzeren Fall muß die Abtragung des Zwillingsdaumens ohne Schädigung der Grundphalanx des verbleibenden Daumens und auch ohne Änderung und möglichst auch ohne Eröffnung des Grundgelenkes erfolgen. Die Frage, welcher von zwei gleich ausgebildeten Zwillingsdaumen erhalten und welcher entfernt werden soll, ist nicht immer leicht zu beantworten; bei der relativen Seltenheit dieser Fälle in der Sprechstunde überläßt man die Entscheidung gerade beim Daumen besser dem Chirurgen, genau wie auch alle anderen komplizierten Polydaktylien.

Die **häutigen Polydaktylien** können schon beim Kleinkind im kurzen Rausch unter aseptischen Kautelen mit einem Scherenschlag abgetrennt und die kleine Längswunde mit zwei bis höchstens drei Seidennähten geschlossen werden.

3. Die Madelungsche Handdeformität = Manus valga

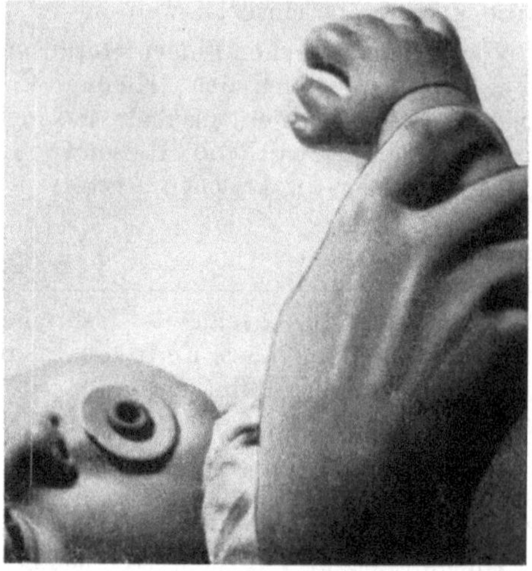

Abb. 92. Polydaktylie des Daumens beim Kleinkind

Sie ist besonders beim weiblichen Geschlecht gar nicht so selten. Die Hand sinkt **volarwärts** ab, so daß der Eindruck einer leichten Subluxation entsteht. Das Ulnaköpfchen ragt dorsalwärts vor. Bei Dorsalflexion und Supination der Hand bestehen Schmerzen, die Beugesehnen der Mm. flexor carpi radialis und ulnaris treten stark hervor; röntgenologisch zeigt sich bisweilen der Radius verkürzt. Diese Symptome sind charakteristisch für das Krankheitsbild der Manus valga. Die Ursache ist nicht geklärt *(Spätrachitis?)*. Vielleicht ist eine vorzeitige Verknöcherung der Radiusepiphyse die Ursache. Diese würde auch das Hervortreten des Proc. styl. ulnae durch Vorbeiwachsen an der Radiusepiphyse erklären. Leichte Fälle dieser Deformität sind relativ häufig. Bei Bindegewebsschwäche sind in der Regel auch die Gelenkkapseln schlaff. Infolge der Schlaffheit der Gelenkkapsel sinkt die Hand im Handgelenk volar ab. Man kann die Hand gegen den Unterarm sowohl dorsal wie volar weitgehend gegeneinander verschieben. Diese Zustände werden mit Recht in praxi als Handgelenksschwäche bzw. Gelenkkapselschwäche bezeichnet. In der **Behandlung** kommt in erster Linie die **Schonung** der Hand in Frage. Schwere körperliche Arbeit und Leistungssport müssen eingestellt werden. Leichte Massage und Bewegungsübungen dienen der Kräftigung der Muskulatur und des Bindegewebes. Bestehen starke Schmerzen, wird man das Gelenk für 14 Tage durch dorsale Gipsschiene ruhigstellen. Oft wird vom Patienten das Tragen eines ledernen, gutsitzenden *Handgelenkriemens* als angenehm empfunden.

4. Der „schnellende Finger"

Der **„schnellende Finger"** kann als eine **„intermittierende Sehnenkontraktur"** angesehen werden. Entweder besteht hierbei Hemmung bei Beugung oder Streckung oder bei beiden Bewegungen. Die *plötzliche Behinderung*, die mit leichtem Schmerz einhergeht, wird bei **kräftigem Fortführen der Bewegung** unter einem unvermittelt einsetzenden *„Schnappen"* überwunden. Manchmal besteht eine festere Einklemmung, die hier vom Patienten nur mit Hilfe der anderen Hand überwunden werden kann. Dieses **„Schnellen"** des Fingers ist gar nicht so selten; wir beobachten es in der Regel am **Daumen** und am **Ringfinger.** Die Ursache liegt sowohl in der Sehnenscheide wie auch in der Sehne selbst, manchmal sind beide ursächlich beteiligt. Bei Eröffnung der Sehnenscheide finden sich kleine Zysten, Knoten, Verdickungen, evtl. eine Art Ganglion der Sehne. Auch abgelagerte *Urate*, *Tuberkulose*, *Gummiknoten*, auch *Gicht* können Ursache des Schnellens sein. Auch ein Trauma ist ursächlich infolge Blutung mit nachfolgender Organisation zweifellos anzunehmen, und bei Unfallansprüchen kann man dies bejahen. Wichtiger als Traumen sind *chronische Berufsschädigungen*. Wir finden daher den „*schnellenden Finger*" besonders häufig bei Näherinnen, Strickerinnen, Tischlern, Schmieden usw. Die **Behandlung** des „schnellenden Fingers" ist zunächst **konservativ**. Warme Handbäder, Massagen und Bewegungsübungen bringen bisweilen Erfolg. Bewährt hat sich uns in der konservativen Therapie das **heiße Sandbad**, eine vom Patienten selbst durchführbare einfache *Methode*:

Weißer, feiner Sand wird heißgemacht und dann 15 Minuten der betreffende Finger im heißen Sand bewegt, „*gebadet*". Nach 5—10 Sandbädern verspüren die Patienten in der Regel eine deutliche Besserung. Zur operativen Behandlung haben wir uns nur selten entschließen müssen. Die Operation, die immer mit Eröffnung der Sehnenscheide einhergeht, soll dem Fachchirurgen überlassen bleiben!

5. Die Dupuytrensche Kontraktur

Ihr liegt eine Verkürzung, Verdickung und bisweilen *fibromartige* Veränderung der **Palmaraponeurose** zugrunde. Die Palmaraponeurose ist die Fortsetzung der Vorderarmfaszie; Daumen und Kleinfingerballen besitzen nur eine dünne Faszie. In der eigentlichen Hohlhand findet sich eine dreieckige Platte derber, längsgefaserter Bindegewebszüge, deren Spitze dem Handgelenk zugekehrt ist. Von dieser Platte ziehen Faserstränge zu den Fingern und verschmelzen mit den Sehnenscheiden. Aber auch die Haut ist durch starke Bindegewebsfasern mit der Palmaraponeurose verbunden. Der Beginn des **Dupuytren** liegt in Höhe des Grundgelenkes des 4., seltener des 5. Fingers. Die **Beugekontraktur** entsteht allmählich und schmerzlos. Bisweilen erkranken die 4. Finger beider Hände gleichzeitig, wobei oft die eine Seite stärker als die andere befallen ist. Nach mehr oder weniger kurzer Zeit greift das Leiden dann auf den 5. Finger über. Bei passivem Strecken der Finger tritt unter der Volarhaut ein harter Strang hervor. Stärkere Dehnung *(Streckung)* ist schmerzhaft. Mit fortschreitender Kontraktur wird das Mittelgelenk des Fingers in Beugung fixiert, so daß schließlich der Finger im Grundgelenk mäßig, im Mittelgelenk stark gebeugt ist, im Endgelenk in der Regel gestreckt und so vollkommen in die Hohlhand eingeschlagen wird. Die Ursache der DUPUYTRENschen *Kontraktur* ist unklar. Auffällig ist, daß fast nur Männer und nie Kinder von der Erkrankung betroffen werden. Konservative Maßnahmen haben keinen Erfolg. Röntgenstrahlen wirken unbefriedigend, ein Fortschreiten der Kontraktur wird auf keinen Fall damit aufgehalten. Die **Operation** ist also immer **angezeigt**, je früher, um so besser. Die operative Entfernung des bindegewebigen Aponeurose unter Schonung der Haut erfordert schonendes und geduldiges Vorgehen. Sind mehrere Finger bereits stark verkrümmt, ist der **Dupuytren** für die ambulante Behandlung ungeeignet. Hier muß in der Regel Haut geopfert und gleichzeitig eine Hautüberpflanzung vorgenommen werden. Bei veralteten Fällen mit Kontrakturen und Gelenkversteifungen ist am besten die Exartikulation des betreffenden Fingers vorzunehmen. Durch die Operation tritt in der Regel in der großen Mehrzahl der Fälle eine bleibende Besserung ein. Mehr kann von der Operation nicht erwartet werden. Die Operation besteht in Entfernung der verdickten und verkürzten Aponeurose unter gleichzeitigem Schonen des Hautlappens.

6. Die Lunatum-Malazie (Kienböcksche Erkrankung)

Der sogenannte **„Mondbeintod“** (s. Kapitel: Verletzungen der Hand) betrifft meist jüngere Menschen im Alter von 20 bis 30 Jahren, aber auch ältere Leute. In vielen Fällen ohne erkennbare Ursachen, manchmal nach Überanstrengungen oder kleinen Traumen treten Schmerzen im Bereich der Hand in der Gegend des *Os lunatum* auf. Druckschmerz, Stauchungsschmerz und Schmerzen bei der Plantarflexion sind die Hauptsymptome. Schwere körperliche Arbeit spielt sicher eine Rolle, zumal Männer häufiger betroffen werden und bei vielen wiederum die rechte häufiger als die linke Hand erkrankt. Konstitutionelle Momente spielen hierbei ebenfalls eine große Rolle. Als **Unfallfolge** können daher nur bestimmte Fälle von *Lunatummalazie* anerkannt werden, z. B. nach **Lunatumbruch,** nach **schweren Handgelenksstauchungen u. ä.** Die **Diagnose** kann und wird nur durch das **Röntgenbild** gesichert. Strukturveränderungen, Knochenverdichtung und Deformierungen treten häufig erst nach Monaten in Erscheinung. Die **Behandlung** ist immer **konservativ.** Sie besteht in langdauernder Ruhigstellung des Handgelenkes durch dorsale Gipsschiene für mindestens 6 bis 8 Wochen, evtl. ist eine **12wöchige Ruhigstellung** erforderlich. Die Entfernung des erkrankten Os lunatum wird nicht durchgeführt. BECKsche *Bohrung* kann in verzweifelten Fällen versucht werden. Die Behandlung ist langwierig, Ausheilung erfolgt durchaus nicht immer. Evtl. ist Berufswechsel in gegebenen Fällen erforderlich.

Die **„Malazie“ des Os naviculare** dürfte in der Regel Folge von schlecht oder gar nicht behandelten Navikularebrüchen sein.

7. Der Plattfuß

Der Plattfuß stellt die **häufigste Deformität** an den unteren Extremitäten dar und hat von allen Fußdeformitäten für die Praxis die größte Bedeutung. Der Fuß steht hierbei in Pronation und Abduktion. Er ist im Talocruralgelenk plantar-flektiert, im Talotarsalgelenk bei abgesunkenem Talus proniert und im Gelenk zwischen calcaneus und Cuboid dorsalwärts verlagert. Schließlich findet sich noch eine Abduktion im CHOPARTschen Gelenk. Klinisch kann man zwischen **Pes planus** mit Abflachung der Fußwölbung und zwischen Knickfuß, **Pes valgus,** bei dem Pronation und Abduktion vorherrschen, unterscheiden. Meist sind beide Formen miteinander kombiniert **(Pes planovalgus).** Neben dem seltenen angeborenen Plattfuß, der aus ähnlichen Ursachen wie der hier nicht weiter erwähnte Klumpfuß entsteht, ist der erworbene Plattfuß wesentlich häufiger; er hat mancherlei Ursachen. Eine wichtige Rolle spielt die im Frühkindesalter durchgemachte **Rachitis.** Bei ihr sind die wenig widerstandsfähigen Knochen der Belastung bei aufrechtem Gang nicht gewachsen, wodurch der Fuß in Pronationsstellung gerät. Ferner wird durch Biegung der Unterschenkelknochen zwangsläufig eine Valgusstellung der Füße hervorgerufen. Die Hauptursache des **paralytischen** Plattfußes ist die spinale Kinderlähmung. Nach zerebralen Lähmungen entsteht der **statische** Plattfuß, weil hier die Pronatoren stärker als die Supinatoren wirken. Für den Chirurgen wichtig ist der **traumatische** Plattfuß. Er entsteht leider nicht selten nach Knöchelbrüchen. Hier liegt die Abknickung im **Fußgelenk** selbst, **nicht** in der **Fußwurzel.** Manchmal kann man auch das allmähliche Entstehen eines traumatischen Plattfußes nach leichten Sprunggelenksdistorsionen beobachten. Die hauptsächlichste Ursache und wichtigste Gruppe ist der **statische Plattfuß.** Zu ihm sind rund **90% aller Plattfüße** zu rechnen. Bei nicht genügend widerstandsfähigem Fußskelett kann es infolge zu langer oder fehlerhafter Belastung zur Ausbildung dieser Deformität kommen. Wir finden den statischen Plattfuß aus diesem Grunde bei jungen Menschen, die in ihrem Knochenbau noch nicht fertig entwickelt sind und von denen plötzlich langes Gehen und Stehen erfordert wird, zwischen dem 16. und 20. Lebensjahr (**Pes valgus adolescentium**). Aber auch im späteren Lebensalter finden wir den statischen Plattfuß als Folge des Nachlassens der Elastizität der Bänder bzw. der Muskelkraft und Zunahme des Körpergewichtes. Überanstrengung des Fußes spielt eine große Rolle für das Entstehen der Deformität, wie wir bei Amputierten erkennen, bei denen es am gesunden Bein relativ häufig zur Plattfußbildung kommt. Das Entstehen des Plattfußes wird durch gewohnheitsmäßigen Gang und Stehen mit auswärts gedrehten Fußspitzen begünstigt. Es muß hier betont werden, daß bei Kindern der Gang mit leicht innenrotierter Fußspitze physiologisch und so palttfußverhindernd ist.

Schlechtes Schuhwerk, Eitelkeit und Mode tragen im späteren Alter ein gut Teil bei, um die Plattfußentstehung zu begünstigen. Das **klinische Bild des Plattfußes** ist eindeutig: Der Fuß ist verlängert und verbreitert bei abgeflachtem Fußrücken und steht proniert und abduziert. Die Sohlenwölbung ist deutlich verringert, in schweren Fällen des Plattfußes aufgehoben. Unterhalb des inneren Knöchels sind das Caput tali und die Tuberositas ossis naviculare als deutliche Vorsprünge zu sehen. Bei Betrachtung von hinten tritt die mehr oder weniger stark ausgeprägte Valgusstellung deutlich hervor. Die Verlängerung der Unterschenkelachse trifft nicht die Mitte der Ferse, sondern den inneren Fußrand. Die Achillessehne verläuft dementsprechend bogenförmig und zeigt vermehrte Spannung. Der Fußabdruck vermittelt ein genaues Bild der Sohlenwölbung und ermöglicht ein Urteil neben dem klinischen Befund über den Grad und die Schwere des vorliegenden Plattfußes (Abb. 93). Bei dieser Situation ist die Schmerzhaftigkeit des Plattfußes erklärlich. Sie betrifft besonders die Gegend des Os naviculare, den Taluskopf, das Gelenk zwischen Talus und Naviculare, die Fußsohle im hinteren Drittel besonders in der Nähe der Ferse und die Gegend vor und unterhalb des äußeren Knöchels. Manche Fälle zeigen einen ausgesprochenen Mittelfußschmerz, besonders im Bereich der Metatarsalköpfchen. Oft klagen die Patienten zusätzlich über Schmerzen in der Wade, Fußgelenk und Knie, manchmal werden sogar Schmerzen im Hüftgelenk angegeben. Der Plattfuß bietet also die Möglichkeit **mannigfaltiger Beschwerden**, die wiederum leicht Anlaß zu Fehldiagnosen sein können! Die Beweglichkeit des Plattfußes prüft man am liegenden Kranken. Kann man den nicht belasteten Fuß in Normalstellung bringen, so liegt ein schlaffer **„mobiler"** Plattfuß vor. Lange bestehende Plattfüße II. und III. Grades sind meist mehr oder weniger knöchern fixiert und lassen sich nicht mehr in die Normalstellung bringen. In solchen Fällen hat sich eine Anpassung der Knochengelenke, Bänder und Weichteile an die Deformität herausgebildet. Diese Anpassung ist manchmal eine weitgehende, so daß die Patienten praktisch beschwerdefrei sind. Lediglich zeichnet diese Kranken eine rasche Ermüdbarkeit beim Gehen und Stehen aus, so daß gegebenenfalls für sie ein Berufswechsel anzuraten ist.

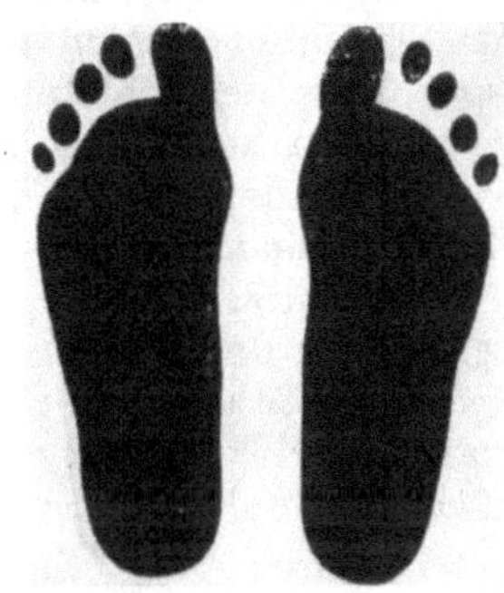

Abb. 93. Sohlenabdruck des typischen Plattfußes

Der **„kontrakte"** Plattfuß entsteht beim Beginn der Deformierung. Bei Zunahme der Schmerzen stellt sich hier eine reflektorische Muskelkontraktur ein. Der Fuß läßt sich nicht supinieren, die Dorsal- und Plantarflexion ist nur gering eingeschränkt. Die Peronäussehnen zeigen vermehrte Spannung und treten deutlich unter der Haut hervor. Manchmal findet sich ein teigiges Ödem in der Knöchelgegend und am Fußrücken. **Differentialdiagnostisch** besteht beim ausgeprägten Platt- und Knickfuß keine Schwierigkeit, wohl aber **im Beginn** des Plattfußleidens, also bei den Fällen, wo besonders starke Beschwerden vorhanden sind. Bei derartigen Symptomen spielt zahlenmäßig der Plattfuß die größte Rolle. Weit über 90% aller Fußschmerzen, die bei Belastung auftreten, bei Ruhiglagerung aber nachlassen oder verschwinden, sind plattfußbedingt! Von anderen Ursachen sind zu nennen: die heutzutage seltene *Gicht, Rheuma* und *Ischias.* Evtl. ist eine beginnende *Tuberkulose* in die Differentialdiagnose einzubeziehen; mehrere Röntgenkontrollen, Temperaturmessungen, Blutbilder und BSG. werden auch hier die Klärung bringen.

Die **Behandlung des Plattfußes.** Die Mehrzahl der erworbenen statischen Plattfüße könnte zum Teil durch rechtzeitige Prophylaxe verhindert werden. Dazu gehört, daß schon bei Kindern auf zweckmäßiges Laufen in physiologisch richtigem Sinne mit leicht nach innen gewendeter Fußspitze geachtet wird. Ferner sollen die Kinder ruhig barfuß laufen. Hierdurch werden die Supinatoren geübt und gekräftigt und so der Plattfußbildung entgegen gearbeitet. Die Bedeutung von zweckmäßigem Schuhwerk ist in der Plattfußprophylaxe ohne weiteres verständlich. Zweckmäßig sind gutsitzende Schnürschuhe, die über das Sprunggelenk reichen, den Knöchel festhalten und den Zehen reichlich Spielraum geben und breite niedrige Absätze haben. Sandalen sind ungeeignet, ebenso Pantoffeln.

Bei leichten beginnenden Plattfußbeschwerden soll man ruhig mit der **Massagebehandlung** und systematischen **Fußübungen** beginnen. Die Fußübungen haben den Zweck, die Muskulatur der Wade, die *Mm. tibialis posterior, flexor hallucis,* die Muskulatur der Fußsohle, vor allem die **Supinatoren** zu kräftigen. Die 3 Grundübungen nach Gocht sind daher an dieser Stelle wiedergegeben:

Grundstellung für alle Übungen!

Fersen gespreizt, Fußspitzen aneinandergelegt!

I. *3 Übungen im Sitzen:*

1. Füße mit der ganzen Fußsohle aufsetzend:
   a) Füße auf den äußeren Fußrand kippen,
   b) Füße in die Grundstellung zurückkehren lassen.
2. Füße nur mit der Ferse aufsetzend:
   a) Füße bei geschlossenen Fußspitzen hochziehen,
   b) Füße wieder sinken lassen.
3. Füße nur mit der Ferse aufsetzend:
   a) Füße mit den Fußspitzen weit einwärts drehen,
   b) Füße wieder in Mittelstellung zurückführen.

II. *3 Übungen im Stehen:*

1. a) Füße auf den äußeren Fußrand kippen,
   b) Fußsohlen wieder ganz aufsetzen.
   Bei den beiden folgenden Übungen 2 und 3 zunächst das Gleichgewicht halten; erleichtern durch Stützen, z. B. am Tisch, Stuhllehne.
2. a) Fersen heben,
   b) Fersen senken.
3. a) Fersen heben,
   b) Kniegelenke fest aneinanderliegend beugen,
   c) Kniegelenke fest aneinanderliegend strecken,
   d) Fersen senken.

III. *3 Übungen im Gehen:*

1. Auf dem äußeren Fußrand gehen (im Stiefel).
2. Auf dem äußeren Fußrand bei ganz einwärts gedrehten Fußspitzen gehen.
3. Auf dem äußeren Fersenteil bei einwärts gehobenen Fußspitzen gehen.

Mit diesen Übungen allein wird kein voller Erfolg zu erzielen sein, wenn Berufsschädigungen weiter auf den Fuß einwirken oder der Plattfuß an sich schon zu weit fortgeschritten ist. In diesen Fällen brauchen die Kranken unbedingt eine zweckmäßige **Plattfußeinlage,** um arbeitsfähig zu bleiben. Eine Plattfußeinlage hat folgende Aufgaben zu erfüllen:

Sie muß die Valgusstellung des Fußes beseitigen, sie muß das Fußgewölbe stützen, das Körpergewicht auf die ganze Fußsohle verteilen, der Abduktion des Vorderfußes entgegenwirken und die schmerzhaften Stellen entlasten.

Am besten hat sich die nach Gipsabdruck handgefertigte Metalleinlage bewährt. Die Einlage soll von der Ferse bis zum Zehenballen reichen. Der äußere Rand der Einlage muß erhöht sein. Als Metall hat sich Duraluminium und Nickel bewährt. An der Oberseite hat die Einlage einen Lederüberzug. Nach einigen Wochen ist die Einlage zu kontrollieren und muß gegebenenfalls nachgearbeitet werden. Das ist besonders erforderlich bei schmerzhaften Plattfüßen. Am Beginn wird das Fußgewölbe hier nur wenig gehoben, der Hauptwert liegt hier auf Druckentlastung der schmerzenden Stellen. Nach einigen Wochen wird dann das Fußgewölbe vermehrt ausgearbeitet.

Zur **Behandlung der kontrakten Plattfüße** sind **Einlagen** außerordentlich **ungeeignet,** da sie die Schmerzen unerträglich werden lassen. Der akute kontrakte Plattfuß gehört ins Bett! Unter kalten bis stubenwarmen Umschlägen klingen meist die größten Beschwerden rasch ab. Danach kann man den Fuß in Supination mit Zinkleim- oder elastischem Verband für 14 Tage bis 3 Wochen ruhigstellen. Danach wird mit Massage und Heißluftbehandlung begonnen und ganz zum Schluß erfolgt die Verordnung von Einlagen nach Maß.

Der **Spreizfuß,** häufig mit Plattfuß und Hallux valgus kombiniert, entsteht durch Absinken des konkaven Bogens der Metatarsalköpfchen. Die **Behandlung** des Spreizfußes besteht ebenfalls in einer gut gearbeiteten und von Zeit zu Zeit nachzuarbeitenden **Metalleinlage.** Bei stärkeren Schmerzen soll der Patient ebenfalls Bettruhe einhalten.

8. Die Köhlersche Erkrankung des Os naviculare

Sie gehört ebenso wie der **Perthes** und der **Schlatter** zu den sogenannten **aseptischen Knochennekrosen.** Sie ist häufiger als man glaubt, so daß man bei Kindern, die über Schmerzen in der Gegend des Kahnbeins klagen, beim Laufen schnell ermüden und hinken, an diese Erkrankung denken muß. Meist sind Kinder zwischen 3 und 10 Jahren betroffen und Knaben etwa doppelt so häufig wie Mädchen. Im **Gegensatz zum Plattfuß** lassen hier die Beschwerden in der **Ruhe nicht** nach! Sie sind vielmehr in der Nacht auch vorhanden, manchmal von einer Heftigkeit, die differentialdiagnostisch an Osteomyelitis denken läßt. Vielfach ist die *Köhlersche Erkrankung* kombiniert mit Fußdeformitäten, manchmal besteht durchaus normale Fußform. Die **Diagnose** läßt sich mit Sicherheit nur durch das **Röntgenbild** stellen. Im Röntgenbild findet sich ein typischer Befund: Das **Os naviculare** ist erheblich **verkleinert** und **verschmälert,** seine Gestalt unregelmäßig, der Knochenschatten infolge vermehrten Kalkgehaltes verstärkt, die normale Knochenstruktur fast ganz aufgehoben.

Die eigentliche Ursache dieser *Ossifikationsstörung* ist unklar. Das Leiden nimmt fast immer einen gutartigen Verlauf und heilt nach 2 bis 3 Jahren spontan aus. Dann verschwinden die Beschwerden, und es kommt zu einem normalen anatomischen Knochenbau. Die **Behandlung** beschränkt sich auf allgemeine roborierende Maßnahmen; Vigantol, Lebertran, Kalzium, Höhensonne usw. werden empfohlen.

Eine ähnliche, im Wachstumsalter auftretende **Ossifikationsstörung,** die ebenfalls nach KÖHLER benannt wird, ist die Erkrankung des **2. Mittelfußköpfchens.** Auch hier ist die Ursache unbekannt, auch hier bestehen meist Fußdeformitäten im Sinne des Senk-Spreizfußes. Nur ist bei dieser Erkrankung der Prozentsatz der Mädchen etwas höher als der der Knaben. Ferner setzt die Erkrankung etwas später ein, meist zwischen dem 10. bis 18. Lebensjahr. Klinisch finden sich Schmerzen und Schwellung des Vorderfußes, so daß rasch Ermüdung nach längerem Gehen oder Stehen eintritt. Die Gegend des 2. Metatarsalköpfchens ist deutlich druckempfindlich. Die **Diagnose** wird auch hier durch das **Röntgenbild** gesichert, das eine **Deformierung des 2. Mittelfußköpfchens** zeigt, das mit helleren Herden durchsetzt ist. Bei Vorliegen eines Röntgenbildes sind die anderen Erkrankungen ähnlicher Symptomatik, wie Metatarsalgie, Plattfuß, Arthrosis usw. auszuschließen. Die Behandlung besteht bei stärkeren Schmerzen in Bettruhe, feuchten Umschlägen. Später sollen feste Schnürschuhe getragen werden, heiße Fußbäder, Massagen, Arsen, Kalzium und Phosphor wirken günstig.

9. Die Metatarsalgie (Mortonsche Erkrankung)

Bei ihr besteht eine **Neuralgie** im Bereich der 4. und 3. **Mittelfußköpfchen**, selten des 2. Nach längerem Stehen und Gehen treten Schmerzen auf, später sind dauernd, bisweilen auch nachts, besonders starke Schmerzen vorhanden. Häufig ist das Leiden durch zu schmales Schuhwerk bedingt, welches den Vorder- und Mittelfuß seitlich komprimiert und so einen Druck auf die *Nn. plantares* ausübt. Aus diesem Grunde ist sicher das weibliche Geschlecht bevorzugt. Außer dieser reinen **Metatarsalgie** finden wir natürlich dieselben Beschwerden als Symptome des *Senk-Spreiz-Knickfußes.*

Die **Behandlung** besteht bei starken Schmerzen in **Bettruhe, feuchten Umschlägen.** Nach Abklingen der Schmerzen müssen vor allem ein paßgerechtes Schuhwerk verordnet werden und, falls vorhanden, auch entsprechende Platt- oder Spreizfußeinlagen.

Heißluft und Massagen wirken in der Nachbehandlung günstig. Überanstrengung ist zu vermeiden. Kommt man damit nicht zum Ziel, soll man die Patienten einem Fachorthopäden überweisen.

10. Der Fersenschmerz (Tarsalgie)

Den Fersenschmerz (Tarsalgie) finden wir als *Begleitsymptom* des Platt- und Knickfußes nach Kalkaneusbrüchen, ferner ist an Kalkaneussporn, an Tuberkulose und Weichteilveränderungen zu denken. Bei Sohlenschmerz soll man in erster Linie auf Plattfuß untersuchen. Die **Behandlung der Tarsalgie** bzw. des **Sohlenschmerzes** richtet sich nach der anatomischen Ursache. Ein Plattfuß braucht seine Einlagen, beim *Kalkaneussporn*, einer *exostosenartigen* Vergrößerung am *Tuber calcaneus* muß der Patient einem Fachorthopäden überwiesen werden.

Die operativen Eingriffe wegen Kalkaneussporn sind nur äußerst selten angezeigt und gehören dann auf keinen Fall zur „Kleinen Chirurgie". Bei Schmerzhaftigkeit der hinteren Seite des Kalkaneus denke man an eine der SCHLATTERschen Erkrankung ähnliche Erkrankung der **Kalkaneusapophyse,** die **Apophysitis calcanei.** Ungeeignetes Schuhwerk, Druck auf die Wachstumszonen können die Ursachen dafür sein. Bei Entzündung der *Bursa subachillea* sitzt der Fersenschmerz *„höher"* als bei der Apophysitis, nämlich am Ansatz der Achillessehne. Diese Bursitis betrifft vorzugsweise Erwachsene. Auch hier kommt als Ursache überwiegend schlecht passendes Schuhwerk, aber auch Überanstrengung, Trauma, in Frage. Vor einer Exstirpation des Schleimbeutels in der Praxis sei eindringlich gewarnt.

11. Hallux valgus

Der **Hallux valgus** gehört zur **häufigsten Zehendeformität.** Hier liegt eine Adduktionsstellung der Großzehe vor, die dabei über oder auch unter der 2. Zehe zu liegen kommt. Oft besteht gleichzeitig ein Spreizfuß. In der Regel wird der **Hallux valgus** durch Schuhdruck verursacht, wenn die Zehen meist in einem zu kurzen und der Fußform nicht angepaßten Schuhwerk keinen Platz finden. Nimmt die Abweichung zu, weil die Zehen der spitzen Fußform sich anpassen müssen, dann tritt das *Köpfchen des 1. Metatarsus* an der Innenseite des Fußes stark hervor. An dieser Stelle entwickelt sich unter dauernder Reibung im Schuh ein *subkutaner Schleimbeutel*, der sich oft entzündet, bisweilen auch vereitert (Abb. 94).

Hierdurch wird das Gehen zur Qual. Die Infektion des Schleimbeutels ist bedenklich, weil häufig eine Kommunikation mit dem Gelenk besteht (nach PAYER 10%). Häufig ist der Hallux valgus mit *Hammerzehenbildung* und *Unguis incarnatus* kombiniert. Die Kranken bezeichnen das Leiden als „Fußballen" oder „Frostballen", obwohl es gar nichts mit Erfrierung oder Frosteinwirkung zu tun hat. Die **Behandlung** besteht in erster Linie in einem passend gearbeiteten Schuhwerk, damit sich die Deformität nicht verstärkt. Wenn das Leiden zu weit fortgeschritten ist, dann muß in der Regel operativ eingegriffen werden.

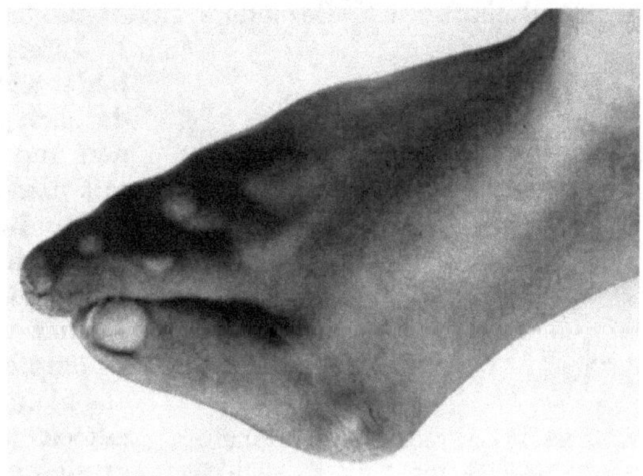

Abb. 94. Hallux valgus

Radikale Methoden, die die Richtigstellung der Großzehe bezwecken, sind nur in einer Klinik durchführbar. Der chirurgisch tätige praktische Arzt kann nur *palliative* Eingriffe durchführen. Besteht eine stark vorspringende schmerzhafte Exostose am Metatarsusköpfchen, dann kann die Abmeißelung der Exostose vorgenommen werden, wodurch die Kranken in der Hauptsache von ihren Beschwerden befreit werden. Die Deformität wird aber damit nicht behoben! Aber auch schon bei diesem an sich kleinen Eingriff besteht **Infektionsgefahr!** Bei entzündetem Schleimbeutel darf auch dieser Eingriff nicht vorgenommen werden, sondern erst dann, wenn die Entzündung des Schleimbeutels völlig abgeklungen ist. Die Abmeißelung der Exostose wird nach sorgfältiger Reinigung der Haut in örtlicher Betäubung durch Umspritzung des Gewebes mit $\frac{1}{2}$proz. Novocainlösung bis an das Periost vorgenommen. Der Hautschnitt wird bogenförmig dorsalwärts um das vorstehende Metatarsusköpfchen angelegt, der Hautlappen mit Basis zur Fußsohle von seiner Unterlage abpräpariert. Den Schleimbeutel kann man in der Regel erhalten, er gibt ein gutes Weichteilpolster für den Hautlappen. Wenn der Schleimbeutel chronisch entzündet ist, wird er selbstverständlich entfernt. Nach dem die Exostose freigelegt und das Periost an der Basis der Exostose umschnitten wurde, wird die Exostose mit einem Meißel oder mit dem *Luer* entfernt. Sorgfältige Blutstillung und Hautnaht beenden den Eingriff. Meist ist der Lappen jetzt nach Wegnahme der Exostose zu groß. Man nimmt dann so viel vom Hautlappen weg, daß die Hautnaht eben ohne Spannung durchführbar ist. Nach der Operation soll der Fuß durch Gipsschiene ruhiggestellt werden und der Kranke unbedingt Bettruhe einhalten. Die **Bettruhe** ist für die ungestörte Wundheilung unbedingt **erforderlich.** Die Fäden werden nicht vor dem 8. Tag, besser am 9. oder 10. Tag entfernt, und nach 14 Tagen darf der Patient aufstehen. In der Nachbehandlung haben sich Fußbäder mit Kamille oder verdünnter Kalium-permang.-Lösung als nützlich erwiesen.

12. Die Hammerzehe

Die Hammerzehe ist eine Deformität, die am häufigsten die 2. Zehe betrifft. Sie ist ebenfalls bedingt durch kurzes und enges Schuhwerk. Das Grundgelenk der Zehe ist stark nach dorsal gebeugt, während die beiden Endphalangen in Krallenstellung fixiert sind; die Gelenkbänder sind geschrumpft, so daß auch eine passive Streckung der Zehe nicht möglich ist (Abb. 95). Aus diesem Grunde paßt die Hammerzehe in keinen Schuh hinein und ist sehr schmerzhaft, da sie notgedrungen mit *Hühneraugen* vergesellschaftet ist. Besonders sitzen die Hühneraugen an der Dorsalfläche des 1. Interphalangealgelenkes. An dieser Stelle bildet sich unter der Schwiele ein Schleimbeutel, der sich genau wie beim Hallux valgus entzünden und infizieren kann und ebenfalls häufig mit dem Gelenk in Verbindung steht. **Konservative Behandlung** führt selten zum Ziel! Die Kranken wünschen in der Regel die Entfernung der störenden Zehe. Bei gleichzeitigem Hallux valgus ist jedoch diese Operation nicht zu empfehlen; sie ist ohne Zweifel für die Praxis als kleiner Eingriff geeignet. In Leitungsanästhesie an der Zehenwurzel bildet man einen großen dorsalen Hautlappen und einen kleinen plantaren. Die Streck- und Beugesehnen werden durchschnitten und nach Eröffnung des Zehengrundgelenkes die Zehe aus dem Gelenk ausgelöst. Nach Unterbindung der beiden Arterien beiderseits der Phalanx werden nunmehr die beiden Hautlappen miteinander durch Knopfnähte vernäht. Auch hiernach ist unbedingt Bettruhe einzuhalten.

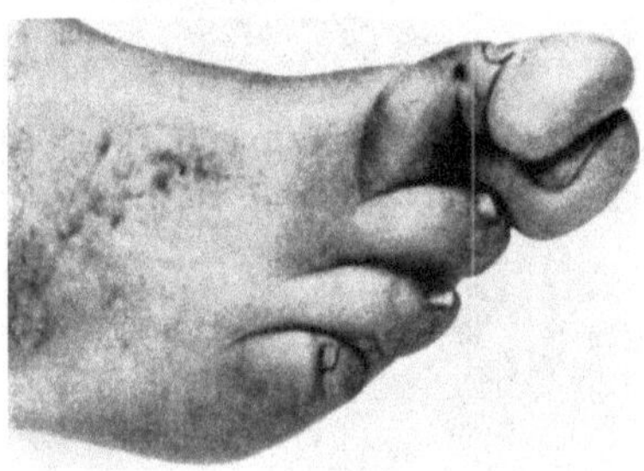

Abb. 95. Stark verunstaltete Hammerzehe, die fast wie eine Polydaktylie der Großzehe anmutet

13. Hühnerauge (Clavus)

Hühneraugen sind wie Schwielen aller Art die **Folgen von Druckerscheinungen.** Zu den Lieblingssitzen der Hühneraugen gehören die Ferse, der Groß- und Kleinzehballen und die Streckseite der Zehen. Die an den Berührungsflächen der Zehen sitzenden Hühneraugen (Druck durch zu enges Schuhwerk) sind besonders quälend und können durch Entzündung und Vereiterung der unter dem Hühnerauge sich bildenden Schleimbeutel zu Phlegmonen, Erysipele und Lymphadenitis der Leistengegend Anlaß geben. Wenn die Ursache, die zum Hüherauge geführt hat (Schuhdruck, Plattfuß usw.), nicht beseitigt wird, ist ein Rezidiv trotz sorgfältiger Entfernung des Hühnerauges nicht zu vermeiden. Soll das Hühnerauge entfernt werden, so werden die verdickten Epidermisschichten mit einem scharfen Messer durch flache, der Hautoberfläche parallele Schnitte abgetragen. Wichtig ist, daß *Hornzapfen*, die tief in die Kutis hineinreichen, sorgfältig herausgehoben werden, wobei darauf zu achten ist, daß die Kutis nicht mitverletzt wird und eine Blutung auftritt. Kommt es trotzdem zur Blutung, wird die Wunde mit Jodtinktur betupft und steril verbunden. Als hornerweichende Salbe hat sich die 3—10proz. *Salyzilsalbe* bewährt.

14. Die subunguale Exostose

Sie entwickelt sich **unter** dem Nagel der **Großzehe** und geht von der Endphalanx aus. Ursache ist in der Regel ein schon länger zurückliegendes Trauma. Die Exostose hebt den Nagel ab und verursacht Schmerzen. Die **Behandlung** besteht in **Entfernung** des Nagels, **Spaltung** des Nagelbettes und **Abtragen der Exostose** mit dem *Luer*. Anschließend Salbenverband, am besten mit Anästhesiensalbe zur Schmerzlinderung.

15. Unguis incarnatus

Der **eingewachsene Nagel** kommt besonders häufig am Außenrand der Großzehe vor und belästigt seine Träger wegen der meist vorhandenen chronischen Entzündung beim Laufen sehr. Unmittelbare Ursache des Leidens sind zu enge und zu kurze Schuhe, wodurch der Nagel der Großzehe tief in den Nagelfalz hineingedrückt wird. Vorbeugend muß für vernünftiges Schuhwerk Sorge getragen werden, und der Nagel darf nur an seinem freien Rand in gerader Linie, nicht im Halbrund beschnitten werden. Die **Behandlung** des entzündlichen und stark eingewachsenen Nagels besteht darin, daß in Leitungsanästhesie der Nagel in seiner Mitte der Länge nach mit der Schere gespalten wird, worauf jede Nagelhälfte mit dem Kocher oder Nadelhalter gefaßt und herausgedreht wird. Zu achten ist darauf, daß der Nagel an der eingewachsenen Stelle nicht abreißt und kein Nagelrest zurückbleibt, der zu Rückfällen führen würde. Die Ulzeration am Nagelfalz soll keilförmig exzidiert werden. Anschließend wird ein Anästhesiensalbenverband angelegt. Nach 4 Monaten ist der Nagel in der Regel normal nachgewachsen.

16. Onychogryposis

Hierbei handelt es sich um ein **unregelmäßiges Wachstum** des Nagels infolge mechanischer oder trophischer Schädigung, die die Matrix des Nagels in einen Reizzustand versetzt. Der Nagel erreicht dabei eine bedeutende Länge und nimmt eine **krallen-** oder **hornartige** Stellung ein. Durch vielfache Wülste, Furchen und Verdickungen an der Oberfläche zeigt er eine auffällige groteske Form. Dieser hypertrophische und verbildete Nagel findet im Schuh keinen Platz und verursacht heftige Druckschmerzen. Die **Behandlung** besteht in **Entfernung** eines solchen verkrümmten Nagels unter gleichzeitiger **Mitentfernung der Matrix.** Wird diese nicht mit entfernt, bildet sich in kurzer Zeit ein erneut verkrümmter und hypertrophischer Nagel.

SACHVERZEICHNIS

MIX
Papier | Fördert
gute Waldnutzung
FSC® C083411

Zeitfracht Medien GmbH
Ferdinand-Jühlke-Straße 7
99095 Erfurt, Deutschland
produktsicherheit@kolibri360.de